PT・OT 国家試験共通問題

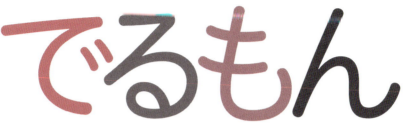

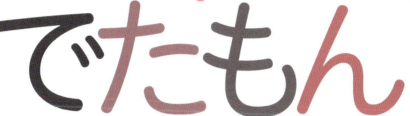

[基礎医学]

- 編集
 「標準理学療法学・作業療法学」編集室
- 解答・解説者
 齋藤　昭彦　東京家政大学健康科学部リハビリテーション学科・教授

医学書院

PT・OT国家試験共通問題　でるもん・でたもん[基礎医学]	
発　行	2012年11月15日　第1版第1刷
	2018年 3 月15日　第1版第3刷
	2019年12月 1 日　第2版第1刷Ⓒ
	2024年 1 月15日　第2版第2刷
編　集	「標準理学療法学・作業療法学」編集室
発行者	株式会社　医学書院
	代表取締役　金原　俊
	〒113-8719　東京都文京区本郷1-28-23
	電話　03-3817-5600(社内案内)
印刷・製本	三美印刷

本書の複製権・翻訳権・上映権・譲渡権・貸与権・公衆送信権(送信可能化権を含む)は株式会社医学書院が保有します．

ISBN978-4-260-03926-0

本書を無断で複製する行為(複写，スキャン，デジタルデータ化など)は，「私的使用のための複製」など著作権法上の限られた例外を除き禁じられています．大学，病院，診療所，企業などにおいて，業務上使用する目的(診療，研究活動を含む)で上記の行為を行うことは，その使用範囲が内部的であっても，私的使用には該当せず，違法です．また私的使用に該当する場合であっても，代行業者等の第三者に依頼して上記の行為を行うことは違法となります．

JCOPY 〈出版者著作権管理機構　委託出版物〉
本書の無断複製は著作権法上での例外を除き禁じられています．複製される場合は，そのつど事前に，出版者著作権管理機構(電話 03-5244-5088，FAX 03-5244-5089，info@jcopy.or.jp)の許諾を得てください．

序

　理学療法士（PT），作業療法士（OT）になるためには，国家試験に合格しなければなりません．PT・OTの国家試験は，一般問題160問，実地問題40問の，合計200問が出題されます．280点満点（＝一般問題1点×160問＋実地問題3点×40問）中，168点（60％）以上，かつ実地問題120点満点中43点（約36％）以上が合格ラインとなっています．

　本書は，PT・OTに共通する解剖学，生理学，運動学，人間発達学をまとめたものです．病理学，整形外科学，神経内科学，精神医学，臨床心理学，リハビリテーション医学，リハビリテーション概論については，姉妹本である『PT・OT国家試験共通問題 でるもん・でたもん[臨床医学]』にまとめられています．

　本シリーズは，単に過去問を羅列し，解説したものではなく，過去問を徹底的に分析し，必要に応じて選択肢を再編成し，国家試験に合格するための知識を，短時間で，効率よく，十分に身につけられるように編集されています．毎年，受験した皆さんからは「今回は難しかった」「傾向が変わった」という感想を聞きますが，実際には，**国家試験合格に必要な知識はほとんど変化していません**．確かに毎年，新しい問題がいくつか出題されますが，ポイントとなる部分を学習しておけば，たとえ新しい問題ができなくても十分に合格できるのです．

　2012年に本書の初版が発行されてから7年が経とうとしています．この間，多くの読者から「わかりやすい」「ポイントが理解できた」「国家試験に無事合格しました」といった嬉しい声をいただいています．初版のままでも十分に合格ラインに達することが可能でしたが，第2版では既存の問題を取捨選択し，新たな問題を加え，解説をより吟味・進化させました．その結果，初版は索引を含めて492頁でしたが，第2版は550頁にボリュームアップしています．

　ある受験生は，先輩から「過去問を勉強すれば合格するよ」と言われ，過去問をよく勉強し，学内の模擬試験（過去問を編集した試験）も好成績でした．ところが，国家試験に合格することができませんでした．なぜでしょう？　この受験生は，過去問を暗記しようとしていたのです．国家試験では，過去問と全く同じ問題は数問しか出題されませんので，このような勉強法では，国家試験に合格することができません．単に過去問を解いて正解を覚えるだけでは，目先を変えた問題や関連する類似問題を解くことができないのです．国家試験に合格するには，過去問の出題傾向を分析し，その背景にある知識を学習する必要があります．

　国家試験の学習では，すべてを暗記する必要はありません．まず，ベースとなる知識（原理，原則など）を理解しましょう．ベースとなる知識を理解することなく，すべてを暗記しようとすると，意味がわからないままに多くのことを暗記しなければならなくなり，やがて破綻します．多くの問題を解くよりは，**コアとなる知識を確実に学習するほうが効率的**です．ポイントとなる知識を学習すれば，派生する多くの問題を解くことが可能となります．

　本書は，教科ごと，テーマごとにまとめられ，どこから読み進めてもよいように構成さ

れています．まず，問題を解いてみてください．理解できていれば，それぞれの選択肢がなぜ正解で，なぜ誤りなのかがわかるはずです．わからない場合は，「**選択肢マル覚え**」や「**ここがポイント**」を読んで理解してください．各テーマの終わりには「**CHECK LIST**」があり，一問一答形式で学習の成果をチェックすることができます．テーマについての知識が不十分な人は，「**Summaries…要点を覚えよう！**」を読んでから，問題を解いたほうがスムーズです．

　本書は，最終学年での国家試験合格のための参考書としてだけでなく，学年進行中の各科目の学習成果の確認や臨床実習の準備としてもお使いいただけます．むしろ，国家試験の直前ではなく，**なるべく早い時期に本書を手にとり，学年進行とともに少しずつ読み進めることをお勧めします**．早くから国家試験を意識した学習をスタートすることにより，受験前に慌てることなく，余裕をもって受験に臨むことができます．

　本書を活用することにより，PT・OT国家試験の専門基礎科目のうち，解剖学，生理学，運動学，人間発達学についての知識を十分にマスターすることが可能です．さらに，同シリーズの『でるもん・でたもん［臨床医学］』『でるもん・でたもん　一問一答!!』を併用すれば，専門基礎科目に対する備えは万全となります．

　限られた時間のなかで結果を残す(国家試験に合格する)ためには，よきパートナー(自分に合った参考書)に出会うことが大切です．本書が皆さんのよきパートナーとなり，無事，PT，OTとしてのスタートラインに立ち，ご活躍されることを心から願っています．

2019年10月

齋藤昭彦

目次

第1章　解剖学　……… 1

A 総論
1　皮膚：9の法則 ……… 2

B 骨格系
2　骨の構造と分類 ……… 3
3　骨形成と骨吸収 ……… 9
4　関節の形状 ……… 13
5　骨・靱帯・関節 ……… 17

C 筋系
6　骨格筋の構造 ……… 20
7　筋の神経支配 ……… 23

D 神経系
8　中枢神経系―脊髄 ……… 27
9　中枢神経系―脳 ……… 32
10　腕神経叢 ……… 44
11　腰神経叢・仙骨神経叢 ……… 47
12　脳神経 ……… 49
13　末梢神経 ……… 56

E 脈管系
14　心臓 ……… 63
15　動脈系 ……… 70
16　脳の動脈 ……… 74
17　静脈系 ……… 80
18　胎児期の循環系 ……… 85
19　リンパ系 ……… 87

F 内臓諸器官
20　口腔・舌・咽頭・食道 ……… 91
21　胃 ……… 97
22　小腸・大腸 ……… 100
23　肝臓・膵臓・胆嚢 ……… 107
24　呼吸器 ……… 112
25　気管・気管支 ……… 118
26　横隔膜・胸膜 ……… 121
27　腎臓 ……… 124
28　前立腺・膀胱・生殖器 ……… 129
29　内分泌腺 ……… 134

G 感覚器
30　視覚器 ……… 139
31　聴覚器 ……… 145

H 体表解剖
32　体表解剖 ……… 150

I 断層解剖
33　中枢神経系の断層解剖 ……… 157
34　筋・骨格・末梢神経系の断層解剖 ……… 160
35　内臓諸臓器の断層解剖 ……… 163

J 組織
36　細胞の構造 ……… 165
37　発生 ……… 172

第2章　生理学　……… 175

A 細胞生理
38　細胞膜電位 ……… 176

B 筋
39　運動単位 ……… 179
40　筋線維の種類 ……… 182
41　筋紡錘 ……… 186
42　筋収縮 ……… 190

C 神経
43　神経線維の構造 ……… 195
44　興奮と伝導 ……… 197
45　シナプス伝達 ……… 199
46　神経筋接合部の興奮伝達 ……… 205
47　反射 ……… 206

D 感覚
48　伝導路 ……… 211
49　内臓感覚 ……… 220
50　視覚 ……… 222
51　聴覚・平衡感覚 ……… 227
52　嗅覚・味覚 ……… 231

E 発声・構音・言語
53　発声器官 ……… 233

F 運動
- 54 運動における生体の生理的変化 ……… 235

G 自律神経
- 55 自律神経系（交感神経と副交感神経）… 240

H 呼吸
- 56 呼吸運動 ……… 243
- 57 酸塩基平衡 ……… 246
- 58 呼吸の調節 ……… 249

I 循環
- 59 循環の調節 ……… 251
- 60 心筋の特性 ……… 259
- 61 心臓拍動の自動性と心拍出量 ……… 262
- 62 心臓の刺激伝導系 ……… 265

J 血液・免疫
- 63 血液の成分 ……… 270
- 64 血液細胞の生成と分化 ……… 274
- 65 血液凝固と線溶現象 ……… 276
- 66 免疫機能 ……… 278

K 咀嚼・嚥下，消化，吸収
- 67 唾液分泌の機序 ……… 283
- 68 嚥下運動と嚥下反射中枢 ……… 286
- 69 胃内消化 ……… 292
- 70 腸内消化吸収 ……… 296
- 71 肝臓・胆嚢・膵臓の機能 ……… 299
- 72 消化酵素 ……… 303
- 73 栄養素と吸収部位 ……… 307

L 排尿・排便
- 74 尿の性状 ……… 309
- 75 腎臓 ……… 310
- 76 排尿 ……… 316
- 77 排便 ……… 321

M 内分泌・栄養・代謝
- 78 ホルモン ……… 325
- 79 ビタミン ……… 332
- 80 代謝 ……… 335

N 体温調節
- 81 体温調節 ……… 342

O 生殖
- 82 勃起，射精 ……… 348
- 83 排卵，月経，妊娠，出産 ……… 350

P 老化
- 84 老化 ……… 357

Q 睡眠
- 85 睡眠・脳波 ……… 360

第3章 運動学 ……… 363

A 総論
- 86 バイオメカニクス（生体力学）……… 364
- 87 てこ ……… 369
- 88 筋の作用 ……… 373
- 89 運動の中枢神経機構 ……… 376
- 90 運動とエネルギー代謝 ……… 379

B 四肢と体幹の運動
- 91 顔面の運動 ……… 381
- 92 筋の起始・停止（上肢）……… 386
- 93 筋の起始・停止（下肢・体幹）……… 392
- 94 上肢帯（肩甲骨・鎖骨）の運動 ……… 396
- 95 肩関節の運動 ……… 400
- 96 肘関節の運動 ……… 403
- 97 手の運動 ……… 408
- 98 手内在筋群 ……… 416
- 99 手指の関節 ……… 419
- 100 母指の運動 ……… 421
- 101 手指の運動 ……… 424
- 102 股関節の運動 ……… 427
- 103 股関節の靱帯 ……… 431
- 104 股関節に作用する筋 ……… 433
- 105 膝関節の運動 ……… 439
- 106 足関節・足部の運動 ……… 447
- 107 頭頸部・体幹の運動 ……… 456
- 108 呼吸運動 ……… 464

C 運動分析・動作分析
- 109 運動分析 ……… 467
- 110 動作分析 ……… 468

D 姿勢
- 111 姿勢 ……… 473
- 112 重心・重心線 ……… 477

E 歩行
- 113 歩行の基本用語 ……… 480
- 114 歩行周期 ……… 482
- 115 異常歩行 ……… 485

116	歩行時の筋活動	488
117	歩行時の床反力とモーメント	491
118	歩行時の重心点の変化	494
119	歩行時の関節運動	495
120	高齢者の歩行	502
121	小児の歩行	504

F 運動制御と運動学習

| 122 | 運動制御と運動学習 | 506 |

第4章 人間発達学 … 511

123	デンバー式発達スクリーニング検査	512
124	遠城寺式乳幼児分析的発達検査表	518
125	運動発達	523
126	原始反射	527
127	ライフステージ各期の発達課題	532

索引 … 537

■ 本書の使い方

基礎医学 4　B 骨格系

関節の形状

→ テーマごとの目次立て
過去に国家試験で出題された問題から **127のテーマ** を抽出

問題-1 関節の形状による分類について誤っている組み合わせはどれか.
1. 蝶番関節 ── 指節間関節
2. 車...
3. 顆状関節 ── 母指の手根中手関節
4. 鞍...
5. 球関節 ── 肩甲上腕関節

→ 過去問題を編集し，"良問集"に！
学習効果が高い選択肢を抽出して **国家試験に出やすいポイント** を提示

解法ポイント

関節の形状による分類 ①

❗ここがポイント

　関節は関節面の形状により **蝶番関節，らせん関節，車軸関節，顆状関節（楕円関節），鞍関節，球関節，臼状関節，平面関節，半関節** に分類されます．また，運動自由...，**多軸性（3軸性）関節** に分けられます．それぞれは運動自由...あります．母指の手根中手関節は典型的な <u>鞍関節</u> です.

　さらに関節は，関節を形成する骨の数により **単関節**（2個の...以上の骨により形成される関節）に分けられます．肘関節は腕尺関節（...），腕橈関節（...），上橈尺関節（車軸関節）からなる **複関節** です．

　関節面の分類と代表的な関節例を覚えておく必要があります〔 **1-8** ▶ 参照〕．

→ 抜群の"解説力"
単に問題を解くだけでなく，**「なぜ，そういう回答になるのか？」** をていねいに解説

解答…3

選択肢マル覚え

CHECK LIST

☐ 指節間関節の分類は？
　A. 蝶番関節

☐ 上橈尺関節の分類は？
　A. 車軸関節

☐ 母指の手根中手関節の分類は？
　A. 鞍関節

☐ 胸鎖関節の分類は？
　A. 鞍関節（または平面関節）

☐ 肩甲上腕関節の分類は？
　A. 球関節

☐ 股関節の分類は？
　A. 臼状関節（球関節の一種）

☐ 1...
　A. ...

☐ 2軸性関節に分類される関節は？
　A. 顆状関節（楕円関節），鞍関節

☐ 多軸性関節に分類される関節は？
　A. 球関節，臼状関節，平面関節，半関節

☐ 2個の骨により形成される関節は？
　A. 単関節

☐ 3個以上の骨により形成される関節は？
　A. 複関節

→ **CHECK LIST** で要点のおさらい
問題・解説で問われた内容を **一問一答のCHECK LIST** で復習できる

viii

- 「解く」限られた時間で効率的に勉強できる！
- 「理解する」「なんでそういう答えになるのか」がすぐにわかる！
- 「定着させる」試験直前にもノート感覚で活用できる！

第1章 解剖学

Summaries …要点を覚えよう！

Summaries で要点整理！
問題・解説とリンクさせながら、テーマごとに覚えておくべきポイントを整理

1-8 関節の分類

関節は、関節面の形状から ① 蝶番関節、② らせん関節、③ 車軸関節、④ 臼状関節、⑧ 平面関節、⑨ 半関節に分類されます。また、運動軸が1つの関節を……数にある関節を多軸性関節といいます。

蝶番関節

車軸関節

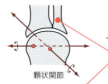
顆状関節

出題のポイントが一目瞭然！
文章だけではわかりにくい部分も、適所に図や表を配置することで、一目瞭然のわかりやすさ

関節の分類に関する問題はよく出題されますので、確実に理解しましょう。

🔑 53AM052, 50AM051, 49AM051, 47AM051, 46AM051, 43PM003, 4?PM002

過去問題からポイントを抽出
国家試験に出題された問題番号を明示し、出題頻度を可視化

例：「53AM052」は第53回国家試験の午前の52番目に出題された問題を指す。

運動軸での分類		関節の分類	特徴	例
1軸性関節	運動軸が1本で、1つの面で運動が起こる。	① 蝶番関節	運動軸が骨の長軸に直角。蝶番のように1方向のみの運動が可能。	指節間関節
		② らせん関節	蝶番関節が変形したもの。一方の関節面が隆起し、他方が溝状となっている。運動軸は骨の長軸と直角ではないため、らせん状の運動が起こる。	腕尺関節、距腿関節、膝関節
		③ 車軸関節	一方の関節面が他方の関節面に対……に回旋する。	
2軸性関節	運動軸が2本で、2つの面で運動が起こる。	④ 顆状関節（楕円関節）	関節頭が楕円形、関節窩がこれに対……形成し、関節頭の長軸、短軸の周りから楕円関節ともいう。球関節のできないが、2つの運動軸を組み合わ……が可能。	
		⑤ 鞍関節	相対する関節面が鞍の背面を合わせた……適合している。	
多軸性関節	運動の面と軸が無数にあり、あらゆる方向への運動が起こる。	⑥ 球関節	関節頭が球状で、関節窩は対応した凹面となっている。球の中心を通る軸を中心とする回転運動がみられる。	肩甲上腕関節、腕橈関節、中手指節間関節、中足指節間関節、（股関節）
		⑦ 臼状関節	球関節の一種で、股関節のように関節窩が深い関節。関節窩が深く、骨頭が覆われるため可動域が制限される。	股関節
		⑧ 平面関節	相対する関節面の形、大きさがほぼ同じ平面。関節包と靱帯で包まれ、運動はかなり制限される。	椎間関節、肩鎖関節、手根間関節、足根間関節、中足間関節、（胸鎖関節）
		⑨ 半関節	平面関節の一種。関節面が平面ではなく、ざらざらしてよく適合するため、運動範囲は平面関節より制限される。	仙腸関節

◆注意
- らせん関節は屈曲するにつれて回旋を伴うが、1軸性に分類される。
- 母指の手根中手関節は典型的な鞍関節であるが、第2〜5指の手根中手関節は変形した鞍関節である（平面関節とする教科書もある）。
- 一般に、関節は2個の骨の間に形成されるが（単関節）、3個以上の骨が共通の関節包で包まれるものを複関節という。
- 胸鎖関節は鞍関節であるが、3軸性の関節（平面関節）とする教科書もある。

第1章

解剖学

A 総論 …………… ①
B 骨格系 ……… ②〜⑤
C 筋系 ………… ⑥〜⑦
D 神経系 ……… ⑧〜⑬
E 脈管系 ……… ⑭〜⑲
F 内臓諸器官 … ⑳〜㉙
G 感覚器 ……… ㉚〜㉛
H 体表解剖 …… ㉜
I 断層解剖 …… ㉝〜㉟
J 組織 ………… ㊱〜㊲

A 総論

皮膚：9の法則

問題-1 成人の体表面で，全体表面の約9％に相当するのはどれか．2つ選べ．

〔46AM060（類似問題 41PM020）〕

1. 頭部　　2. 外陰部　　3. 胸腹部　　4. 一側上肢　　5. 一側下肢

解法ポイント

9の法則

1. 成人の体表面で，頭部（頭頸部）は **9％** に相当する．
2. 成人の体表面で，外陰部（会陰部）は **1％** に相当する．
3. 成人の体表面で，胸腹部（体幹）は **36％** に相当する．
4. 成人の体表面で，一側上肢は **9％** に相当する．
5. 成人の体表面で，一側下肢は **18％** に相当する．

❗ ここがポイント

成人の身体各部の皮膚表面積が全体表面積に占めるおおよその比率（％）は **9の法則**（rule of nines）と呼ばれる簡便な方法で求められます．成人の全体表面積の約9％に相当するのは，**頭頸部，一側上肢，一側下肢の前面か後面**です．頭頸部，体幹，一側上肢，一側下肢はそれぞれ前面，後面に分けるので注意が必要です．熱傷などの皮膚損傷で，損傷面積が全体表面積の **1/3** を超えると，生命が脅かされます．

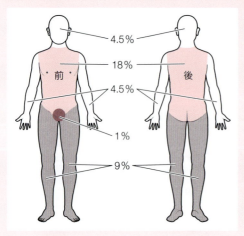

	前面	後面	合計
頭頸部	4.5	4.5	9
体幹	18	18	36
左上肢	4.5	4.5	9
右上肢	4.5	4.5	9
左下肢	9	9	18
右下肢	9	9	18
会陰部	1		1
合計			100％

解答…1, 4

CHECK LIST

☐ 頭頸部が全体表面に占める割合は？
　A. 前面（4.5％）＋後面（4.5％）＝9％

☐ 体幹が全体表面に占める割合は？
　A. 前面（18％）＋後面（18％）＝36％

☐ 一側上肢が全体表面に占める割合は？
　A. 前面（4.5％）＋後面（4.5％）＝9％

☐ 一側下肢が全体表面に占める割合は？
　A. 前面（9％）＋後面（9％）＝18％

☐ 会陰部が全体表面に占める割合は？
　A. 1％

B 骨格系

基礎医学 2 骨の構造と分類

問題-1 誤っているのはどれか．
1. 成人の骨格は約 300 の骨で構成される．
2. 成人の骨格の全重量は体重の 15〜18% にあたる．
3. 骨は形状によって，長骨，短骨，扁平骨などに区分される．
4. 骨には神経，血管，リンパ管が存在する．
5. 長骨は骨幹，骨端，骨幹端に分かれる．

骨の特徴

 ここがポイント

人体には<u>約 200 個</u>の骨があり，それらが連結して**骨格**を形成しています．骨格に軟骨や靱帯を加えたものを**骨格系**といいます．骨は**緻密骨**と**海綿骨**に分けられます．

解答…1

問題-2 誤っているのはどれか．
1. 骨膜は骨表面全体を覆う．
2. 骨膜には血管と感覚神経が密に分布している．
3. 骨質は緻密質と海綿質に区分される．
4. 骨髄には造血機能がみられる．
5. 関節軟骨には血管が存在しない．

骨の基本構造

 ここがポイント

骨膜は<u>関節軟骨部を除いた</u>骨表面を覆います〔 1-1 ▶参照〕．緻密質（緻密骨）は骨表面の強固な骨質で，海綿質（海綿骨）は骨端に加わる負荷や張力に対応して梁状または小柱状に配列した骨質です．造血機能を有する骨髄を**赤色骨髄**といい，造血機能のない骨髄を**黄色骨髄**といいます．幼少時の骨髄はすべて赤色骨髄ですが，成長とともに造血機能が衰えると赤色骨髄が**脂肪組織**に置き換えられて**黄色骨髄**となります．ただし，椎骨，胸骨，肋骨，腸骨などには，生涯にわたり造血機能を営む赤色骨髄が存在します．<u>関節軟骨には血管がない</u>ので，滑膜から分泌される**滑液**によって栄養されます．

解答…1

問題-3 誤っているのはどれか．
1. 緻密質は同心円状のハバース層板からなる．
2. 海綿質にはパッカードマイヤー線がみられる．
3. ハバース管内を脈管が通る．
4. 骨膜からの血管はフォルクマン管を通る．
5. シャーピー線維は骨質と骨質を結合するコラーゲン線維である．

骨の微細構造

1. 緻密質は同心円状の<u>ハバース層板</u>（<u>骨単位</u>または<u>オステオン</u>）からなる．
2. 海綿質には力学的ストレスに対応した骨梁形成（<u>パッカードマイヤー線</u>）がみられる〔48AM051〕．
3. 骨単位の中心部を縦走する<u>ハバース管</u>内を血管，リンパ管が通る．
4. 骨膜からの血管は横走する<u>フォルクマン管</u>を通ってハバース管に至る．
5. シャーピー線維は<u>骨質</u>と<u>骨膜</u>を結合するコラーゲン線維である．

ここがポイント
<u>ハバース管が縦走し，フォルクマン管が横走</u>します．両者は連結し，血管，リンパ管の通り道となります．骨膜からの血管はフォルクマン管を通ってハバース管内に入ります〔1-5 参照〕．

解答…5

問題-4 骨の種類で正しいのはどれか．2つ選べ．〔45AM051〕

1. 腸骨は扁平骨である． 2. 肩甲骨は短骨である． 3. 膝蓋骨は短骨である．
4. 手根骨は種子骨である． 5. 中足骨は長管骨である．

骨の分類

1. 腸骨は<u>扁平骨</u>である．
2. 肩甲骨は<u>扁平骨</u>である．
3. 膝蓋骨は<u>種子骨</u>である．
4. 手根骨は<u>短骨</u>である．
5. 中足骨は<u>長管骨</u>である．

ここがポイント
骨は形状によって①<u>長骨</u>，②<u>短骨</u>，③<u>扁平骨</u>，④<u>不規則骨</u>，⑤<u>含気骨</u>，⑥<u>種子骨</u>に分類されます〔1-4 参照〕．踵骨は<u>短骨</u>に分類され，海綿質の部分が多い骨です〔48AM051〕．

解答…1, 5

問題-5 骨の構成成分について誤っているのはどれか．

1. 骨の構成成分は細胞と基質に区分される．
2. 骨の細胞は骨芽細胞，骨細胞，破骨細胞からなる．
3. 基質は有機成分と無機成分からなる．
4. 有機成分はコラーゲンとプロテオグリカンである．
5. 有機成分は無機成分よりも多い．

骨の構成成分

ここがポイント
骨の構成成分は①<u>細胞</u>と②<u>基質</u>に区分されます．骨の細胞は①<u>骨芽細胞</u>，②<u>骨細胞</u>，③<u>破骨細胞</u>からなり，基質は<u>有機成分</u>（コラーゲン，プロテオグリカン）と<u>無機成分</u>（カルシウム，リン酸，炭酸，

クエン酸, ナトリウム, マグネシウム, フッ素など)からなります. おおよそ基質の2/3が無機成分で, 1/3が有機成分ですので, 骨には無機成分のほうが多く含まれます. この比率は年齢によって変化します. プロテオグリカンは骨よりも軟骨に多く含まれます.

解答…5

問題-6 正しいのはどれか. 2つ選べ.
1. 骨芽細胞は酸性ホスファターゼ活性が高い.
2. 破骨細胞はアルカリホスファターゼ活性が高い.
3. 成熟骨の骨細胞は層板構造に沿って規則的に配列している.
4. 有機成分の主体となるのはプロテオグリカンである.
5. プロテオグリカンは糖蛋白複合体である.

骨の細胞

1. 骨芽細胞は**アルカリホスファターゼ活性**が高く, コラーゲン線維・糖蛋白複合体の形成や分泌, 細胞外液からのカルシウムの取り込みによる骨の石灰化促進などの機能を果たしている.
2. 破骨細胞は**酸性ホスファターゼ活性**が高く, 骨塩やコラーゲン線維を分解して, その分解産物を貪食, 吸収する.
3. 成熟骨の骨細胞は層板構造に沿って規則的に配列し, 多くの細胞突起を出して, 骨小腔間をつなぐ骨小管を通して相互に連絡している.
4. 有機成分の主体となるのは**コラーゲン**であり, コラーゲン以外の有機成分は**プロテオグリカン**である. コラーゲンはらせん状の線維構造で, 骨の長軸方向の張力に対する強度を与えている.
5. プロテオグリカンは, **コンドロイチン硫酸**, **ヒアルロン酸**からなる**糖蛋白複合体**で, 骨, 軟骨, 結合組織に広く分布し, 組織の水分や電解質の代謝に関与している.

❗ **ここがポイント**

有機成分の主体となる**コラーゲンに無機成分が沈着**することにより骨が硬くなります. 生体のカルシウムの99%, リンの85%は**骨**に貯蔵されています. カルシウムは**ハイドロキシアパタイト**〔$Ca_{10}(PO_4)_6(OH)_2$〕の形で, リンは**リン酸**の形で骨に貯蔵されます. 骨の無機成分の量は**骨塩量**として測定されます.

解答…3, 5

問題-7 正しいのはどれか. 2つ選べ. 〔43PM002〕
1. 骨膜は感覚神経に富む.
2. 骨膜は骨の長軸方向の成長にかかわる.
3. 関節面は骨端軟骨で覆われている.
4. 長骨の骨幹は海綿質で形成される.
5. 発育期の骨髄は造血機能を営んでいる.

長骨（長管骨）

1. 骨膜には多くの感覚神経が分布している〔 1-1 参照〕．
2. 骨膜は横径（太さ）の成長にかかわる．骨の長軸方向の成長にかかわるのは骨端軟骨（成長板）である．
3. 関節面は関節軟骨（硝子軟骨に分類される）で覆われている〔 1-1 参照〕．
4. 長骨の骨幹は緻密質で形成される〔 1-3 参照〕．骨幹では緻密質の占める割合が大きく，骨幹端では海綿質の占める割合が大きい〔 44PM002〕．
5. 発育期の骨髄は赤色骨髄といわれ，造血機能を有する〔 1-2 参照〕．

解答…1, 5

問題-8 髄腔があるのはどれか．2つ選べ．
1. 頭頂骨　2. 上腕骨　3. 中手骨　4. 膝蓋骨　5. 踵骨

髄腔がある骨

❗ここがポイント
髄腔は長骨の骨幹部にあるので，長骨に分類される骨を選択します〔 1-3 1-4 参照〕．選択肢のなかでは上腕骨と中手骨が長骨です．

解答…2, 3

問題-9 破骨細胞について正しいのはどれか．〔51AM061〕
1. 骨小腔に存在する．　2. 骨芽細胞を破壊する．　3. 不動で活性が低下する．
4. 巨大な多核細胞である．　5. プロテオグリカンを合成する．

破骨細胞

1. 骨芽細胞と破骨細胞は骨内膜（骨の骨髄腔を覆う不連続な細胞層）に存在する．骨小腔に存在するのは骨細胞である．
2. 破骨細胞は骨基質を分解・吸収する．
3. 破骨細胞は不動で活性化される．
4. 破骨細胞は巨大な多核細胞である．
5. プロテオグリカンを合成するのは軟骨細胞である．

解答…4

B 骨格系

CHECK LIST

- □ 骨格を形成する骨の数は？
  A. 約200個
- □ 成人の骨は体重のどれくらいを占める？
  A. 15～18%
- □ 骨を形状によって6つに区分すると？
  A. 長骨, 短骨, 扁平骨, 不規則骨, 含気骨, 種子骨
- □ 骨にはどのような機能がある？
  A. 運動, 保護, 支持, 貯蔵, 造血
- □ 長骨(長管骨)を3つに区分すると？
  A. 骨幹, 骨幹端, 骨端
- □ 関節面以外の骨表面を覆っているのは？
  A. 骨膜
- □ 関節面はどのような骨で覆われている？
  A. 硝子軟骨に分類される関節軟骨
- □ 造血器官として海綿質にあるのは？
  A. 骨髄
- □ 骨髄のうち, 造血機能を有する骨髄を何という？
  A. 赤色骨髄
- □ 緻密質(骨)の同心円状のハバース層板で構成される円柱を何という？
  A. 骨単位(オステオン)
- □ 海綿質の力学的ストレスに対応した骨梁形成は何？
  A. パッカードマイヤー線
- □ 海綿質が多い足部の骨は？
  A. 踵骨
- □ 骨端と骨幹端の間にあるのは？
  A. 成長軟骨板(後に骨端線となる)
- □ 緻密質の中心部を縦走し, その中を脈管が通る管は？
  A. ハバース管
- □ 骨質を横走し, 縦走するハバース管と連結するのは？
  A. フォルクマン管
- □ 骨膜と骨質を結合するコラーゲン線維は？
  A. シャーピー線維
- □ 骨の細胞にはどのようなものがある？
  A. 骨芽細胞, 骨細胞, 破骨細胞
- □ 骨の基質を構成する有機成分は？
  A. コラーゲンとプロテオグリカン
- □ プロテオグリカンを多く含むのは？
  A. 軟骨
- □ アルカリホスファターゼ活性が高い骨の細胞は？
  A. 骨芽細胞
- □ 酸性ホスファターゼ活性が高い骨の細胞は？
  A. 破骨細胞
- □ 骨に貯蔵されているカルシウムの割合は？
  A. 99%
- □ 骨に貯蔵されているリンの割合は？
  A. 85%
- □ 骨芽細胞と破骨細胞はどこに存在する？
  A. 骨内膜
- □ 骨細胞はどこに存在する？
  A. 骨小腔
- □ 不動で活性化される骨の細胞は？
  A. 破骨細胞

Summaries …要点を覚えよう！

1-1 骨の基本構造

骨質		緻密質と海綿質からなる.
骨膜		関節軟骨部を除く骨表面を覆う. 外層(線維層)と内層からなる. 血管と感覚神経が密に分布する〔➡44PM002〕. 骨膜が覆うのは皮質骨である.
骨髄		組織学的には細網組織からなり, 造血機能をもつ〔➡44PM002〕.
軟骨	関節軟骨	骨端の関節面は硝子軟骨に分類される関節軟骨に覆われる〔➡44PM002〕. 関節軟骨には血管や神経が存在しない.
	骨端軟骨	成長期に骨端と骨幹の間の骨幹端に存在する. 骨端と骨幹端の間に成長軟骨板(後に骨端線)がある.

Summaries …要点を覚えよう！

1-2 骨の機能

骨には，①運動，②保護，③支持，④貯蔵，⑤造血の5つの機能があります．

運動	骨格筋の付着部（起始・停止部）となり，運動器として身体運動に関与する．
保護	頭蓋骨は脳を保護し，胸郭は心臓・肺などを保護する．
支持	脊椎骨や下肢骨は身体を支持して姿勢を保持する．
貯蔵	無機質（カルシウムなど）を貯蔵する．
造血	骨髄は造血組織として血球を産生する．

1-4 骨の形状

骨は形状によって以下の6つに分類されます．

骨の形状による分類	例
長骨（管状骨，長管骨）	上腕骨，橈骨，尺骨，大腿骨，脛骨，腓骨，指骨（基節骨・中節骨・末節骨）
短骨	手根骨，足根骨，踵骨
扁平骨	頭蓋骨，胸骨，肋骨，肩甲骨，腸骨
不規則骨	椎骨，寛骨，顔面の骨
含気骨	頭蓋の骨
種子骨	膝蓋骨

1-3 長骨（長管骨）の構造

長骨は管状骨，長管骨ともいわれ，中央部を骨幹，両端を骨端，骨幹と骨端の境界部を骨幹端といいます．

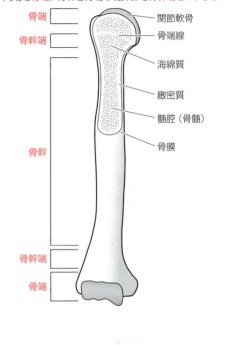

1-5 骨の構造

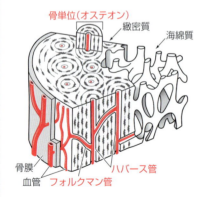

- 骨には，骨を縦走するハバース管と，骨質を横走してハバース管と連結するフォルクマン管の2つの管が存在します．
- ハバース管を中心に骨質の層板が同心円状に重なって円柱を形成しているものを骨単位（オステオン）と呼びます．
- 海綿質は骨梁から形成されます．
- ハバース管は皮質骨に存在します．

50PM051, 48AM051

基礎医学 3　B 骨格系

骨形成と骨吸収

問題-1　正しいのはどれか．2つ選べ．
1. 骨は胎生期に外胚葉性間葉組織系の細胞から発生する．
2. 膜性骨化は骨の長さの成長に関与する．
3. 軟骨性骨化は骨の太さの成長に関与する．
4. 骨端軟骨は骨の長さの成長起点である．
5. 骨端線は骨端軟骨に由来する．

解法ポイント

骨の発生と成長

1. 骨は胎生期に**中胚葉性**間葉組織系の細胞から発生する．
2. 膜性骨化は骨の**太さの成長**に関与する．
3. 軟骨性骨化は骨の**長さの成長**に関与する．
4. 骨端軟骨は骨の長さの**成長起点**であり，骨の成長期のみに存在する．
5. 骨の成長が終わると骨端軟骨は骨化して消失し，そのなごりは**骨端線**となり，X線上の陰影となる．

⚠ ここがポイント

骨の発生（骨化）には，経過中に軟骨形成過程を含む**軟骨性骨化**（軟骨内骨化）と，軟骨形成過程を含まない**膜性骨化**（結合組織性骨化）の2様式があります〔**1-6** ▶ 参照〕．軟骨性骨化は骨の**長さ**（長径）の成長に関与し，膜性骨化は骨の**太さ**（横径）の成長に関与します．

解答…4, 5

問題-2　誤っているのはどれか．
1. 骨化が始まる部位を骨化中心という．
2. 骨の長軸方向の成長は骨端軟骨で行われる．
3. 骨幹と骨端の間の板状の軟骨を骨端軟骨板という．
4. 軟骨性骨化では骨端に近いほうの軟骨細胞が破骨細胞により貪食される．
5. 思春期の急激な身長の伸びは成長ホルモンによる．

解法ポイント

骨の成長

1. 長骨の発生では，まず軟骨が形成され，骨幹部に**一次骨化中心**が出現し，骨幹部の骨化が始まる．次いで，骨端にあたる部位に1つまたは複数の**二次骨化中心**が現れ，ここから骨端の骨化が始まる．
2. 骨の長軸方向の成長は，骨幹と骨端の境にある**骨端軟骨（骨端成長板）**の軟骨細胞が分裂・増殖することによって起こる〔🅲 44PM002〕．
3. 骨幹と骨端の骨化中心から骨化が進むと，骨幹と骨端の間に板状の軟骨が残る．この軟骨を**骨端軟骨板**という．
4. 軟骨性骨化では，**骨幹**に近いほうの軟骨細胞が変性・死滅し，**破骨細胞**によって貪食される．骨端軟骨で軟骨が成長し，その骨幹側に活発な骨質が形成され，骨幹が次第に長くなる．

5. 骨端軟骨細胞の分裂・増殖は成長ホルモンによって促進され，思春期の急激な身長の伸びをもたらす〔参照〕．思春期終期に成長ホルモンの分泌が低下すると骨端軟骨は完全に骨化し（骨端軟骨の閉鎖），成長が止まる．骨の成長は，成長ホルモン，インスリン様成長因子（IGF-2），甲状腺ホルモン，性ホルモンの影響を受ける．

!ここがポイント
骨の長軸方向の成長（骨の長さの成長）は骨端軟骨で行われます（軟骨性骨化）〔 1-6 参照〕．軟骨性骨化では，骨幹に近いほうの軟骨細胞が破骨細胞によって貪食され，破骨細胞が掘ったトンネルに骨芽細胞が並び，骨組織がつくられます．骨の長軸方向の成長は新生児期から思春期の終わりころまで続きます．これに対して，骨の短軸方向の成長（骨の太さの成長）は骨膜で行われます（膜性骨化）．膜性骨化では，骨膜の骨芽細胞がつくった骨質が，すでにある骨に付け加えられることによって起こります．

解答…4

問題-3 誤っているのはどれか．
1. 骨の形成は成長期のみに起こる．
2. 骨の形成には骨芽細胞が関与する．
3. 骨の吸収には破骨細胞が関与する．
4. 小児では血漿アルカリホスファターゼ濃度が高い．
5. カルシトニンは骨形成を促進する．

解法ポイント

骨の形成と吸収

1. 骨の形成は成長期に起こるだけでなく，成人であっても絶えず骨の形成，吸収（破壊），再形成の新陳代謝（骨改変またはリモデリングという）が行われている．
2. 骨の形成は，骨芽細胞がアルカリホスファターゼを分泌し，ハイドロキシアパタイトをコラーゲンに沈着させることによって起こる．この過程を石灰化という．
3. 骨の吸収は，破骨細胞が酸を分泌してハイドロキシアパタイトを溶解し，カルシウムイオン（Ca^{2+}）を血中に放出させることによって起こる．
4. 小児では骨形成が盛んであるため，血漿アルカリホスファターゼ濃度が高くなっている．
5. 甲状腺から分泌されるカルシトニンは，骨芽細胞を活性化させて骨形成を促進する．

!ここがポイント
骨のリモデリングの過程をビルの建設・保守・解体にたとえると，骨芽細胞が建設，骨細胞が保守，破骨細胞が解体に相当します．

解答…1

問題-4 誤っているのはどれか．
1. 副甲状腺ホルモンは骨吸収を促進する．
2. カルシトニンは骨吸収を抑制する．
3. 成長ホルモン（GH）は骨の長さの発育を促進する．
4. ビタミンDは骨成長を促進する．
5. ビタミンEはコラーゲン合成に関与している．

解法ポイント

骨に関係するホルモンとビタミン

1. 副甲状腺ホルモン（上皮小体ホルモン，パラトルモンともいう）は，破骨細胞を活性化し，骨吸収を促進する．

2. カルシトニンは，破骨細胞による骨吸収を抑制し，血中Caを減少させる．また，骨芽細胞を活性化し，骨形成を促進する．
3. 下垂体前葉から分泌される成長ホルモン（GH）は，骨端成長板の軟骨細胞を活性化して，骨の長径の発育を促進する．
4. 腎臓で産生される活性型ビタミンDは，腸管におけるCa吸収を促進し，骨成長を促進する．
5. コラーゲン合成に関与しているビタミンはビタミンCである．

ここがポイント

副甲状腺（上皮小体）から分泌される副甲状腺ホルモンと甲状腺のC細胞から分泌されるカルシトニンは拮抗的に作用して，血中のカルシウムイオン（Ca^{2+}）濃度を一定に保っています（Caの恒常性の維持）．

血中のCa^{2+}濃度が低下すると，副甲状腺ホルモンが分泌され，破骨細胞を活性化して骨吸収を亢進させ，血中Ca^{2+}濃度を上昇させます．逆に血中Ca^{2+}濃度が上昇すると，カルシトニンが分泌され，破骨細胞の活性を抑制して骨吸収を低下させ，血中Ca^{2+}濃度を低下させます．

なお，血中のCa^{2+}濃度の調節には腎臓で活性化される活性型ビタミンDも関与し，腸管からのCa^{2+}吸収を増大させます．副甲状腺ホルモンは腎臓における活性型ビタミンDの合成を促進しているため，間接的に腸管からのCa吸収を促進していることになります．

骨に関係するホルモンとビタミンに関しては 1-7 を参照してください．

解答…5

CHECK LIST

- □ 骨は胎生期にどこの細胞から発生する？
  A. 中胚葉性間葉組織系
- □ 骨の発生（骨化）の2つの様式とは？
  A. 軟骨性骨化と膜性骨化
- □ 軟骨性骨化は骨のどのような成長に関与する？
  A. 長さ
- □ 膜性骨化は骨のどのような成長に関与する？
  A. 太さ
- □ 骨の長さの成長起点として骨の成長期に存在するのは？
  A. 骨端軟骨
- □ 骨の成長が終わると骨端軟骨はどうなる？
  A. 骨端線となる
- □ 骨化が始まる部位を何という？
  A. 骨化中心
- □ 骨幹と骨端の間の板状の軟骨を何という？
  A. 骨端軟骨板
- □ 思春期の急激な身長の伸びはどのホルモンの影響を受けている？
  A. 成長ホルモン
- □ 骨の形成に関与する細胞は？
  A. 骨芽細胞
- □ 骨の吸収に関与する細胞は？
  A. 破骨細胞
- □ 甲状腺から分泌され，骨芽細胞を活性化し，骨形成を促進するホルモンは？
  A. カルシトニン
- □ 上皮小体から分泌され破骨細胞を活性化し，骨吸収を促進するホルモンは？
  A. 副甲状腺ホルモン（上皮小体ホルモン，パラトルモン）
- □ 腎臓で産生され，腸管のCa吸収を促進し，骨成長を促進するのは？
  A. 活性型ビタミンD
- □ 膜性骨化で形成される骨は？
  A. 頭蓋骨，下顎骨，鎖骨

Summaries …要点を覚えよう！

1-6 ▶ 骨化の様式

骨化	様式	骨の成長への関与	例
軟骨性骨化 (軟骨内骨化)	胎生期に骨の原型となる軟骨が発生し，これに骨化点が生じて骨組織に置換される．	長軸方向(長さ)	四肢骨，頭蓋底部の骨，椎骨，骨盤
膜性骨化 (結合組織性骨化)	結合組織内の未分化間葉組織系の細胞が凝集して骨芽細胞に分化し，直接的に骨を形成する．	横方向(太さ)	頭蓋冠(頭蓋の扁平骨)，下顎骨，鎖骨

膜性骨化で形成される骨を問う問題が出題されています〔 51PM051〕．

1-7 ▶ 骨に関与するホルモン，ビタミン

副甲状腺ホルモン (上皮小体ホルモン，パラトルモン，PTH)	① 破骨細胞の活性化による骨吸収の促進→血中 Ca の増加 ② 腎臓における活性型ビタミン D の合成促進→間接的に腸管からの Ca 吸収の促進
甲状腺ホルモン (カルシトニン)	① 破骨細胞による骨吸収の抑制→血中 Ca の減少 ② 骨芽細胞の活性化による骨形成の促進
成長ホルモン(GH)	下垂体前葉から分泌され，蛋白の合成，軟骨発達の促進，脂肪の分解に関与する．骨に対しては，骨端成長板の軟骨細胞を活性化して，骨の長さの成長を促進する．
ビタミン C	コラーゲン合成に関与している．
ビタミン D	腎臓で産生される活性型ビタミン D が腸管からの Ca^{2+} 吸収を増大させ，骨成長を促進する．

骨成長を促進するホルモンとして，甲状腺ホルモンと成長ホルモンを選択する問題が出題されています〔 42PM019〕．甲状腺ホルモン(カルシトニン)は，骨芽細胞を活性化させて骨形成を促進し，成長ホルモンは長管骨の骨端軟骨に作用して軟骨増殖を促します．

B 骨格系

関節の形状

問題-1 関節の形状による分類について誤っている組み合わせはどれか．

1. 蝶番関節 —— 指節間関節
2. 車軸関節 —— 上橈尺関節
3. 顆状関節 —— 母指の手根中手関節
4. 鞍関節 —— 胸鎖関節
5. 球関節 —— 肩甲上腕関節

解法ポイント

関節の形状による分類①

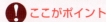

　関節は関節面の形状により **蝶番関節，らせん関節，車軸関節，顆状関節（楕円関節），鞍関節，球関節，臼状関節，平面関節，半関節** に分類されます．また，運動軸の数によって **1軸性関節，2軸性関節，多軸性（3軸性）関節** に分けられます．それぞれは運動自由度1度，2度，3度の関節ということもあります．母指の手根中手関節は典型的な **鞍関節** です．

　さらに関節は，関節を形成する骨の数により **単関節**（2個の骨により形成される関節）と **複関節**（3個以上の骨により形成される関節）に分けられます．肘関節は腕尺関節（らせん関節），腕橈関節（球関節），上橈尺関節（車軸関節）からなる **複関節** です．

　関節面の分類と代表的な関節例を覚えておく必要があります〔 **1-8** ▶参照〕．

解答…3

問題-2 誤っている組み合わせはどれか．

1. 正中環軸関節 —— 車軸関節
2. 椎間関節 —— 平面関節
3. 仙腸関節 —— 半関節
4. 橈骨手根関節 —— 顆状関節
5. 距腿関節 —— 鞍関節

解法ポイント

関節の形状による分類②

1. 環軸関節は **正中環軸関節** と左右の **外側環軸関節** からなる．正中環軸関節は **車軸関節** であり，外側環軸関節は **平面関節** である．
2. 椎間関節は **平面関節** である．平面関節は相対する関節面が平面状であり，わずかな滑り運動が起こる．
3. 仙腸関節は **半関節** である．半関節は平面関節の一種で，平面関節よりも表面がざらざらしているものをいう．運動範囲は平面関節より制限される．
4. 橈骨手根関節は **顆状関節（楕円関節）** である．
5. 距腿関節は蝶番関節が変形した **らせん関節** である．

ここがポイント

　距腿関節は脛骨の下関節面と内果および腓骨外果を関節窩，距骨上面の滑車を関節頭とする **らせん関節** です〔 **1-8** ▶参照〕．らせん関節は蝶番関節が変形したもので，一方の関節面が隆起し，他方が溝状となっています．運動自由度は1度であり，背屈（伸展）・底屈（屈曲）のみが可能です．

解答…5

問題-3　誤っている組み合わせはどれか.
　　1. 肩鎖関節 ── 平面関節　　　　2. 胸鎖関節 ── 鞍関節
　　3. 顎関節 ── 顆状関節　　　　　4. 膝関節 ── らせん関節
　　5. 手根間関節 ── 蝶番関節

関節の形状による分類③

　ここがポイント
　手根間関節は平面関節です．顎関節を蝶番関節と平面関節の複合関節としたり，膝関節を蝶番関節とする教科書もあります．らせん関節は蝶番関節の変形したものなので，広い意味では膝関節は蝶番関節と考えることができます．

解答…5

問題-4　運動軸が2つの関節はどれか.〔53AM052〕
　　1. 手指PIP関節　　　2. 橈骨手根関節　　　3. 腕尺関節
　　4. 上橈尺関節　　　　5. 肩甲上腕関節

関節の形状による分類④

1. 手指PIP（近位指節間）関節は蝶番関節（1軸性関節）である．
2. 橈骨手根関節は顆状関節（2軸性関節）である．
3. 腕尺関節はらせん関節（1軸性関節）である．
4. 上橈尺関節は車軸関節（1軸性関節）である．
5. 肩甲上腕関節は球関節（多軸性関節）である．

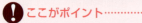　ここがポイント
　運動軸が2本ある関節のことを2軸性関節といいます．2軸性関節に分類されるのは，①顆状関節（または楕円関節）と②鞍関節です．1軸性関節の運動軸は1本であり，多軸性関節の運動軸は無数（3本以上）あります．

解答…2

問題-5　3軸性の関節はどれか.2つ選べ.〔47AM051〕
　　1. 股関節　　　　　2. 距腿関節　　　　　3. 胸鎖関節
　　4. 上橈尺関節　　　5. 指節間関節

運動軸の数による分類

　ここがポイント
　胸鎖関節は鞍関節で2軸性の関節に分類されますが，3軸性の平面関節とする教科書もあります．

解答…1, 3

CHECK LIST

- □ 指節間関節の分類は？
  A. 蝶番関節
- □ 上橈尺関節の分類は？
  A. 車軸関節
- □ 母指の手根中手関節の分類は？
  A. 鞍関節
- □ 胸鎖関節の分類は？
  A. 鞍関節（または平面関節）
- □ 肩鎖関節の分類は？
  A. 平面関節
- □ 肩甲上腕関節の分類は？
  A. 球関節
- □ 股関節の分類は？
  A. 臼状関節（球関節の一種）
- □ 正中環軸関節の分類は？
  A. 車軸関節
- □ 椎間関節の分類は？
  A. 平面関節
- □ 仙腸関節の分類は？
  A. 半関節
- □ 橈骨手根関節の分類は？
  A. 顆状関節（楕円関節）
- □ 距腿関節の分類は？
  A. らせん関節
- □ 顎関節の分類は？
  A. 顆状関節（または蝶番関節と平面関節の複合関節）
- □ 膝関節の分類は？
  A. らせん関節
- □ 手根間関節の分類は？
  A. 平面関節
- □ 1軸性関節に分類される関節は？
  A. 蝶番関節，らせん関節，車軸関節
- □ 2軸性関節に分類される関節は？
  A. 顆状関節（楕円関節），鞍関節
- □ 多軸性関節に分類される関節は？
  A. 球関節，臼状関節，平面関節，半関節
- □ 2個の骨により形成される関節は？
  A. 単関節
- □ 3個以上の骨により形成される関節は？
  A. 複関節

Summaries …要点を覚えよう！

1-8 関節の分類

関節は，関節面の形状から ① 蝶番関節，② らせん関節，③ 車軸関節，④ 顆状関節（楕円関節），⑤ 鞍関節，⑥ 球関節，⑦ 臼状関節，⑧ 平面関節，⑨ 半関節に分類されます．また，運動軸が1つの関節を1軸性関節，2つの関節を2軸性関節，無数にある関節を多軸性関節といいます．

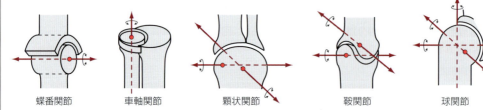

蝶番関節　　車軸関節　　顆状関節　　鞍関節　　球関節

関節の分類に関する問題はよく出題されますので，確実に理解しましょう．

53AM052，50AM051，49AM051，47AM051，46AM051，43PM003，42PM002

運動軸での分類	関節の分類	特徴	例
1軸性関節 運動軸が1本で，1つの面で運動が起こる．	① 蝶番関節	運動軸が骨の長軸に直角．蝶番のように1方向のみの運動が可能．	指節間関節
	② らせん関節	蝶番関節が変形したもの．一方の関節面が隆起し，他方が溝状となっている．運動軸は骨の長軸と直角ではないため，らせん状の運動が起こる．	腕尺関節，距腿関節，膝関節
	③ 車軸関節	一方の関節面が他方の関節面に対して車軸のように回旋する．	上・下橈尺関節，正中環軸関節
2軸性関節 運動軸が2本で，2つの面で運動が起こる．	④ 顆状関節 （楕円関節）	関節頭が楕円形，関節窩がこれに対応した凹みを形成し，関節頭の長軸，短軸の周りに動く．形状から楕円関節ともいう．球関節のような回旋はできないが，2つの運動軸を組み合わせた分回し運動が可能．	環椎後頭関節，橈骨手根関節，顎関節
	⑤ 鞍関節	相対する関節面が鞍の背面を合わせたような形で適合している．	手根中手関節，胸鎖関節
多軸性関節 運動の面と軸が無数にあり，あらゆる方向への運動が起こる．	⑥ 球関節	関節頭が球状で，関節窩は対応した凹面となっている．球の中心を通る軸を中心とする回転運動がみられる．	肩甲上腕関節，腕橈関節，中手指節間関節，中足指節間関節，（股関節）
	⑦ 臼状関節	球関節の一種で，股関節のように関節窩が深い関節．関節窩が深く，骨頭が覆われるため可動域が制限される．	股関節
	⑧ 平面関節	相対する関節面の形，大きさがほぼ同じ平面．関節包と靱帯で包まれ，運動はかなり制限される．	椎間関節，肩鎖関節，手根間関節，足根間関節，中足間関節，（胸鎖関節）
	⑨ 半関節	平面関節の一種．関節面が平面ではなく，ざらざらしてよく適合するため，運動範囲は平面関節より制限される．	仙腸関節

◆注意
- らせん関節は屈曲するにつれて回旋を伴うが，1軸性に分類される．
- 母指の手根中手関節は典型的な鞍関節であるが，第2～5指の手根中手関節は変形した鞍関節である（平面関節とする教科書もある）．
- 一般に，関節は2個の骨の間に形成されるが（単関節），3個以上の骨が共通の関節包で包まれるものを複関節という．
- 胸鎖関節は鞍関節であるが，3軸性の関節（平面関節）とする教科書もある．

5 骨・靱帯・関節

B 骨格系

問題-1 関節軟骨について正しいのはどれか．〔45PM051〕
1. 弾性軟骨である．
2. 再生能力が低い．
3. 滑膜で覆われている．
4. 表面には神経終末が分布する．
5. 豊富な血管によって栄養されている．

関節軟骨

1. 関節軟骨は**硝子軟骨**に分類され，白色で光沢があり，粘弾性に富んでいる．
2. 再生能力をもつ骨組織とは対照的に，関節軟骨の再生能力は極めて低い．
3．4．5．関節軟骨には神経，血管，リンパ管がなく，**滑液（関節液）**によって栄養される．

❗ ここがポイント
　関節軟骨は，**表層—中間層—深層（放射層）—石灰化層**の4層からなります．石灰化層は骨（軟骨下骨）と強固に連結します．関節軟骨の厚さは1mmくらいから，最大の膝蓋軟骨で5mmに達します．
　関節軟骨の80%は**水分**で，残り20%は**基質**とわずかな**軟骨細胞**からなります．基質は**コラーゲン**（乾燥重量の60%）と**プロテオグリカン**（乾燥重量の10%）から構成されます．プロテオグリカンは95%の**グルコサミノグリカン**と呼ばれる多糖類と5%の**蛋白質**からできています．関節軟骨の作用により衝撃が吸収され，関節の摩耗が抑えられます．

解答…2

問題-2 関節円板をもつのはどれか．2つ選べ．〔42PM003〕
1. 胸鎖関節
2. 肩甲上腕関節
3. 腕橈関節
4. 腕尺関節
5. 下橈尺関節

関節円板をもつ関節

❗ ここがポイント
　関節円板は①**顎関節**，②**胸鎖関節**，③**肩鎖関節**，④**下橈尺関節**にあります．関節円板や関節半月は関節内にある**線維軟骨性組織**です．

解答…1，5

問題-3 滑液（関節液）について誤っているのはどれか．〔42PM005〕
1. 黄褐色である．
2. 滑膜で産生される．
3. 弱アルカリ性である．
4. ヒアルロン酸を多量に含む．
5. 関節軟骨の栄養をつかさどる．

滑液（関節液）

❗ ここがポイント
　滑液（関節液）は**淡黄色・透明**で，粘弾性のある**弱アルカリ性**の液体です．**滑膜**の表面の絨毛が滑液の

分泌・吸収に関与しています．滑液の粘弾性は ヒアルロン酸 によるものです．
　滑液の機能は，① 関節軟骨の栄養，② 衝撃の吸収，③ 潤滑作用 です．

解答…1

問題-4 関節包について誤っているのはどれか．
1. 線維関節包と滑膜で構成される．
2. 線維関節包は弾性線維で構成される．
3. 線維関節包は血液の供給が乏しい．
4. ルフィニ終末は関節運動の方向を検出する．
5. 自由神経終末は侵害刺激を検出する．

解法ポイント

関節包
⚠ ここがポイント
線維関節包は コラーゲン線維（膠原線維） で構成されます．

解答…2

問題-5 誤っているのはどれか．
1. 弾性線維を含む靱帯がある．
2. 関節包靱帯は関節包の線維と密に交錯する．
3. 靱帯は異常方向への関節運動を阻止する．
4. 膝十字靱帯は関節内靱帯である．
5. 腱の弾性率は 10% である．

解法ポイント

腱・靱帯
⚠ ここがポイント
腱はコラーゲン線維から構成されるため，弾性率が 3〜5% と低く，変形しにくくなっています．弾性率は変形のしにくさを表す尺度です．例外的に脊柱にある 黄色靱帯 は弾性線維を含みます．

解答…5

問題-6 靱帯結合はどれか．
1. 頭蓋骨
2. 胸骨結合
3. 仙腸関節
4. 恥骨結合
5. 遠位脛腓関節

解法ポイント

靱帯結合
⚠ ここがポイント
靱帯結合は骨と骨が線維性結合組織で連結されます〔 1-9 参照〕．頭蓋骨は 縫合 で連結され，胸骨結合は年齢とともに 軟骨結合 から 線維軟骨結合 に移行します．仙腸関節は 滑膜性連結 と 線維性連結 の2つの要素があります．恥骨結合は 線維軟骨結合 です．遠位脛腓関節は典型的な 靱帯結合 です．

解答…5

B 骨格系

問題-7 骨折部の血流が障害されやすいのはどれか．2つ選べ．〔47AM052〕

1. 脛骨粗面
2. 大腿骨頭
3. 坐骨結節
4. 手の舟状骨
5. 上腕骨大結節

解法ポイント

血流が障害されやすい骨部位

❗ **ここがポイント**

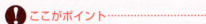と手の舟状骨です．骨折部の血流が障害されやすく，骨癒合が不良な骨折は，① 大腿骨頸部関節包内骨折，② 脛骨中下1/3部の骨折，③ 手の舟状骨骨折です．

解答…2, 4

CHECK LIST

- □ 関節軟骨は何で栄養されている？
  A. 滑液（関節液）
- □ 恥骨結合は左右の恥骨が何によって結合される？
  A. 線維軟骨
- □ 関節円板をもつ関節は？
  A. 顎関節，胸鎖関節，肩鎖関節，下橈尺関節
- □ 滑液の粘弾性は何によって保たれている？
  A. ヒアルロン酸
- □ 滑液の機能にはどのようなものがある？
  A. 関節軟骨の栄養，衝撃の吸収，潤滑作用
- □ 腱の弾性率はどれくらい？
  A. 3～5％
- □ 骨と骨が線維性結合組織で連結されるものを何という？
  A. 靱帯結合

Summaries …要点を覚えよう！

1-9 関節の機能分類

関節は動きの程度によって3つに分類されます．動かない関節を**不動関節**，わずかに動く関節を**半関節**，自由に動く関節を**可動関節**といいます．これらの関節はさらに構造的な違いによって，**線維性連結**，**軟骨性連結**，**滑膜性連結**などに分類されます．

線維性連結（縫合，釘植，靱帯結合）は**線維性結合組織**で結合され，軟骨性連結（軟骨結合，線維軟骨結合）は**軟骨性組織**で結合されます．滑膜性連結は骨と骨の間に**関節腔**が介在し，その内面に**滑膜**が存在します．

機能分類	構造分類	解説	例
不動関節	線維性連結	縫合：線維性結合＋骨の噛み合い	矢状縫合
		釘植：線維性結合＋骨の差し込み	歯と歯槽間の歯根膜で結合
	軟骨性連結	軟骨結合：軟骨板が介在した結合	骨端軟骨
	骨性連結	骨結合：結合が癒合して硬い骨に変化	前頭縫合
半関節	線維性連結	靱帯結合	脛腓靱帯結合
	軟骨性連結	線維軟骨結合	恥骨結合注），仙腸関節
可動関節	滑膜性連結	滑液を含む関節包で包まれる	1軸性：指節間関節 2軸性：橈骨手根関節 多軸性：肩関節，股関節

各部の骨・関節・靱帯に関しては「第3章 運動学」を参照してください．

注）恥骨結合は左右の恥骨が線維軟骨によって連結される**線維軟骨結合**です．関節表面は**硝子軟骨**に覆われ，**上恥骨靱帯**と**下恥骨靱帯**が支持します．

C 筋系

骨格筋の構造

問題-1 骨格筋の構造で誤っているのはどれか．
1. 骨格筋は横紋筋からなる．
2. 筋線維は筋外膜で覆われている．
3. 筋原線維は筋フィラメントからなる．
4. 横紋構造はA帯とI帯に大別できる．
5. A帯には太いフィラメントが存在する．

骨格筋の構造

1. 骨格筋は光学顕微鏡でみると縞模様に見えることから横紋筋といわれる．
2. 個々の筋線維の表面は細胞膜(筋鞘)で覆われている．各筋線維間の隙間を埋めている結合組織が筋内膜である．個々の筋線維は数十本単位で筋束を形成するが，その筋束の周囲を覆っているのが筋周膜であり，いくつかの筋束を束ねているのが筋外膜(筋膜，筋上膜ともいう)である〔1-10 参照〕．
3. 筋線維は筋原線維からなる．筋原線維はミオシンフィラメントとアクチンフィラメントの2種類の筋フィラメントからなる．
4. 横紋構造で暗い部分をA帯(暗帯)といい，明るい部分をI帯(明帯)という．A帯の中央部にはやや明るいH帯があり，さらにその中央にM線がある．I帯は中央部の狭い暗いZ帯で2区画に分けられる．Z帯から次のZ帯までを筋節(サルコメア)という〔1-11 参照〕．
5. A帯にはミオシン分子で形成される太いフィラメントが存在する．I帯にはアクチン分子で形成される細いフィラメントが存在する．

! ここがポイント
筋の階層構造を理解しましょう．筋を細分していくと，筋＞筋束＞筋線維＞筋原線維＞筋フィラメントとなります〔1-10 参照〕．筋線維の直径は10～100μm，筋原線維の直径は1～2μmです．筋線維の長さは部位により異なり，手の筋で数mm，大腿の筋で20～30cmです．

次に骨格筋を包む結合組織を整理しましょう．個々の筋線維の隙間を埋めるのが筋内膜，個々の筋束を包むのが筋周膜，筋を包むのが筋外膜(筋膜，筋上膜)と覚えてください〔1-10 参照〕．

解答…2

問題-2 骨格筋の構造で正しいのはどれか．2つ選べ． 〔44PM005（類似問題 51PM061）〕
1. 筋細胞の細胞膜を筋周膜という．
2. A帯を明帯という．
3. A帯は筋収縮時に短縮する．
4. I帯の中央部にZ帯がある．
5. Z帯の間を筋節という．

横紋構造とフィラメント滑走説

1. 筋細胞の細胞膜は筋鞘という．筋束の周囲を覆っているのが筋周膜である〔1-10 参照〕．
2. A帯は暗帯という〔1-11 参照〕．
3. 筋収縮時にA帯の長さは不変で，I帯の長さが短縮する〔1-12 参照〕．
4. I帯は中央部のZ帯により2区画に分けられる．
5. Z帯とZ帯の間を筋節(サルコメア)という．

C 筋系

ここがポイント

フィラメント滑走説を理解しておきましょう〔1-12 参照〕．細いアクチンフィラメントの一端は**Z 帯**に付着し，他端は**太いミオシンフィラメントの間**に入っています．筋収縮は細いフィラメントが太いフィラメントの間に入り込むことにより起こります．筋収縮では**フィラメントの長さ，A 帯の長さ**は変化せず，I 帯が短くなります．

解答…4, 5

CHECK LIST

- ☐ 骨格筋は何筋に分類される？
  - A. 横紋筋
- ☐ 個々の筋線維の表面は何で覆われている？
  - A. 細胞膜（筋鞘）
- ☐ 個々の筋束は何で覆われている？
  - A. 筋周膜
- ☐ いくつかの筋束は何によって束ねられる？
  - A. 筋外膜（筋膜，筋上膜）
- ☐ 筋原線維を形成する2種類のフィラメントは何？
  - A. アクチンとミオシン
- ☐ 横紋構造の暗い部分を何という？
  - A. A 帯（暗帯）
- ☐ 横紋構造の明るい部分を何という？
  - A. I 帯（明帯）
- ☐ A 帯にある太いフィラメントは何？
  - A. ミオシン
- ☐ I 帯にある細いフィラメントは何？
  - A. アクチン
- ☐ A 帯中央部の明るい部分を何という？
  - A. H 帯
- ☐ H 帯の中央部にある線を何という？
  - A. M 線
- ☐ Z 帯から次のZ 帯までを何という？
  - A. 筋節（サルコメア）
- ☐ 筋収縮時に短くなるのはどの部分？
  - A. I 帯（フィラメントの長さとA 帯の長さは不変）

1-10 骨格筋の構造

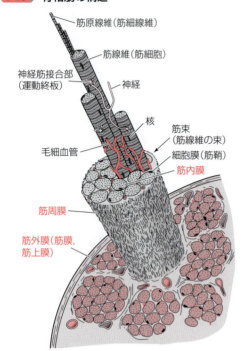

▶ 骨格筋の結合組織

個々の筋線維(筋細胞)の表面は細胞膜(筋鞘)で覆われています．各々の筋線維の間隙を埋めているのが筋内膜で，個々の筋束の周囲は筋周膜で覆われ，筋全体および筋群の表面は筋外膜(筋膜，筋上膜)に覆われています．

筋外膜＝筋膜＝筋上膜

1-11 横紋構造

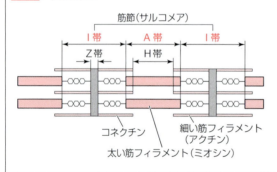

横紋構造で暗い部分をA帯(暗帯)，明るい部分をI帯(明帯)といいます．A帯の中央部にはやや明るいH帯があります．I帯は中央部の狭く暗いZ帯で2区画に分けられます．Z帯から次のZ帯までを筋節(サルコメア)といい，筋収縮の機能的単位となっています．

1-12 フィラメント滑走説

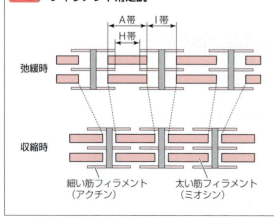

筋収縮時には細いフィラメント(アクチン)と太いフィラメント(ミオシン)の長さは一定のまま，アクチンがミオシンの間に滑り込みます．そのためA帯の長さは一定ですが，I帯の長さは短くなります．

C 筋系

筋の神経支配

問題-1 筋と支配神経の組み合わせで誤っているのはどれか．

1. 小円筋 ── 肩甲下神経
2. 大円筋 ── 肩甲下神経
3. 肩甲下筋 ── 肩甲下神経
4. 棘上筋 ── 肩甲上神経
5. 棘下筋 ── 肩甲上神経

上肢筋の神経支配

> ⚠️ **ここがポイント**
>
> 小円筋を支配している神経は**腋窩神経**です〔 1-13 参照〕．
> 上肢の神経支配はよく出題されますので，しっかり確認しておきましょう．

🔎 53AM056, 51PM053, 50PM054, 48AM053, 47AM053, 46AM054, 43PM010, 43PM011

解法ポイント

解答…1

問題-2 筋と支配神経の組み合わせで正しいのはどれか．〔41PM006〕

1. 半膜様筋 ── 総腓骨神経
2. 薄筋 ── 大腿神経
3. 縫工筋 ── 閉鎖神経
4. 足底筋 ── 脛骨神経
5. 母趾外転筋 ── 外側足底神経

下肢筋の支配神経

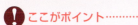
1. 半膜様筋は**脛骨神経**に支配される．
2. 薄筋は**閉鎖神経**に支配される．
3. 縫工筋は**大腿神経**に支配される．
4. 足底筋は**脛骨神経**に支配される．
5. 母趾外転筋は**内側足底神経**に支配される．

> ⚠️ **ここがポイント**
>
> 下肢の神経支配はよく出題されますので，しっかり確認しておきましょう〔 1-14 参照〕．

🔎 54PM055, 51AM054, 50AM052, 50PM057, 48AM057, 46AM054, 41PM006

解法ポイント

解答…4

問題-3 二重神経支配の筋はどれか．

1. 短母指屈筋
2. 短母指伸筋
3. 短母指外転筋
4. 母指内転筋
5. 母指対立筋

二重神経支配の筋

> ⚠️ **ここがポイント**
>
> 短母指屈筋の浅頭は**正中神経**に支配され，深頭は**尺骨神経**に支配されます．このように1つの筋が2つの神経から支配されることを二重神経支配といいます．主な二重神経支配の筋を以下に示します．

上腕筋	筋皮神経，橈骨神経
深指屈筋	正中神経(橈側部)，尺骨神経(尺側部)
短母指屈筋	正中神経(浅頭)，尺骨神経(深頭)
虫様筋	正中神経(第1・2虫様筋)，尺骨神経(第3・4虫様筋)
骨間筋	(正中神経)，尺骨神経
恥骨筋	大腿神経，閉鎖神経
大内転筋	坐骨神経(表層)，閉鎖神経(深層)
大腿二頭筋	脛骨神経(長頭)，総腓骨神経(短頭)
僧帽筋，胸鎖乳突筋	副神経と頸神経(C2〜C4)

二重神経支配の筋はよく出題されます。
🄲 52AM056，50AM055，49PM060，48PM052

解答…1

CHECK LIST

☐ 小円筋を支配している神経は？
　A. 腋窩神経
☐ 棘下筋を支配している神経は？
　A. 肩甲上神経
☐ 小指球筋を支配している神経は？
　A. 尺骨神経
☐ 短母指屈筋の浅頭を支配する神経は？
　A. 正中神経
☐ 短母指屈筋の深頭を支配している神経は？
　A. 尺骨神経
☐ 母指内転筋を支配している神経は？
　A. 尺骨神経
☐ 前鋸筋を支配している神経は？
　A. 長胸神経
☐ 肩甲挙筋を支配している神経は？
　A. 肩甲背神経
☐ 菱形筋を支配している神経は？
　A. 肩甲背神経
☐ 広背筋を支配している神経は？
　A. 胸背神経
☐ 長母指外転筋を支配する神経は？
　A. 橈骨神経
☐ 虫様筋を支配する2つの神経は？
　A. 正中神経と尺骨神経
☐ 上腕筋を支配する2つの神経は？
　A. 筋皮神経と橈骨神経

☐ 大内転筋を支配している2つの神経は？
　A. 閉鎖神経，坐骨神経(の脛骨神経部)
☐ 恥骨筋を支配している2つの神経は？
　A. 閉鎖神経，大腿神経
☐ 腓腹筋を支配している神経は？
　A. 脛骨神経
☐ 長腓骨筋と短腓骨筋を支配している神経は？
　A. 浅腓骨神経
☐ 前脛骨筋を支配している神経は？
　A. 深腓骨神経
☐ 長母趾伸筋を支配している神経は？
　A. 深腓骨神経
☐ 長趾伸筋を支配している神経は？
　A. 深腓骨神経
☐ 半膜様筋を支配している神経は？
　A. 脛骨神経
☐ 薄筋を支配している神経は？
　A. 閉鎖神経
☐ 縫工筋を支配している神経は？
　A. 大腿神経
☐ 足底筋を支配している神経は？
　A. 脛骨神経
☐ 母趾外転筋を支配している神経は？
　A. 内側足底神経

Summaries …要点を覚えよう！

1-13 上肢帯・上肢の神経支配

上肢帯・上肢の神経支配を以下の3ステップで理解しましょう！

▶ ステップ1

まず，上肢の後面（伸筋側）に位置する筋は，すべて橈骨神経に支配されると理解しましょう．次に，上肢の前面（屈筋側）に位置する筋は，上腕と前腕に分けて考えます．

上腕は基本的に筋皮神経に支配されますが，上腕筋は橈骨神経からも支配を受けることがあります．前腕は基本的に正中神経に支配されますが，深指屈筋は尺骨神経からも支配され，尺側手根屈筋は例外的に尺骨神経に支配されます．

領域	支配神経	筋群	支配される筋
上肢の後面	橈骨神経	上腕・前腕伸筋群・回外筋群	上腕三頭筋，肘筋，腕橈骨筋，長・短橈側手根伸筋，指伸筋，示指伸筋，小指伸筋，尺側手根伸筋，長・短母指伸筋，長母指外転筋，回外筋
上腕の前面	筋皮神経	上腕屈筋群	上腕二頭筋，上腕筋，烏口腕筋 注：上腕筋は橈骨神経からも支配を受けることがある
前腕の前面	正中神経	前腕屈筋群・回内筋群	橈側手根屈筋，長掌筋，浅指屈筋，長母指屈筋，円回内筋，方形回内筋 〈例外〉 尺側手根屈筋（尺骨神経支配） 深指屈筋（尺側部を尺骨神経が支配）

▶ ステップ2

上記以外の筋（上肢帯筋など）の神経支配を整理しましょう！

神経	支配される筋
内側・外側胸筋神経	大胸筋，小胸筋
腋窩神経	三角筋，小円筋
肩甲上神経	棘上筋，棘下筋
肩甲下神経	大円筋，肩甲下筋
肩甲背神経	大菱形筋，小菱形筋，肩甲挙筋注

神経	支配される筋
長胸神経	前鋸筋
胸背神経	広背筋
鎖骨下神経	鎖骨下筋
副神経と頸神経（C2〜C4）	僧帽筋，胸鎖乳突筋

注）肩甲挙筋は肩甲背神経のほか，頸神経（C2〜C4）にも支配される（二重神経支配）．

▶ ステップ3

最後に，手の筋の神経支配を整理しましょう！

筋の区分	神経支配
母指球筋（短母指屈筋，短母指外転筋，母指対立筋，母指内転筋）	基本的に正中神経支配 ・母指内転筋は尺骨神経支配 ・短母指屈筋の浅頭は正中神経支配，深頭は尺骨神経支配
小指球筋（小指外転筋，短小指屈筋，小指対立筋，短掌筋）	すべて尺骨神経支配
虫様筋（4筋）	第1・2虫様筋は正中神経支配 第3・4虫様筋は尺骨神経支配
背側骨間筋（4筋） 掌側骨間筋（3筋）	尺骨神経支配（橈側の一部は正中神経に支配されることもある）

Summaries …要点を覚えよう！

1-14 下肢の神経支配

下肢の神経支配を以下の3ステップで理解しましょう！

▶ ステップ1

まず，股関節周囲および大腿の筋を整理しましょう．

筋（群）	神経支配		
① 大腰筋，小腰筋	腰神経叢		
② 中殿筋，小殿筋，大腿筋膜張筋	上殿神経		
③ 大殿筋	下殿神経		
④ 股関節の内転筋群（恥骨筋，薄筋，長内転筋，短内転筋）	基本的に閉鎖神経に支配されるが，恥骨筋（閉鎖神経，大腿神経）と大内転筋（表層：坐骨神経，深層：閉鎖神経）は二重神経支配		
⑤ 深層外旋6筋（外閉鎖筋，内閉鎖筋，上双子筋，下双子筋，大腿方形筋，梨状筋）	基本的に仙骨神経叢に支配されるが，外閉鎖筋は閉鎖神経に支配される		
⑥ 大腿前面の筋（大腿四頭筋，腸骨筋，縫工筋）	大腿神経		
⑦ 大腿後面の筋（ハムストリングス）	基本的に脛骨神経に支配されるが，大腿二頭筋短頭のみが総腓骨神経に支配される	筋	神経
		大腿二頭筋	長頭：脛骨神経 短頭：腓骨神経
		半腱様筋	脛骨神経
		半膜様筋	脛骨神経

▶ ステップ2

次に下腿の筋を整理しましょう．

領域	神経支配	筋
下腿前面の筋（伸筋群）	深腓骨神経	前脛骨筋，長母趾伸筋，長趾伸筋，第三腓骨筋
下腿外側の筋（腓骨筋群）	浅腓骨神経	長腓骨筋，短腓骨筋
下腿後面の筋（屈筋群）	脛骨神経	下腿三頭筋（腓腹筋，ヒラメ筋），膝窩筋，足底筋，膝関節筋，後脛骨筋，長趾屈筋，長母趾屈筋

▶ ステップ3

最後に，足部の筋を整理しましょう．
足背部の伸筋は深腓骨神経に支配され，足底部の筋群（母趾球筋，小趾球筋，中足筋）は内側足底神経や外側足底神経の支配を受けます．ただし，足底部の筋の神経支配については成書により異なります．

	筋	神経支配
足背	短母趾伸筋	深腓骨神経
	短趾伸筋	
足底	母趾球筋 — 母趾外転筋	内側足底神経，（外側足底神経）
	母趾球筋 — 短母趾屈筋	内側足底神経，（外側足底神経）
	母趾球筋 — 母趾内転筋	外側足底神経
	小趾球筋 — 小趾外転筋	外側足底神経
	小趾球筋 — 短小趾屈筋	外側足底神経
	中足筋 — 短趾屈筋	内側足底神経，（外側足底神経）
	中足筋 — 足底方形筋	外側足底神経
	中足筋 — 虫様筋	内側足底神経，外側足底神経
	中足筋 — 底側骨間筋（3筋）	外側足底神経
	中足筋 — 背側骨間筋（4筋）	外側足底神経

注：短小趾屈筋の深層部を小趾対立筋ともいう．

中枢神経系—脊髄

D 神経系
基礎医学 8

問題-1 脊髄について正しいのはどれか.
1. 脊髄には3つの膨大部がある.
2. 下端は第3,4腰椎レベルにある.
3. 後角は運動神経細胞が密集している.
4. 白質は前索と後索の2つの索に区分される.
5. 灰白質は横断面でH形の灰白柱をつくる.

脊髄①

1. 脊髄には**頸膨大**と**腰膨大**の2つの膨大部がある〔**1-15** 参照〕.
2. 脊髄の下端は成人では**第1〜2腰椎**レベルにある〔**1-15** 参照〕.
3. 前角には**運動神経細胞**の細胞体が密集している.
4. 白質は**前索**,**側索**,**後索**の3つの索に区分され,上行性,下行性の伝導路となっている〔**1-16** 参照〕.
5. 灰白質は横断面で中心管を取り囲むH形をしている.この灰白質は脊髄の全長にわたって**灰白柱**をつくる.

!ここがポイント
灰白質には神経細胞体や樹状突起が存在しています〔**1-16** 参照〕.灰白質の前方に突出した部位を**前角**(前柱)といい,後方に突出した部位を**後角**(後柱)といいます.前角には**運動神経の細胞体**が密集しています.感覚神経の細胞体は**脊髄神経節**に位置します.

解答…5

問題-2 脊髄について正しいのはどれか. 〔51AM053〕
1. 下端は第5腰椎までである.
2. 後根は脊髄神経節をつくる.
3. 終糸は尾骨前面に付着する.
4. 中心管の周囲に白質が存在する.
5. 脊髄円錐は脳と脊髄の移行部である.

脊髄②

1. 脊髄の下端は成人では**第1〜2腰椎**レベルにある.
2. 後根は**脊髄神経節**をつくる.脊髄神経節は後根の遠位に位置し,そこには感覚神経の細胞体がある.
3. 終糸は**尾骨後面**に付着する.
4. 中心管の周囲には**灰白質**が存在する.
5. 脊髄円錐は脊髄下端の円錐状部分であり,**脊髄**と**終糸**の移行部である.

解答…2

問題 - 3 脊髄と脊椎について誤っているのはどれか．

1. 脊髄と延髄の境界部は頸椎上縁の高さにある．
2. 頸髄から出る脊髄神経は 7 対である．
3. 第 12 胸神経は第 12 胸椎と第 1 腰椎の間の椎間孔から出る．
4. 脊髄円錐は第 1 腰椎の高さにある．
5. 頸髄と比較して，仙髄から出る根は脊柱管内を通る距離が長い．

脊髄③

❗ ここがポイント

　頸髄から出る脊髄神経は **8** 対です．脊髄神経は，頸神経(C1〜C8) **8** 対，胸神経(T1〜T12) **12** 対，腰神経(L1〜L5) **5** 対，仙骨神経(S1〜S5) **5** 対，尾骨神経(Co) **1** 対の合計 **31** 対の神経からなります．C1 は頭蓋骨と第 1 頸椎の間から出ますので，C2〜C7 は，それぞれ同じ番号の頸椎の **上** から出ます．頸椎は 7 つで，頸神経は 8 対あるので，C8 は第 7 頸椎と第 1 胸椎の間の椎間孔から出ます．T1 以下の脊髄神経は，同じ番号の椎骨の **下** から出ます〔 **1-17** ▶ 参照〕．

解答…2

問題 - 4 脊髄の解剖で誤っている組み合わせはどれか．〔41PM011〕

1. 外側脊髄視床路 —— 温痛覚
2. 外側皮質脊髄路 —— 随意運動
3. 前脊髄視床路 —— 非識別性触覚
4. 後索 —— 深部覚
5. 前庭脊髄路 —— 二点識別覚

脊髄の伝導路

1. 外側脊髄視床路は **温痛覚** を伝える．
2. 外側皮質脊髄路は，いわゆる錐体路で **随意運動** に関与する．
3. 前脊髄視床路は非識別性触圧覚〔粗大な触圧覚（**触覚** と **圧覚**）〕に関与する伝導路である．
4. 後索は識別性触圧覚（精細な触圧覚）と深部覚（**関節位置覚** や **振動覚**）を伝える経路である．
5. 前庭脊髄路は前庭神経核から脊髄に下行する伝導路で，平衡機能に関与している．

❗ ここがポイント

　二点識別覚は 2 つの触刺激が 2 点と識別されるのに必要な触圧覚の空間能を表します．二点識別覚の感覚情報は **後索 → 内側毛帯路** を上行します．

　脊髄の白質には上位中枢と脊髄を結ぶ ① **上行路（感覚神経路）**，② **下行路（運動神経路）**，③ 脊髄髄節間を結ぶ **連合路** があります．前庭脊髄路は，前庭神経核から脊髄に下行する伝導路で，**平衡機能** に関与しています．二点識別覚は **後索-内側毛帯** を上行します．

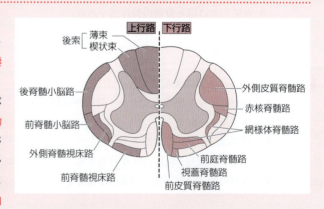

解答…5

D 神経系

問題-5 デルマトームと支配髄節の組み合わせで正しいのはどれか．〔53PM056（類似問題 44PM011）〕

1. 母指 ── 第3頸髄節
2. 乳頭 ── 第4胸髄節
3. 臍 ── 第8胸髄節
4. 膝 ── 第1腰髄節
5. 肛門 ── 第1仙髄節

解法ポイント

デルマトームと支配髄節

 ここがポイント

主な支配髄節を以下に示します．

支配領域	後頭部	母指	中指	乳頭	剣状突起	臍	母趾	肛門
支配髄節	C2	C6	C7	T4	T6〜T7	T10	L5	S5

解答…2

CHECK LIST

- □ 脊髄の膨大部2つを何という？
  A. 頸膨大と腰膨大
- □ 成人では脊髄の下端はどのレベルにある？
  A. 第1〜2腰椎（L1〜L2）レベル
- □ 灰白質の前方に突出した部位を何という？
  A. 前角（前柱）
- □ 灰白質の後方に突出した部位を何という？
  A. 後角（後柱）
- □ 前角に密集している神経細胞は？
  A. 運動神経細胞
- □ 感覚神経の細胞体はどこにある？
  A. 脊髄神経節
- □ 白質を3つに区分すると？
  A. 前索，側索，後索
- □ 頸神経は何対からなる？
  A. 8対（C1〜C8）
- □ 胸神経は何対からなる？
  A. 12対（T1〜T12）
- □ 腰神経は何対からなる？
  A. 5対（L1〜L5）
- □ 仙骨神経は何対からなる？
  A. 5対（S1〜S5）
- □ 尾骨神経は何対からなる？
  A. 1対（Co）
- □ 外側脊髄視床路はどんな感覚を伝える？
  A. 温痛覚
- □ 外側皮質脊髄路は何に関与する伝導路？
  A. 随意運動
- □ 前脊髄視床路はどんな感覚を伝える？
  A. 非識別性触圧覚（粗大触覚と圧覚）
- □ 後索はどんな感覚を伝える？
  A. 識別性触圧覚と深部覚（関節位置覚，振動覚）
- □ 乳頭レベルの表在感覚を支配する髄節は？
  A. 第4胸髄節（T4）

Summaries …要点を覚えよう！

1-15 脊髄の概観

- 脊髄は成人で大後頭孔から第1〜2腰椎レベルに達します．新生児で脊髄下端が第3腰椎レベルに位置します．
- 脊髄下端は円錐状の脊髄円錐となり，その先端から結合組織（終糸の軟膜成分）が下方へ伸びています．終糸は尾骨の後面に付着します．
- 脊髄は，上肢と下肢を支配する脊髄神経が出入りする高さで太くなっており，それぞれ頸膨大，腰膨大（仙膨大）といいます．頸膨大は第5頸椎〜第1胸椎レベル，腰膨大は第1腰椎〜第3腰椎レベルに位置します．

1-17 脊柱管内の脊髄神経の走行

- 脊髄神経は脊髄を出たのち，脊柱管内を走行して椎間孔から出ます．脊柱よりも脊髄の長さが短いため，脊髄神経が脊髄から出る高さと対応する椎骨の高さが下位ほど異なっています．
- 脊髄下端より下位では，腰神経，仙骨神経，尾骨神経の神経線維が束（馬尾）になり，脊柱管内を下行します．

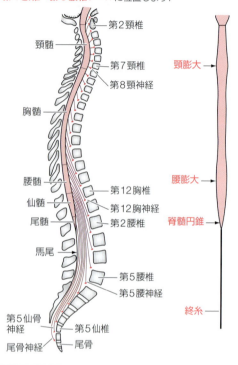

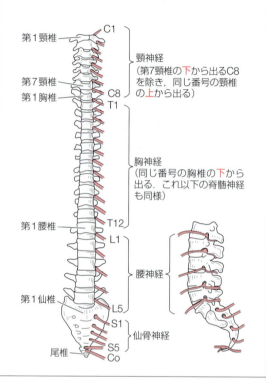

1-16 脊髄（第6頸髄レベル）の横断面

- 脊髄の横断面は円形または楕円形で，中心部には灰白質によって囲まれる中心管があります．
- 脊髄の表面には前正中裂，後正中溝，後外側溝があります．後外側溝は脊髄後面の両側にあり，脊髄神経の後根線維が脊髄に入る部位です．
- 灰白質には神経細胞体が集まっており，灰白質を囲む白質には多くの神経線維が走行します．

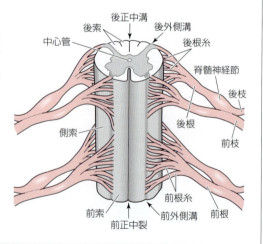

1-18 脊髄神経の走行

- 各脊髄神経は，後根と前根によって脊髄とつながっています．後根は末梢の情報を中枢に連絡する感覚ニューロンの突起を含みます．感覚ニューロンの細胞体は後根の遠位にある脊髄神経節にあります．
- 前根は中枢から末梢へ信号を伝える運動神経線維を含んでいます．α運動ニューロンの細胞体は脊髄前方(前角)にあります．
- 一側の前根と後根の線維に対応する脊髄領域が脊髄分節です．前根と後根の線維は脊髄の近位にて合流し脊髄神経を形成します．各脊髄神経は椎間孔から出たのち，短い後枝と長い前枝に分かれます．後枝は固有背筋とその表層の皮膚を支配し，前枝は固有背筋以外の体幹・四肢の筋と皮膚の大部分(頭部の一部を除く)を支配します．
- 脊髄神経の前根に運動神経線維が，後根に感覚神経線維が通っているという原則はベル・マジャンディの法則と呼ばれています．

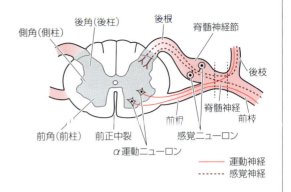

D 神経系

中枢神経系—脳

問題-1 大脳について正しいのはどれか. 〔45PM053〕
1. 中心溝によって左右半球に分けられる.
2. 外側溝によって側頭葉と後頭葉に分けられる.
3. 鳥距溝によって頭頂葉と後頭葉に分けられる.
4. 脳梁によって左右半球は連結している.
5. 脳弓によって下垂体は視床下部と連結している.

大脳

1. 大脳は**大脳縦裂**によって左右の大脳半球に分けられる. 中心溝は**前頭葉**と**頭頂葉**の境になる.
2. 外側溝は**前頭葉**と**側頭葉**の境となる.
3. 頭頂葉と後頭葉を分けているのは**頭頂後頭溝**である.
4. **脳梁**は左右の大脳半球を連結している.
5. **脳弓**は海馬体から出て乳頭体などに至る線維束で, 脳梁の下で左右対をなして弓形を描く. 乳頭体と海馬傍回は脳弓によって連結されている.

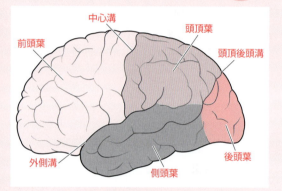

ここがポイント
大脳皮質は**中心溝**〔ローランド(Roland)溝〕, **外側溝**〔シルビウス(Sylvius)溝〕, **頭頂後頭溝**を境にして, 前頭葉, 頭頂葉, 側頭葉, 後頭葉の4つに区分されます. 中心溝は大脳縦裂から側方に伸びる深い溝であり, 中心溝の前方には**前頭葉**があり, 後方には**頭頂葉**があります. 前頭葉と側頭葉を分けているのは**外側溝**であり, 頭頂後頭溝の後方に**後頭葉**があります. 鳥距溝は後頭葉の内側面の一次視覚野に位置します. 鳥距溝の上側を**楔部**, 下側を**舌状回**といいます.

解答…4

問題-2 大脳半球に含まれないのはどれか.
1. 脳梁　　2. 被殻　　3. 内包　　4. 橋　　5. 島

大脳半球に含まれるもの

ここがポイント
大脳半球は**間脳**(視床脳, 視床下部)と**中脳**(中脳蓋, 大脳脚)を背面から覆っています. 左右の半球を結ぶ**脳梁**, 大脳核(大脳基底核)である**被殻**, 連絡線維のうち, レンズ核内側に位置する**内包**, 外側溝の深部に位置する**島**は大脳半球に含まれます. 橋は小脳とともに**後脳**に分類され, 大脳半球には含まれません〔 参照〕. 脳梁は左右半球を結合する**交連線維**です.

解答…4

D 神経系

問題-3 頭頂葉にあるのはどれか. 〔46PM052〕
1. 角回　2. 帯状回　3. 歯状回　4. 海馬傍回　5. 中心前回

大脳の脳回

　1. 角回は頭頂葉の外側面(上側頭溝後端周囲)にある脳回であり，言語，認知などに関与する(ブロードマンの39野に相当).
2. 帯状回は大脳の内側面で，脳梁の辺縁を前後に走る脳回である.
3. 歯状回は側頭葉の内側面に位置する.
4. 海馬傍回は側頭葉の内側面に位置する脳回である.
5. 中心前回は前頭葉外側面の最も後方に位置する脳回である．中心溝を挟んで中心後回と接する.

❗ **ここがポイント**
中心溝は中心前回と中心後回の間にあります．中心前回は前頭葉の最も後方で，中心後回は頭頂葉の最も前方に位置します．帯状回，歯状回，海馬傍回は辺縁葉(大脳辺縁系の一部)に含まれます〔**1-25** 参照〕.

🔗 53PM053, 50PM056, 49AM055, 48PM053, 48PM056

解答…1

問題-4 大脳基底核に含まれているのはどれか. 〔42PM011〕
1. 視床　2. 黒質　3. 赤核　4. 尾状核　5. オリーブ核

大脳基底核を構成するもの

❗ **ここがポイント**
尾状核，被殻，淡蒼球などを総称して大脳基底核といい，大脳の深部で視床を挟むようにして存在しています．尾状核と被殻を合わせて線条体といい，被殻とその内側の淡蒼球を合わせてレンズ核といいます．レンズ核は内包の外側に位置する灰白質です．尾状核は側脳室に接しています〔**1-20** 参照〕.
視床は大脳基底核ではありません．黒質，赤核は中脳，オリーブ核は延髄にあります.

🔗 49AM056, 48AM056, 47AM055, 45AM054, 44PM009

解答…4

問題-5 中枢神経系の系統発生と分化で正しいのはどれか.
1. 海馬は大脳皮質で最も新しい.
2. 小脳半球は虫部より新しい.
3. 線条体は間脳に属する.
4. 橋は中脳から分化した.
5. 延髄は脊髄から分化した.

中枢神経系の系統発生と分化

　1. 大脳皮質は新しい新皮質と古皮質や原皮質に分類される．原皮質は大脳皮質のなかで最も早期に分化する領域(古い領域)であり，歯状回，海馬，海馬台(海馬支脚)が含まれる.
2. 小脳半球は虫部より新しい.

3. 線条体は尾状核と被殻からなり，これらは大脳基底核(終脳)に属する．
4. 橋と小脳は後脳から分化したものである．
5. 延髄は脊髄から分化したものではなく，一次脳で菱脳胞となり，二次脳で髄脳に分化したのち，延髄となる〔 1-24 ▶参照〕．

解答…2

問題-6 大脳辺縁系に含まれているのはどれか．〔41PM007(類似問題 51PM055, 47PM054)〕
1. 縁上回　2. 角回　3. 中心前回　4. 下側頭回　5. 帯状回

解法ポイント

大脳辺縁系に含まれるもの

⚠ **ここがポイント**

大脳辺縁系は大脳と間脳の境界部に沿った神経核と伝導路で構成されます．機能的な概念であり，大脳，間脳，中脳のさまざまな要素を含んでいます．大脳辺縁系に含まれる辺縁葉(帯状回，歯状回，海馬傍回)，海馬，乳頭体，扁桃体，脳弓，視床前核群，網様体を覚えておきましょう！〔 1-25 ▶参照〕
中心前回は前頭葉，縁上回，角回，中心後回は頭頂葉，上側頭回，下側頭回は側頭葉に含まれます．

解答…5

問題-7 大脳辺縁系とその働きの組み合わせで正しいのはどれか．〔52AM058〕
1. 海馬 ── 体温調節　　　　2. 嗅球 ── 内分泌
3. 視床下部 ── 長期記憶　　4. 帯状回 ── 運動学習
5. 扁桃体 ── 短期記憶

解法ポイント

大脳辺縁系の働き

 1. 海馬は記憶の形成に関与している．
2. 嗅球は嗅覚に関与している．
3. 視床下部は体温調節に関与している．
4. 帯状回は運動学習に関与している
5. 扁桃体は内分泌に関与している．

⚠ **ここがポイント**

帯状回は大脳辺縁系の各部位を結びつける役割を果たし，感情の形成と処理，学習と記憶に関与しています．また，体性感覚野からの入力を受けていることから，運動学習にも関与していると考えられています．
扁桃体は外界からの感覚情報に対して，有益・有害，快・不快などの判断を行い，身体的反応(自律神経，内分泌，筋骨格系による)や行動，感情的反応(喜怒哀楽など)を引き起こします．

解答…4

問題-8 Papez 回路に含まれないのはどれか．〔48AM054〕
1. 海馬傍回　2. 視床前核　3. 縁上回　4. 乳頭体　5. 帯状回

Papez 回路

ここがポイント

Papez（パペッツ）回路は，**海馬体**から**脳弓**を経て**乳頭体**，**視床前核**，**帯状回**，**海馬傍回**とまわり，**海馬体**に戻る**記憶**に関係する回路です（以前は情動の回路と考えられていました）．縁上回（頭頂葉の外側溝後端周囲）は，この回路には含まれません．

解答…3

問題-9 中脳について誤っているのはどれか．〔53PM054〕
1. 黒質は被蓋と大脳脚との間に位置する．
2. 皮質脊髄路は被蓋を通過する．
3. 上小脳脚で小脳に連絡する．
4. 大脳脚は腹側に位置する．
5. 中脳蓋は背側に位置する．

中脳

1. 黒質は（中脳）**被蓋**と**大脳脚**との間に位置する．
2. 皮質脊髄路（錐体路）は**大脳脚**を通過する．（中脳）被蓋を通過するのは，**脊髄視床路**（外側脊髄視床路，前脊髄視床路）である．
3. 中脳は**上小脳脚**で小脳に連絡する．
4. 大脳脚は**腹側**に位置する．この部分を錐体路が通る．
5. 中脳蓋は**背側**に位置する．

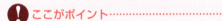ここがポイント

中脳は腹側から**大脳脚**，**中脳被蓋**，**中脳蓋**，中脳水道の周囲にある**中心灰白質**に区分されます．皮質脊髄路などの錐体路系は**大脳脚**を通過します〔**1-23** 参照〕．
被蓋は錐体外路系に関与する**黒質**，**赤核**と眼筋に関与する**動眼神経核**，**滑車神経核**からなる領域のことをいいます．

解答…2

問題-10 中脳にあるのはどれか．〔47AM055〕
1. 疑核 2. 赤核 3. 孤束核 4. 歯状核 5. オリーブ核

中脳にある核

1. 疑核は**延髄**にある．
2. 赤核は**中脳**にある．
3. 孤束核は**延髄**にある．
4. 歯状核は**小脳**にある．
5. オリーブ核は**延髄**にある．

解答…2

問題-11 中脳レベルの横断面の模式図を示す．錐体路はどれか．〔50AM054〕

1. ①
2. ②
3. ③
4. ④
5. ⑤

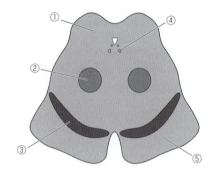

中脳レベルの横断面

ここがポイント

錐体路は⑤の**大脳脚**を通ります．①は上丘，②は赤核，③は黒質，④は動眼神経核です．

解答…5

問題-12 小脳について誤っているのはどれか．〔類似問題 54AM053〕

1. 小脳は左右半球と虫部からなる．
2. 小脳脚は上・中・下の3つからなる．
3. 小脳核の1つにオリーブ核がある．
4. 小脳皮質は3層からなる．
5. プルキンエ細胞は小脳皮質からの出力を担っている．

小脳

ここがポイント

小脳核は**室頂核**，**球状核**，**栓状核**，**歯状核**からなります．オリーブ核は**延髄**にあります．
小脳には上小脳脚，中小脳脚，下小脳脚があり，上小脳脚は**中脳**と，中小脳脚は**橋**と，下小脳脚は**延髄**と連絡します．最も大きな小脳脚は**中小脳脚**です．

解答…3

問題-13 延髄について誤っているのはどれか．

1. 頭側は橋である．
2. 外側皮質脊髄路が交叉する．
3. 小脳との連絡線維がある．
4. 舌下神経核がある．
5. 腹側部を被蓋と呼ぶ．

延髄

ここがポイント

延髄の横断面における背側部を**被蓋**といいます．

解答…5

D 神経系

問題-14 脳膜について誤っているのはどれか．

1. 硬膜には骨膜の役割もある．
2. 硬膜下腔にはリンパ液がある．
3. くも膜は血管に富む．
4. くも膜下腔には脳脊髄液がある．
5. 軟膜は脳溝に入り込んでいる．

解法ポイント

脳膜

1. 硬膜は厚く強靱な線維性の膜で，脳を覆う膜であるとともに，頭蓋骨内面の骨膜でもある．
2. 硬膜外腔(硬膜の外面と頭蓋骨の間)と硬膜下腔(硬膜の内面とくも膜の間)にはリンパ液がある．
3. くも膜には血管がない．
4. くも膜と軟膜の間にあるくも膜下腔は脳脊髄液で満たされる．
5. 軟膜は脳溝に入り込んでいる．

❗ ここがポイント
脳と脊髄は髄膜に覆われています．髄膜は外側から硬膜，くも膜，軟膜の 3 膜からなります．

解答…3

問題-15 中枢と部位との組み合わせで誤っているのはどれか．〔40PM007〕

1. 摂食中枢 —— 視床下部
2. 体温調節中枢 —— 視床下部
3. 水分調節中枢 —— 橋
4. 呼吸中枢 —— 延髄
5. 血管運動中枢 —— 延髄

解法ポイント

主な中枢

 ここがポイント
水分調節中枢は視床下部にあります．

解答…3

問題-16 相貌失認に関与するのはどれか．〔49PM055〕

1. 海馬　2. 角回　3. 乳頭体　4. 紡錘状回　5. 前脳基底部

解法ポイント

相貌失認に関与する脳部位

 ここがポイント
相貌失認に関与するのは両側あるいは右側の後頭葉内側面(紡錘状回，舌状回)です．相貌失認では家族などの顔を見ても誰かわかりませんが，声などの他の情報があればわかります．

解答…4

問題-17 側方突進が出現する可能性が最も高い病変部位はどれか．〔52AM050〕

1. 小脳虫部
2. 黒質緻密部
3. 視床内側部
4. 延髄外側部
5. 内包後脚部

37

側方突進が出現する可能性が最も高い病変部位

 ここがポイント

側方突進が出現する可能性が最も高い病変部位は**延髄外側部**です．延髄の外側部には小脳と連絡する**下小脳脚**があるため，この部位が障害されると**小脳性運動失調**（側方突進など）が出現します．

解答…4

問題-18 解剖学的構造のうち，白質に分類されるのはどれか．〔52PM056〕

1. 視床　　2. 脳梁　　3. 被殻　　4. 淡蒼球　　5. 脊髄前角

白質と灰白質

 ここがポイント

選択肢のなかで，白質に分類されるのは**脳梁**です．脳梁は左右の大脳皮質を結ぶ**交連線維**です．

解答…2

問題-19 脳脊髄液について誤っているのはどれか．

1. 全量は 100～150 mL である．　　2. 脈絡叢で生成される．
3. くも膜下腔を満たしている．　　4. 脊髄中心管で吸収される．
5. 外部からの衝撃を和らげる働きがある．

脳脊髄液

1. 脳脊髄液の全量は約 **100～150 mL** である．
2. 脈絡叢では 1 日あたり約 **500 mL** の脳脊髄液が生成される．
3. 脳脊髄液は脳，脊髄，馬尾のまわりの**くも膜下腔**を灌流する．
4. 脳脊髄液は**くも膜顆粒**で吸収される．
5. 脳脊髄液は脳組織に加わる外力を和らげる働きがある．

ここがポイント

脳脊髄液には，以下のような機能があります．
① **脳の保護**：脳組織に加わる外力を和らげるクッションとしての機能．
② **脳の軽量化**：脳は脳脊髄液の中に浮かんでいる．ヒトの脳重量は約 1,400 g であるが，脳組織の比重は水よりもわずかに高く，脳脊髄液中での重量は 50 g にすぎない．
③ **栄養物，化学伝達物質，老廃物の運搬**：上衣細胞層は透過性が高く，化学物質は脳脊髄液と脳の間質液を自由に往来する．

　脳脊髄液は脈絡叢で 1 日あたり**約 500 mL** 産生され，脳脊髄液の全量が数時間ごとに入れ替わります．第 4 脳室に到達した脳脊髄液は，左右の**外側孔**と**正中孔**からくも膜下腔に流出し，脳，脊髄，馬尾のまわりのくも膜下腔を灌流します．一部のわずかな脳脊髄液は第 4 脳室と脊髄の中心管の間を循環します．脳脊髄液は最終的に**くも膜顆粒**で吸収され，血液循環系に入ります．

解答…4

問題-20 脳脊髄液の流路において，第3脳室と第4脳室の間に位置するのはどれか． 〔52PM057〕

1. Luschka 孔
2. Magendie 孔
3. Monro 孔
4. 中脳水道
5. 脈絡叢

解法ポイント

脳脊髄液の流路

!ここがポイント

脳脊髄液の流路において，第3脳室と第4脳室の間に位置するのは中脳水道です．

解答…4

CHECK LIST

- □ 前頭葉と頭頂葉の境にある溝は？
  A. 中心溝（ローランド溝）
- □ 前頭葉と側頭葉の境にある溝は？
  A. 外側溝（シルビウス溝）
- □ 頭頂葉と後頭葉の境にある溝は？
  A. 頭頂後頭溝
- □ 左右の大脳半球を連結しているのは？
  A. 脳梁
- □ 尾状核，被殻，淡蒼球などを総称して何という？
  A. 大脳基底核
- □ 尾状核と被殻を合わせて何という？
  A. 線条体
- □ 被殻とその内側の淡蒼球を合わせて何という？
  A. レンズ核
- □ 大脳基底核で側脳室に接しているのは？
  A. 尾状核
- □ 黒質，赤核はどこにある？
  A. 中脳
- □ オリーブ核はどこにある？
  A. 延髄
- □ 頭頂葉外側面（上側頭溝後端周囲）にある脳回で，言語，認知に関与するのは？
  A. 角回
- □ 大脳（前頭葉から頭頂葉）の内側面で，脳梁の辺縁を前後に走る脳回は？
  A. 帯状回
- □ 前頭葉外側面の最も後方に位置する脳回は？
  A. 中心前回
- □ 大脳皮質のなかで最も早期に分化する領域を何という？
  A. 原皮質
- □ 橋と小脳はどこから分化したもの？
  A. 後脳（菱脳胞）
- □ 間脳の境界部に沿った神経核と伝導路で構成される部位を何という？
  A. 大脳辺縁系
- □ 大脳辺縁系に含まれるのは？
  A. 帯状回，歯状回，海馬傍回，海馬，乳頭体，扁桃体，脳弓，視床前核群，網様体
- □ 橋にある脳神経核は？
  A. 三叉神経核，外転神経核，顔面神経核，内耳神経核
- □ 延髄にある脳神経核は？
  A. 舌咽神経核，迷走神経核，副神経核，舌下神経核
- □ 皮質脊髄路が通過する中脳の部位は？
  A. 大脳脚
- □ 小脳にある4つの核は？
  A. 室頂核，球状核，栓状核，歯状核
- □ 橋の横断面における背側部を何という？
  A. 被蓋
- □ 紡錘状回はどこにある？
  A. 後頭葉
- □ ブローカ野はどこにある？
  A. 前頭葉
- □ ウェルニッケ野はどこにある？
  A. 側頭葉（優位半球の上側頭回後部）
- □ 歯状回はどこにある？
  A. 側頭葉の内側面
- □ 海馬傍回はどこにある？
  A. 側頭葉の内側面

- ☐ 中心後回はどこにある？
  - A. 頭頂葉
- ☐ 一次運動野はどこにある？
  - A. 前頭葉
- ☐ 一次嗅皮質はどこにある？
  - A. 側頭葉
- ☐ 一次視覚野はどこにある？
  - A. 後頭葉
- ☐ 一次聴覚野はどこにある？
  - A. 側頭葉
- ☐ 一次体性感覚野はどこにある？
  - A. 頭頂葉
- ☐ 運動前野，前頭眼野，補足運動野はどこにある？
  - A. 前頭葉
- ☐ 第二次視覚野はどこにある？
  - A. 前頭葉・後頭葉内側面の第一次視覚野の周囲
- ☐ 脳と脊髄は何に覆われている？
  - A. 髄膜
- ☐ 髄膜はどのような膜からなる？
  - A. 硬膜，くも膜，軟膜
- ☐ 脳脊髄液の全量はおよそどれくらい？
  - A. 約 100～150 mL
- ☐ 脳脊髄液はどこで生成される？
  - A. 脈絡叢
- ☐ 脈絡叢で産生される脳脊髄液の量は 1 日どれくらい？
  - A. 約 500 mL
- ☐ 脳脊髄液はどの部分を灌流する？
  - A. くも膜下腔
- ☐ 脳脊髄液は最終的にどこで吸収される？
  - A. くも膜顆粒
- ☐ 脳脊髄液の機能は？
  - A. 脳の保護，脳の軽量化，栄養物・化学伝達物質・老廃物の運搬

D 神経系

Summaries …要点を覚えよう！

1-19 中枢神経系の分類と主な機能

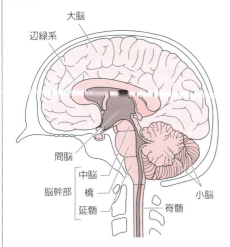

中枢神経は，脊髄，脳幹部，小脳，間脳，辺縁系，大脳に分類されます．

大脳	運動指令を発し，全身の感覚受容器からの情報を受けて知覚として認識する．意識・思考・記憶などの高次の精神活動を営む．大脳基底核は運動の調節を行う．
辺縁系	海馬，扁桃体，帯状回などからなる． 海馬：記憶・学習に関与 扁桃体：情動に関与
間脳	視床，視床下部，視床下核からなる． 視床：感覚および運動情報を中継する． 視床下部：内臓機能に関与する自律神経の中枢 視床下核：内分泌機能に関与
小脳	錐体外路系におけるコントロールタワー．運動学習に関与．
脳幹部	延髄，橋，中脳からなる．循環，呼吸の中枢や運動制御に関与する部位．脳神経核や伝導路が存在する．また，覚醒や意識に関係する脳幹網様体が存在する．
脊髄	皮膚や深部感覚の情報を受けて上位中枢へ伝える．筋収縮をコントロールして運動制御を行う下位運動中枢がある．

1-20 大脳基底核

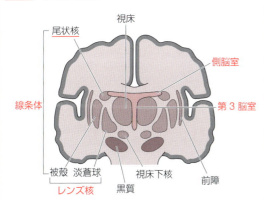

- 大脳基底核は，① 尾状核，② 被殻，③ 淡蒼球，④ 扁桃体，⑤ 前障）からなります．
- 大脳基底核を含む経路は小脳と同様に，随意運動そのものにはかかわりませんが，随意運動がスムーズに行われるように姿勢の制御や調節を行っています．
- 大脳基底核は大脳皮質からの入力を受け，出力を脳幹部と視床を通して大脳皮質運動野，運動前野に送っています．
- 大脳基底核が障害されるパーキンソン病では筋固縮，無動などがみられ，線条体のGABA細胞が脱落するハンチントン病では不規則な不随意運動が出現します．

1-21 大脳皮質の局在

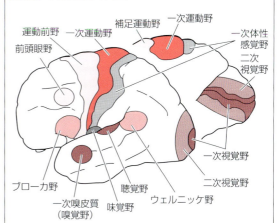

大脳皮質は部位により機能が異なり，これを機能局在といいます．大脳皮質は，入力系(感覚系)，出力系(運動系)，より高次の脳機能に関与する連合野からなります．

Summaries …要点を覚えよう！

1-22 大脳の主な領野

	領野	部位	国家試験で出題された関連問題
前頭葉	一次運動野	中心前回	53PM053, 50PM056, 49AM055, 48PM053
	ブローカ野（運動性言語野）	優位半球の下前頭回	53PM053, 48PM053
	補足運動野	一次運動野の前方	48PM056
	運動前野	一次運動野の前方	48PM056
	前頭眼野	運動前野の前方	48PM056
頭頂葉	一次体性感覚野	中心後回	53PM053, 50PM056, 48PM056
	角回	上側頭溝後端周囲	49AM055, 48PM053
	縁上回	外側溝後端周囲	48AM054
側頭葉	一次聴覚野	外側面	53PM053, 50PM056
	一次嗅皮質	外側面	50PM056
	ウェルニッケ野（感覚性言語野）	優位半球の上側頭回後部	53PM053, 48PM053
	歯状回	内側面	49AM055
	海馬傍回	内側面	49AM055
後頭葉	一次視覚野	内側面	50PM056
	第二次視覚野	内側面（第一次視覚野の周囲）	48PM056
	紡錘状回	内側後頭側頭回	48PM053

注）帯状回は前頭葉から頭頂葉の内側面に位置する〔 49AM055〕

1-23 中脳

中脳の上丘レベルの断面図を示します．

中脳水道より背側を中脳蓋，腹外側に突出した部分を大脳脚，両者の間を(中脳)被蓋といいます．中脳蓋には四丘体(上丘と下丘)があり，被蓋には黒質や赤核があります．中脳被蓋と(狭義の)大脳脚を合わせて，広義の大脳脚ということがあります．

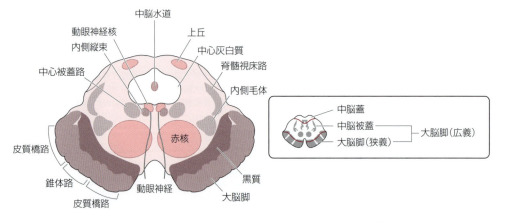

1-24 脳の発生

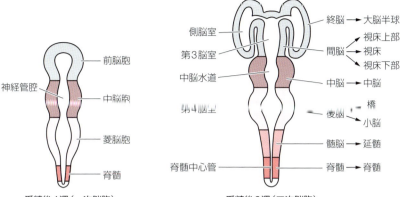

受精後4週（一次脳胞）　　受精後6週（二次脳胞）

- 中枢神経系は中空の神経管として発達を始めます．中空の部分は神経管腔と呼ばれ，脳脊髄液で満たされています．受精後4週になると，神経管腔が拡大して前脳胞，中脳胞，菱脳胞の3つの一次脳胞が形成されます．
- 前脳胞と菱脳胞はさらに二次脳胞を形成します．前脳は最終的に終脳と間脳を形成し，終脳はさらに発達して大脳（左右の大脳半球）を形成し，脳の外表面を覆います．間脳は視床上部，左右の視床，視床下部を形成します．
- 菱脳の中脳に近い部分は後脳となり，さらに発生が進むと腹側は橋，背側は小脳となります．また，菱脳の脊髄に近い部分は髄脳となり，延髄へと発達します．

1-25 大脳辺縁系

- 大脳辺縁系には以下のような機能があります．
  ① 記憶の処理（記憶の保持と想起の促進）
  ② 感情の創出
  ③ 情動とそれに関連した行動の発動
  ④ 大脳皮質の意識的な知的機能とその他の無意識的な自律機能との連動
- 大脳辺縁系には辺縁葉（帯状回，歯状回，海馬傍回），海馬，乳頭体，扁桃体，脳弓，視床前核群，網様体などが含まれています．

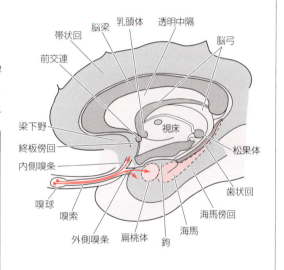

部位	機能
海馬	学習と長期記憶の保持に重要な役割を果たす．
乳頭体	内部に嗅覚に関係する乳頭体核がある．
扁桃体	大脳辺縁系，大脳，さまざまな感覚系を連絡する媒体として機能する．
脳弓	海馬と視床下部を連絡する白質の伝導路
視床前核群	内臓感覚を視床下部から帯状回へと伝える．
網様体	中脳に本体がある脳幹神経核のネットワーク

D 神経系

基礎医学 10 腕神経叢

問題-1 正中神経は1〜5のどれか. 〔42PM012〕

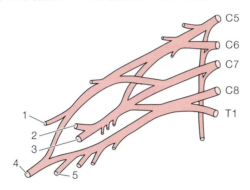

腕神経叢①

! ここがポイント

　図の1は**筋皮神経(C5〜C7)**, 2は**腋窩神経(C5〜T1)**, 3は**橈骨神経(C5〜T1)**, 4は**正中神経(C5〜T1)**, 5は**尺骨神経(C8, T1)**です. その他の神経については 1-26 を参照してください.
　神経は神経線維の束であり, 一般に**求心性線維**と**遠心性線維**が混在しています. 神経の幹または枝にはしばしば連絡がみられ, このような連絡を**吻合**といいます. 多くの吻合があると全体として叢状を呈するため, これを**神経叢**と呼びます.

解答…4

問題-2 腕神経叢について誤っているのはどれか.
1. 第5〜8頸神経からなる.
2. 脊椎を出たのちに神経幹をつくる.
3. 上肢の運動と感覚を支配する.
4. 橈骨神経は後神経束から分岐する.
5. 正中神経は外側と内側の神経束から分岐する.

腕神経叢②

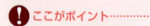
1. 腕神経叢は**第5頸神経(C5)〜第1胸神経(T1)の前枝**からなる.
2. 脊髄神経の前枝は脊椎を出たのちに, **前斜角筋**と**中斜角筋**の間を通り, 鎖骨の上方(鎖骨上窩)で**上・中・下神経幹**を形成する.
3. 上肢の運動と感覚を支配する神経は**腕神経叢**に由来する.
4. 後神経束から, ①**肩甲下神経**, ②**胸背神経**, ③**橈骨神経**, ④**腋窩神経**が分岐する.
5. 正中神経は**外側神経束**と**内側神経束**から分岐する.

! ここがポイント
　腕神経叢は中枢側から末梢側に向かって**根**, **幹**, **束**の3部に分けられます. 上神経幹はC5, C6神経根から, 中神経幹はC7神経根から, 下神経幹はC8, T1神経根から形成されます. 上・中・下神経幹

は鎖骨の後側で前部と後部に分岐し，外側・内側・後神経束をつくります．外側神経束は上神経幹と中神経幹の前部(C5～C7)から，内側神経束は下神経幹の前部(C8, T1)から，後神経束は上・中・下神経幹の後部(C5～T1)から形成されます〔 1-26 ▶参照〕．

解答…1

問題-3 腕神経叢の上神経幹を経由しないのはどれか．

1. 肩甲上神経　2. 筋皮神経　3. 正中神経　4. 橈骨神経　5. 尺骨神経

上神経幹

❗ここがポイント

上神経幹はC5～C6神経根から形成されます．肩甲上神経(C5, C6)，筋皮神経(C5～C7)，正中神経(C5～T1)，橈骨神経(C5～T1)は上神経幹を経由しますが，尺骨神経はC8, T1から形成される内側神経束を経由します〔 1-26 ▶参照〕．

解答…5

問題-4 腕神経叢で後神経束に由来する神経はどれか．〔41PM012（類似問題 52PM053, 47AM056）〕

1. 肩甲上神経　2. 筋皮神経　3. 腋窩神経　4. 正中神経　5. 尺骨神経

後神経束

1. 肩甲上神経は上神経幹から起こる．
2. 筋皮神経は外側神経束に由来する．
3. 腋窩神経は後神経束に由来する．
4. 正中神経は外側神経束と内側神経束に由来する．
5. 尺骨神経は内側神経束に由来する．

❗ここがポイント

後神経束に由来する神経は，肩甲下神経，胸背神経，橈骨神経，腋窩神経です〔 1-26 ▶参照〕．

解答…3

問題-5 腕神経叢のなかで最も近位から分岐する神経はどれか．〔49AM057〕

1. 尺骨神経　　　　　2. 腋窩神経　　　　　3. 長胸神経
4. 肩甲上神経　　　　5. 内側上腕皮神経

最も近位から分岐する神経

❗ここがポイント

腕神経叢のなかで最も近位から分岐する神経は長胸神経です〔 1-26 ▶参照〕．

解答…3

CHECK LIST

- ☐ 腕神経叢はどこからどこまでの前枝で形成される？
  A. C5〜T1
- ☐ 上神経幹はどの前枝から形成される？
  A. C5，C6
- ☐ 中神経幹はどの前枝から形成される？
  A. C7
- ☐ 下神経幹はどの前枝から形成される？
  A. C8，T1
- ☐ 後神経束から分岐する4つの神経は？
  A. 肩甲下神経，胸背神経，橈骨神経，腋窩神経
- ☐ 正中神経はどの神経束から分岐する？
  A. 外側神経束と内側神経束
- ☐ 外側神経束はどの神経幹から形成される？
  A. 上神経幹と中神経幹の前部（C5〜C7）
- ☐ 内側神経束はどの神経幹から形成される？
  A. 下神経幹の前部（C8，T1）
- ☐ 後神経束はどの神経幹から形成される？
  A. 上・中・下神経幹の後部（C5〜T1）
- ☐ 尺骨神経はどの神経束に由来する？
  A. 内側神経束
- ☐ 腋窩神経はどの神経束に由来する？
  A. 後神経束
- ☐ 筋皮神経はどの神経束に由来する？
  A. 外側神経束

Summaries …要点を覚えよう！

1-26 腕神経叢

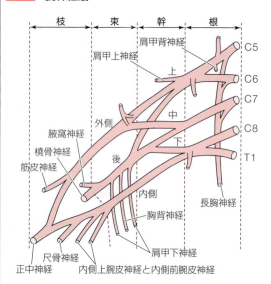

腕神経叢：C5〜T1
　上神経幹：C5，C6
　中神経幹：C7
　下神経幹：C8，T1
　外側神経束：C5〜C7
　後神経束：C5〜T1
　内側神経束：C8，T1
　筋皮神経：C5〜C7
　正中神経：C5〜T1
　尺骨神経：C8，T1
　橈骨神経：C5〜T1
　腋窩神経：C5〜T1

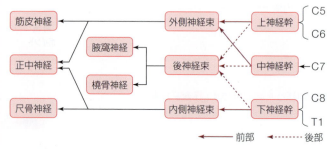

腕神経叢はさまざまな角度から問題が出されます．腕神経叢がどのように枝分かれしているかをしっかり覚えましょう．

D 神経系

腰神経叢・仙骨神経叢

問題-1 腰神経叢に含まれるのはどれか．〔42PM013〕
1. 大腿神経　2. 上殿神経　3. 下殿神経　4. 陰部神経　5. 坐骨神経

腰神経叢

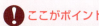

　腰神経叢は**第12胸神経（T12）〜第4腰神経（L4）**の前枝で形成されます．この神経叢は**大腰筋の内部**にあり，主として下肢の前面に神経を送ります．

　腰神経叢は**大腰筋，小腰筋，腰方形筋**を直接支配するほか，①**腸骨下腹神経**，②**腸骨鼠径神経**，③**外側大腿皮神経**，④**大腿神経**，⑤**陰部大腿神経**，⑥**閉鎖神経**に分岐します〔 1-27 参照〕．

解答…1

問題-2 仙骨神経叢に含まれないのはどれか．
1. 閉鎖神経　2. 上殿神経　3. 下殿神経　4. 坐骨神経　5. 陰部神経

仙骨神経叢

ここがポイント

　仙骨神経叢は**第4腰神経（L4）〜第4仙骨神経（S4）**の前枝で形成されます[注]．仙骨神経叢は骨盤の後壁を大坐骨孔に向かって斜めに下行し，閉鎖神経に支配される**外閉鎖筋**を除く**深層外旋筋群**（**梨状筋，内閉鎖筋，上・下双子筋，大腿方形筋**）を直接支配するほか，①**上殿神経**，②**下殿神経**，③**坐骨神経**，④**後大腿皮神経**，⑤**陰部神経**に分岐します〔 1-27 参照〕．

注）第2〜4仙骨神経で形成される神経叢を陰部神経叢，それより上方の神経叢を坐骨神経叢ということもあります．

解答…1

CHECK LIST

- ☐ 腰神経叢はどこからどこまでの前枝から形成される？
  A. **T12〜L4**
- ☐ 腰神経叢はどこに位置する？
  A. **大腰筋の内部**
- ☐ 腰神経叢に直接支配される3つの筋は？
  A. **大腰筋，小腰筋，腰方形筋**
- ☐ 腰神経叢から分岐する6つの神経は？
  A. **腸骨下腹神経，腸骨鼠径神経，外側大腿皮神経，大腿神経，陰部大腿神経，閉鎖神経**

- ☐ 仙骨神経叢はどこからどこまでの前枝から形成される？
  A. **L4〜S4**
- ☐ 仙骨神経叢に直接支配される筋は？
  A. **外閉鎖筋を除く深層外旋筋群（梨状筋，内閉鎖筋，上・下双子筋，大腿方形筋）**
- ☐ 仙骨神経叢から分岐する5つの神経は？
  A. **上殿神経，下殿神経，坐骨神経，後大腿皮神経，陰部神経**

Summaries …要点を覚えよう！

1-27 腰神経叢・仙骨神経叢

腰神経叢
- 範囲：T12〜L4 の前枝
- 支配する筋：大腰筋，小腰筋，腰方形筋
- 分岐する神経：腸骨下腹神経，腸骨鼠径神経，外側大腿皮神経，大腿神経，陰部大腿神経，閉鎖神経

仙骨神経叢
- 範囲：L4〜S4 の前枝
- 支配する筋：梨状筋，内閉鎖筋，上・下双子筋，大腿方形筋
- 分岐する神経：上殿神経，下殿神経，坐骨神経，後大腿皮神経，陰部神経

D 神経系

脳神経

問題-1 橋から出ていないのはどれか．

1. 動眼神経
2. 三叉神経
3. 外転神経
4. 顔面神経
5. 内耳神経

脳神経

❗ ここがポイント

　脳神経は全部で 12 対あります〔 1-30 ▶ 参照〕．それぞれの脳神経には I ～ XII までの番号がつけられていますので，番号と一緒に覚えましょう．
　脳神経の I ～ XII の番号は大脳から尾側（延髄）に向かってつけられています．12 対の脳神経のうち脳幹（中脳・橋・延髄）から出るのはⅢ～XIIです．このうち橋から出るのは，①三叉神経（V），②外転神経（VI），③顔面神経（VII），④内耳神経（VIII）の 4 神経です〔 1-28 ▶ 参照〕．動眼神経と滑車神経は中脳から出ています．

解答…1

問題-2 延髄にない神経核はどれか．〔44PM010（類似問題 49PM054, 41PM000）〕

1. 舌下神経核
2. 動眼神経核
3. 前庭神経核
4. 蝸牛神経核
5. 迷走神経背側核

脳神経核

1. 舌の運動を支配する舌下神経核は延髄に位置する．
2. 動眼神経核は中脳に位置する．
3. 平衡感覚に関与する前庭神経核は延髄に位置する．
4. 蝸牛神経核は延髄に位置する．
5. 迷走神経背側核は延髄に位置する．

❗ ここがポイント

　脳幹には脳神経が起こる，または終わる脳神経核があります．運動線維が起こる脳神経核（神経細胞群）を運動核といいます．感覚線維は脳に入ると，その種類（機能）によって分かれ，それぞれの中継核である脳神経核に終わります．このような核を感覚核といいます．
　脳神経核（運動核）の存在部位は前述の脳神経が出るレベルに一致します．副神経の運動核は延髄と脊髄にあります．延髄根は迷走神経の下で延髄の後外側溝から，脊髄根は頸髄から出ます．
　延髄には舌咽神経，迷走神経，副神経，舌下神経の神経核があります〔 1-28 ▶ 参照〕．動眼神経核と滑車神経核は中脳に，三叉神経核，外転神経核，顔面神経核，内耳神経核は橋にあります．

解答…2

問題-3 副交感神経作用があるのはどれか．2 つ選べ．〔類似問題 54PM062, 41PM009〕

1. 嗅神経
2. 視神経
3. 動眼神経
4. 三叉神経
5. 顔面神経

副交感神経作用がある脳神経

> **ここがポイント**
> 副交感神経作用があるのは，①動眼神経，②顔面神経，③舌咽神経，④迷走神経です〔 1-29 参照〕．

解答…3，5

問題-4 脳神経と機能の組み合わせで誤っているのはどれか．

1. 動眼神経 —— 眼瞼の挙上
2. 三叉神経 —— 咀嚼
3. 顔面神経 —— 顔面の感覚
4. 迷走神経 —— 内臓の感覚
5. 舌下神経 —— 舌の運動

脳神経の機能

> **選択肢マル覚え**
> 1. 動眼神経は上直筋，下直筋，内側直筋，下斜筋，上眼瞼挙筋，内眼筋群を支配する．
> 2. 三叉神経（下顎神経）は咀嚼筋を支配する．
> 3. 顔面の感覚は三叉神経によって支配される．顔面神経は表情筋の運動などを支配する．
> 4. 迷走神経は咽頭，耳介，外耳道，鼓膜，胸腔・腹腔骨盤内の臓器の感覚を支配する．
> 5. 舌下神経は舌の運動に関与する舌筋群を支配する．

> **ここがポイント**
> 脳神経の機能については 1-30 を参照してください．
> 頭筋は解剖学的には表情筋（顔面筋）と咀嚼筋に分けられます．表情筋は顔面神経によって支配され，咀嚼筋は三叉神経（の枝である下顎神経）によって支配されます〔 1-30 参照〕．
> 顔面の感覚は三叉神経に支配されます〔 1-31 参照〕．顔面神経は表情筋，アブミ骨筋，涙腺分泌，唾液分泌，舌下腺・顎下腺分泌，舌前2/3の味覚などを支配しています．

解答…3

問題-5 舌の機能と神経支配の組み合わせで誤っているのはどれか．〔41PM010（類似問題 49PM057）〕

1. 運動 —— 舌下神経
2. 前2/3の体性感覚 —— 三叉神経
3. 後1/3の体性感覚 —— 舌咽神経
4. 前2/3の味覚 —— 顔面神経
5. 後1/3の味覚 —— 迷走神経

舌の神経支配

> **選択肢マル覚え**
> 1. 舌の運動に関与する舌筋は，すべて舌下神経に支配される．
> 2. 前2/3の体性感覚は三叉神経に支配される．
> 3. 後1/3の体性感覚と味覚は舌咽神経に支配される．
> 4. 前2/3の味覚は顔面神経に支配される．
> 5. 後1/3の味覚は舌咽神経に支配される．

> **ここがポイント**
> 舌の運動に関与する舌筋群はすべて舌下神経に支配されますが，舌の感覚支配はやや複雑です．感覚には，①味覚と②体性感覚（痛覚・一般感覚）の2つがあります．舌の部位や感覚の種類により神経支配が異なるので注意が必要です．

舌の前2/3の味覚は顔面神経，体性感覚は三叉神経により支配され，舌の後1/3の感覚（味覚・体性感覚）は舌咽神経によって支配されます〔1-32 参照〕．

解答…5

 舌下神経について正しいのはどれか．〔52PM054〕
1. 舌筋を支配する．　　2. 両側支配である．　　3. 神経核は橋にある．
4. 脳の背側から出る．　5. 味覚の求心路である．

舌下神経

1. 舌下神経は舌筋を支配する．
2. 舌下神経は一側性支配である．
3. 舌下神経核は延髄にある．
4. 舌下神経は脳（延髄）の腹側から出る．
5. 味覚の求心路は，舌の前2/3が顔面神経，後1/3が舌咽神経である．

解答…1

問題-7　咽頭部の表在感覚を支配するのはどれか．2つ選べ．〔47PM056〕
1. 三叉神経　2. 顔面神経　3. 舌咽神経　4. 迷走神経　5. 舌下神経

咽頭部の表在感覚を支配する神経

 ここがポイント
咽頭部の表在感覚を支配するのは舌咽神経と迷走神経です．

解答…3, 4

問題-8　上咽頭後壁の触覚をつかさどる神経はどれか．〔50PM058〕
1. 舌咽神経　2. 顔面神経　3. 迷走神経　4. 三叉神経　5. 第2頸神経

上咽頭後壁の触覚をつかさどる神経

 ここがポイント
舌後部・口蓋扁桃・上咽頭後壁・耳管の温度覚・痛覚・触覚は舌咽神経に支配されます．

解答…1

問題-9　顔面神経支配でないのはどれか．〔47AM057〕
1. 鼻筋　2. 前頭筋　3. 眼輪筋　4. 口輪筋　5. 上眼瞼挙筋

顔面神経支配の筋

ここがポイント
顔面筋（表情筋）は顔面神経支配ですが，上眼瞼挙筋は動眼神経に支配されますので，注意してくださ

い．ちなみに，咀嚼筋(咬筋，側頭筋，外側翼突筋，内側翼突筋)は三叉神経に支配されます．

解答…5

問題 - 10 脳神経と支配筋の組み合わせで正しいのはどれか．2つ選べ．〔54AM052〕

1. 滑車神経 —— 眼輪筋
2. 三叉神経 —— 咬筋
3. 顔面神経 —— 広頸筋
4. 舌咽神経 —— 舌筋
5. 副神経 —— 側頭筋

解法ポイント

脳神経と支配筋

1. 眼輪筋は顔面神経に支配される．
2. 咬筋は三叉神経に支配される．
3. 広頸筋は顔面神経に支配される．
4. 舌筋は舌下神経に支配される．
5. 側頭筋は三叉神経に支配される．

解答…2，3

CHECK LIST

- □ 中脳から出る脳神経は？
  - A. 第Ⅲ脳神経(動眼神経)，第Ⅳ脳神経(滑車神経)
- □ 橋から出る脳神経は？
  - A. 第Ⅴ脳神経(三叉神経)，第Ⅵ脳神経(外転神経)，第Ⅶ脳神経(顔面神経)，第Ⅷ脳神経(内耳神経)
- □ 延髄から出る脳神経は？
  - A. 第Ⅸ脳神経(舌咽神経)，第Ⅹ脳神経(迷走神経)，第Ⅺ脳神経(副神経)，第Ⅻ脳神経(舌下神経)
- □ 副交感神経作用がある脳神経は？
  - A. 動眼神経，顔面神経，舌咽神経，迷走神経
- □ 感覚性の脳神経は？
  - A. 嗅神経，視神経，内耳神経
- □ 運動性の脳神経は？
  - A. 滑車神経，外転神経，副神経，舌下神経
- □ 動眼神経が支配する筋は？
  - A. 上直筋，下直筋，内側直筋，下斜筋，上眼瞼挙筋，内眼筋群
- □ 滑車神経が支配する筋は？
  - A. 上斜筋
- □ 顔面神経が支配する筋は？
  - A. 表情筋群(顔面筋群)
- □ 三叉神経が支配する筋は？
  - A. 咀嚼筋群
- □ 舌咽神経が支配する筋は？
  - A. 咽頭筋群
- □ 舌下神経が支配する筋は？
  - A. 舌筋群
- □ 迷走神経が支配する筋は？
  - A. 口蓋，咽頭筋群
- □ 副神経が支配する筋は？
  - A. 胸鎖乳突筋，僧帽筋
- □ 顔面の感覚を支配する神経は？
  - A. 三叉神経
- □ 内臓の感覚を支配する神経は？
  - A. 迷走神経
- □ 舌の前2/3の体性感覚を支配する神経は？
  - A. 三叉神経
- □ 舌の前2/3の味覚を支配する神経は？
  - A. 顔面神経
- □ 舌の後1/3の体性感覚と味覚を支配する神経は？
  - A. 舌咽神経

D 神経系

Summaries …要点を覚えよう！

1-28 脳神経が出るレベル

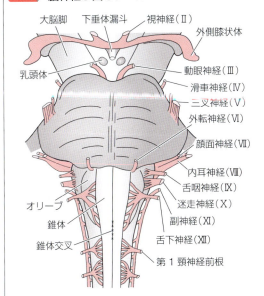

脳幹部の脳神経がどの部分に出入りしているかを図とともに覚えましょう．

レベル		脳神経
	中脳	動眼神経（Ⅲ） 滑車神経（Ⅳ）
脳幹	橋	三叉神経（Ⅴ） 外転神経（Ⅵ） 顔面神経（Ⅶ） 内耳神経（Ⅷ）
	延髄	舌咽神経（Ⅸ） 迷走神経（Ⅹ） 副神経（Ⅺ） 舌下神経（Ⅻ）

嗅神経（Ⅰ）は大脳，視神経（Ⅱ）は間脳・大脳に位置します．

1-29 脳神経の分類

- 脳神経は含まれる線維によって**運動性**(運動神経線維のみ)，**感覚性**(感覚神経線維のみ)，**混合性**(運動神経線維＋副交感神経線維，運動神経線維＋感覚神経線維，運動神経線維＋感覚神経線維＋副交感神経線維)に分類されます．

	運動 神経線維	感覚 神経線維	副交感 神経線維	分類
Ⅰ. 嗅神経		○		感覚
Ⅱ. 視神経		○		感覚
Ⅲ. 動眼神経	○		○	混合
Ⅳ. 滑車神経	○			運動
Ⅴ. 三叉神経	○	○		混合
Ⅵ. 外転神経	○			運動
Ⅶ. 顔面神経	○	○	○	混合
Ⅷ. 内耳神経		○		感覚
Ⅸ. 舌咽神経	○	○	○	混合
Ⅹ. 迷走神経	○	○	○	混合
Ⅺ. 副神経	○			運動
Ⅻ. 舌下神経	○			運動

運動性
滑車神経（Ⅳ），外転神経（Ⅵ），副神経（Ⅺ），舌下神経（Ⅻ）
感覚性
嗅神経（Ⅰ），視神経（Ⅱ），内耳神経（Ⅷ）
混合性
- 運動神経＋副交感神経：動眼神経（Ⅲ）
- 運動神経＋感覚神経：三叉神経（Ⅴ）
- 運動神経＋感覚神経＋副交感神経：顔面神経（Ⅶ），舌咽神経（Ⅸ），迷走神経（Ⅹ）

- 副交感神経作用があるのは，動眼神経，顔面神経，舌咽神経，迷走神経です．

Summaries …要点を覚えよう！

1-30 脳神経の機能

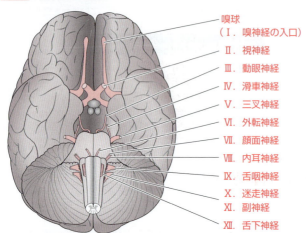

脳神経は全部で 12 対あり，前方（上位）から後方（下位）に向かって順に番号がつけられています。

- 嗅球（Ⅰ．嗅神経の入口）
- Ⅱ．視神経
- Ⅲ．動眼神経
- Ⅳ．滑車神経
- Ⅴ．三叉神経
- Ⅵ．外転神経
- Ⅶ．顔面神経
- Ⅷ．内耳神経
- Ⅸ．舌咽神経
- Ⅹ．迷走神経
- Ⅺ．副神経
- Ⅻ．舌下神経

脳神経	機能		神経支配
Ⅰ．嗅神経	特殊感覚		嗅上皮
Ⅱ．視神経	特殊感覚		網膜
Ⅲ．動眼神経	運動		上直筋，下直筋，内側直筋，下斜筋，上眼瞼挙筋，内眼筋群
Ⅳ．滑車神経	運動		上斜筋
Ⅴ．三叉神経	感覚（眼神経）		眼窩の構造物，鼻腔，前頭部の皮膚，上眼瞼，眉，鼻（一部）
	感覚（上顎神経）		下眼瞼，上唇，歯肉，歯，頬，鼻（一部），口蓋，咽頭（一部）
	混合性（下顎神経）	感覚枝	歯肉下部，歯，口唇，口蓋（一部），舌の前 2/3 の体性感覚
		運動枝	咀嚼筋群
Ⅵ．外転神経	運動		外側直筋
Ⅶ．顔面神経	混合性	感覚枝	舌の前 2/3 の味覚
		運動枝	表情筋群，涙腺，顎下腺，舌下腺
Ⅷ．内耳神経	特殊感覚（蝸牛神経）		蝸牛（聴覚の受容体）
	特殊感覚（前庭神経）		前庭（運動と平衡の受容体）
Ⅸ．舌咽神経	混合性	感覚枝	舌の後 1/3 の感覚と味覚，咽頭，口蓋（一部），頸動脈小体（血圧，pH，血液ガスのモニター）
		運動枝	咽頭筋群，耳下腺
Ⅹ．迷走神経	混合性	感覚枝	咽頭，耳介，外耳道，鼓膜，胸腔・腹腔骨盤内の臓器
		運動枝	口蓋，咽頭筋群，胸腔・腹腔骨盤内の臓器
Ⅺ．副神経	運動（内枝）		口蓋，咽頭，喉頭の骨格筋群（迷走神経の枝とともに）
	運動（外枝）		胸鎖乳突筋，僧帽筋
Ⅻ．舌下神経	運動		舌筋群

1-31 ▶ 顔面の感覚

顔面の感覚は三叉神経によって支配されます．三叉神経の3つの枝（眼神経，上顎神経，下顎神経）の支配領域を以下に示します．

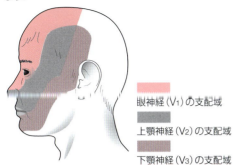

眼神経（V₁）の支配域
上顎神経（V₂）の支配域
下顎神経（V₃）の支配域

三叉神経の枝	支配領域
第1枝（V₁）眼神経	前頭部，頭頂部，鼻部の皮膚，角膜，結膜，鼻腔・副鼻腔の粘膜の一部
第2枝（V₂）上顎神経	上顎部，頬部，側頭部の皮膚，上顎の歯・歯肉，鼻腔の後部，口腔の一部，口蓋，上咽頭の粘膜
第3枝（V₃）下顎神経	下顎部，側頭部（外耳道など）の皮膚，下顎の歯・歯肉，舌，口腔側の粘膜（運動枝は咀嚼筋を支配する）

1-32 ▶ 舌の神経支配

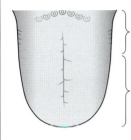

舌の後1/3の神経支配
　味覚・体性感覚：舌咽神経

舌の前2/3の神経支配
　味覚：顔面神経
　体性感覚：三叉神経

	前2/3	後1/3
味覚	顔面神経	舌咽神経
体性感覚	三叉神経	
舌筋群（運動）	舌下神経	

D 神経系

基礎医学 13 末梢神経

問題-1 誤っているのはどれか．〔類似問題 42PM009〕
1. 神経細胞の突起には樹状突起と軸索がある．
2. ランヴィエ絞輪は電気的絶縁部分である．
3. 有髄神経に比べて無髄神経は興奮伝導の速度が遅い．
4. 星状膠細胞は神経細胞に栄養を与えている．
5. 末梢神経の髄鞘はシュワン細胞が形成する．

解法ポイント

神経線維の構造と特性

 1. 神経細胞（ニューロン）は1個の細胞体と複数の突起（軸索と樹状突起）からなる．
2. 電気的絶縁部分は髄鞘である．ランヴィエ絞輪は電流が流れない絶縁部分ではなく，跳躍伝導が行われる電流が流れる部分である．
3. 無髄神経では跳躍伝導が行われないため，跳躍伝導が行われる有髄神経よりも伝導速度が遅い．
4. 中枢神経系のグリア細胞（神経膠細胞）の1つである星状膠細胞（アストロサイト）は，毛細血管とニューロン間の栄養物質，イオンなどの輸送に関与する．末梢神経系ではニューロンの細胞体を取り囲む外套細胞（衛星細胞）が，細胞体と間質液間の栄養素や代謝産物の出入りを調節している．
5. 末梢神経の軸索はSchwann（シュワン）細胞に囲まれ髄鞘を形成する．

❗ここがポイント

神経系は中枢神経系と末梢神経系に分けられます．いずれの系も神経系の形態的・機能的単位である神経細胞（ニューロン）と支持細胞であるグリア細胞（神経膠細胞）から構成されます．

神経細胞は細胞体，軸索，樹状細胞からなります．樹状突起は他の神経細胞から神経インパルスを受信してこれを細胞体に伝え，軸索は細胞体からの情報を別の神経細胞の細胞体や樹状突起に伝えます〔 1-33 参照〕．

中枢神経系の神経膠細胞は，①星状膠細胞（アストロサイト），②希突起膠細胞（オリゴデンドロサイト），③小膠細胞（ミクログリア），④上衣細胞の4種類であり，末梢神経系の神経膠細胞は①外套細胞（衛星細胞）と②シュワン細胞の2種類です〔 1-36 参照〕．

末梢神経の軸索はシュワン細胞に囲まれています．シュワン細胞が髄鞘を形成しているものを有髄神経といい，髄鞘を形成しないものを無髄神経といいます．有髄神経では1つのシュワン細胞が1本の軸索を囲むのに対して，無髄神経では1つのシュワン細胞が複数の線維を取り囲んでいます．

有髄神経の髄鞘は電気的絶縁性が高く，電気を通しませんが，一定間隔ごとに髄鞘が消失し，軸索が露出している部分があり，これをランヴィエ絞輪（ランヴィエ結節）といいます．有髄神経では絶縁性の高い髄鞘を飛び越えて，ランヴィエ絞輪伝いに伝導する跳躍伝導がみられるため，伝導速度が速くなります．

解答…2

問題-2 伸張反射の反射弓を構成するのはどれか．2つ選べ．〔45PM054〕

1. α運動線維
2. Ia群求心性線維
3. Ib群求心性線維
4. Ⅲ群求心性線維
5. Ⅳ群求心性線維

伸張反射の反射弓

！ここがポイント

伸張反射の反射弓を構成するのは，**α運動線維**と**Ia群求心性線維**です．伸張反射の反射弓は，① **筋紡錘**（受容器）→② **Ia群求心性線維**（求心性神経）→③ **脊髄**（反射中枢）→④ **α運動線維**（遠心性神経）→⑤ **筋**（効果器）からなります．

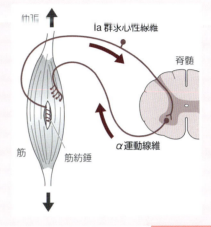

解答…1, 2

問題-3 筋紡錘の求心性神経線維はどれか．2つ選べ．〔49PM056〕

1. Ia神経線維
2. Ib神経線維
3. Ⅱ神経線維
4. Ⅲ神経線維
5. Ⅳ神経線維

筋紡錘の求心性神経線維

選択肢マル覚え
1. Ia神経線維は筋紡錘の**一次終末（らせん終末）**の興奮を伝える．
2. Ib神経線維は**ゴルジ腱器官**の興奮を伝える．
3. Ⅱ神経線維は筋紡錘の**二次終末（散形終末）**の興奮を伝える．
4. Ⅲ神経線維は**温度覚**や**痛覚**を伝える．
5. Ⅳ神経線維は**痛覚**を伝える．

！ここがポイント

筋紡錘には**一次終末（らせん終末）**と**二次終末（散形終末）**の2種類の終末があります．一次終末からは**Ia神経線維**が，二次終末からは**Ⅱ神経線維**が出て，脊髄に向かいます．一次終末は筋の**伸張速度**（動的反応）と筋の**長さ**（静的反応）を感知し，二次終末は筋の**長さ**（静的反応）のみを感知します〔1-34参照〕．

解答…1, 3

問題-4 運動神経線維を含まない神経はどれか．〔46AM055〕

1. 外側足底神経
2. 大後頭神経
3. 腓腹神経
4. 肋間神経
5. 胸背神経

運動神経線維を含まない神経

 1. 外側足底神経は足底方形筋や小指外転筋を支配する（運動線維を含む）．
2. 大後頭神経は C2 の後枝で後頭下筋群を支配する（運動線維を含む）．
3. 腓腹神経は下腿後面の皮膚を支配し，外側足背皮神経となって足部の外側の皮膚を支配する．
4. 肋間神経は腹直筋，内・外腹斜筋を支配する（運動線維を含む）．
5. 胸背神経は広背筋を支配する（運動線維を含む）．

❗ここがポイント

筋を支配する神経には当然ながら運動神経線維が含まれていますが，下腿後面の皮膚を支配する腓腹神経（皮神経）には運動神経線維は含まれていません．

解答…3

問題-5 左下腿後面から足底にかけての模式図に，ある神経の知覚支配領域を斜線で示す．この神経はどれか．〔47PM060〕

1. 大腿神経
2. 脛骨神経
3. 総腓骨神経
4. 後大腿皮神経
5. 外側大腿皮神経

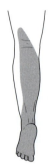

神経の知覚支配領域

❗ここがポイント

図の領域を支配する神経は脛骨神経です．皮膚の末梢神経支配を **1-35** に示します．

解答…2

問題-6 感覚支配で正しい組み合わせはどれか．〔40PM015〕

1. 母指背側 —— 正中神経　　2. 前腕尺側 —— 筋皮神経　　3. 上腕内側 —— 橈骨神経
4. 足趾背側 —— 脛骨神経　　5. 下腿内側 —— 伏在神経

皮膚の神経支配

 1. 母指背側は背側指神経（橈骨神経浅枝）に支配される．
2. 前腕尺側は内側前腕皮神経に支配される．
3. 上腕内側は内側上腕皮神経に支配される．
4. 足趾背側は足背趾神経および外側足背皮神経（腓腹神経の枝）に支配される．
5. 下腿内側は伏在神経（大腿神経の枝）に支配される．

解答…5

D 神経系

問題-7 神経と走行との組み合わせで正しいのはどれか．〔45AM055〕

1. 正中神経 —— Guyon 管
2. 尺骨神経 —— 手根管
3. 橈骨神経 —— 肘部管
4. 総腓骨神経 —— 腓骨頭下
5. 大腿神経 —— 足根管

解法ポイント

神経の走行

1. Guyon 管を通るのは尺骨神経である．
2. 手根管を通るのは正中神経である．
3. 肘部管を通るのは尺骨神経である．
4. 腓骨頭下を通るのは総腓骨神経である．
5. 足根管を通るのは脛骨神経である．

解答…4

問題-8 中枢神経系の模式図を示す．矢印の部位はどれか．〔54PM054〕

1. 小膠細胞
2. 樹状突起
3. 上衣細胞
4. 星状膠細胞
5. 希突起膠細胞

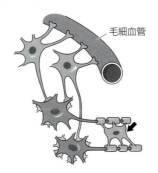

解法ポイント

中枢神経系を構成する細胞

1. 小膠細胞（ミクログリア）は，単核食細胞系に属する小さなグリア細胞で，神経組織に損傷や炎症が生じたときに増殖し，移動して貪食する．
2. 樹状突起は，神経細胞体から出る突起である．
3. 上衣細胞は，脳室や脊髄中心管の内壁を覆う細胞で，細胞表面に線毛がある．
4. 星状膠細胞（アストロサイト）は，神経細胞と血管の間に介在し，血液中の物質が神経細胞内に移行するのを選択的に制限している（細胞外液の変化から神経細胞を保護する血液脳関門に関与）．また，軟膜と神経組織との間にグリア限界膜を形成したり，シナプスを取り囲む．
5. 希突起膠細胞（オリゴデンドロサイト）は，軸索に巻き付き，髄鞘を形成する．

❗ ここがポイント
末梢神経系ではシュワン細胞が髄鞘を形成し，外套細胞が神経節ニューロンを包み，保護・栄養します．神経膠細胞（グリア細胞）の種類と機能について 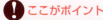 にまとめます．

解答…5

CHECK LIST

- □ 神経系の形態的・機能的単位を何という？
  - A. 神経細胞（ニューロン）
- □ 神経細胞はどのような構造をしている？
  - A. 細胞体，軸索，樹状突起からなる
- □ 末梢神経の髄鞘はどのような細胞が形成している？
  - A. Schwann（シュワン）細胞
- □ 有髄神経で電気的絶縁性が高い部分を何という？
  - A. 髄鞘
- □ 神経線維は髄鞘の有無でどう分類される？
  - A. 有髄神経と無髄神経
- □ 有髄神経の髄鞘が一定間隔で消失し，軸索が露出している部分を何という？
  - A. ランヴィエ絞輪（ランヴィエ結節）
- □ 活動電位がランヴィエ絞輪伝いに伝導するのは？
  - A. 跳躍伝導
- □ 伸張反射の反射弓を構成する神経線維は？
  - A. α運動線維とⅠa（群）求心性線維
- □ 筋紡錘の一次終末からの求心性神経線維は？
  - A. Ⅰa（群）神経線維
- □ 筋紡錘の二次終末からの求心性神経線維は？
  - A. Ⅱ（群）神経線維
- □ 下腿後面の皮膚を支配し，外側足背皮神経となって足部の外側の皮膚を支配する神経は？
  - A. 腓腹神経
- □ 下腿内側の感覚を支配する神経は？
  - A. 伏在神経
- □ Guyon管を通る神経は？
  - A. 尺骨神経
- □ 手根管を通る神経は？
  - A. 正中神経
- □ 肘部管を通る神経は？
  - A. 尺骨神経
- □ 腓骨頭下を通る神経は？
  - A. 総腓骨神経
- □ 足根管を通る神経は？
  - A. 脛骨神経
- □ 中枢神経系で神経細胞に栄養を与えている細胞は？
  - A. 星状膠細胞

Summaries …要点を覚えよう！

1-33 末梢神経の構造

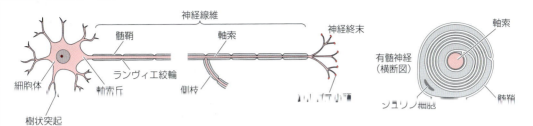

- **神経細胞（ニューロン）**：神経系の形態的・機能的単位で，刺激(信号)を伝える.
- **シナプス**：軸索の先端部分で隣接するニューロンなどへの接合部．電気的興奮はここで次のニューロンの樹状突起や細胞体へ伝達される.
- **神経膠細胞（グリア細胞）**：神経組織の支持細胞．中枢神経系と末梢神経系で種類が異なる〔 1-36 参照〕.
- **シュワン細胞**：末梢神経系の支持細胞．軸索を取り囲むように存在し，有髄神経線維では1個のシュワン細胞が1本の軸索を，無髄神経線維では1個のシュワン細胞が複数の軸索を取り囲む.
- **髄鞘**：希突起膠細胞(中枢神経系)やシュワン細胞(末梢神経系)がつくる電気的絶縁部分．髄鞘がある神経線維を有髄神経線維という.
- **ランヴィエ絞輪（ランヴィエ結節）**：一定間隔ごとに髄鞘が消失し，軸索が露出している部分．ここを伝って跳躍伝導が起こる.

1-34 骨格筋に出入りする神経線維

筋には以下の5種類の神経が出入りします.

運動系 (遠心性神経)	①α運動線維	錘外筋線維を支配する
	②γ運動線維	錘内筋線維を支配する
感覚系 (求心性神経)	③Ⅰa群線維	筋紡錘の一次終末からの情報を脊髄に伝える
	④Ⅱ群線維	筋紡錘の二次終末からの情報を脊髄に伝える
	⑤Ⅰb群線維	ゴルジ腱器官からの情報を脊髄に伝える

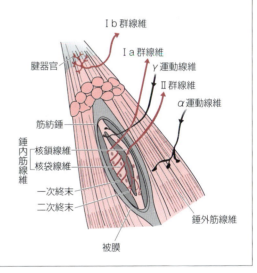

Summaries …要点を覚えよう！

1-35 皮膚の末梢神経支配

鎖骨上神経
腋窩神経
肋間上腕神経
胸神経（前枝・後枝）
内側上腕皮神経
内側上腕皮神経
橈骨神経
胸神経外側枝
外側前腕皮神経
腸骨下腹神経
上腰神経後枝
内側前腕皮神経
陰部大腿神経
内側前腕皮神経
橈骨神経
正中神経
腸骨鼠径神経
尺骨神経
下腰神経後枝
大腿神経
外側大腿皮神経
後大腿皮神経
閉鎖神経
総腓骨神経
伏在神経
浅腓骨神経
踵骨神経
腓腹神経
内側足底神経
外側足底神経
深腓骨神経

1-36 神経膠細胞（グリア細胞）の種類と機能

神経系	神経膠細胞の種類	特徴
中枢神経	上衣細胞	脳室，脊髄中心管の内面を覆う支持細胞
	小膠細胞	脳への損傷で活性化．細胞の破片を貪食して，除去する．
	星状膠細胞	神経細胞の細胞体や樹状突起，軸索のランヴィエ絞輪の周囲を取り囲み，神経細胞と血液間の物質交換を仲介して**神経細胞に栄養**を与える．細胞外の伝達物質の調整などを行う．
	希突起膠細胞	複数の突起を軸索に巻きつけ**髄鞘を形成**
末梢神経	シュワン細胞	**髄鞘を形成**．神経成長因子を分泌
	外套細胞	神経節における鞘を形成

髄鞘は中枢神経系では**希突起膠細胞**が，末梢神経では**シュワン細胞**が形成します．

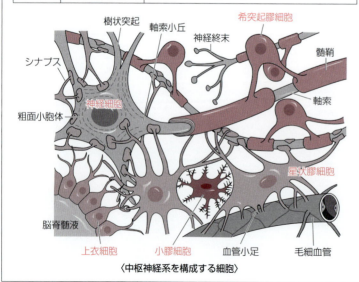

〈中枢神経系を構成する細胞〉

神経膠細胞（グリア）は神経細胞間の隙間を埋め，神経を保護し，栄養を与え，電気的絶縁機能を有しています．末梢神経系には**シュワン細胞**と**外套細胞**があり，中枢神経系には**上衣細胞**，**小膠細胞**，**星状膠細胞**，**希突起膠細胞**があります．

E 脈管系

心臓

問題-1 心臓について正しいのはどれか．〔類似問題 43PM012〕

1. 成人の心臓は約 500 g である．
2. 心尖は左第 8 肋間に位置する．
3. 心軸は右後上方から左前下方に向かう．
4. 心筋は平滑筋である．
5. 刺激伝導系と呼ばれる交感神経が存在する．

解法ポイント

心臓

1. 心臓の重さは男性 300〜350 g，女性 250〜300 g であり，容積は約 500〜1,000 mL である．
2. 心尖は左第 5 肋間に位置する．
3. 心底から心尖に向かう心臓の長軸を心軸といい，右後上方から左前下方に向かって斜走する．
4. 心臓は骨格筋と同じ横紋筋である．
5. 刺激伝導系は交感神経ではなく，心臓の自動的収縮に関与する特殊筋線維である．心臓は交感神経と迷走神経（副交感神経）に支配される〔1-37 参照〕．

❗ここがポイント

心臓の広い上端部を心底といい，やや尖っている下端部を心尖といいます．心尖は前胸壁に接するため拍動を触知することができます．この心尖拍動は左第 5 肋間で，正中線から約 4 横指（約 7 cm）左側で触れます．なお，小児ではやや高く，かつ外側で触れます．

解答…3

問題-2 心臓について誤っているのはどれか．

1. 2 層からなる心膜に覆われている．
2. 心膜腔には漿液がある．
3. 心臓壁は 3 層からなる．
4. 心室中隔には卵円窩がある．
5. 心弁膜は心内膜がヒダ状になっている．

解法ポイント

心臓の解剖

1. 心臓と心臓に出入りする血管の基部を包む心膜は，外層の線維性心膜と内層の漿膜性心膜の 2 層からなる．
2. 漿膜性心膜の壁側板と臓側板の間の心膜腔には約 20 mL の漿液がある．
3. 心臓壁は内側から外側に向かって心内膜，心筋層，心外膜の 3 層からなる．心室の筋層は心房に比べて厚く，左心室は右心室より壁が厚い．ちなみに，動脈の血管壁は内膜，中膜，外膜の 3 層からなる．
4. 右心房と左心房を隔てる心房中隔に卵円窩と呼ばれる卵円形の浅いくぼみがある．
5. 心弁膜は心内膜でできるヒダである．

> **!ここがポイント**
> 心膜は外層の強靱な線維性結合組織である<u>線維性心膜</u>と，内層の単層扁平上皮で覆われる薄い<u>漿膜性心膜</u>の2層からなります．さらに，漿液性心膜は線維性心膜を覆う<u>壁側板</u>と心臓の外側面を覆う<u>臓側板</u>（<u>心外膜</u>ともいう）に分けられます．壁側板と臓側板の間の隙間を<u>心膜腔</u>といい，その中には<u>約20 mL</u>の黄色透明の<u>漿液（心膜液）</u>が入っています〔 1-38 ▶参照〕．
> 卵円窩は胎生第5週～出生まで心房中隔に存在していた<u>卵円孔</u>の名残です．胎生期にはまだ肺が機能していないため，右心房に戻ってきた血液の大部分は卵円孔を通って左心房に入り，左心室から体循環に拍出されます．

解答…4

問題-3 誤っているのはどれか．
1. 右心房には上・下大静脈が開く．
2. 右心室から肺静脈が出る．
3. 左心房は左右の肺静脈を受ける．
4. 左心室から大動脈が出る．
5. 右心房には冠状静脈が入る．

解法ポイント

心臓の血液の流れ

> 🔍選択肢マル覚え
> 1. 右心房には<u>上大静脈</u>と<u>下大静脈</u>からの<u>静脈血</u>が戻ってくる．
> 2. 右心室から出るのは<u>肺動脈（幹）</u>である．右心室から出た血液は<u>肺動脈弁</u>を通って<u>肺動脈幹</u>に入り，<u>大動脈弓</u>の下で<u>左右の肺動脈</u>に分かれる．
> 3. 肺胞の毛細血管は最終的には左右<u>2本</u>ずつ，計<u>4本</u>の肺静脈となって左心房に注ぐ．
> 4. 左心室の血液は<u>大動脈弁</u>を通り<u>上行大動脈</u>に入る．
> 5. 冠状静脈は<u>冠状静脈洞</u>から<u>右心房</u>に注ぐ．
>
> **!ここがポイント**
> 心臓に出入りする血管に関しては 1-39 ▶ を参照してください．

解答…2

問題-4 心臓の動脈について誤っている組み合わせはどれか．〔40PM019〕
1. 右冠状動脈 —— 回旋枝
2. 右冠状動脈 —— 後室間枝
3. 左冠状動脈 —— 前室間枝
4. 左冠状動脈 —— 前枝
5. 左冠状動脈 —— 後枝

解法ポイント

冠状動脈

> **ここがポイント**
> 心臓に分布している動脈は<u>（上行）大動脈の起始部（大動脈洞）</u>から起こる左右の<u>冠状動脈</u>です．
> 右冠状動脈の主な枝は，心臓の右側面に分布する<u>右外縁枝</u>と，右心房，心室中隔，心室の後部に分布する<u>後室間枝</u>です．左冠状動脈の前枝を<u>前室間枝</u>，後枝を<u>回旋枝</u>といいます〔 1-40 ▶参照〕．回旋枝は左心房に分布します．

解答…1

問題-5 右冠状動脈が支配する部位で正しいのはどれか．〔42PM014〕

1. 中隔前 2/3　　2. 左室側壁　　3. 左室下壁　　4. 左房　　5. 前乳頭筋

冠状動脈が支配する部位

❗ ここがポイント

右冠状動脈は主として右心房，右心室の側壁から後壁，心室中隔後 1/3 に分布し，左冠状動脈は左心房，左心室，心室中隔の大部分に分布します．おおむね右冠状動脈は心臓の右側を支配し，左冠状動脈は心臓の左側を支配しますが，一部，例外があります．

左心室の一部は右冠状動脈の枝である後室間枝により支配され，右心室の一部は左冠状動脈の枝である前室間枝により支配されます．後室間枝は後室間溝（左右心室の境）を心尖部に向かって走行し，左室下壁を栄養します〔 1-40 参照〕．

解答…3

問題-6 誤っているのはどれか．

1. 左心房と左心室の境に僧帽弁がある．
2. 大動脈弁に乳頭筋が作用する．
3. 肺動脈弁は 3 枚の半月弁からなる．
4. 大動脈弁は三尖弁である．
5. 右房室弁は三尖弁である．

心臓の弁

 1. 左心房と左心室の間の弁（左房室弁）を僧帽弁(注)という．僧帽弁は 2 枚の弁尖からできているので二尖弁とも呼ばれる．左心房の血液はこの弁を通って左心室に流れる．
2. 乳頭筋は大動脈弁ではなく，左右の房室弁に作用する〔 1-37 参照〕．
3. 右心室の肺動脈口には 3 枚の半月弁からなる肺動脈弁がある．
4. 大動脈弁は肺動脈弁と同じように 3 枚の半月弁からなる．左心室の血液は大動脈口の大動脈弁を通り上行大動脈に入る．
5. 右房室弁は 3 枚の弁尖からなる三尖弁である．右心房の血液は右房室弁を通って右心室に流れる．
   注）房室弁はカトリックの司教の帽子に似ていることから"僧帽弁"と呼ばれている．

❗ ここがポイント

心臓には血液の逆流を防ぐため，左房室弁，右房室弁，大動脈弁，肺動脈弁が存在します〔 1-41 参照〕．

乳頭筋は心室の内面にある網状の筋性隆起（肉柱）が乳頭状に突出したものです．乳頭筋から房室弁の弁尖に向かって腱索がついています．心室が収縮すると乳頭筋も収縮するため，腱索が引っ張られて房室口が閉ざされ，心室から心房への逆流が防がれています〔 1-41 参照〕．

解答…2

問題-7 心臓の解剖で正しいのはどれか．2つ選べ．〔46AM056〕

1. 僧帽弁は3尖である．
2. 大静脈は左心房に入る．
3. 右心室から肺動脈が出る．
4. 卵円窩は心室中隔にある．
5. 冠状動脈は大動脈から分岐する．

心臓の構造①

 1. 4つの弁のうち左房室弁（僧帽弁）のみが **2尖**で，残りの右房室弁，肺動脈弁，大動脈弁は **3尖**である．
2. 大静脈（上大静脈，下大静脈，冠状静脈）は **右心房**に入る．
3. 右心室から **肺動脈（幹）** が出る．
4. 卵円窩は **心房中隔**にある．
5. 左右の冠状動脈は **上行大動脈**から分岐する．

❗ ここがポイント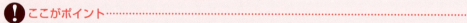
心臓の弁は基本的には **3尖**（弁）ですが，例外的に，左房室弁のみが **2尖**（弁）であり，その形状から **僧帽弁**とも呼ばれます．右心房と左心房を隔てる心房中隔に **卵円窩**という浅いくぼみがあります．卵円窩は，胎生5週〜出生まで心房中隔に存在していた **卵円孔**の名残です．

解答…3，5

問題-8 心臓で正しいのはどれか．〔45PM055〕

1. 心臓壁は3層からなる．
2. 大動脈弁は2尖である．
3. 右心室から肺静脈が出る．
4. 卵円窩は心室中隔にある．
5. 健常成人の心臓は約500gである．

心臓の構造②

 1. 心臓壁は，① **心内膜**，② **心筋層**，③ **心外膜**の **3層**からなる．
2. 大動脈弁，肺動脈弁，右房室弁は **3尖弁**である．
3. 右心室から **肺動脈**が出る．
4. 卵円窩は **心房中隔**にある．
5. 健常成人の心臓は **約300g**である．

解答…1

問題-9 心臓で正しいのはどれか．2つ選べ．〔54PM056〕

1. 心臓壁は2層からなる．
2. 右房室弁は三尖弁である．
3. 心室中隔は左室側に凸である．
4. 心尖は左第8肋間に位置する．
5. 冠状動脈は大動脈から分岐する．

心臓の構造 ③

1. 心臓壁は心内膜，心筋層，心外膜の3層からなる．
2. 右房室弁は三尖弁である．
3. 心室中隔は右心室側に凸である．
4. 心尖は左第5肋間に位置する．
5. 冠状動脈は(上行)大動脈から分岐する．

解答…2, 5

CHECK LIST

- □ 心臓の重さは？
    - A. 男性：300〜350 g，女性：250〜300 g
- □ 心尖はどこに位置する？
    - A. 左第5肋間
- □ 心軸は心臓のどこからどこに向けて走っている？
    - A. 右後上方から左前下方
- □ 心臓の筋の種類は？
    - A. 横紋筋
- □ 心臓の刺激伝導系は何からなる？
    - A. 洞房結節，房室結節，房室束（ヒス束），右脚・左脚，プルキンエ線維
- □ 心膜は何層からなる？
    - A. 線維性心膜と漿膜性心膜の2層
- □ 心膜腔には何がある？
    - A. 約20 mLの漿液（心膜液）
- □ 卵円窩はどこにある？
    - A. 心房中隔
- □ 心臓壁は何で構成されている？
    - A. 心内膜，心筋層，心外膜
- □ 右心房に入る静脈は？
    - A. 上大静脈，下大静脈，冠状静脈
- □ 左心房に入る血管は？
    - A. 肺静脈
- □ 右心室から出る血管は？
    - A. 肺動脈
- □ 左心室から出る血管は？
    - A. (上行)大動脈
- □ 冠状静脈はどこからどこへと注ぐ？
    - A. 冠状静脈洞から右心房
- □ 回旋枝はどの血管の枝？
    - A. 左冠状動脈
- □ 右外縁枝はどの血管の枝？
    - A. 右冠状動脈
- □ 右冠状動脈は主にどの領域を流れる？
    - A. 右心房，右心室の側壁から後壁，心室中隔後1/3，左心室下壁
- □ 左冠状動脈は主にどの領域を流れる？
    - A. 左心房，左心室，心室中隔の大部分，右心室の一部
- □ 後室間枝はどの血管の枝？
    - A. 右冠状動脈
- □ 後室間枝はどこを栄養する？
    - A. 左室下壁
- □ 左房室弁を何という？
    - A. 僧帽弁（二尖弁）
- □ 右房室弁，肺動脈弁，大動脈弁は形状から何と呼ばれる？
    - A. 三尖弁
- □ 心室で腱索を介して房室弁に作用する筋は？
    - A. 乳頭筋
- □ 心房中隔の浅いくぼみを何という？
    - A. 卵円窩
- □ 卵円窩は胎児期の何の名残？
    - A. 卵円孔

Summaries …要点を覚えよう！

1-37 刺激伝導系

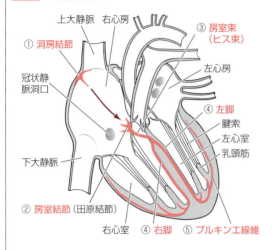

刺激伝導系は自動的興奮を起こす特殊心筋線維からなる系であり，洞房系と房室系に分けられます．

- 洞房系：洞房結節で周期的に興奮が発生し，心房全体に伝えられ心房が収縮します．洞房結節に発生する興奮が心臓拍動の始まりです（洞房結節はペースメーカーといわれます）．
- 房室系：房室結節と房室束（ヒス束）からなります．洞房結節に始まる興奮は心房全体に広がり房室結節（田原結節）に達し，ここからさらに房室束によって心室に伝えられます．房室束は心室中隔の筋性部の上端で左脚と右脚に分かれます．右脚は1本のまま心尖部に向かい，プルキンエ線維になって右心室内膜全般へ広がり，左脚はすぐに前枝と後枝に分かれ，プルキンエ線維となってそれぞれ左心室の前壁と後壁に分布します．

① 洞房結節→② 房室結節→③ 房室束（ヒス束）→④ 左脚・右脚→⑤ プルキンエ線維という経路をたどります．

1-38 心臓と心膜

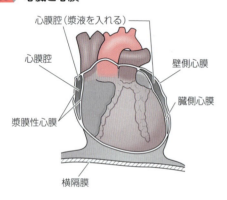

心臓は拍動の際の摩擦を軽減するための，漿膜性心膜によってつくられるクッションに包まれています．漿膜性心膜は2つの部分からなります．

心臓の外壁と直接接している漿膜性心膜を臓側心膜と呼び，臓側心膜はやがて心臓から出る動脈幹基部で折れ返って壁側心膜に移行します．

漿膜性心膜の折り返しによって，臓側心膜と壁側心膜の間には心膜腔と呼ばれるスペースが生まれ，心膜腔は漿膜性心膜から分泌される約20 mLほどの漿液（心膜液）で満たされています．

1-39 心臓の血液の流れ

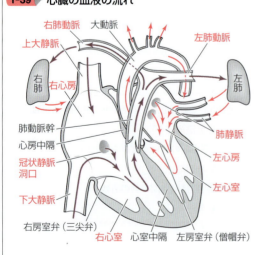

左の図の（→）は動脈血の流れを，（→）は静脈血の流れを示します．心臓につながる血管と血液の流れを理解しましょう．

① 右心房：上大静脈，下大静脈，冠状静脈から静脈血が入り，右房室口から右心室に入ります．
② 右心室：右房室口から入ってきた静脈血は左右の肺動脈に流れます．静脈血はその後，左右の肺で動脈血となり，肺静脈を通って左心房に戻ってきます．
③ 左心房：左右の肺から肺静脈を2本ずつ，計4本受け，送られてきた動脈血を左房室口から左心室へ送ります．
④ 左心室：左房室口から入ってきた動脈血を大動脈へと流します．

1-40 冠状動脈

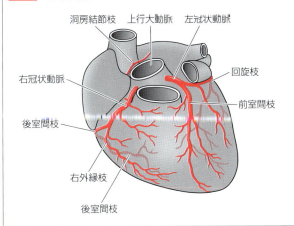

冠状動脈は心臓を栄養する動脈です．主な支配領域を以下に示します．

	支配領域
右冠状動脈	右心房，右心室の側壁～後壁，心室中隔後 1/3，左心室下壁
左冠状動脈	左心房，左心室，心室中隔のほとんど，右心室の一部

左冠状動脈の枝である前室間枝が右心室の一部を，また，右冠状動脈の枝である後室間枝が左室下壁を栄養していますので，注意が必要です．

1-41 心臓の弁

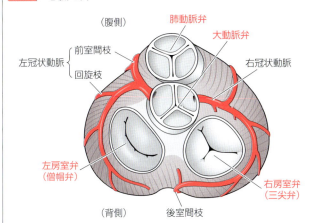

心臓は心房中隔によって右心房と左心房に，心室中隔によって右心室と左心室に分けられます．
心房と心室の間には房室弁があり，心室の血液が心房に逆流するのを防いでいます．右房室弁，肺動脈弁，大動脈弁が三尖弁であるのに対して，左房室弁は二尖弁(その形状から僧帽弁ともいわれる)となっています．

左房室弁	二尖弁(僧帽弁)
右房室弁	
肺動脈弁	三尖弁
大動脈弁	

※左房室弁のみが二尖弁です．

E 脈管系

15 動脈系

問題-1 正面から見た大動脈の模式図を示す．番号と血管名の組み合わせで正しいのはどれか．2つ選べ．

〔49AM058〕

1. ① 右総頸動脈
2. ② 右鎖骨下動脈
3. ③ 下行大動脈
4. ④ 胸大動脈
5. ⑤ 腕頭動脈

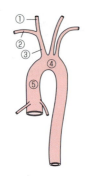

解法ポイント

大動脈

⚠ **ここがポイント**

大動脈弓（④）は心臓の上にある弓のように曲がった部分で，**上行大動脈**（⑤）と胸大動脈をつないでいます．大動脈弓からは**腕頭動脈**（③），**左総頸動脈**，**左鎖骨下動脈**が分岐し，血液を**頭・頸部**，**肩甲部**，**上肢**へ送ります．

腕頭動脈は無名動脈とも呼ばれ，わずかに上行して右鎖骨下動脈（②）と右総頸動脈（①）に分かれます．腕頭動脈は右側にしかないので注意してください〔 1-42 ▶ 参照〕．左総頸動脈と左鎖骨下動脈は**大動脈弓**から分岐しますが，右総頸動脈と右鎖骨下動脈は**腕頭動脈**から分岐します．

解答…1, 2

問題-2 大動脈から直接分岐するのはどれか．2つ選べ．

1. 左鎖骨下動脈
2. 右椎骨動脈
3. 左椎骨動脈
4. 右総頸動脈
5. 左冠状動脈

解法ポイント

大動脈から直接分岐する動脈

⚠ **ここがポイント**

大動脈弓から分岐する3本の動脈（①腕頭動脈，②左総頸動脈，③左鎖骨下動脈）に加え，上行大動脈の基部の大動脈弁のすぐ上から**左右の冠状動脈**が分岐します〔 1-40 ▶ 参照(p.69)〕．

胸大動脈，腹大動脈から分岐する動脈については 1-42 ▶ 1-43 ▶ を参照してください．

解答…1, 5

問題-3
大動脈から頭頸部に至る動脈の模式図を示す．動脈の位置と名称の組み合わせで正しいのはどれか．

〔50PM059〕

1. ① 後下小脳動脈
2. ② 椎骨動脈
3. ③ 総頸動脈
4. ④ 腕頭動脈
5. ⑤ 鎖骨下動脈

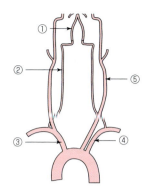

解法ポイント

大動脈から頭頸部に至る動脈

!ここがポイント

図中の①・②は椎骨動脈，③は腕頭動脈，④は左鎖骨下動脈，⑤は左総頸動脈です．

解答…2

問題-4
腹大動脈から直接分岐する動脈で誤っているのはどれか．

1. 腎動脈
2. 臍動脈
3. 精巣動脈
4. 下腸間膜動脈
5. 下横隔動脈

解法ポイント

腹大動脈から直接分岐する動脈

!ここがポイント

腹大動脈は横隔膜の直下から始まり，腹腔の後方，脊柱の前方を下行します．この動脈は第4腰椎の高さで左右の総腸骨動脈に分かれます．腹大動脈からは3本の不対動脈（腹腔動脈，上腸間膜動脈，下腸間膜動脈）と5本の有対動脈（下横隔動脈，中副腎動脈，腎動脈，性腺動脈，腰動脈）が分岐します．腹腔動脈はすぐに左胃動脈，脾動脈，総肝動脈の3枝に分かれます．性腺動脈は男性では精巣動脈，女性では卵巣動脈と呼ばれます〔 1-43 ▶ 参照〕．

臍動脈は胎生期に発達する動脈であり，内腸骨動脈から起こります．臍動脈は胎児血液を胎盤に運びますが，生後，膀胱より末梢は退化して臍動脈索となります．臍動脈索は前腹壁の内面で壁側腹膜に覆われ，内側臍ヒダを形成します．

解答…2

CHECK LIST

- □ 上行大動脈と胸大動脈をつないでいるのは？
  A. 大動脈弓
- □ 大動脈弓から分岐するのは？
  A. 腕頭動脈，左総頸動脈，左鎖骨下動脈
- □ 腕頭動脈から分岐するのは？
  A. 右総頸動脈，右鎖骨下動脈
- □ 左右の椎骨動脈はそれぞれどこから分かれる？
  A. 左右の鎖骨下動脈
- □ 上行大動脈から分岐するのは？
  A. 左右の冠状動脈
- □ 腹大動脈から左右に分かれるのは？
  A. 総腸骨動脈
- □ 腹大動脈はどの高さで左右の総腸骨動脈に分かれる？
  A. 第4腰椎の高さ
- □ 腹大動脈から出る3本の不対動脈は？
  A. 腹腔動脈，上腸間膜動脈，下腸間膜動脈
- □ 腹大動脈から出る5本の有対動脈は？
  A. 下横隔動脈，中副腎動脈，腎動脈，性腺動脈，腰動脈
- □ 腹腔動脈は何動脈に分岐する？
  A. 左胃動脈，脾動脈，総肝動脈
- □ 性腺動脈は男性，女性でそれぞれ何と呼ばれる？
  A. 男性：精巣動脈，女性：卵巣動脈
- □ 胎生期に発達する動脈で，内腸骨動脈から起こるのは？
  A. 臍動脈
- □ 臍動脈は生後，何になる？
  A. 臍動脈索

Summaries …要点を覚えよう！

1-42 体幹の主要な動脈の分枝

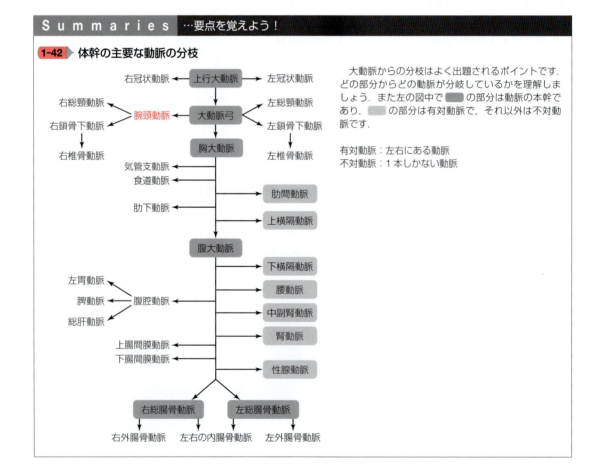

大動脈からの分枝はよく出題されるポイントです．どの部分からどの動脈が分岐しているかを理解しましょう．また左の図中で ▨ の部分は動脈の本幹であり，▨ の部分は有対動脈で，それ以外は不対動脈です．

有対動脈：左右にある動脈
不対動脈：1本しかない動脈

1-43 腹大動脈の枝

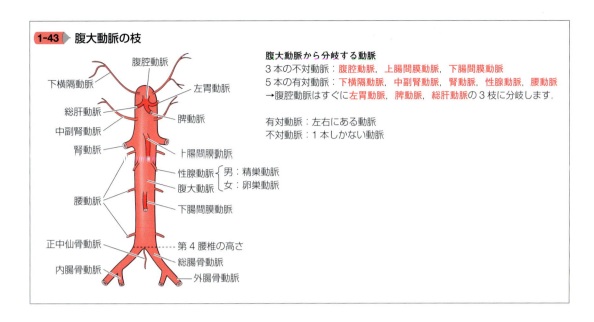

腹大動脈から分岐する動脈
3本の不対動脈：腹腔動脈，上腸間膜動脈，下腸間膜動脈
5本の有対動脈：下横隔動脈，中副腎動脈，腎動脈，性腺動脈，腰動脈
→腹腔動脈はすぐに左胃動脈，脾動脈，総肝動脈の3枝に分岐します．

有対動脈：左右にある動脈
不対動脈：1本しかない動脈

E 脈管系

脳の動脈

問題-1 内頸動脈から直接分岐しないのはどれか．〔53AM055〕

1. 眼動脈
2. 前大脳動脈
3. 中大脳動脈
4. 前交通動脈
5. 後交通動脈

内頸動脈から直接分岐しない動脈

❗ ここがポイント

　脳に分布する動脈は**内頸動脈系**と**椎骨脳底動脈系**の2系統に大別されます〔 参照〕．
　内頸動脈からは**眼動脈**，**前大脳動脈**，**中大脳動脈**，**前脈絡叢動脈**，**後交通動脈**が分岐します．椎骨動脈からは硬膜枝，前脊髄動脈，後脊髄動脈，傍正中動脈，**後下小脳動脈**が分岐し，脳底動脈からは**前下小脳動脈**，迷路動脈，橋枝，**上小脳動脈**，**後大脳動脈**が分岐します〔 1-45 参照〕．
　選択肢のなかで，内頸動脈から直接分岐しないのは**前交通動脈**です．左右の前大脳動脈は視交叉の上で**前交通動脈**により連結されます．前交通動脈部は**脳動脈瘤**の好発部位です．

解答…4

問題-2 内頸動脈の血管支配を受けないのはどれか．〔40PM012〕

1. 前頭葉外側
2. 前頭葉内側
3. 側頭葉外側
4. 頭頂葉内側
5. 後頭葉内側

内頸動脈の灌流領域

🔍 選択肢マル覚え
1. 前頭葉外側は**中大脳動脈**に支配される．
2. 前頭葉内側は**前大脳動脈**に支配される．
3. 側頭葉外側は**中大脳動脈**に支配される．
4. 頭頂葉内側は**前大脳動脈**に支配される．
5. 後頭葉内側は**後大脳動脈**に支配される．

❗ ここがポイント

　内頸動脈は主として**前大脳動脈**，**中大脳動脈**につながり，椎骨動脈は**脳底動脈**を経て**後大脳動脈**につながりますので，大脳は内頸動脈系の前大脳動脈，中大脳動脈と，椎骨脳底動脈系の後大脳動脈に支配されます．
　前大脳動脈は**大脳の内側**を，中大脳動脈は**外側表面を中心とした大脳半球の広範囲**を，後大脳動脈は**大脳の底部から下内側面（側頭葉の内側面・下面と後頭葉の大部分）**を支配します〔 参照〕．

解答…5

問題-3 脳底における脳の動脈枝の模式図を示す．主な支配領域が側頭葉外側底面である動脈はどれか．〔51AM056〕

1. ①
2. ②
3. ③
4. ④
5. ⑤

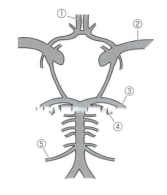

脳動脈の支配領域①

❗ここがポイント

　主な支配領域が側頭葉外側底面である動脈は，③の**後大脳動脈**です．①は前大脳動脈，②は中大脳動脈，④は上小脳動脈，⑤は前下小脳動脈です．

解答…3

問題-4 動脈と主な支配領域との組み合わせで正しいのはどれか．〔44PM014〕

1. 内頸動脈 ── 延髄の腹側
2. 前大脳動脈 ── 頭頂葉の外側面
3. 中大脳動脈 ── 側頭葉の外側面
4. 後大脳動脈 ── 小脳半球の下面
5. 脳底動脈 ── 前頭葉の内側面

脳動脈の支配領域②

❗ここがポイント

　動脈と主な支配領域との組み合わせで正しいのは，**中大脳動脈 ── 側頭葉の外側面**です．

解答…3

問題-5 脳血管とその灌流域の組み合わせで正しいのはどれか．〔52AM057〕

1. 前大脳動脈 ── 黒質
2. 中大脳動脈 ── 海馬
3. 後大脳動脈 ── 視床
4. 脳底動脈 ── Broca野
5. 椎骨動脈 ── 中心前回

脳動脈の支配領域③

1. 前大脳動脈は後頭葉以外の**大脳半球内側面**(前頭葉，頭頂葉の一部)を支配する．黒質は**後大脳動脈**によって支配される．
2. 中大脳動脈は後頭葉以外の**大脳半球外側面**(側頭葉，前頭葉，頭頂葉の一部)を支配する．その分枝(レンズ核線条体動脈)は，レンズ核(淡蒼球・被殻)，内包の膝，前脚を支配する．海馬は後大脳動脈によって支配される．
3. 後大脳動脈は，**大脳半球下面**(後頭葉，側頭葉の一部)を支配し，その分枝(視床穿通動脈など)は視床，中脳などを支配する．

4. 脳底動脈は脳幹を支配する．その分枝である上小脳動脈は中脳・橋の一部，小脳上面を支配し，前下小脳動脈は延髄外側部，小脳下面を支配する．Broca（ブローカ）野は<u>中大脳動脈</u>によって支配される．
5. 椎骨動脈は脳幹を支配する．<u>中心前回</u>は，<u>前大脳動脈</u>と<u>中大脳動脈</u>によって支配される．

解答…3

問題−6 前交通動脈はどれか．〔43PM013（類似問題 45AM056）〕

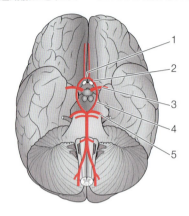

解法ポイント

大脳動脈輪を構成する動脈

 選択肢マル覚え　問題の図で示された動脈を以下に示す．
1. <u>前交通動脈</u>，2. <u>前大脳動脈</u>，3. <u>中大脳動脈</u>，4. <u>後交通動脈</u>，5. <u>後大脳動脈</u>

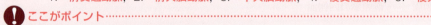 ここがポイント
<u>大脳動脈輪（ウィリス動脈輪）</u>を構成する動脈を覚えましょう〔 **1-45** 参照〕．

解答…1

問題−7 誤っているのはどれか．
1. 眼動脈は内頸動脈からの分枝である．
2. 左右の前大脳動脈は前交通動脈によって連結されている．
3. 内頸動脈は中大脳動脈と前大脳動脈に分かれる．
4. 前交通動脈は前大脳動脈からの分枝である．
5. 両側の中大脳動脈は後交通動脈によって連結されている．

解法ポイント

前交通動脈と後交通動脈

 ここがポイント
前交通動脈は<u>前大脳動脈</u>から分岐し，左右の<u>前大脳動脈</u>を連絡しています．後交通動脈は<u>内頸動脈</u>から分岐し，<u>後大脳動脈</u>と<u>中大脳動脈</u>を連絡しています〔 **1-45** 参照〕．

解答…5

問題-8 誤っているのはどれか.
1. 左右の椎骨動脈は合流して1本の脳底動脈となる.
2. 脳底動脈は左右の後大脳動脈に分かれる.
3. 後下小脳動脈は椎骨動脈からの分枝である.
4. 総頸動脈は外頸動脈と内頸動脈に分かれる.
5. 鎖骨下動脈は腋窩動脈から続く.

脳の動脈

❗ここがポイント

椎骨動脈は**鎖骨下動脈**から分岐したのち橋下縁で合流して**脳底動脈**となり，腹側を走行し，橋の前縁で左右の**後大脳動脈**に分岐し，終わります（→後大脳動脈は脳底動脈の終枝である）．左右の総頸動脈はそれぞれ異なった動脈から分岐するので注意が必要です．左総頸動脈は**大動脈弓**から分岐し，右総頸動脈は**腕頭動脈**から分岐します〔 1-42 ▶参照(p.72)〕．鎖骨下動脈から椎骨動脈と腋窩動脈が分岐します．

解答…5

CHECK LIST

□ 脳に分布する2系統の動脈とは？
A. 内頸動脈系，椎骨脳底動脈系
□ 内頸動脈から分岐するのは？
A. 眼動脈，前大脳動脈，中大脳動脈，前脈絡叢動脈，後交通動脈
□ 椎骨動脈から分岐するのは？
A. 硬膜枝，後脊髄動脈，前脊髄動脈，傍正中動脈，後下小脳動脈
□ 脳底動脈から分岐するのは？
A. 前下小脳動脈，迷路動脈，橋枝，上小脳動脈，後大脳動脈

□ 前大脳動脈はどこに分布する？
A. 前頭葉・側頭葉の内側面の大部分と上外側面
□ 中大脳動脈はどこに分布する？
A. 大脳半球の大部分（前頭葉・頭頂葉・側頭葉）
□ 後大脳動脈はどこに分布する？
A. 側頭葉の内側面・下面，後頭葉の大部分
□ 左右の前大脳動脈は何により連結されている？
A. 前交通動脈
□ 前交通動脈は何動脈の分枝？
A. 前大脳動脈
□ 後大脳動脈と中大脳動脈を連絡しているのは？
A. 後交通動脈

Summaries …要点を覚えよう！

1-44 脳に分布する動脈

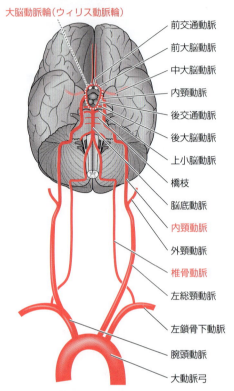

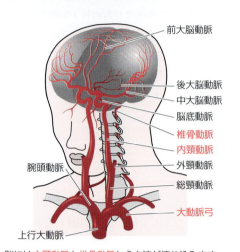

脳には内頸動脈と椎骨動脈から血液が流れ込みます．
このうち，内頸動脈は中大脳動脈と前大脳動脈に分岐し，前頭葉から側頭葉にかけての広い領域を栄養します．
もう一方の椎骨動脈は脳底動脈を経て前下小脳動脈，上小脳動脈に分岐したのち，後大脳動脈となります．

頸部から脳底部に至るまでの動脈を示したものです．脳底部の中央で，下垂体を取り巻いているのが大脳動脈輪（ウィリス動脈輪）です〔 1-45 参照〕．

1-45 大脳動脈輪（ウィリス動脈輪）

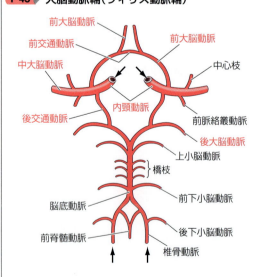

大脳動脈輪（ウィリス動脈輪）は，① 前交通動脈，② 前大脳動脈，③ 中大脳動脈，④ 内頸動脈，⑤ 後交通動脈，⑥ 後大脳動脈によって形成されます．
脳に分布する左右の内頸動脈系の前・中大脳動脈と，椎骨動脈系の後大脳動脈は大脳動脈輪で連絡します．

1-46 大脳に分布する動脈

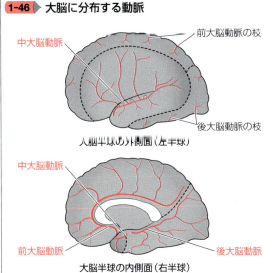

大脳半球の外側面(左半球)

大脳半球の内側面(右半球)

大脳に分布する動脈は内頸動脈系の前大脳動脈，中大脳動脈と椎骨脳底動脈系の後大脳動脈に支配されます．

大脳の動脈	大脳の分布領域
前大脳動脈	大脳半球(前頭葉・側頭葉)の内側面の大部分と上外側面
中大脳動脈	大脳半球の外側面の大部分(前頭葉・頭頂葉・側頭葉)
後大脳動脈	側頭葉の内側面・下面，後頭葉の大部分

E 脈管系

17 静脈系

問題-1 上大静脈に直接入るのはどれか．〔42PM015〕
1. 椎骨静脈　2. 内胸静脈　3. 外頸静脈　4. 奇静脈　5. 内頸静脈

解法ポイント

上大静脈

⚠ **ここがポイント**

　上大静脈に直接流入するのは奇静脈と左右の腕頭静脈です．他の選択肢はいずれもそれぞれの側の腕頭静脈に流入します〔1-47▶参照〕．
　静脈系は最終的に ①上大静脈，②下大静脈，③冠状静脈洞のいずれかに注ぎ，それぞれの静脈が右心房に流入します．奇静脈の詳細については〔1-48▶〕を参照してください．

解答…4

問題-2 下大静脈に直接入る静脈で誤っているのはどれか．
1. 奇静脈　2. 肝静脈　3. 腰静脈　4. 腎静脈　5. 総腸骨静脈

解法ポイント

下大静脈

⚠ **ここがポイント**

　下大静脈は腹腔から横隔膜の腱中心にある大静脈孔を通って上行して胸腔に入り，右心房に注ぎます．横隔膜より下位にある臓器の血液の大部分は下大静脈に注ぎますが，一部は奇静脈系（奇静脈と半奇静脈）を経て上大静脈へ注ぎます〔1-49▶参照〕．

解答…1

問題-3 正しいのはどれか．2つ選べ．〔43PM014〕
1. 腎静脈には動脈血が流れる．
2. 総腸骨静脈は下大静脈へ流入する．
3. 冠状静脈洞は左心房へ注ぐ．
4. 奇静脈は門脈へ注ぐ．
5. 脳底静脈叢は脊柱管の静脈叢と連絡をもつ．

解法ポイント

静脈の流れ

🔍 選択肢マル覚え
1. 腎静脈には静脈血が流れる．
2. 左右の総腸骨静脈は下大静脈へ注ぐ．
3. 冠状静脈洞は右心房へ注ぐ．
4. 奇静脈は上大静脈へ注ぐ．
5. 脳底静脈叢はトルコ鞍の斜台の上にあり，海綿静脈洞と上・下錐体静脈洞に連なる．下方では大後頭孔を経て脊柱管内で内椎骨静脈叢と連絡する．

⚠ **ここがポイント**

　奇静脈系（奇静脈・半奇静脈）は脊柱の両側を上行し，上大静脈に注ぎます．途中，奇静脈系には肋間

静脈，食道静脈，気管支静脈，心膜静脈，縦隔静脈，上横隔静脈などが注ぎます．

解答…2，5

問題-4 上大静脈と下大静脈とを結ぶ静脈はどれか．〔51AM057〕
1. 奇静脈
2. 腎静脈
3. 脾静脈
4. 鎖骨下静脈
5. 上腸間膜静脈

上大静脈と下大静脈の連絡路

!ここがポイント

上大静脈と下大静脈を結ぶ静脈は**奇静脈**です．奇静脈は上大静脈と下大静脈を結ぶ重要な連絡路で，大静脈(特に下大静脈)が閉塞したときに血液が心臓に戻る側副路として機能します〔**1-48** 参照〕．

解答…1

問題-5 門脈に注ぐ器官で誤っているのはどれか．〔類似問題 46PM056，44PM016〕
1. 脾臓
2. 胃
3. 膵臓
4. 腎臓
5. 結腸

門脈に注ぐ器官

!ここがポイント

門脈は，①**上腸間膜静脈**，②**下腸間膜静脈**，③**脾静脈**の3本の主静脈が肝臓の後ろで合流してできる静脈幹(太い静脈)です．門脈は**消化管(食道下部・胃・小腸・大腸)**，膵臓，胆嚢，脾臓からの静脈を集め，**肝臓**に流入する静脈幹です〔**1-50** 参照〕．
門脈は肝臓内で再び毛細血管に分かれ，**固有肝動脈**によって運ばれる動脈血と合流して**肝静脈**となって肝臓を出て**下大静脈**へ注ぎます．腎臓からの左・右腎静脈は門脈ではなく**下大静脈**に直接流入します．

解答…4

問題-6 門脈に関係する静脈で誤っているのはどれか．〔41PM014を改変〕
1. 上腸間膜静脈
2. 左胃静脈
3. 脾静脈
4. 下腸間膜静脈
5. 総腸骨静脈

門脈に関係する静脈

!ここがポイント

門脈は主に**上腸間膜静脈**，**下腸間膜静脈**，**脾静脈**の3本の主静脈から構成されますが，**左胃静脈**なども門脈に合流します〔**1-50** 参照〕．左右の総腸骨静脈は合流して**下大静脈**に流入します〔**1-49** 参照〕．

解答…5

問題-7 表在静脈はどれか．〔45AM057〕

1. 総腸骨静脈
2. 外腸骨静脈
3. 大腿静脈
4. 膝窩静脈
5. 大伏在静脈

表在静脈

 ここがポイント

大伏在静脈と小伏在静脈は代表的な表在静脈です．

解答…5

CHECK LIST

□ 静脈系が最終的に注ぐのは？
　A. 上大静脈，下大静脈，冠状静脈洞
□ 上大静脈に直接流入する静脈は？
　A. 奇静脈，左右の腕頭静脈
□ 下大静脈に直接流入する静脈は？
　A. 総腸骨静脈，性腺静脈（精巣静脈・卵巣静脈），腎静脈，副腎静脈，肝静脈，腰静脈，下横隔静脈
□ 左右の総腸骨静脈はどこに注ぐ？
　A. 下大静脈
□ 冠状静脈洞はどこへ注ぐ？
　A. 右心房
□ 奇静脈はどこへ注ぐ？
　A. 上大静脈
□ 脳底静脈叢は脊柱管内で何と連絡する？
　A. 内椎骨静脈叢
□ 門脈を形成する主静脈は？
　A. 上腸間膜静脈，下腸間膜静脈，脾静脈
□ 門脈はどのような器官から静脈を集める？
　A. 消化管（食道下部・胃・小腸・大腸），膵臓，胆嚢，脾臓
□ 門脈を形成する主静脈以外で門脈に合流するのは？
　A. 左胃静脈など
□ 左・右腎静脈が流入するのは？
　A. 下大静脈
□ 左右の総腸骨静脈は合流して何になる？
　A. 下大静脈
□ 代表的な表在静脈を2つあげると？
　A. 大伏在静脈，小伏在静脈

E 脈管系

Summaries …要点を覚えよう！

1-47 上大静脈に流入する静脈

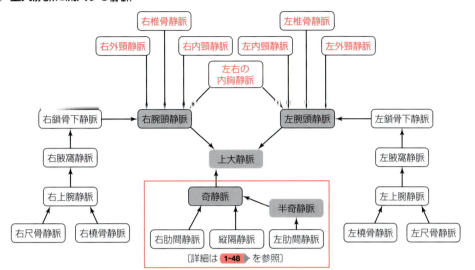

上大静脈に直接流入する奇静脈と左右の腕頭静脈を覚えておきましょう．次に，左右の腕頭静脈に流れ込む静脈と，奇静脈に流れ込む静脈の名称を覚えましょう．奇静脈以外は，左右対称性になっているので一側を理解すればOKですね！

1-48 奇静脈と半奇静脈

部位	機能
奇静脈	右上行腰静脈に起始．右肋間静脈につながりながら胸椎の右側を上行し，第4胸椎(T4)の高さで上大静脈に流入する．
半奇静脈	左上行腰静脈に起始．左肋間静脈の下半部につながりながら上行し，食道と大動脈の後方を横走し，第8胸椎(T8)の高さで奇静脈に注ぐ．
副半奇静脈	第4肋間の高さから下行し，左肋間静脈の上半部につながりながら，奇静脈または半奇静脈と交通する． ※上3つの左肋間静脈とつながりながら，左腕頭静脈に合流することもある．

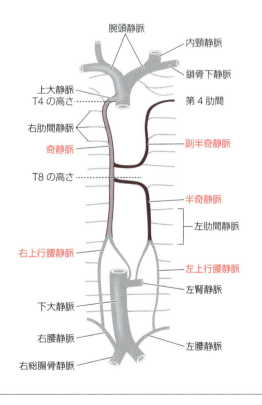

Summaries …要点を覚えよう！

1-49 下大静脈に流入する静脈

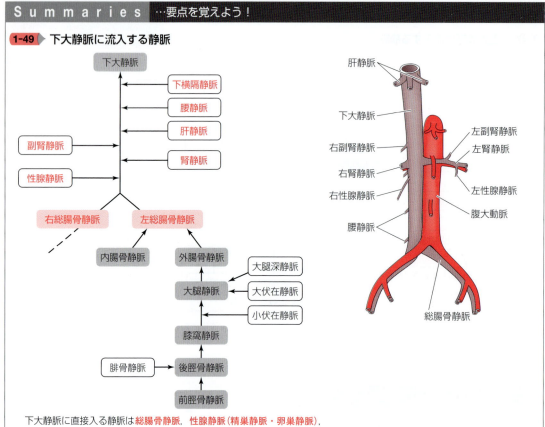

下大静脈に直接入る静脈は**総腸骨静脈**，**性腺静脈（精巣静脈・卵巣静脈）**，**腎静脈**，**副腎静脈**，**肝静脈**，**腰静脈**，**下横隔静脈**です．

1-50 門脈

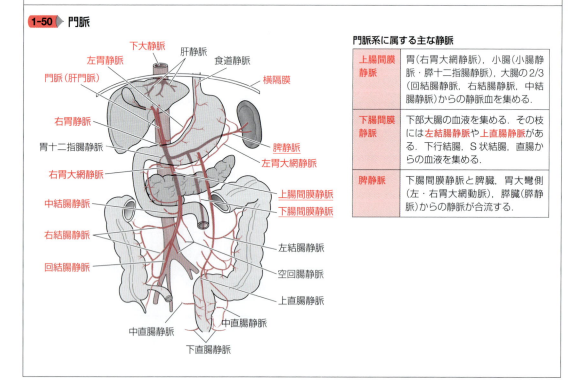

門脈系に属する主な静脈

上腸間膜静脈	胃（右胃大網静脈），小腸（小腸静脈・膵十二指腸静脈），大腸の2/3（回結腸静脈，右結腸静脈，中結腸静脈）からの静脈血を集める．
下腸間膜静脈	下部大腸の血液を集める．その枝には<u>左結腸静脈</u>や<u>上直腸静脈</u>がある．下行結腸，S状結腸，直腸からの血液を集める．
脾静脈	下腸間膜静脈と脾臓，胃大彎側（左・右胃大網動脈），膵臓（膵静脈）からの静脈が合流する．

E 脈管系

18 胎児期の循環系

問題-1 胎盤について正しいのはどれか. 〔43PM016〕
1. 母児間の血液が直接交流する.
2. 受精後約2週で形成される.
3. 胎児の成長に伴い大きくなる.
4. 臍動脈と臍静脈が各1本接続する.
5. 一般に子宮下部に付着している.

解法ポイント

胎盤

1. 母体の血液と，胎児の血液は栄養膜間隙で拡散によって交流するため，直接交流するわけではない．
2. 胎盤は妊娠5週ころから形成され，15〜16週ころにほぼ完成する．
3. 胎盤は胎児の成長に伴い次第に大きくなる．また，臍帯は次第に長くなり，胎児は胎盤から遠ざかる．臍帯には尿膜，臍動脈，臍静脈，卵黄茎が含まれている．
4. 胎児からの血液は2本の臍動脈を経由して胎盤へ流入し，1本の臍静脈から胎児に戻る．
5. 胎盤は子宮上部に位置する．

❗ここがポイント

胎児では肺や消化管が機能していないため，必要な栄養や酸素は胎盤から供給されます．

臍動脈は2本あり，胎児の左右の内腸骨動脈から臍帯を経由して胎盤へ血液を送ります．胎盤からの血液は1本の臍静脈を経て胎児に栄養と酸素を供給します〔 1-51 ▶ 参照〕．

母体からの栄養と酸素が豊富に含まれる血液は臍動脈ではなく，臍静脈を流れることに注意してください．

解答…3

CHECK LIST

- ☐ 母児間の血液は胎盤でどのように交流する？
  A. 栄養膜間隙で拡散によって交流する
- ☐ 胎盤は妊娠何週ころから形成される？
  A. 5週ころ
- ☐ 胎盤は妊娠何週ころに完成する？
  A. 15〜16週ころ
- ☐ 胎児からの血液を胎盤に送る血管は？
  A. 2本の臍動脈
- ☐ 胎盤から胎児に戻る血液を運搬する血管は？
  A. 1本の臍静脈
- ☐ 通常，胎盤は子宮のどの部分にできる？
  A. 上部

第1章 解剖学

Summaries …要点を覚えよう！

1-51 胎児の循環系

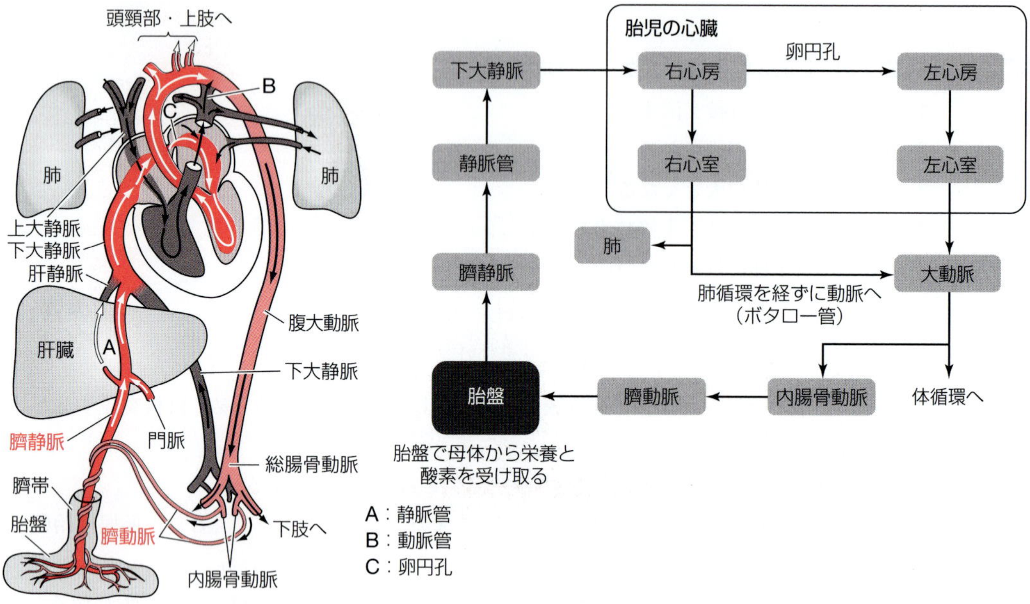

A：静脈管
B：動脈管
C：卵円孔

胎児における血液循環を要約すると以下のようになります．
① 胎盤を通じて母体から酸素と栄養に富む血液が臍帯の臍静脈から胎児に戻る．
② 臍静脈から静脈管を経て下大静脈に入った血液は，右心房へと注ぐ．
③ 右心房へと注いだ血液は約60%が心房中隔に開いている卵円孔を通じて左心房に抜け，左心室→大動脈へと送られる．
④ 肺動脈の血液は肺と動脈管（ボタロー管）を経て，大動脈に流れる．
⑤ 大動脈へと注いだ血液は，その後，腹大動脈→総腸骨動脈→内腸骨動脈→臍動脈という経路で胎盤へと戻り，再び母体から酸素と栄養を受け取る．

E 脈管系

19 リンパ系

問題-1 正しいのはどれか.
1. 腸リンパ本幹は右リンパ本幹に注ぐ.
2. 胸管は左静脈角に入る.
3. 右腰リンパ本幹は右リンパ本幹に注ぐ.
4. 右上肢のリンパは胸管に注ぐ.
5. 右下肢のリンパは右リンパ本幹に注ぐ.

> 解法ポイント

リンパの流れ

1. 腸リンパ本幹は**乳び槽を経て胸管**に注ぐ.
2. 胸管は**左静脈角**に入る.
3. 左右の腰リンパ本幹は**乳び槽を経て胸管**に注ぐ.
4. 右上肢のリンパは**右リンパ本幹**に注ぐ.
5. 右下肢のリンパは**乳び槽を経て胸管**に注ぐ.

! ここがポイント

まずリンパの流れを理解しましょう！〔 1-52 参照〕 全身のリンパは最終的に**胸管**か**右リンパ本幹**のどちらかに注ぎますが，それぞれの流入領域にはかなりの偏りがあります．**右上半身のリンパのみ**が**右リンパ本幹**に注ぎ，その他(左上半身，下半身)のリンパは**胸管**に注ぎます〔 1-53 参照〕．右リンパ本幹および胸管は，それぞれ**右静脈角**，**左静脈角**で静脈に合流します．

解答…2

問題-2 リンパ系について誤っているのはどれか． 〔40PM014〕
1. 腸管由来のリンパ液を乳びという.
2. リンパ節は細網組織からなる.
3. 胸管は右側の静脈角に合流する.
4. 脾臓はリンパ系器官の1つである.
5. リンパ管には弁機構が存在する.

> 解法ポイント

リンパ系 ①

1. 腸から吸収された**脂肪**は血管に入らず，小腸粘膜の絨毛にある**毛細リンパ管(乳び管)**から吸収される．このような腸管由来のリンパ液のことを**乳び**という．乳びは**腸リンパ本幹→乳び槽→胸管**を経由して**上大静脈**に注ぎ，組織に達する．
2. リンパ節は**細網組織**からできている．リンパ節の内部は**細網細胞**と**細網線維**がつくる**疎性結合組織**が網の目のようになっており，そのなかに**免疫細胞**が多く分布している．リンパ節は**被膜**に包まれる．被膜に近い部分が**皮質**で，中心部が**髄質**である〔 1-54 参照〕．
3. 胸管は左側の静脈角(**左静脈角**)に合流する．
4. **脾臓**は体内で最大のリンパ器官である．他のリンパ器官としては**リンパ節**，**胸腺**，**骨髄**などがある．

5. リンパ管では静脈のように**弁**が発達し，**リンパの逆流**を防いでいる．特に上下肢のリンパ管で発達している．ただし，毛細リンパ管は単層の内皮細胞からなり，リンパ管にみられるような弁はない．

> **❗ここがポイント**
> リンパ系の主な役割は**リンパ球**を産生・維持し，分配することです．リンパ球は**防御機構**に不可欠な細胞で，**脾臓**，**胸腺**，**骨髄**などのリンパ器官で産生され，蓄えられます．リンパ管が圧迫され，リンパの流れが停滞すると**リンパ浮腫**が起こります．リンパ管には弁がありますが，毛細リンパ管には弁がないことに注意してください．

解答…3

問題-3 リンパ系について正しいのはどれか．2つ選べ．〔53AM057〕
1. 脾臓はリンパ液を濾過する．
2. 胸管は右鎖骨下静脈に流入する．
3. 腸管由来のリンパ液を乳びという．
4. リンパ管には弁機構が存在しない．
5. 右下肢のリンパ液は胸管に流入する．

リンパ系②

解法ポイント

🔍 選択肢マル覚え
1. 脾臓はリンパ液を**濾過しない**．リンパ液を濾過するのは**リンパ節**である．
2. 胸管は**左静脈角**（左内頸静脈と**左鎖骨下静脈**の合流部）に入り，**上大静脈**に流入する．
3. 腸管由来のリンパ液を**乳び**という．腸リンパ本幹を流れるリンパは，吸収された脂肪滴のため白濁しているので**乳び**と呼ばれる．
4. リンパ管には弁機構が存在**する**．リンパ管では静脈のように弁が発達し，リンパの逆流を防いでいる．
5. 右下肢のリンパ液は胸管に流入する．

> **❗ここがポイント**
> 乳びは腸リンパ本幹，乳び槽，胸管を経由して**上大静脈**に注ぎ，組織に達します．右上半身のリンパのみが**右リンパ本管**に注ぎ，その他（左上半身と下半身）のリンパは**胸管**に注ぎます．
> リンパ系に関する問題はよく出題されますので，確実に理解しましょう．

↩ 51PM057，48AM058，46AM057，45PM057，43PM015

解答…3，5

E 脈管系

CHECK LIST

- ☐ 左右の腰リンパ本幹はどこに注ぐ？
  - A. 乳び槽を経て胸管
- ☐ 胸管はどこに入る？
  - A. 左静脈角
- ☐ 右上肢のリンパはどこに注ぐ？
  - A. 右リンパ本幹
- ☐ 右下肢のリンパはどこに注ぐ？
  - A. 乳び槽を経て胸管
- ☐ リンパ節の被膜に近い部分を何という？
  - A. 皮質
- ☐ リンパ節の中心部を何という？
  - A. 髄質
- ☐ 胸管はどこから起こる？
  - A. 乳び槽
- ☐ 乳び槽で合流するリンパ管は？
  - A. 左右の腰リンパ本幹と，腸リンパ本幹

- ☐ 腸管由来のリンパ液を何という？
  - A. 乳び
- ☐ リンパ節はどんな細胞からできている？
  - A. 細網組織
- ☐ リンパ節は何に包まれている？
  - A. 被膜
- ☐ 体内で最大のリンパ器官は？
  - A. 脾臓
- ☐ 4つのリンパ系器官は？
  - A. 脾臓，リンパ節，胸腺，骨髄
- ☐ リンパ管内でリンパの逆流を防いでいる機構は？
  - A. 弁機構
- ☐ リンパの流れが滞留すると何が起こる？
  - A. リンパ浮腫

Summaries …要点を覚えよう！

1-52 リンパ系の概観

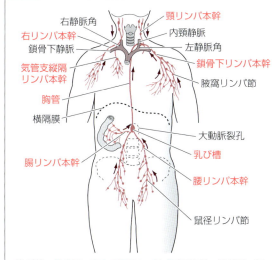

全身のリンパは毛細リンパ管から浅層にある浅リンパ管と深層にある深リンパ管に集められ，合流して太いリンパ本幹（腰リンパ本幹，腸リンパ本幹，気管支縦隔リンパ本幹，鎖骨下リンパ本幹，頸リンパ本幹）となります．これらのリンパ本幹は，最終的に胸管か右リンパ本幹のどちらかに集められます．胸管は左静脈角（左内頸静脈と左鎖骨下静脈の合流部）に注ぎ，右リンパ本幹は右静脈角（右内頸静脈と右鎖骨下静脈の合流部）に注ぎ，静脈系に合流します．

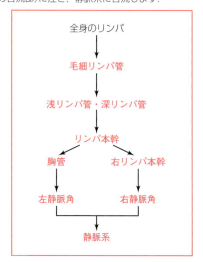

乳び槽：袋状で，左右の腰リンパ本幹（下腹部，骨盤部，下肢からのリンパ）と腸リンパ本幹（消化管からのリンパ）が合流し，胸管に続きます．乳び槽の位置は第2腰椎の高さに相当します．

Summaries …要点を覚えよう！

1-53 胸管と右リンパ本幹への流入域

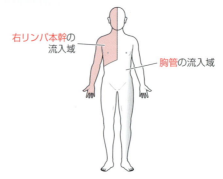

- 赤色の部分は右リンパ本幹の流入域で，それ以外が胸管の流入域です．
- 右リンパ本管は 1～3 cm の短いリンパ本幹で，右上半身のリンパを集め，右静脈角で静脈に合流します．
- 胸管は 35～40 cm の最大のリンパ本幹で，左上半身，下半身のリンパを集め，胸腔内で脊柱の前面を上行して左静脈角で静脈に合流します．胸管は乳び槽から起こります．

1-54 リンパ節の構造

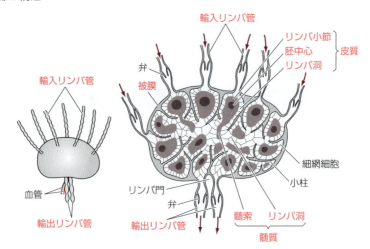

- リンパ節は直径 1～25 mm のそら豆形のリンパ器官です．リンパ節は被膜に包まれており，被膜に近い部分が皮質（リンパ小節，胚中心，リンパ洞）で，中心部が髄質（髄索，リンパ洞）と呼ばれます．
- リンパ節には輸入リンパ管と輸出リンパ管が出入りします．
- リンパはリンパ洞をゆっくり流れます．

F 内臓諸器官

20 口腔・舌・咽頭・食道

問題-1 正しいのはどれか．2つ選べ．
1. 口唇，歯列，頬で囲まれた空間を固有口腔という．
2. 口蓋の後半部を硬口蓋という．
3. 口峡は口腔と咽頭との境である．
4. 口蓋帆は軟口蓋の前方にある．
5. 固有口腔の上壁は口蓋である．

解法ポイント

口腔 ①

1. **口唇**，**歯列**，**頬**で囲まれた馬蹄形の空間を**口腔前庭**という．
2. 口蓋の前 2/3 を**硬口蓋**，後 1/3 を**軟口蓋**という．
3. 左右の口蓋舌弓・口蓋咽頭弓と舌根で囲まれる部分を**口峡**といい，**口腔**と**咽頭**の境となる．
4. 口蓋帆は軟口蓋の**後方**にある．口蓋帆の正中部には後下方に垂れる**口蓋垂**がある．
5. 固有口腔の上壁が**口蓋**で，**鼻腔**との境となる．

 ここがポイント

口腔は上下の**歯列弓**と**歯肉**によって前方の**口腔前庭**と後方の**固有口腔**に分けられます．固有口腔の上壁は**口蓋**で鼻腔との境になり，下壁（口腔底）は主として**舌**で占められています．

口蓋は前 2/3 の**硬口蓋**と後 1/3 の**軟口蓋**に分けられます．軟口蓋の後部を**口蓋帆**といい，その正中部には**口蓋垂**があります．口蓋帆からは**口蓋舌弓**と**口蓋咽頭弓**という2つの粘膜ヒダが外下方に向かって弓状に走ります．口蓋舌弓と口蓋咽頭弓との間の凹みを**扁桃窩（口蓋扁桃）**といいます〔 **1-55** ▶参照〕．

解答…3, 5

問題-2 正しいのはどれか．
1. 舌の背側面には舌乳頭がある．
2. 口腔両側には梨状陥凹がある．
3. 口蓋扁桃は口峡の上壁にある．
4. 口蓋前方部は軟口蓋である．
5. 咽頭は第1胸椎部で食道に移行する．

解法ポイント

口腔 ②

1. 舌の背側面には4種類の**舌乳頭**がある〔 **1-56** ▶参照〕．
2. 口腔の両側には**口蓋扁桃**がある．梨状陥凹は**咽頭**の両側にあるくぼみである．
3. 口蓋扁桃は，口峡の側壁で**口蓋舌弓**と**口蓋咽頭弓**の間にある．
4. 口蓋の前 2/3 は上顎骨と口蓋骨からなる**硬口蓋**で，後 1/3 は**軟口蓋**である．
5. 咽頭は**第6頸椎**の高さで食道に移行する．

 ここがポイント

口峡峡部は口腔と咽頭口部の境をなす開口部の総称です．外側の境界は**口蓋舌弓**で，上方の境界が**軟口蓋**，下方の境界が舌の**分界溝**(注)です．舌背の後部が上昇すると同時に軟口蓋が下降し，合わせて左右

の口蓋舌弓が正中部に近づくことによって，口峡峡部が狭くなります．
注）分界溝は舌背にあって，舌の口腔部（前2/3）と咽頭部（後1/3）を区分します．

解答…1

問題-3 口腔で正しいのはどれか．〔54PM057〕
1. 口蓋の後方を硬口蓋という．
2. 口峡は口腔と喉頭の境である．
3. 口腔粘膜は重層扁平上皮からなる．
4. 舌根に舌乳頭がある．
5. 舌背に舌小帯がある．

解法ポイント

口腔③

1. 口蓋の前2/3を**硬口蓋**，後1/3を**軟口蓋**という．
2. 口峡は口腔と**咽頭**の境である．
3. 口腔粘膜は**重層扁平上皮**からなる．
4. 舌乳頭は舌の**背側（舌体）**にある．
5. 舌小帯は**舌下面**にある．

解答…3

問題-4 舌について正しいのはどれか．2つ選べ．
1. 舌は舌体と舌根に分けられる．
2. 舌根は口峡の上壁である．
3. 舌筋は平滑筋である．
4. 舌筋は舌下神経支配である．
5. 味覚は三叉神経支配である．

解法ポイント

舌

1. 舌は前2/3の**舌体**と後1/3の**舌根**に分けられる．舌体の前端を**舌尖**という．
2. 左右の口蓋舌弓・口蓋咽頭弓と舌根で囲まれる部を**口峡**という．舌根は口峡の下壁である．口峡は**口腔**と**咽頭**の境である．
3. 舌筋は舌の実質をつくる**横紋筋**で，**内舌筋**と**外舌筋**に分けられる．
4. 舌筋はすべて**舌下神経支配**である．
5. 舌前2/3の味覚は**顔面神経**，舌後1/3の味覚は**舌咽神経**によって支配される．

❗ **ここがポイント**
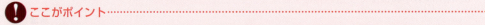
舌は口腔底にある大きな筋性の塊で，表面は粘膜に覆われ，咀嚼，嚥下，発声，味覚に関与します．
舌筋は内舌筋と外舌筋に大別されますが，すべて舌下神経支配です〔1-57▶参照〕．

解答…1, 4

問題-5 咽頭について正しいのはどれか．2つ選べ．
1. 咽頭は上方が広く，下方が狭い．
2. 咽頭は直接気管とつながる．
3. 咽頭腔は口部と喉頭部からなる．
4. 咽頭壁の筋層は平滑筋組織である．
5. 咽頭は頭蓋底の下から第6頸椎の高さにまでわたる．

咽頭

1. 咽頭は漏斗状に上方が広く，下方が狭くなっている．
2. 咽頭と気管の間に喉頭があるため，咽頭と気管は直接つながらない．
3. 咽頭腔は上方から鼻部，口部，喉頭部の3部に分けられる．
4. 咽頭壁の筋層は横紋筋組織である．縦走する内層筋と輪走する外層筋の2層からなる．
5. 咽頭は頭蓋底の下から第6頸椎の高さまでの約12 cmの管状器官である．

ここがポイント

咽頭は上方の鼻腔，口腔と，下方の喉頭，食道の間にあり，消化管系と呼吸器系の通路(消化管と気道)が交叉する共通路です．咽頭腔は鼻部，口部，喉頭部の3部に分けられます〔 1-58 参照〕．

解答…1, 5

問題-6 食道について正しいのはどれか．

1. 食道は第4頸椎の高さから始まる．
2. 食道は気管分岐部の背側で広くなる．
3. 食道は気管の前方を走行する．
4. 食道粘膜は円柱上皮である．
5. 食道は3層からなる．

食道

1. 食道は第6頸椎の高さから始まり，第11胸椎の高さで胃に移行する．
2. 食道には3つの生理的狭窄部位がある．気管分岐部(大動脈狭窄部位)は大動脈と左気管支が交叉するため食道が圧迫されて狭くなっている．
3. 食道は気管のすぐ後方を走行する．
4. 食道粘膜は重層扁平上皮である．円柱上皮は胃でみられる．
5. 食道は粘膜，筋層，線維膜の3層からなる．

ここがポイント

食道は咽頭と胃をつなぐ約25 cmの消化管です．食道は頸部，胸部，腹部の3部に分けられます．食道には3つの生理的狭窄部位(輪状軟骨狭窄部，大動脈狭窄部，横隔膜狭窄部)があります〔 1-59 参照〕．

解答…5

CHECK LIST

- □ 口腔の前方を何という？
  - A. 口腔前庭
- □ 口腔の後方を何という？
  - A. 固有口腔
- □ 口蓋の前 2/3 を何という？
  - A. 硬口蓋
- □ 口蓋の後 1/3 を何という？
  - A. 軟口蓋
- □ 左右の口蓋舌弓，口蓋咽頭弓，舌根で囲まれる部分を何という？
  - A. 口峡
- □ 口峡は何の境となっている？
  - A. 口腔と咽頭
- □ 軟口蓋の後部を何という？
  - A. 口蓋帆
- □ 口蓋帆の正中部には何がある？
  - A. 口蓋垂
- □ 舌はどのように分けられる？
  - A. 舌根と舌体（舌尖）
- □ 舌根は何の下壁になっている？
  - A. 口峡
- □ 舌筋はどんな筋？
  - A. 横紋筋
- □ 咽頭の両側にあるくぼみを何という？
  - A. 梨状陥凹
- □ 口峡の側壁で口蓋舌弓と口蓋咽頭弓の間にあるのは？
  - A. 口蓋扁桃
- □ 舌筋を支配している神経は？
  - A. 舌下神経
- □ 喉頭は何と何の間にある？
  - A. 咽頭と気管
- □ 咽頭腔はどんな部分に分けられる？
  - A. 鼻部，口部，喉頭部
- □ 咽頭壁の筋層はどんな組織でできている？
  - A. 横紋筋
- □ 食道はどの高さから始まりどの高さで終わる？
  - A. 第 6 頸椎から始まり第 11 胸椎の高さで胃に移行する
- □ 食道の長さは？
  - A. 約 25 cm
- □ 食道に 3 つある狭窄部を何という？
  - A. 生理的狭窄部位
- □ 食道と気管の位置関係はどうなっている？
  - A. 食道が気管の後方を走行する
- □ 食道粘膜は何に覆われている？
  - A. 重層扁平上皮
- □ 食道を構成する 3 層とは？
  - A. 粘膜，筋層，線維膜

Summaries …要点を覚えよう！

1-55 口腔

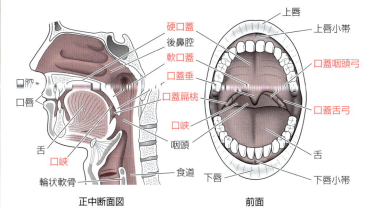

正中断面図　　前面

- **口腔前庭**：歯列弓，歯肉より前方の部分
- **固有口腔**：歯列弓，歯肉より後方の部分．上壁は口蓋，下壁は舌で占められます．
- **硬口蓋**：口蓋の前2/3
- **軟口蓋**：口蓋の後1/3
- **口蓋垂**：軟口蓋の後部にあり，口蓋帆の正中部に位置
- **口蓋扁桃（扁桃窩）**：口蓋舌弓と口蓋咽頭弓の間のくぼみ
- **口峡**：口蓋舌弓，口蓋咽頭弓と舌根で囲まれる部分．口腔と咽頭の境

1-56 舌の上面

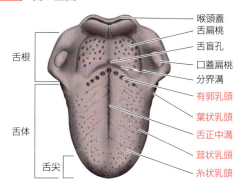

舌の上面（舌背）は**舌根**，**舌体（舌尖）**に区分され，舌体の正中には**舌正中溝**があります．また舌根と舌体の境界には**分界溝**があり，その中ほどに**舌盲孔**があります．

舌体には，多数の**舌乳頭**が存在し，その形態によって**糸状乳頭**，**茸状乳頭**，**葉状乳頭**，**有郭乳頭**の4種類に分類されます．このうち，味覚器である**味蕾**は，茸状乳頭，葉状乳頭，有郭乳頭に存在しています（糸状乳頭には味蕾はありません）．

1-57 舌筋

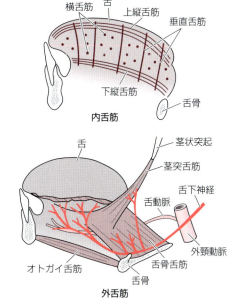

内舌筋

外舌筋

〔伊藤隆・著，高野廣子・改訂：解剖学講義 第3版．p.579，南山堂，2012 より引用〕

舌筋には**内舌筋**と**外舌筋**の2つがあります．
- **内舌筋**：舌内に起始・停止がある筋群．**舌の形**を変える筋として作用します．
  ① **上縦舌筋**：舌背を前後に走る筋
  ② **下縦舌筋**：舌下部を前後に走る筋
  ③ **横舌筋**：舌の中部を横断して走る筋
  ④ **垂直舌筋**：オトガイ舌筋の外側を垂直方向に走る筋
- **外舌筋**：茎状突起，下顎骨，舌骨から起こり，舌内部に放散する筋群．**舌の位置**を変える筋として作用します．**茎突舌筋**，**オトガイ舌筋**，**舌骨舌筋**の3つがあります．

Summaries …要点を覚えよう！

1-58 咽頭

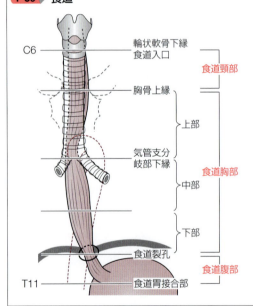

咽頭は頭蓋底の下から第 6 頸椎の高さまでの約 12 cm の管状器官で，鼻腔，口腔，喉頭の後ろにあります．

咽頭は上から咽頭鼻部，咽頭口部，咽頭喉頭部の 3 つに分けられます．

- 咽頭鼻部：最上端で鼻腔とつながり，両側壁に耳管咽頭口が開口する．
- 咽頭口部：口蓋から舌骨までの高さの部分．口峡から口腔に通じる．
- 咽頭喉頭部：舌骨の高さより下方．前下方で喉頭腔に通じ，下端は食道に続く．

1-59 食道

- 食道は第 6 頸椎の高さから横隔膜の食道裂孔を貫いて第 11 胸椎の高さで胃の噴門部に至るまでの長さ約 25 cm の消化管で，頸部，胸部，腹部の 3 部に分けられます．
- 食道の粘膜は，重層扁平上皮で覆われています．筋層は上 1/3 が骨格筋，下 2/3 が平滑筋でできており，蠕動運動を行って食塊を胃に運びます．
- 食道には，① 輪状軟骨狭窄部，② 大動脈狭窄部，③ 横隔膜狭窄部の 3 つの生理的狭窄部位があります．

基礎医学 21 　胃

F　内臓諸器官

問題-1　胃について正しいのはどれか.

1. 食道と胃の接合部が幽門である．
2. 回盲弁は小腸から胃への逆流を防ぐ．
3. 胃体の下端部を胃底という．
4. 噴門部から小彎の角切痕までの部分を胃体という．
5. 胃の上縁を大彎と呼ぶ．

胃①

1. 胃の入口が **噴門** で，出口が **幽門** である．噴門は **第 11 胸椎の左側** に位置し，幽門は **第 1 腰椎の右側** に位置する．
2. 胃の出口である幽門には **幽門括約筋** があり，小腸（十二指腸）から胃への逆流を防いでいる．大腸から小腸への逆流を防いでいるのが **回盲弁** である．
3. 胃体の **上端** 部を **胃底** という．胃底は **上方の横隔膜** と接している．
4. 胃体の定義は，**噴門部** から **小彎の角切痕** までの部分である．
5. 胃の上縁を **小彎** といい，下縁を **大彎** という．下縁は上縁の **4～5 倍** の長さである．

❗ここがポイント
胃の構造については 1-60 を参照してください．

解答…4

問題-2　胃について誤っているのはどれか.

1. 胃は大網の前腹壁のすぐ後ろにある．
2. 粘膜表面にはヒダがある．
3. 胃には 3 層の筋層がある．
4. 筋層の最内層には斜走筋がある．
5. 噴門腺にはガストリンを分泌する G 細胞が多い．

胃②

1. 胃は **大網の前腹壁** の後方に位置する．
2. 粘膜には多くの縦走する **胃粘膜ヒダ** がある．胃が拡張するとヒダは消失する．
3. 胃の筋層は 3 層の **平滑筋層** からなる．
4. 胃の筋層の最内層には **平滑筋** の **斜線維（斜走筋）** がある．
5. ガストリンというホルモンを分泌する G 細胞が多いのは **幽門腺** である．ガストリンは食物が胃に入ると分泌され，**壁細胞** と **主細胞** の分泌機能を活性化する．

❗ここがポイント
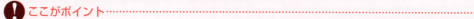
　胃の外表面は **腹膜** で覆われます．胃の前壁と後壁を覆う腹膜は，上方では **小彎** に付着して **小網** となり **肝臓** に達し，下方では **大彎** に付着して下行し **大網** を形成します〔 1-61 参照〕．胃は **粘膜**，**筋層**，**線維層（漿膜）** の 3 層からなり〔 1-62 参照〕，さらに胃の筋層は **縦走筋層**，**輪走筋層**，**斜走筋層** という 3 層の **平滑筋** からできています．これにより，胃はさまざまな方向に収縮することができます．

縦走筋層：食道の外縦筋層から続く，縦走する平滑筋からなる縦（筋）層で，特に **小彎** と **大彎** に沿って発達する．

輪走筋層：筋線維は胃を取り囲むように走り，筋層のうちで最もよく発達している．幽門で特に発達

し，幽門括約筋を形成する．
斜走筋層：噴門の左側から前壁と後壁を放射状に斜め下方に向かう．

解答…5

問題-3 胃で誤っているのはどれか．〔41PM017〕
1. 噴門には括約筋がある．
2. 胃底は横隔膜と接する．
3. 粘膜には胃粘膜ヒダがある．
4. 大網は前腹壁のすぐ後ろにある．
5. 最内層には斜走筋がある．

解法ポイント

胃③
 ここがポイント
胃の入り口である噴門には括約筋がなく，胃の出口である幽門には括約筋があります．

解答…1

問題-4 胃の解剖について正しいのはどれか．〔52PM058〕
1. 胃底は胃の下方をいう．
2. 胃の左縁を小彎という．
3. 食道と胃の境に噴門が位置する．
4. 大彎は肝胃間膜によって肝臓と結合している．
5. 胃酸を分泌する腺は幽門前庭に多くみられる．

解法ポイント

胃④

1. 胃底は胃の上方をいう．
2. 胃の右縁を小彎という．
3. 食道と胃の境に噴門が位置する．
4. 小彎は小網の肝胃間膜によって肝臓と結合している．
5. 胃液を分泌する固有胃腺（胃底腺）は胃底および胃体部に多くみられる．

 ここがポイント
胃腺には①固有胃腺（胃底腺ともいう），②噴門腺，③幽門腺の3種類があります．固有胃腺は胃体および胃底に分布する管状腺で，主細胞，傍細胞（壁細胞ともいう），副細胞からなります．主細胞はペプシノゲンを，傍細胞は塩酸を，副細胞は粘液を分泌します．噴門腺と幽門腺はそれぞれ噴門部と幽門部にある管状腺で，主として粘液の分泌を行います．

解答…3

 CHECK LIST

□ 胃の入口を何という？
　A. 噴門
□ 胃の出口を何という？
　A. 幽門
□ 噴門はどこに位置する？
　A. 第11胸椎（の左側）

□ 幽門はどこに位置する？
　A. 第1腰椎（の右側）
□ 幽門括約筋の役割は？
　A. 小腸から胃への逆流防止
□ 胃体の上端部を何という？
　A. 胃底

- □ 胃底は何と接している？
  - A. 上方の横隔膜
- □ 胃の上縁を何という？
  - A. 小彎
- □ 胃の下縁を何という？
  - A. 大彎
- □ 胃は何の後方に位置する？
  - A. 大網の前腹壁
- □ 胃粘膜に特徴的なことは？
  - A. 多くの縦走する胃粘膜ヒダがある
- □ 胃の筋層はどのような構造になっている？
  - A. 縦走筋層・輪走筋層・斜走筋層の3層の平滑筋層からなる
- □ 胃の筋層の最内層には何がある？
  - A. 斜走筋
- □ 幽門部でガストリンを分泌する細胞は？
  - A. G細胞

Summaries …要点を覚えよう！

1-60 胃の構造

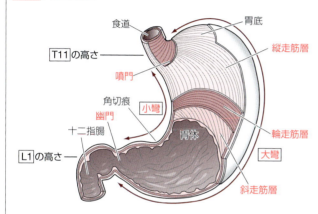

- 胃は第11胸椎の高さにある噴門で食道からつながり、第1腰椎の高さにある幽門で十二指腸へと続きます．
- 胃は左側に膨らんだ形をしており、長い左側の縁を大彎、短い右側の縁を小彎と呼びます．
- 噴門部から左上方に膨らんだ部分は胃底で、胃の本体部分は胃体と呼ばれます．
- 噴門と幽門の間は上方から胃底部、胃体部、幽門部の3つに分けられます．角切痕は小彎側にあるくびれで、ここが胃体部と幽門部の境目になっています．
- 胃の容量は個体差もありますが、およそ1,200〜1,500 mLといわれています．

1-61 胃と腹膜

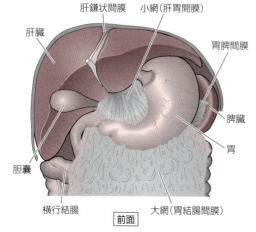

- 胃の外表面はすべて腹膜で覆われています．
- 胃の小彎は小網(肝胃間膜)によって肝臓と連絡しています．大網と呼ばれる巨大な腹膜が臍の下方まで垂れ下がり、横行結腸と連結して、横行結腸間膜へと移行します．

1-62 胃壁の構造

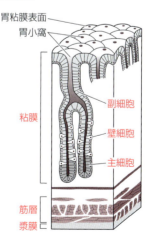

- 胃壁は粘膜、(平滑)筋層、漿膜の3層に分けられます．
- 胃粘膜には粘液を分泌する副細胞、塩酸を分泌する壁細胞、ペプシノゲンを分泌する主細胞があり、それぞれの分泌液は胃粘膜表面の胃小窩から分泌されます．

F 内臓諸器官

22 小腸・大腸

問題-1 小腸について誤っているのはどれか．
1. 小腸は3部に分けられる．
2. 腸間膜小腸の前半部を回腸という．
3. 回腸は空腸より長い．
4. 小腸の長さは約6mである．
5. 十二指腸には総胆管が開口する．

解法ポイント

小腸①

1. 小腸は口側から**十二指腸→空腸→回腸**の3部に分けられる．
2. 空腸と回腸は腸間膜で固定されているため**腸間膜小腸**と呼ばれる．口側の2/5は**空腸**で，残り3/5は**回腸**である．
3. **回腸**は**空腸**より長い．
4. 小腸の長さ＝**十二指腸（約25cm）＋空腸，回腸（約6m）**である．
5. 肝臓で生成された**胆汁**は胆嚢で貯えられ，水分が吸収されて5～10倍に濃縮される．胆汁は胆嚢から**胆嚢管**と**総胆管**を経て，(主)膵管とともに**大十二指腸乳頭**で十二指腸に送られる〔 1-63 参照〕．

❗ **ここがポイント**
　小腸は胃に続く細長い消化管で，腸間膜をもたない**十二指腸**と，腸間膜をもつ**空腸**と**回腸**からなります．空腸，回腸は**腸間膜小腸**と呼ばれます．空腸と回腸の間に明確な境はありませんが，腹腔内で空腸は**左上部**にあり，回腸は**右下部**に位置します．
　小腸は**食物を消化**して**栄養分を吸収**します．栄養分の**90％**は**小腸**から吸収され，残りの**10％**は**大腸**から吸収されます．

解答…2

問題-2 小腸について誤っているのはどれか．
1. 小腸は粘膜・筋層・漿膜の3層からなる．
2. 小腸の壁の粘膜は半月ヒダである．
3. 小腸の筋層の間や粘膜下組織に神経叢がある．
4. 小腸の腸腺は絨毛の間に開口する．
5. 回腸と盲腸の移行部には弁がある．

解法ポイント

小腸②

1. 小腸は**粘膜，筋層，漿膜**の3層からなる．
2. 小腸の粘膜には内腔に向かって突隆する**輪状ヒダ**がみられる．このヒダにより吸収面が大きくなる．なお，半月ヒダは**結腸の壁の粘膜**でみられる．
3. 小腸の筋層の間や粘膜下組織に**神経叢**がある．
4. 小腸の粘膜の表面には**腸絨毛**があり，その間に**腸腺**が開口する．
5. 回腸と盲腸の移行部には**回盲弁**があり，この弁により回腸から盲腸への内容物の流入を調節している．

❗ **ここがポイント**
　小腸は**粘膜，筋層，漿膜**の3層からなります．小腸の粘膜には**輪状ヒダ**があり，それぞれの輪状ヒ

ダに腸絨毛が生えているため吸収面積は 200 m² にも達します〔1-64 参照〕．
　腸絨毛の中心部の粘膜固有層には毛細血管網が存在し，吸収された栄養分はここから門脈系に運ばれます．さらに，腸絨毛の中央には乳び管と呼ばれる終末リンパ管が分布しています．乳び管は，脂肪，蛋白複合体のような毛細血管には入れない巨大な物質を輸送します．このような物質（大量の脂肪を含み，リンパが乳のように白く濁っているので乳びといいます）は胸管を経て，最終的に静脈系に入ります．

解答…2

問題-3 大腸について正しいのはどれか．
1. 大腸は 2 部に分けられる．
2. 成人の大腸の長さは 0.5 m である．
3. 結腸は 3 部に分けられる．
4. 盲腸は大腸の一部である．
5. 大腸には輪状ヒダが存在する．

大腸①

1. 大腸は盲腸，結腸，直腸の 3 部に分けられる〔1-65 参照〕．
2. 成人の大腸の長さは約 1.6 m である．
3. 結腸は上行結腸，横行結腸，下行結腸，S 状結腸の 4 部に分けられる．結腸の長さは約 1.5 m である．
4. 盲腸は大腸の始めの部分で，右腸骨窩で腸腰筋の前に位置する．盲腸からは虫垂が突出する．虫垂は長さ 6〜8 cm，直径 6〜10 mm である〔1-66 参照〕．
5. 大腸は粘膜，筋層，漿膜の 3 層からなり，粘膜には半月ヒダがある．

! ここがポイント
　小腸から大腸に移行する回盲孔口には回盲弁があります．回腸末端の筋層の内輪層が括約筋のように回盲孔口を囲み，小腸内容が大腸へ流入するのを調節し，大腸からの逆流を防いでいます．

解答…4

問題-4 大腸について誤っているのはどれか．
1. 大腸には結腸ヒモがある．
2. 横行結腸左端は下行結腸に連なる．
3. 下行結腸は腹腔の左後壁を下る．
4. 腹部消化器のリンパ流は胸管に注ぐ．
5. 腸の静脈血は下大静脈に直接注ぐ．

大腸②

1. 大腸には結腸ヒモと呼ばれる縦走平滑筋が束状に集まったひも状の構造がある〔1-65 参照〕．結腸ヒモには大網ヒモ，間膜ヒモ，自由ヒモの 3 本がある．
2. 横行結腸の左端は下行結腸に連なる．横行結腸は肝臓の下で右結腸曲に始まり，左上方に横走し，脾臓のすぐ下の左結腸曲で下行結腸に移行する．
3. 下行結腸は左結腸曲からほぼ垂直に左腹腔を下行し，左腸骨窩で S 状結腸に移行する．
4. 腹部消化器のリンパは乳び槽に流入し，やがて胸管に注ぐ．
5. 腸の静脈血は下大静脈に直接注がない．上腸間膜静脈や下腸間膜静脈は門脈へ注ぎ，中・下直腸静脈は内腸骨静脈を経由して下大静脈へ注ぐ．

> **！ここがポイント**
> 上行結腸は**右腸骨窩**で**盲腸**に続き，**腹腔後壁の右側**を上行し，肝臓の下の**右結腸曲**で**横行結腸**に移行します．横行結腸は左やや上方に横走し，脾臓のすぐ下の**左結腸曲**で**下行結腸**に移行します．下行結腸はほぼ垂直に腹腔の左後壁を下行し，**左腸骨窩**で**S状結腸**に移行します．S状結腸は**左外腸骨動脈**の前をS状に走行し，**第3仙椎**の高さで直腸に移行します．

解答…5

問題-5 正しいのはどれか．〔43PM018〕
1. 小腸は3部に分けられる．
2. 大腸は2部に分けられる．
3. 結腸は3部に分けられる．
4. 成人の小腸の長さは約2mである．
5. 成人の大腸の長さは約0.5mである．

消化器①

1. 小腸は，①**十二指腸**，②**空腸**，③**回腸**の**3部**に分けられる．
2. 大腸は，①**盲腸**，②**結腸**，③**直腸**の**3部**に分けられる．
3. 結腸は，①**上行結腸**，②**横行結腸**，③**下行結腸**，④**S状結腸**の**4部**に分けられる．
4. 成人の小腸の長さは約**6m**である．
5. 成人の大腸の長さは約**1.6m**である．

解答…1

問題-6 消化管で正しいのはどれか．2つ選べ．〔47AM059〕
1. 胆管は空腸に開口する．
2. 大腸のリンパ流は胸管に注ぐ．
3. 小腸の静脈血は下大静脈に直接注ぐ．
4. 回腸と盲腸との移行部には弁がある．
5. 幽門括約筋は大腸から小腸への逆流を防ぐ．

消化器②

1. 総胆管と膵管は**十二指腸**に開口する．
2. 大腸のリンパ流は①腸リンパ本幹と②左右の腰リンパ本幹が合流してできた乳び槽から**胸管**に注ぐ．
3. 小腸の静脈血は**門脈**によって**肝臓**に注ぐ．
4. 回腸と盲腸との移行部には**回盲弁**があり，大腸から小腸への逆流を防ぐ．
5. 幽門括約筋は**十二指腸**から**胃**への逆流を防ぐ．

解答…2, 4

問題-7 消化器系について正しいのはどれか．〔51AM058〕
1. 食道は気管の前方に位置する．
2. 胃体の下端部を胃底という．
3. 十二指腸は粘膜ヒダに富む．
4. 空腸に続いて回腸がある．
5. 横行結腸右端は下行結腸に連なる．

消化器③

1. 食道は気管の後方に位置する．
2. 噴門部から左上方に膨らんだ部分を胃底という．
3. 十二指腸は輪状ヒダに富む．
4. 空腸に続いて回腸がある．
5. 横行結腸左端は下行結腸に連なる．

解答…4

問題-8 消化器について正しいのはどれか．〔44PM015（類似問題 50AM059）〕
1. 肝臓は横隔膜の直上にある．
2. 小腸は十二指腸と回腸とに分かれる．
3. 胃の肛門側の開口部を噴門という．
4. 大腸は結腸と直腸とに分かれる．
5. 膵臓は胃の後方に位置する．

消化器④

1. 肝臓は横隔膜の直下にある．
2. 小腸は十二指腸，空腸，回腸に分かれる．
3. 胃の肛門側の開口部を幽門という．
4. 大腸は盲腸，結腸，直腸に分かれる．
5. 膵臓は胃の後方に位置する．

解答…5

問題-9 正しいのはどれか．〔42PM016〕
1. 食道は第4頸椎の高さから始まる．
2. 胃の口側を幽門と呼ぶ．
3. 胃の上縁を大弯と呼ぶ．
4. 総胆管は十二指腸に開く．
5. 大腸には輪状ヒダが存在する．

消化器⑤

1. 食道は第6頸椎の高さから始まる．食道は第6頸椎～第11胸椎の高さに位置する．
2. 胃の口側を噴門と呼び，胃の出口を幽門と呼ぶ．
3. 胃の上縁を小弯と呼び，胃の下縁を大弯と呼ぶ．
4. 総胆管は十二指腸に開く．総胆管は(主)膵管とともに十二指腸の大十二指腸乳頭に開口する．
5. 大腸には半月ヒダが存在する．大腸は粘膜，筋層，漿膜の3層からなり，粘膜には半月ヒダがある．

解答…4

問題-10 消化器の解剖で正しいのはどれか．〔54AM055〕
1. 胃の筋層は2層の平滑筋からなる．
2. 空腸は回腸より長い．
3. 食道は3か所の狭窄部をもつ．
4. 十二指腸は腸間膜を有する．
5. 内肛門括約筋は横紋筋からなる．

消化器⑥

解法ポイント

1. 胃の筋層は，①縦走筋層，②輪走筋層，③斜走筋層の3層の平滑筋からなる．
2. 空腸は回腸より短い．
3. 食道には，①輪状軟骨狭窄部，②大動脈狭窄部，③横隔膜狭窄部の3つの生理的狭窄部位がある．
4. 十二指腸は腸間膜をもたない．腸間膜をもつのは空腸と回腸である．
5. 内肛門括約筋は平滑筋からなり，外肛門括約筋は横紋筋からなる．

解答…3

CHECK LIST

- □ 小腸はどのように分けられる？
  - A. 十二指腸，空腸，回腸
- □ 空腸と回腸は何と呼ばれる？
  - A. 腸間膜小腸
- □ 空腸と回腸の長さの比は？
  - A. 2対3
- □ 小腸の長さはおよそどのくらい？
  - A. 約6m〔十二指腸（約25 cm）＋空腸・回腸（約6 m）〕
- □ 十二指腸の大十二指腸乳頭に開口しているのは？
  - A. 総胆管と主膵管
- □ 小腸を形成する3層とは？
  - A. 粘膜，筋層，漿膜
- □ 小腸壁の粘膜にあるヒダは？
  - A. 輪状ヒダ
- □ 小腸の神経叢はどこにある？
  - A. 筋層の間や粘膜下組織
- □ 小腸の腸腺はどこに開口する？
  - A. 絨毛の間
- □ 回腸と盲腸の移行部には何がある？
  - A. 回盲弁
- □ 大腸はどのように分けられる？
  - A. 盲腸，結腸，直腸
- □ 成人の大腸の長さはどれくらい？
  - A. 約1.6 m
- □ 結腸はどのように分けられる？
  - A. 上行結腸，横行結腸，下行結腸，S状結腸
- □ 大腸を形成する3層とは？
  - A. 粘膜，筋層，漿膜
- □ 大腸の粘膜にあるヒダは？
  - A. 半月ヒダ
- □ 大腸にある縦走平滑筋が束状に集まったひも状の構造を何という？
  - A. 結腸ヒモ（大網ヒモ，間膜ヒモ，自由ヒモの3つ）
- □ 横行結腸はどこで下行結腸に移行する？
  - A. 左結腸曲
- □ 下行結腸はどこでS状結腸に移行する？
  - A. 左腸骨窩
- □ 腹部消化器のリンパはどこに注ぐ？
  - A. リンパ本幹となり乳び槽に流入し，胸管に注ぐ
- □ 腸の静脈血はどこに注ぐ？
  - A. 門脈と下大静脈

Summaries …要点を覚えよう！

1-63 十二指腸に開口するもの

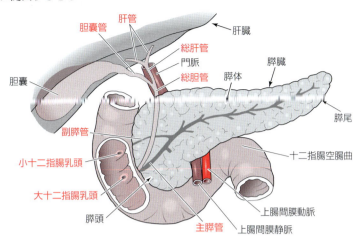

　十二指腸には**主膵管**と**総胆管**が開口しています．この開口部はやや隆起し，**大十二指腸乳頭（ファーター乳頭）**をつくります．開口部は**オッディの括約筋**と呼ばれる平滑筋で輪状に囲まれます．
　大十二指腸乳頭の約2cm上方に**小十二指腸乳頭**がみられ，**副膵管**が開口することがあります．

1-64 小腸の構造

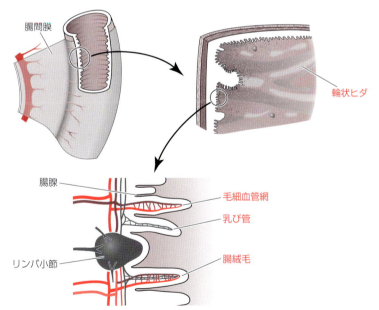

　小腸は**粘膜**，**筋層**，**漿膜**の3層からなります．粘膜には多数の**輪状ヒダ**があるほか，粘膜面には**腸絨毛**と呼ばれる無数の突起があります．
　腸絨毛の中には**毛細血管網**や**乳び管**が存在し，小腸で取り込まれた栄養分を輸送します．

Summaries …要点を覚えよう！

1-65 大腸

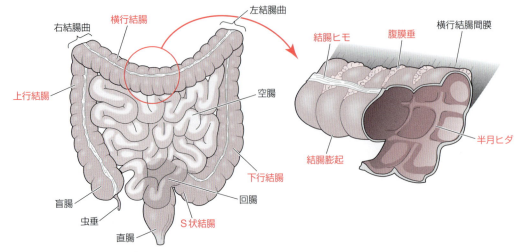

大腸は盲腸，結腸，直腸の3部からなります．

盲腸： 1-66 参照
結腸： 上行結腸（盲腸→右結腸曲），横行結腸（右結腸曲→左結腸曲），下行結腸（左結腸曲→左腸骨窩），S状結腸（左腸骨窩→第3仙椎の高さ）に分かれます．結腸には，結腸ヒモ，結腸膨起，腹膜垂という特徴的な構造が存在します．
　　結腸ヒモ：縦走する平滑筋が3か所に集合したもの
　　結腸膨起：結腸ヒモの間で，袋状に膨らんだ部分
　　腹膜垂　：結腸の外面にある脂肪組織が沈着した腹膜
直腸： 第3仙椎の高さから肛門へ移行

　大腸も小腸と同様に粘膜，筋層，漿膜の3層構造になっています．しかし，大腸内面の粘膜には小腸のような絨毛は存在せず，半月ヒダとなっています．半月ヒダには杯細胞が多数みられ，ここから粘液が分泌されます．

1-66 盲腸

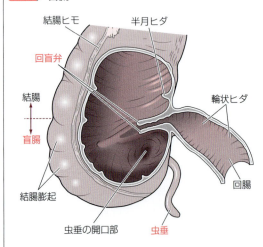

　盲腸は右下腹部の回盲弁より下にある短い袋状の管で，右腸骨窩で腸腰筋の前に位置します．盲腸からは虫垂が突出しています．
　虫垂は長さ6～8 cm，直径6～10 mm です．
　小腸との移行部にある回盲弁は回腸末端の筋層の内輪層が括約筋のように回盲孔口を囲み，小腸内容が大腸へ流入するのを調節し，大腸からの逆流を防いでいます．

F 内臓諸器官

23 肝臓・膵臓・胆嚢

問題-1 肝臓について正しいのはどれか．
1. 左葉は右葉よりも大きい．
2. 肝臓は横隔膜の直下にある．
3. 肝臓の上面に胆嚢が位置する．
4. 肝臓の栄養血管は門脈である．
5. 肝静脈は上大静脈に流入する．

肝臓①

1. 肝臓の**右葉**は**左葉**より厚く，大きい．
2. 肝臓は上面で**横隔膜**と接する．
3. 肝臓（の右葉）の下面に**胆嚢**がある．胆汁は**肝臓**で産生され，**胆嚢**で貯えられる．
4. 肝臓の栄養血管は**固有肝動脈**である．
5. 肝臓内を灌流する血管は**肝静脈**に集められ，**下大静脈**に流入する．

ここがポイント

　肝臓は横隔膜の直下にある最大の実質性器官です．肝臓は**肝鎌状間膜（腹膜ヒダ）**によって**左葉，右葉**に分けられています．左葉は薄く小さく全体の**1/5**であるのに対して，右葉は厚く大きく**4/5**を占めます．肝臓の重量は男性**1,500 g**，女性**1,350 g**（体重の1/40〜1/50）で，肝臓の下面（臓側面）の中央には**肝門**があります〔**1-67** 参照〕．

　肝臓に血液を供給する血管は肝門から入る**固有肝動脈**と**門脈**の2本です．肝血流の約**1/3**は固有肝動脈から，**2/3**は門脈から入ります．固有肝動脈は**大動脈からの酸素に富む動脈血**を肝臓に供給する**栄養血管**であり，門脈は**消化管から吸収された栄養素**を肝臓に運ぶ**機能血管**です．つまり，肝臓は消化管から酸素に乏しく栄養に富む門脈血を受け取るとともに，固有肝動脈から酸素に富み栄養に乏しい血液を受け取ります〔**1-68** 参照〕．

　門脈は肝門を通ったのち，肝臓で**小葉間静脈**となります．その後，肝臓内を灌流する血管は**肝静脈**に集められ，**下大静脈**に流入します．

解答…2

問題-2 肝臓とその脈管系について誤っているのはどれか．〔48PM058（類似問題 40PM017）〕
1. 肝臓は胃の前壁と接する．
2. 肝右葉は左葉より大きい．
3. 肝横隔面上縁は第5肋骨の高さにある．
4. 肝静脈は下大静脈に連なる．
5. 肝臓へ酸素を供給する血管は門脈である．

肝臓②

1. 肝臓は胃の**前壁**と接する．
2. 肝右葉は左葉より**大きい**．
3. 肝横隔面上縁は**第5肋骨**の高さにある．
4. 肝静脈は**下大静脈**に連なる．
5. 肝臓へ酸素を供給する血管は門脈ではなく，**固有肝動脈**である．

解答…5

問題-3 膵臓について正しいのはどれか．

1. 長さは約5cmである．
2. 膵頭は膵尾に比べて細い．
3. 膵尾の端は脾臓に接している．
4. 上大静脈に接している．
5. 膵臓の導管は1つである．

解法ポイント

膵臓①

1. 膵臓は舌状の細い臓器（長さ：**約15cm**，重さ：男性**100g**，女性**90g**）である．
2. 膵臓は**膵頭**，**膵体**，**膵尾**の3部に分けられる．膵頭は膵尾に比べ**太い**．
3. 膵頭はC字状の**十二指腸**に囲まれ，膵体は三角柱状を呈して**第2腰椎**の前を横走し，膵尾は左上方に向かい，尖端は**脾臓**に接する．
4. 膵臓は**下大静脈**に接している．
5. 膵臓の導管は**(主)膵管**と**副膵管**の2本である．膵管は多数の導管を集めて次第に太くなり，総胆管に合流して**大十二指腸乳頭**で十二指腸に開く．副膵管は(主)膵管よりも細く，大十二指腸乳頭の上方2～3cmで**小十二指腸乳頭**に開口する．副膵管は膵臓内で(主)膵管と連絡している．

❗ ここがポイント
膵臓は第1～2腰椎の高さで後腹壁に接し，前面のみが腹膜で覆われている後腹膜臓器です〔**1-69**参照〕．

解答…3

問題-4 膵臓で正しいのはどれか．〔54PM058〕

1. 膵頭は脾臓に接する．
2. 膵尾は十二指腸に接する．
3. 膵管は十二指腸に開口する．
4. 膵体は横行結腸前面を横走する．
5. Langerhans〈ランゲルハンス〉島は膵頭に多く存在する．

解法ポイント

膵臓②

1. 膵頭は**十二指腸**に接する．
2. 膵尾は**脾臓**に接する．
3. 膵管は**十二指腸**に開口する．
4. 膵体は**第2腰椎**の前面を横走する．
5. Langerhans島は**膵尾**に多く存在する．

解答…3

問題-5 胆囊と胆路系について誤っているのはどれか．

1. 胆汁は胆囊で産生され，蓄えられる．
2. 総胆管は大十二指腸乳頭に開く．
3. 胆囊は肝臓の右葉の下面にある．
4. 胆囊の長さはおよそ7～9cmである．
5. 胆汁は胆囊で5～10倍の濃度に濃縮される．

胆嚢・胆路系

ここがポイント

胆汁は肝臓で産生され，肝管(総肝管)と胆嚢管を経て胆嚢に蓄えられます．胆嚢で水分が吸収されて5〜10倍の濃度に濃縮されます．

胆嚢から出る胆嚢管と，肝臓から出る肝管(総肝管)は，合流して総胆管となり，大十二指腸乳頭で十二指腸に開きます〔1-10 参照〕．

解答…1

問題-6 正しいのはどれか． 〔46PM057〕
1. 食道は上行大動脈の腹側にある．
2. 胃底部は横隔膜と接する．
3. 胆嚢は肝臓の頭側に接する．
4. 総肝管は十二指腸に開口する．
5. 膵頭部は脾臓に接する．

食道・胃・膵臓・胆嚢

1. 食道は上行大動脈の背側にある．
2. 胃底部は横隔膜と接する．
3. 胆嚢は肝臓の尾側(下面)に接する．
4. 総胆管は十二指腸に開口する．
5. 膵頭部は十二指腸に接する．膵尾は脾臓に接する．

解答…2

CHECK LIST

- □ 肝臓は何によって左葉，右葉に分けられる？
  - A. 肝鎌状間膜(腹膜ヒダ)
- □ 右葉は肝臓全体のどのくらいの大きさを占める？
  - A. 4/5(80%)
- □ 肝臓はどこに位置する？
  - A. 腹腔の右側，横隔膜の直下
- □ 胆嚢はどこに位置する？
  - A. 肝右葉の下面
- □ 肝臓に血液を供給するのは？
  - A. 固有肝動脈と門脈
- □ 門脈は肝臓に入り，何になる？
  - A. 小葉間静脈
- □ 肝静脈はどこに注ぐ？
  - A. 下大静脈
- □ 膵臓が接している静脈は？
  - A. 下大静脈
- □ 膵臓の2本の導管は何？
  - A. (主)膵管と副膵管
- □ 副膵管はどこに開口する？
  - A. 小十二指腸乳頭
- □ 胆汁はどこで産生される？
  - A. 肝臓
- □ 胆嚢管と(総)肝管は合流して何と呼ばれる？
  - A. 総胆管
- □ (主)膵管，総胆管は合流して，どこに開口する？
  - A. 大十二指腸乳頭

Summaries …要点を覚えよう！

1-67 肝臓

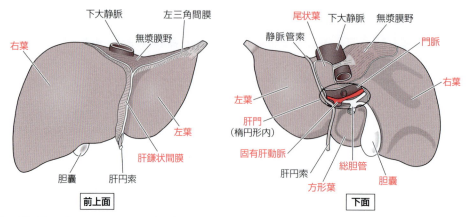

前上面／下面

　肝臓の上縁は第5肋骨の高さにあり，肝臓の上面は横隔膜に接します．肝臓の下面は胃，十二指腸，横行結腸，腎臓などがあるため，上面に比べて凹凸があります．
　肝臓を上面からみると，肝鎌状間膜によって右葉と左葉に分かれています．下面からみると浅い溝が存在し，これにより右葉，方形葉，尾状葉，左葉の4つに区分されます．肝臓の下面には肝門と呼ばれるくぼみがあり，ここから固有肝動脈（←総肝動脈←腹腔動脈←腹大動脈）と門脈の2つの血管と，総胆管を合わせた3つの管が入ります．右葉と方形葉の間に胆嚢が位置します．

1-68 肝臓の血管系

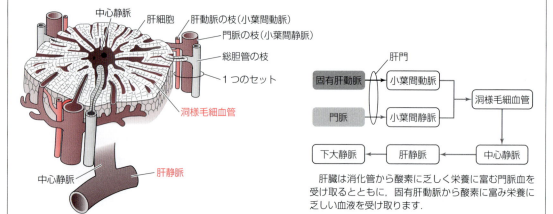

肝臓は消化管から酸素に乏しく栄養に富む門脈血を受け取るとともに，固有肝動脈から酸素に富み栄養に乏しい血液を受け取ります．

　1-67 で述べたとおり，肝臓には肝門から2つの血管（固有肝動脈と門脈）と総胆管が入ります．この3つの管はセットとなり，肝細胞とその間を通る洞様毛細血管が放射状に並ぶ肝小葉と呼ばれる単位まで続きます．上記の2つの血管は，それぞれ小葉間動脈（←固有肝動脈），小葉間静脈（←門脈）へと注ぎ，そこを灌流してきた血液は肝小葉の周辺部で合流して，洞様毛細血管に流れ込み，その後，中心静脈→肝静脈へと流れていきます．
　肝臓から出る唯一の血管は肝静脈です．肝静脈は肝臓内で小静脈が次第に合流して最終的に3本の肝静脈（左肝静脈，中肝静脈，右肝静脈）となり，肝臓から出ます．肝静脈は横隔膜の腱中心のすぐ下で下大静脈に注ぎます．

1-69 膵臓

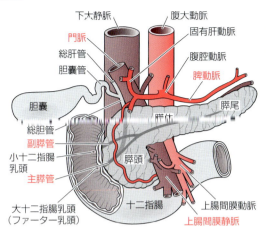

図のように、膵頭はC字状の十二指腸に囲まれています。膵体は第2腰椎の前を横走します。膵尾は左上方に向かい、尖端は脾臓に達します。膵臓には(主)膵管と副膵管の2本の導管があります。

1-70 胆嚢と胆路系

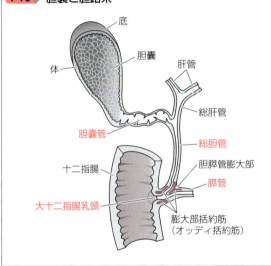

▶ 胆嚢

肝臓で産生された胆汁を蓄える器官で、容量が70 mLほどのナス型の袋状をしています。胆汁は胆嚢で水分を吸収され5～10倍に濃縮されます。

▶ 胆路系

胆嚢に蓄えられた胆汁は、胆嚢管、総胆管を経て膵管と合流し、大十二指腸乳頭で十二指腸に送られます。大十二指腸乳頭は膨大部括約筋（オッディ括約筋）によって輪状に囲まれ、胆汁や膵液の流量が調節されています。

24 呼吸器

F 内臓諸器官

問題-1 誤っているのはどれか．
1. 上気道は鼻腔から咽頭までをいう．
2. 下気道は気管より末梢部をいう．
3. 気管支は下気道に含まれる．
4. 呼吸器系は発生学的に消化器系と同じ原基から生じる．
5. 適切な温度・湿度になって空気が肺に入る．

解法ポイント

呼吸器①

1. 上気道は**鼻腔**から**喉頭**までをいう．
2. 下気道は**気管**より**末梢部（呼吸細気管支まで）**をいう．
3. 気管支は喉頭より末梢にあるので**下気道**に含まれる．
4. 呼吸器系と消化器系は発生学的に同じ原基から生じ，密接な関係にある．咽頭は**消化器系**と**呼吸器系**の共通の通り道になっている．
5. 吸入した空気の**浄化**，**加温**，**加湿**は気道全域を通して行われる．

⚠ ここがポイント

呼吸器系は**呼吸（外呼吸）**によって外気から酸素を取り込み，体内で生じる二酸化炭素を外気に排出する器官系です．

呼吸器系は**鼻**，**鼻腔**，**副鼻腔**，**咽頭**，**喉頭**，**気管**，**気管支**，**肺**からなります．このうち鼻から気管支までの空気の通り道を**気道**といい，鼻から喉頭までを**上気道**，気管から呼吸細気管支を**下気道**といいます．

吸入された空気は**気道上皮**によって異物や病原体が除かれ，加温，加湿が行われ，肺胞に達します．

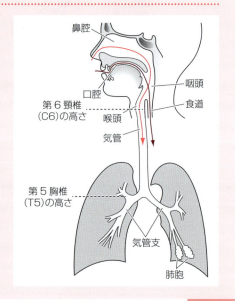

解答…1

問題-2 呼吸器について正しいのはどれか． 〔48AM059〕
1. 咽頭は第7頸椎（C7）〜第8頸椎（C8）の高さにある．
2. 輪状軟骨は弾性軟骨である．
3. 成人の咽頭から気管支までの距離は20〜25 cmである．
4. 気管の延長線に対する気管支の分岐角度は右より左のほうが大きい．
5. 終末細気管支は肺胞に開口する．

呼吸器 ②

1. 咽頭は**頭蓋底**から始まり，**第6頸椎（C6）レベル**で気管または食道へ移行する．
2. 輪状軟骨は**硝子軟骨**である．
3. 咽頭から気管支までの距離は約**10 cm**である．
4. 気管の延長線に対する気管支の分岐角度は**右より左のほうが大きい**．
5. 肺胞に開口するのは**呼吸細気管支**である（気管→主気管支→葉気管支→区域気管支→細気管支→終末細気管支→呼吸細気管支→肺胞管→肺胞嚢→肺胞へと分枝する）．

解答…4

問題-3 正しいのはどれか．2つ選べ．〔42PM017（類似問題 41PM016）〕
1. 左肺は3葉，右肺は2葉に分かれる．
2. 気管支は心臓の前面に位置する．
3. 気管は食道の前面にある．
4. 右気管支の分岐角は左気管支の分岐角より大きい．
5. 横隔膜は右側が左側より高い．

呼吸器 ③

1. 左肺は**2**葉，右肺は**3**葉に分かれる．
2. 気管支は心臓の**後面**に位置する．
3. 気管は食道の**前面**にある．
4. 右気管支の分岐角は左気管支の分岐角より**小さい**．右気管支は太く，短く，傾斜が急である．
5. 横隔膜は肝臓があるため，右側が左側より**高い**．横隔膜の位置は右が第5肋軟骨の上縁，左が下縁の高さにある．

解答…3, 5

問題-4 呼吸器について正しいのはどれか．〔49PM058 を改変〕
1. 上気道とは鼻腔から喉頭までのことをいう．
2. 終末細気管支分岐の次は肺胞である．
3. 気管支は右より左のほうが太く短い．
4. 輪状軟骨は弾性軟骨である．
5. 右肺門は左より高位である．

呼吸器 ④

1. 上気道とは**鼻腔**から**喉頭**までのことをいう．下気道は気管から呼吸細気管支までをいう．
2. 終末細気管支分岐の次は**呼吸細気管支**である．
3. 気管支は**左**より**右**のほうが太く短い．右気管支は左気管支より太く，短く，急峻であるため異物が入りやすい．
4. 輪状軟骨は**硝子軟骨**である．

5. 左肺門は右肺門より高位である．

!ここがポイント……
　甲状軟骨，輪状軟骨，披裂軟骨は硝子軟骨で，喉頭蓋軟骨は弾性軟骨です．肺門は主気管支，脈管（肺動静脈，気管支動静脈，リンパ管），神経が肺に出入りする部分で，肺内側面(縦隔面)の中央に位置し，第5～7胸椎(T5～T7)の高さにあります．

解答…1

問題-5 呼吸器で正しいのはどれか．〔54AM056〕
1. 鼻前庭は粘膜で覆われている．
2. 気管は第4胸椎(T4)の高さから始まる．
3. 上気道は鼻腔から咽頭までをいう．
4. 右主気管支は左主気管支よりも細い．
5. 気管支の分岐角は右より左が大きい．

解法ポイント

呼吸器⑤

1. 鼻前庭は粘膜に覆われていない．粘膜で覆われているのは，鼻前庭より先である．
2. 気管は第6頸椎(C6)の高さから始まる．
3. 上気道は鼻腔から喉頭までをいう．
4. 右主気管支は左主気管支よりも太い．
5. 気管支の分岐角は右より左が大きい．

解答…5

問題-6 胸部の解剖について正しいのはどれか．〔50AM058〕
1. 縦隔の後面は心臓である．
2. 肺の栄養血管は肺動脈である．
3. 区域気管支は左右10本ずつある．
4. 第3肋骨は胸骨柄と関節を形成する．
5. 臓側胸膜と壁側胸膜とは連続している．

解法ポイント

呼吸器⑥

1. 縦隔の前面は心臓である．
2. 肺の栄養血管は気管支動脈である．
3. 区域気管支は左8～10本，右10本である．
4. 第3肋骨は胸骨体と関節を形成する．
5. 臓側胸膜と壁側胸膜とは連続している．

!ここがポイント……
　気管支は葉気管支(右肺：上・中・下葉気管支，左肺：上・下葉気管支)に分かれたあと，右肺10本，左肺8～10本の区域気管支に分かれて肺区域に分布します．

解答…5

問題-7 呼吸器の解剖について正しいのはどれか．〔53AM058〕

1. 細気管支には軟骨がある．
2. 胸膜腔は吸気時に拡大する．
3. 肺の栄養血管は肺動脈である．
4. 肺尖は鎖骨と同じ高さに位置する．
5. 右主気管支は左主気管支よりも短い．

呼吸器①

1. 細気管支には軟骨がない．気管と気管支には軟骨がある．
2. 胸膜腔は吸気時に拡大しない．吸気時に胸膜腔はさらに陰圧となり，肺を外側に引っ張る．
3. 肺の栄養血管は気管支動脈である．
4. 肺尖は鎖骨の2〜3cm上に位置する．
5. 右主気管支は左主気管支よりも短い．

解答…5

問題-8 肺について正しいのはどれか．2つ選べ．

1. 両肺の下葉先端を肺尖という．
2. 左肺は3葉，右肺は2葉に分かれる．
3. 気管支動脈は肺胞を取り巻く毛細血管網を形成する．
4. 肺動脈は肺門に入る．
5. 肺胞の全表面積は約85 m² である．

肺①

1. 肺の上葉先端を肺尖，下葉の底面を肺底という．
2. 右肺は斜裂と水平裂によって上葉，中葉，下葉の3葉に分かれる．左肺は斜裂によって上葉と下葉の2葉に分かれる．左肺は前縁に心切痕があり，心切痕の下方にある上葉の下部を小舌という．小舌は右葉の中葉にあたる〔1-71 参照〕．
3. 肺の栄養動脈である気管支動脈は，胸大動脈の臓側枝の1つである．肺胞を取り巻く毛細血管網を形成するのは肺動脈である．
4. 肺動脈は心臓の右心室から出て，大動脈起始部の前を左上方に走り，大動脈弓の下で右肺動脈と左肺動脈に分かれ，それぞれ肺門から肺に入る．
5. 肺には約150万個の肺胞があり，肺胞の全表面積は約85 m² である．肺胞の内面は単層扁平上皮で覆われている．

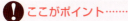

　肺の内側面のほぼ中央には気管支，血管，リンパ管，神経などが出入りする肺門があります．肺門は第5〜7胸椎の高さにあり，肺門から肺に出入りする気管支，脈管，神経は全体として結合組織に包まれ，束状となり肺根といわれます．

　肺動脈は肺内で分岐し，毛細血管網を形成します．肺胞で酸素を付加された血液は，次第に合流して肺静脈となり，左右の肺からそれぞれ2本，合計4本の肺静脈が左心房に注ぎます〔1-72 参照〕．

解答…4, 5

問題 - 9 左肺の内側面が接するものはどれか．2つ選べ．〔47PM057〕

1. 食道　2. 奇静脈　3. 大動脈弓　4. 上大静脈　5. 下大静脈

解法ポイント

肺②

> **!ここがポイント**
>
> 左肺の内側面が接するものは**食道**と**大動脈弓**です．奇静脈，上大静脈，下大静脈は右肺に接します．

解答…1, 3

CHECK LIST

- □ 鼻腔から喉頭までを何という？
  A. **上気道**
- □ 気管から呼吸細気管支までを何という？
  A. **下気道**
- □ 消化器系と呼吸器系の共通の通り道となっている部分は？
  A. **咽頭**
- □ 空気の浄化・加温・加湿を行っているのは？
  A. **気道上皮**
- □ 咽頭は頭蓋底から始まり，どのレベルで食道へ移行する？
  A. **第6頸椎（C6）**
- □ 気管はどの高さから始まる？
  A. **第6頸椎（C6）**
- □ 気管支の分岐角度が大きいのは左右のどちら？
  A. **左気管支**
- □ 左肺と右肺はそれぞれ何葉に分かれる？
  A. **左肺は2葉，右肺は3葉**
- □ 肺内側面のほぼ中央に位置し，気管支，血管，リンパ管，神経などが出入りする部分を何という？
  A. **肺門**

- □ 肺の栄養血管は？
  A. **気管支動脈**
- □ 肺胞を取り巻き肺循環に関与するのは？
  A. **肺動脈**
- □ 横隔膜の高さは右側と左側でどちらの位置が高い？
  A. **右側**
- □ 喉頭蓋軟骨はどのような軟骨でできている？
  A. **弾性軟骨**
- □ 甲状軟骨，輪状軟骨，披裂軟骨はどのような軟骨でできている？
  A. **硝子軟骨**
- □ 肺の上葉先端を何という？
  A. **肺尖**
- □ 肺の下葉底面を何という？
  A. **肺底**
- □ 肺尖はどこに位置する？
  A. **鎖骨の2〜3cm上**
- □ 肺胞内面はどのような細胞で覆われている？
  A. **単層扁平上皮**
- □ 肺胞の全表面積はどれくらい？
  A. **約85 m^2**

F 内臓諸器官

Summaries …要点を覚えよう！

1-71 肺の部位名

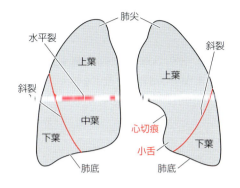

右肺は斜裂と水平裂によって上葉，中葉，下葉の3葉に分かれ，左肺は斜裂で上葉と下葉の2葉に分かれます．左肺は前縁に心切痕があり，心切痕の下方にある上葉の下部を小舌といいます．

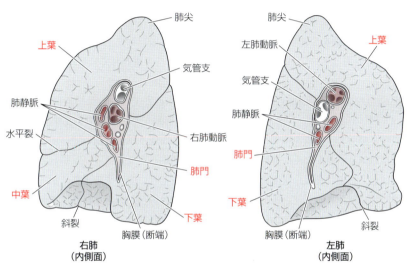

肺の内側面のほぼ中央には気管支，血管，リンパ管，神経などが出入りする肺門があります．

1-72 肺循環

右心室から拍出された血液は静脈血です．この血管が肺毛細血管で酸素化され，動脈血となって肺静脈を流れます．

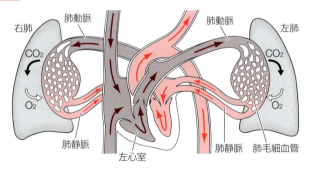

肺循環の流れを覚えましょう．

25 気管・気管支

問題-1 気管について誤っているのはどれか．
1. 気管は食道の前方に位置する．
2. 気管は心臓の後方に位置する．
3. 気管は第2頸椎の高さで始まる．
4. 気管は骨組織を含まない．
5. 気管の内面は気道上皮で覆われている．

気管

1. 気管は**食道の前方**に位置する．
2. 気管は**心臓の後方**に位置する．
3. 気管は**第6頸椎**の高さで始まる．
4. 気管は骨組織を**含まない**．
5. 気管の内面は**多列線毛円柱上皮**からなる**気道上皮**で覆われている．

❗ ここがポイント

気管は**第6頸椎**の高さで**喉頭**から続き，**第4〜5胸椎**の高さで左右の**気管支**に分かれます．気管は15〜20個のC字状の**気管軟骨**と，それらを連結する**輪状靱帯**で形成されています〔1-73 参照〕．気管軟骨は気管の壁を補強し，気道を確保し，気圧変化による虚脱や拡張を防いでいます．

気管の後壁には気管軟骨がなく，弾性に富む靱帯と平滑筋からなる**気管筋**が張っています．この部分は**膜性壁**と呼ばれ，食道に面し，大きな食塊が食道を通るときに変形するようになっています．気管と気管支は**自律神経**に支配され，**交感神経**が興奮すると気管の内径が大きくなり，空気が流れやすくなります．逆に**副交感神経**が興奮すると内径が小さくなり，空気が流れにくくなります．

解答…3

問題-2 気管支について正しいのはどれか．
1. 気管は第4〜5胸椎の高さで左右に分かれる．
2. 気管支は食道や心臓の前方にある．
3. 気管支は左右対称である．
4. 気管分岐部は約90°の角度をなす．
5. 左気管支は右気管支に比べて異物が侵入しやすい．

気管支①

1. 気管は**第4〜5胸椎**の高さで左右の**主気管支**に分岐する．
2. 気管支は**心臓の後方**で，**食道の前方**に位置する．
3. 気管支は左右非対称であり，**右気管支**のほうが太く，短く，傾斜が急である．
4. 気管分岐部はおよそ**70°**の角度をなす．気管支の分岐角は**右**より**左**のほうが大きい〔1-73 参照〕．
5. 右気管支は左気管支より直径が**大きく**，より急な傾斜で肺に向かって下行するため，吸入された異物や微生物は右気管支に入りやすい．

❗ ここがポイント

気管は縦隔内で左右に分かれて**主気管支**になり，**肺門**からそれぞれの肺に入ります．肺門から入る**主気管支**，**肺動脈**，**肺静脈**は密な結合組織で束ねられ，**肺根**を形成します．右肺根は**第5胸椎**，左肺根

は第6胸椎の高さに位置します．左主気管支は胸大動脈の前方から肺に入ります．
気管支と気管の組織構成は同じです．

解答…1

問題-3 気管支について誤っているのはどれか．
1. 気管支の前・側壁に気管軟骨がある．
2. 気管支の粘膜上皮には微線毛がある．
3. 気管支の最末端を呼吸細気管支という．
4. 気管支壁は重層扁平上皮からなる．
5. 気管支は交感神経の興奮で拡張する．

気管支②

 ここがポイント
気管支は気管と同じように，前・側壁をC字形の気管軟骨が支持しています．気道上皮は多数の杯細胞を有する多列線毛円柱上皮からなり，咽頭下部，呼吸細気管支，肺胞を除く気道の全域を覆っています〔 1-74 参照〕．

解答…4

問題-4 正しいのはどれか．2つ選べ．〔45PM058（類似問題 46AM058, 44PM017, 40PM003）〕
1. 気管支には線毛がある．
2. 気管支の分岐角は左よりも右が大きい．
3. 細気管支でガス交換が行われる．
4. 壁側胸膜が肺表面に接している．
5. 縦隔には食道が通っている．

気管支③

1. 気管支の粘膜上皮には微線毛がある．
2. 気管支の分岐角は左のほうが大きい〔 1-73 参照〕．
3. ガス交換は肺胞で行われる．
4. 肺表面に接しているのは臓側胸膜である．
5. 縦隔には食道が通っている．

解答…1, 5

CHECK LIST

□ 気管は食道に対してどちら側にある？
　A. 前方
□ 気管は心臓に対してどちら側にある？
　A. 後方
□ 気管はどの高さから始まる？
　A. 第6頸椎
□ 気管を形成しているのは？
　A. 気管軟骨と輪状靱帯

□ 気管の内面はどのようになっている？
　A. 多列線毛円柱上皮からなる気道上皮で覆われている
□ 気管はどの高さで左右の主気管支に分岐する？
　A. 第4～5胸椎
□ 右気管支と左気管支，太く，短く，傾斜が急なのは？
　A. 右気管支

□ 気管分岐部はおよそ何度の角度をなす？
　A. 約70°
□ 右気管支と左気管支，異物が侵入しやすいのは？
　A. 右気管支
□ 気管支の前・側壁は何で支持されている？
　A. 気管軟骨
□ 気管支の粘膜上皮には何がある？
　A. 微線毛

□ 気管支の最末端を何という？
　A. 呼吸細気管支
□ 気管支は交感神経の興奮と副交感神経の興奮でそれぞれどのようになる？
　A. 交感神経の興奮で拡張，副交感神経の興奮で収縮

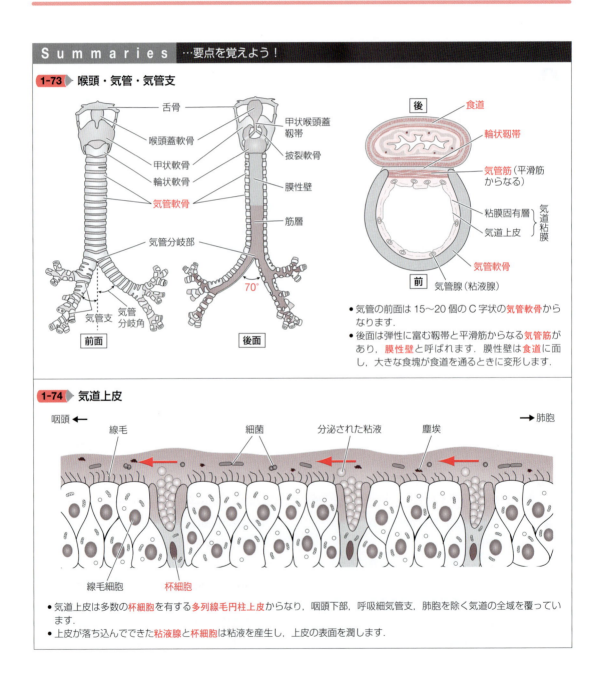

Summaries …要点を覚えよう！

1-73 喉頭・気管・気管支

- 気管の前面は15〜20個のC字状の**気管軟骨**からなります。
- 後面は弾性に富む靱帯と平滑筋からなる**気管筋**があり，**膜性壁**と呼ばれます。膜性壁は**食道**に面し，大きな食塊が食道を通るときに変形します。

1-74 気道上皮

- 気道上皮は多数の**杯細胞**を有する**多列線毛円柱上皮**からなり，咽頭下部，呼吸細気管支，肺胞を除く気道の全域を覆っています。
- 上皮が落ち込んでできた**粘液腺**と**杯細胞**は粘液を産生し，上皮の表面を潤します。

F 内臓諸器官

26 横隔膜・胸膜

問題-1 横隔膜について誤っているのはどれか．
1. 中心部は腱性である．
2. 上部腰椎に起始部をもつ．
3. 大動脈孔は椎体前面に接している．
4. 食道裂孔は筋に囲まれている．
5. 右側は左側より高位にある．

横隔膜

1. 横隔膜の中心部は腱性であり，**腱中心**という〔 1-75 参照〕．
2. 横隔膜は**上位腰椎**の**椎体前面・肋骨弓（下位肋骨）の内面**，**胸骨剣状突起の後面**から起こり，中心に向かって集まり腱中心を形成する．横隔膜は起始によって**腰椎部**，**肋骨部**，**胸骨部**の3部に分けられる．
3. 椎体前面に接しているのは**大動脈裂孔**である〔 1-75 参照〕．
4. 食道裂孔は**第10胸椎**の高さで，腰椎部の左脚と右脚から起こる筋線維束で囲まれる．
5. 右側では横隔膜のすぐ下に**肝臓**があるため，右側が左側よりも**高位**にある．横隔膜の位置は右側が**第5肋軟骨上縁**，左側が**第5肋軟骨下縁**の高さにある．

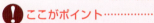
横隔膜は**胸腔**と**腹腔**を隔てる膜状の筋であり，**横隔神経（C3〜C5）**に支配されます．横隔神経は**頸部**から下行して**横隔膜**に達する頸神経です．腰椎の椎体から起こる筋束をそれぞれ**左脚**，**右脚**といいます．

解答…3

問題-2 胸膜について誤っているのはどれか．
1. 壁側と臓側に分けられる．
2. 肺表面を覆っている．
3. 心膜と同じ漿膜である．
4. 胸膜腔には胸膜液がある．
5. 気管分岐部を覆っている．

胸膜

1. 胸膜は肺表面を覆う**臓側胸膜（肺胸膜）**と胸壁内面を覆う**壁側胸膜**がある．
2. 肺表面を覆うのは**臓側胸膜（肺胸膜）**である．
3. 胸膜は心膜と同じ**漿膜**である．
4. 臓側胸膜（肺胸膜）と壁側胸膜で囲まれる空間を**胸膜腔**といい，少量の**漿液（胸膜液）**で満たされている．漿液は両胸膜の表面を滑らかにし，**呼吸時の摩擦抵抗**を和らげている．
5. 気管分岐部は胸膜に**覆われない**．

> **ここがポイント**
> 肺の表面と胸壁の内面は薄く透明な**漿膜**である**胸膜**に覆われます．肺表面を覆う胸膜を**臓側胸膜（肺胸膜）**といい，胸壁内面を覆う胸膜を**壁側胸膜**といいます．臓側胸膜（肺胸膜）は肺葉の間にも入り込み，肺の葉間面も覆っています．壁側胸膜は部位によって**肋骨胸膜**，**縦隔胸膜**，**横隔胸膜**に分かれます〔**1-76** 参照〕．

解答…5

CHECK LIST

〔横隔膜〕
- □ 横隔膜の中心部を何という？
  A. 腱中心
- □ 横隔膜はどこから起こる？
  A. 上位腰椎の椎体前面・肋骨弓の内面，胸骨剣状突起の後面
- □ 横隔膜は起始によってどのように分けられる？
  A. 腰椎部，肋骨部，胸骨部の3部に分けられる
- □ 椎体前面に接している孔は？
  A. 大動脈裂孔
- □ 腰椎部の左脚と右脚から起こる筋線維束で囲まれる孔は？
  A. 食道裂孔
- □ 右側と左側，横隔膜がより高位にあるのは？
  A. 右側
- □ 横隔膜を支配する神経は？
  A. 横隔神経（C3〜C5）

〔胸膜〕
- □ 胸膜の肺表面を覆う側を何という？
  A. 臓側胸膜（肺胸膜）
- □ 胸膜の胸壁内面を覆う側を何という？
  A. 壁側胸膜
- □ 胸膜腔にあり，呼吸時の摩擦を和らげているのは？
  A. 漿液（胸膜液）
- □ 壁側胸膜は部位によってどのように分けられる？
  A. 肋骨胸膜，縦隔胸膜，横隔胸膜

Summaries …要点を覚えよう！

1-75 横隔膜

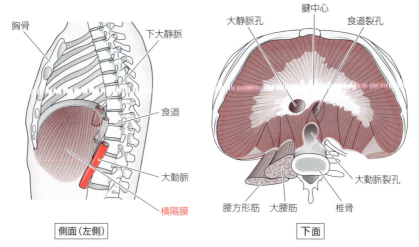

側面（左側） / 下面

横隔膜は胸腔と腹腔を隔てる筋性の膜で、呼吸にかかわる重要な筋です．横隔膜が収縮すると胸腔容積が増加して吸気が起こり、横隔膜が弛緩すると胸腔容積が減少して呼気が起こります．

図のとおり、横隔膜には裂孔があります．何がどの裂孔を通っているかを以下の表で整理して覚えましょう．

名称	部位	通るもの
① 大動脈裂孔	第12胸椎の椎体の前で、横隔膜の腰椎部の左脚と右脚の間にある裂孔	大動脈, 奇静脈, 胸管
② 食道裂孔	第10胸椎の高さで、腰椎部の左脚と右脚から起こる筋線維束で囲まれる．	食道, 左胃動脈の枝, 迷走神経, 左横隔神経の枝
③ 大静脈孔	第8胸椎の高さで、腱中心の正中線の右側にある．	下大静脈, 右横隔神経

1-76 肺胸膜と縦隔

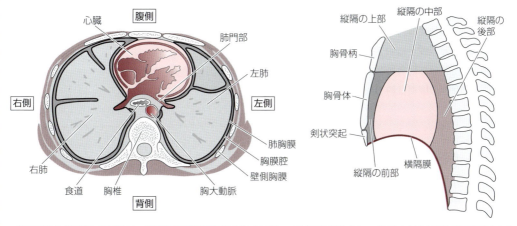

胸膜は肺を覆う薄い漿膜です．臓側胸膜（肺胸膜）は肺表面を覆い、肺門部で折れ返って胸壁の内面を覆う壁側胸膜となります．肺胸膜と壁側胸膜の間にある空間が胸膜腔と呼ばれ、ここに少量（1〜20 mL）の漿液が入っています．

両側の肺に挟まれた部分は縦隔と呼ばれ、ここを食道、神経、血管、気管などが通っています．

縦隔の前部	上部	気管, 気管支, 上行大動脈, 肺動脈, 胸腺
	下部	心臓
縦隔の後部		食道, 下行大動脈, 迷走神経, 交感神経, 奇静脈, 半奇静脈, 胸管

基礎医学 27 F 内臓諸器官

腎臓

問題-1 腎臓について誤っているのはどれか．
1. 後腹膜腔にある．
2. 左腎上端の高さは第 12 胸椎である．
3. 上端には副腎がある．
4. 腎の長径は約 20 cm である．
5. 腎実質は皮質と髄質からなる．

解法ポイント

腎臓①

1. 腎臓，副腎，尿管などはその前面のみが腹膜に覆われ，後面は後腹壁に密着しているため後腹膜臓器（腹膜後器官）と呼ばれる．
2. 腎臓は第 12 胸椎〜第 3 腰椎の高さに位置する．右腎は肝臓があるため左腎より約 1.5 cm 下に位置する．腎の中央部はほぼ第 1 腰椎の高さに相当する．
3. 腎臓の上端には副腎がある．
4. 腎臓はソラマメに似た形状で，おおよそ長さ 10 cm，幅 5 cm，厚さ 3 cm，重さ 150 g である．右腎は左腎より約 10 g 重い．
5. 腎臓は表側 1/3 の皮質と深側 2/3 の髄質に分かれる．

ここがポイント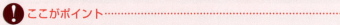
腎臓は後腹壁を覆う壁側腹膜の後側（腹膜後隙または後腹膜腔）に位置する後腹膜臓器（腹膜後器官）の1つです〔 1-77 ▶参照〕．女性の腎臓は男性の腎臓よりもやや小さく，低い位置にあります．

解答…4

問題-2 成人で正しいのはどれか．〔41PM018〕
1. 腎の中央部はほぼ第 1 腰椎の高さに位置する．
2. 腎の長径は約 20 cm である．
3. 尿管の長さは約 5 cm である．
4. 膀胱頸は恥骨結合より高い位置にある．
5. 女性の尿道は約 20 cm である．

解法ポイント

腎臓②

1. 腎の中央部はほぼ第 1 腰椎の高さに位置する．
2. 腎の長径は約 10 cm である．
3. 尿管の長さは約 25〜30 cm である．
4. 膀胱頸は恥骨結合より低い位置にある．
5. 女性の尿道は約 3〜4 cm である．男性の尿道は約 15〜20 cm である．

解答…1

問題-3 誤っているのはどれか.

1. 腎動静脈は腎門に出入りする.
2. 尿管は腎皮質と連結する.
3. 尿管の長さは約25 cmである.
4. 髄質は十数個の腎錐体からなる.
5. 腎乳頭には多数の乳頭孔が開口する.

腎臓③

1. 腎門には**腎動脈**, **腎静脈**, **尿管**, **リンパ管**, **神経**が出入りする.
2. 尿管は**腎髄質の腎盂(腎盤)**と連結する.
3. 尿管は**腎髄質の腎盂(腎盤)**から**膀胱**につながる長さ**約25～30 cm**, 直径**5 mm**の管である.
4. 髄質は**腎洞**を囲むように放射状に並ぶ十数個の**腎錐体**からなる. 腎錐体とこれを囲む皮質を合わせて**腎葉**という.
5. 腎錐体の底面は皮質に向かう**錐体底**で, 先端は腎門に向かって突出する**腎乳頭**である. 腎乳頭には多数の**乳頭孔**が開口する.

ここがポイント

腎臓で産生される**尿**は腎錐体の底面にある多数の**乳頭孔**から排出され, 腎乳頭を取り囲む杯状の**小腎杯**に受け入れられます. 小腎杯が合して2～3個の**大腎杯**となり, 内下方に集まって三角形状の**腎盂(腎盤)**となります. 腎盂は下方に向かって漏斗状となり, **尿管**に移行します〔**1-78** 参照〕.

解答…2

問題-4 正しいのはどれか. 〔類似問題 54AM057, 52PM059, 48AM060, 45AM059, 42PM018〕

1. 糸球体は髄質にある.
2. 糸球体は血液を濾過する.
3. 遠位尿細管は腎盂にある.
4. 尿細管はブドウ糖を排出する.
5. 近位尿細管はヘンレ係蹄の後に連結する.

腎臓④

1. 糸球体は**腎皮質**にある. 糸球体は糸球体嚢(ボウマン嚢)とともに**腎小体(マルピギー小体)**を構成する. 糸球体は輸入細動脈に続く**毛細血管**の塊であり, 輸出細動脈へ続く.
2. 糸球体の血管壁は**濾過膜**を形成し, この膜で血液が**濾過**される.
3. 遠位尿細管と近位尿細管は皮質と髄質にある.
4. 尿細管では**ブドウ糖**, **アミノ酸**, **ビタミン**などが再吸収される. 尿細管はヘアピン状に曲がり, 集合管と平行に走行する.
5. ヘンレ係蹄の後に連結するのは**遠位尿細管**である.

ここがポイント

腎臓の基本的な構造・機能的単位を**ネフロン**といいます. ネフロンは1個の**腎小体(マルピギー小体)**とこれに続く1本の**尿細管**から構成されます. 1個の腎臓には**100～150万個**のネフロンがあります. 腎小体は直径150～250 μmで, **糸球体**と**糸球体嚢(ボウマン嚢:糸球体を包む薄い袋)**からなります. 糸球体嚢は尿細管の起始部が球状に膨らんだ部分であり, 輸入・輸出細動脈が出入りする部分(血管極)と, その反対側で近位尿細管に続く部分(尿管極)に区分されます. 糸球体上皮と糸球体嚢の間の空間を**ボウマン腔**といいます.

糸球体は**毛細血管**が50回ほど折りたたまれてできた毛細血管の集合体です. 血液は**輸入細動脈**から**糸球体**に入り, 直径の細い**輸出細動脈**となって糸球体を出ます. 血液が糸球体の毛細血管壁で**濾過**され

ることにより蛋白を含まない原尿ができます．
　尿細管は近位尿細管，ヘンレ係蹄(ヘンレのループ，ヘンレのワナ)，遠位尿細管に区分されます．遠位尿細管と集合管はつながっています．集合管は髄質を下り，乳頭管となって腎盂に開口します．腎盂に達した尿は尿細管などで必要な成分が再吸収されるため，腎小体で濾過されてできた原尿の成分とはまったく異なります〔 1-79 参照〕．

解答…2

問題-5 腎について正しいのはどれか．2つ選べ．〔44PM018〕
1. 右腎は左腎よりも高い位置にある．　　2. 腹膜の前面にある．
3. 尿は腎杯から腎盂に流れる．　　　　　4. 腎小体は腎髄質に位置する．
5. 腎小体と尿細管を合わせてネフロンという．

腎臓⑤

1. 右腎は左腎よりも低い位置にある〔 1-77 参照〕．
2. 腎は腹膜の後面に位置する(腹膜後器官)．
3. 尿は腎乳頭の先端から腎杯に流れ，腎盂に集められたのち，尿管に流れる〔 1-78 参照〕．
4. 腎小体は腎皮質に位置する．
5. 1個の腎小体とそれに続く1本の尿細管を合わせてネフロンという〔 1-80 参照〕．

解答…3，5

問題-6 尿生成の流れの方向として正しいのはどれか．〔47AM058〕
1. 腎盤から腎杯へ　　　　　　　　　　2. 尿道から膀胱へ
3. 尿管から髄質部集合管へ　　　　　　4. 遠位尿細管から皮質部集合管へ
5. 近位曲尿細管からボウマン嚢へ

尿生成

1. 腎杯から腎盤へ
2. 膀胱から尿道へ
3. 髄質部集合管から尿管へ
4. 遠位尿細管から皮質部集合管へが正しい．
5. ボウマン嚢から近位(曲)尿細管へ

❗ **ここがポイント**
　尿生成の流れは，以下のようになります．
　糸球体嚢(ボウマン嚢)→近位尿細管→ヘンレ係蹄→遠位尿細管→結合細管→皮質部集合管→髄質部集合管→腎杯→腎盤(腎盂)→尿管→膀胱→尿道→排泄

解答…4

CHECK LIST

- □ 腎臓，副腎，尿管などは何と呼ばれる？
  A. 後腹膜臓器
- □ 腎臓はどの高さに位置する？
  A. 第12胸椎〜第3腰椎の高さ
- □ 腎の中央部はだいたいどの高さにある？
  A. ほぼ第1腰椎の高さ
- □ 右腎と左腎はどちらの位置が高い？
  A. 左腎（肝臓があるため）
- □ 腎臓の上端にある臓器は？
  A. 副腎
- □ 腎の長径はおよそどれくらい？
  A. 約10 cm
- □ 腎臓の表側1/3と深側2/3はそれぞれ何という？
  A. 表側1/3：皮質，深側2/3：髄質
- □ 腎門に出入りしているのは？
  A. 腎動脈，腎静脈，尿管，リンパ管，神経
- □ 尿管は何と連結する？
  A. 腎髄質の腎盂（腎盤）
- □ 尿管の長さはおよそどれくらい？
  A. 約25〜30 cm
- □ 髄質の腎洞を囲むように並んでいるのは？
  A. 腎錐体
- □ 腎錐体の先端にあり産生された尿を排出するのは？
  A. 乳頭孔
- □ 腎錐体から膀胱までの尿の経路は？
  A. 腎錐体（乳頭孔）→小腎杯→大腎杯→腎盂→尿管→膀胱
- □ 1個の腎小体（マルピギー小体）とこれに続く1本の尿細管から構成されるのは？
  A. ネフロン
- □ 糸球体と糸球体嚢からなるのは？
  A. 腎小体
- □ 糸球体はどこにある？
  A. 腎皮質
- □ 血液を濾過し，原尿がつくられるところは？
  A. 糸球体
- □ 尿細管はどのように区分される？
  A. 近位尿細管，ヘンレ係蹄，遠位尿細管
- □ 近位尿細管と遠位尿細管はどこにある？
  A. 腎皮質と腎髄質
- □ 尿細管で再吸収されるのは？
  A. ブドウ糖，アミノ酸，ビタミンなど

Summaries …要点を覚えよう！

1-77 腎臓の位置

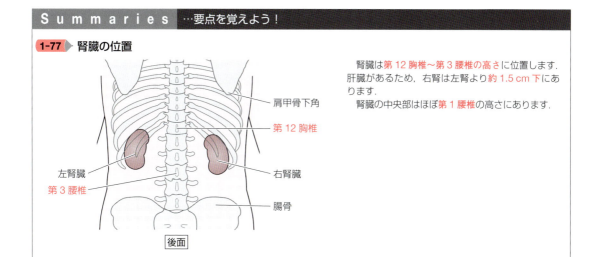

腎臓は第12胸椎〜第3腰椎の高さに位置します．肝臓があるため，右腎は左腎より約1.5 cm下にあります．
　腎臓の中央部はほぼ第1腰椎の高さにあります．

Summaries …要点を覚えよう！

1-78 腎臓の構造

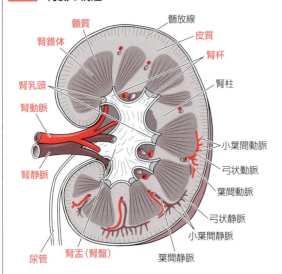

腎臓はソラマメのような形をした臓器です．腎臓の内側縁には**腎門**と呼ばれるくぼみがあり，ここから血管，尿管，リンパ管，神経などが出入りしています．

腎門の奥は**腎洞**と呼ばれる空洞があり，ここには**腎動脈**，**腎静脈**の枝や，**腎盂（腎盤）**とその枝にあたる**腎杯**が収まっています．この腎洞を取り巻くように腎臓の**実質**が存在しています．

実質は，被膜に近い**皮質**と，腎洞側の**髄質**に分かれます．髄質には腎洞に向かって円錐形をなす**腎錐体**があり，腎洞に突出した部分は**腎乳頭**といいます．

腎臓の皮質，髄質でつくられた尿は腎乳頭の先端から**腎杯**に流れ，**腎盂（腎盤）**に集められたのち，**尿管**に流れていきます．

1-79 腎小体（マルピギー小体）

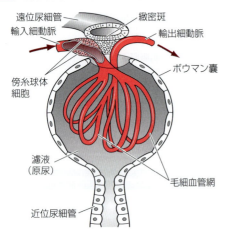

糸球体とそれを包む**ボウマン嚢**を合わせて**腎小体**と呼びます．腎小体からは1本の**尿細管**が出ています．

糸球体では血液の血漿成分が濾過されます．この濾液は**原尿**と呼ばれます．原尿は次に**尿細管**へと移行し，原尿に含まれる再利用可能な有機性物質はすべて尿細管で**再吸収**されます．

1-80 ネフロン

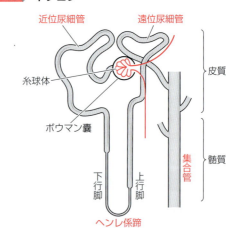

腎小体とそれに続く尿細管を**ネフロン**と呼び，腎臓の機能的単位を構成します．尿細管は**近位尿細管**，**ヘンレ係蹄**，**遠位尿細管**，**集合管**の4つの部位に分かれます．

尿細管には次の機能があります．
- 原尿に含まれる**有機性物質**を再吸収する．
- 原尿に含まれる**水**の80%を再吸収する．
- 腎小体で濾過できなかった老廃物を**尿細管**から排泄する．

28 前立腺・膀胱・生殖器

F 内臓諸器官

問題-1 前立腺について誤っているのはどれか．
1. 膀胱の直下にある．
2. 射精管が通っている．
3. 尿管が通っている．
4. 外分泌腺がある．
5. 直腸診で触診できる．

前立腺

1. 前立腺は**膀胱**の下方にあり，**直腸**の前方に位置する〔 1-83 参照〕．
2. 2 cm ほどの**射精管**は前立腺の筋層を貫いて尿道に開口する〔 1-83 参照〕．
3. 膀胱から起こる**尿道**が前立腺を貫く．尿管（腎臓から膀胱に至る）ではないことに注意する．
4. 前立腺には**外分泌腺**があり，**前立腺液**を産生する．前立腺液は乳白色漿液性の液で，精嚢の分泌物とともに精液をつくる．前立腺の分泌物は精液の 15～30％ を構成し，栗の花のようなにおいがする．
5. 直腸に指を入れると肛門から約 5 cm 上の前方に前立腺を触れる．

解答…3

問題-2 膀胱について誤っているのはどれか．
1. 容量は 350～400 mL である．
2. 恥骨のすぐ後ろに位置する．
3. 内尿道口は膀胱底にある．
4. 膀胱頚は恥骨結合より高い位置にある．
5. 膀胱尖から臍に向かって正中臍索が上行する．

膀胱 ①

1. 膀胱の容量は **350～400 mL** であり，尿が **200～300 mL** 溜まると尿意を感じる．
2. 膀胱は**骨盤腔**の最前部にあり，**恥骨**のすぐ後ろに位置する．
3. 内尿道口は**膀胱底**の下方にあり，ここから**尿道**が出る．
4. 膀胱頚は**恥骨結合**よりも**低い**位置にある．
5. 膀胱尖から上方の臍に向かって**正中臍索**と呼ばれる靱帯が上行し，膀胱を支持する．

！ ここがポイント

腎臓で産生された尿は，25～30 cm の**尿管**を通って膀胱に至ります．膀胱は尿を一時的に蓄える嚢状の器官です．膀胱はピラミッド（三角錐）状を呈し，頂点にあたる部分を**膀胱尖**，底面にあたる部分を**膀胱底**，尖と底の間を**膀胱体**といいます〔 1-81 参照〕．

膀胱尖は前方を向き，恥骨結合上縁の後方に位置します．膀胱尖から上方の臍に向かって**正中臍索**と呼ばれる靱帯が上行し，また，膀胱の外側から臍に**臍動脈索**と呼ばれる靱帯が伸び，膀胱を支えます．正中臍索は尿膜管の遺残物であり，臍動脈索は胎盤に血液を送っていた 2 本の細動脈の遺残物です．

膀胱底は頂点を下方に向けた三角形状を呈することから**膀胱三角**といわれます．膀胱三角の底辺は後上方にあり，その両端に**尿管（尿管口）**が開口します．三角形の頂点は前下方にあり，ここから**尿道（内尿道口）**が出ます．左右の尿管口の間には**粘膜ヒダ（尿管間ヒダ）**が走ります．尿道に向かって細くなる部分を特に**膀胱頚**といいます〔 1-82 参照〕．

男性の膀胱底は直腸の前方にあり，女性では子宮および腟の前方に位置します．下方は膀胱頸で尿道に続きます〔 1-83 ▶ 参照〕．

解答…4

問題 − 3 膀胱について誤っているのはどれか．
1．男性の膀胱は直腸に接する．　　　2．男性の尿道は前立腺の中を通る．
3．男性の尿道は女性に比べて短い．　4．膀胱括約筋は平滑筋からなる．
5．膀胱三角の粘膜にはヒダがない．

解法ポイント

膀胱②

1. 男性の膀胱は**直腸**に接し，女性の膀胱は**子宮**および**腟**に接する．
2. 男性の尿道は**前立腺**の中を通る．
3. 尿道の長さは男性が**約 15〜20 cm**，女性が**約 3〜4 cm** で，男性の尿道は女性よりも**長い**．
4. 膀胱括約筋は**平滑筋**からなり，膀胱からの尿の排泄を無意識に調節する．
5. 2個の尿管口と1個の内尿道口で形成される膀胱三角の粘膜には**ヒダ**がなく，平滑で厚く，膀胱が収縮する際，尿を尿道に導く漏斗として機能する．

❗ ここがポイント

膀胱は**粘膜**，**筋層**，**線維膜**の3層からなります．膀胱の粘膜は筋層と疎に結合し，膀胱が空のときは粘膜に不規則なヒダがみられますが，充満拡張時には粘膜が伸張されヒダが消失します．これに対して，**膀胱三角部**では粘膜が筋層と強く結合し，ヒダがみられず，平滑となっています．
　平滑筋でできた筋層（**膀胱括約筋**）は強力な**排尿筋**で，収縮によって尿を尿道に押し出します．排尿筋を支配するのは**骨盤内臓神経**です．
　尿道は膀胱に貯留した尿を体外に排泄する管であり，男女では尿道の長さや機能が異なります．男性の尿道は**前立腺部**（前立腺を貫く部分），**隔膜部**（骨盤出口部に張っている尿生殖隔膜を貫く部分），**海綿体部**（尿生殖隔膜を貫いたところから陰茎先端の外尿道口まで）の3部からなります．女性の尿道は短く，外尿道口は腟の前方に開口します．尿道が尿生殖隔膜を貫く部分では，男女とも**横紋筋**が尿道を輪状に囲み**外尿道括約筋**を形成します．外尿道括約筋は**横紋筋**ですが，内尿道口の周りを囲む内尿道括約筋は**平滑筋**ですので，注意してください．

解答…3

問題 − 4 泌尿器について正しいのはどれか．〔48PM059，44PM019〕
1．尿管口は膀胱尖に開く．　　　　　2．尿管内部には複数の逆流防止弁がある．
3．排尿筋には大内臓神経が分布する．4．内尿道口は膀胱三角の中央に開く．
5．男性の尿道は前立腺を貫いている．

解法ポイント

泌尿器系①

1. 左右の尿管口は**膀胱底**に開く．
2. 尿管内部には**逆流防止弁**はないが，膀胱壁を斜めに貫通することによって逆流を防いでいる．
3. 排尿筋には**骨盤内臓神経（副交感神経）**が分布する．
4. 内尿道口は膀胱三角の中央に開くのではなく，下方に開く．上方の左右の尿管口と下方の内尿道口で**膀胱三角**を形成する．

5. 男性の尿道は前立腺を貫いている.

解答…5

問題-5 泌尿器系について正しいのはどれか. 〔51PM058〕
1. 尿は腎杯, 腎盤, 尿管の順に流れる.
2. 左腎動脈のほうが右腎動脈より長い.
3. 左腎のほうが右腎より低位にある.
4. 尿管は膀胱の前上面に開口する.
5. 腎は結腸の前方にある.

泌尿器系②

1. 尿は腎杯, 腎盤(腎盂), 尿管の順に流れる.
2. 右腎動脈は左腎動脈より長く, 下大静脈の後方を通る.
3. 右腎は左腎より低位にある(肝臓があるため).
4. 尿管は膀胱の後上方に開口する.
5. 腎は結腸の後方にある.

解答…1

問題-6 泌尿器の解剖について正しいのはどれか. 〔53PM058〕
1. 膀胱括約筋は平滑筋である.
2. 膀胱尖には膀胱三角が位置する.
3. 膀胱底は膀胱の前方に位置する.
4. 尿管は総腸骨動脈の後方を通る.
5. 尿管壁は粘膜と外膜の2層からなる.

泌尿器系③

1. 膀胱括約筋は平滑筋である. 膀胱の筋層は3層(内縦, 中輪, 外縦)の平滑筋で構成され, 全体で排尿筋として機能している.
2. 膀胱底には膀胱三角(2つの尿管口と1つの内尿道口で形成される三角)が位置する.
3. 膀胱の前方に位置するのは膀胱尖である.
4. 尿管は総腸骨動脈の前方を通る.
5. 尿管壁は粘膜, 平滑筋, 外膜の3層からなる.

解答…1

問題-7 排尿で正しいのはどれか. 〔46PM058〕
1. 膀胱は交感神経活動で収縮する.
2. 排尿の反射中枢は腰髄にある.
3. 内尿道括約筋は副交感神経活動で収縮する.
4. 外尿道括約筋は随意制御できる.
5. 外尿道括約筋は陰部神経活動によって弛緩する.

排尿

1. 膀胱は副交感神経(骨盤神経)活動で収縮する.
2. 排尿の反射中枢は第2〜4仙髄(S2〜S4)にある.
3. 内尿道括約筋は副交感神経活動で弛緩する.

4. 外尿道括約筋は**随意制御**できる．
   5. 外尿道括約筋は陰部神経活動によって**収縮**する．

解答…4

問題-8 女性生殖器で**誤っている**のはどれか．〔54AM058を改変〕
   1. 卵管は卵子を取り込む．
   2. 受精は卵管膨大部で起こる．
   3. 受精卵は子宮内膜に着床する．
   4. 排卵直後の卵胞は白体となる．
   5. 卵細胞は卵巣から腹腔内に放出される．

女性生殖器

1. 排卵された卵子は，卵管采から**卵管**に取り込まれる．
2. 受精は**卵管膨大部**で起こる．
3. 受精卵は**子宮内膜（子宮粘膜）**に着床する．
4. 排卵後の卵胞は**赤体**と呼ばれるが，まもなく**黄体**を形成する．黄体は14±2日後に退化して**白体**となる．
5. 卵細胞は卵胞液とともに卵巣から**腹腔内**に放出される．

解答…4

CHECK LIST

- □ 前立腺の位置は？
  A. 膀胱の下方，直腸の前方
- □ 前立腺内には何が通っている？
  A. 射精管と尿道
- □ 前立腺が産生する分泌液は？
  A. 前立腺液
- □ 前立腺はどのように触診する？
  A. 直腸診
- □ 膀胱の容量はどれくらい？
  A. 350〜400 mL
- □ 膀胱の位置は？
  A. 骨盤腔の最前部，恥骨のすぐ後ろ
- □ 内尿道口はどこにある？
  A. 膀胱底の下方
- □ 膀胱尖から臍に向かい上行し，膀胱を支持する靱帯は？
  A. 正中臍索

- □ 膀胱底は三角形状を呈することから何と呼ばれる？
  A. 膀胱三角
- □ 尿道の長さは男性と女性，それぞれどれくらい？
  A. 男性：約15〜20 cm，女性：約3〜4 cm
- □ 膀胱括約筋はどのような筋組織？
  A. 平滑筋
- □ 膀胱の粘膜と膀胱三角の粘膜の違いは？
  A. 膀胱にはヒダがあるが，膀胱三角は平滑でヒダがない
- □ 排尿筋を支配する神経は？
  A. 骨盤内臓神経
- □ 男性の尿道はどのように分けられる？
  A. 前立腺部，隔膜部，海綿体部
- □ 外尿道括約筋はどのような筋組織？
  A. 横紋筋
- □ 内尿道括約筋はどのような筋組織？
  A. 平滑筋

Summaries …要点を覚えよう！

1-81 膀胱の外形

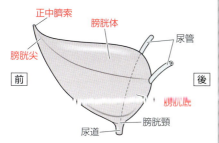

〔伊藤隆・著，高野廣子・改訂：解剖学講義 第3版．p.418，南山堂，2012 より引用〕

膀胱はピラミッド（三角錐）状の形をしています．頂点にあたる部分を**膀胱尖**，底面にあたる部分を**膀胱底**，尖と底の間を**膀胱体**といいます．

1-82 膀胱

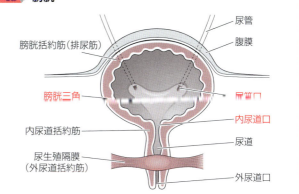

膀胱底は頂点を下方に向けた三角形状を呈することから**膀胱三角**といわれます．膀胱三角の底辺は後上方にあり，その両端に**尿管（尿管口）**が開口します．三角形の頂点は前下方にあり，ここから**尿道（内尿道口）**が出ます．

1-83 骨盤部の器官

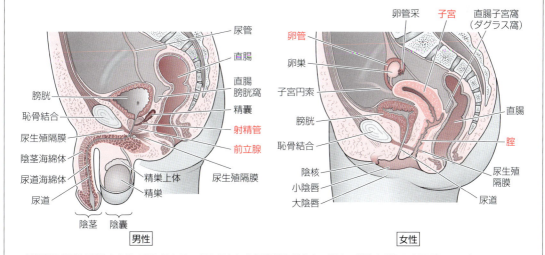

骨盤部の器官は男性と女性で異なるため，それぞれに位置関係や部位名，器官の機能を覚える必要があります．

29 内分泌腺

F 内臓諸器官

問題-1 内分泌腺とその位置の組み合わせで誤っているのはどれか. 〔45PM059（類似問題 47PM058）〕

1. 上皮小体 —— 甲状腺の前面
2. 下垂体 —— トルコ鞍上面
3. 松果体 —— 間脳の背面
4. 副腎 —— 腎臓の上面
5. 胸腺 —— 胸骨の背面

解法ポイント

内分泌腺とホルモン①

 1. 上皮小体（副甲状腺）は甲状腺の**後面**に4個（上下2個ずつ）存在する．甲状腺は甲状軟骨の下方にある．
2. 下垂体はトルコ鞍上面の**下垂体窩**の中にある．
3. 松果体は間脳の**背面（後方）**に位置する．
4. 副腎（腎上体）は左右の腎臓の**上面**に位置する．
5. 胸腺は胸骨の**背面**の前縦隔に存在する．胸腺は心臓の**前上方**に位置する．

!ここがポイント
主な内分泌腺については **1-84** を参照してください．

解答…1

問題-2 内分泌腺とホルモンの組み合わせで誤っているのはどれか．

1. 甲状腺 —— サイロキシン
2. 上皮小体 —— パラトルモン
3. 胸腺 —— サイモシン
4. 腎臓 —— レニン
5. 松果体 —— メラニン

解法ポイント

内分泌腺とホルモン②

 1. 甲状腺からは**サイロキシン**，**カルシトニン**，**トリヨードサイロニン**が分泌される．
2. 上皮小体（副甲状腺）からは**パラトルモン**が分泌される．
3. 胸腺からは**サイモシン**が分泌される．
4. 腎臓からは**レニン**，**エリスロポエチン**，**活性型ビタミンD**が分泌される．
5. 松果体からは**メラトニン**が分泌される．メラトニンは視床下部に働いて性腺刺激ホルモン放出ホルモンの分泌を抑え，**性腺の発育**を抑制する．

!ここがポイント
主な内分泌腺から分泌されるホルモンの名称を覚えましょう〔 **1-85** 参照〕．ホルモンの作用に関しては「**78 ホルモン**」の項(p.325)を参照してください．

解答…5

問題-3 ホルモンと産生部位との組み合わせで正しいのはどれか．

1. プロラクチン放出ホルモン —— 下垂体
2. サイロキシン —— 視床下部
3. カルシトニン —— 上皮小体
4. セクレチン —— 副腎
5. エリスロポエチン —— 腎臓

ホルモンの産生部位

1. プロラクチン放出ホルモンは視床下部から分泌される.
2. サイロキシンは甲状腺から分泌される.
3. カルシトニンは甲状腺から分泌される.
4. セクレチンは十二指腸・空腸から分泌される.
5. エリスロポエチンは腎臓から分泌される.

ここがポイント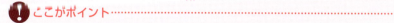
セクレチンは消化管ホルモンで,血液を介して膵臓に作用し,膵液の分泌を促します〔 1-85 ▶ 参照〕.

解答…5

問題-4 副腎について正しいのはどれか.
1. 右副腎静脈は右腎静脈を介して下大静脈に移行する.
2. 左副腎は右副腎よりやや高い位置にある.
3. 髄質は糖質コルチコイドを分泌する.
4. 皮質は抗利尿ホルモンを分泌する.
5. 髄質は中胚葉に由来する.

副腎

1. 右副腎静脈は長さ1cm以下で,直接下大静脈に注ぐが,左副腎静脈は左腎静脈を介して下大静脈に注ぐ(左副腎静脈は腎門の近くで左腎静脈に流入し,その左腎静脈が下大静脈に注ぐ).
2. 左副腎は右副腎よりも1/2椎体高い位置にある.
3. 髄質はカテコールアミン(アドレナリン,ノルアドレナリン)を分泌する.糖質コルチコイドは腎皮質から分泌される.
4. 皮質は副腎皮質ホルモンを分泌する.抗利尿ホルモンは下垂体後葉から分泌される.
5. 皮質は中胚葉に由来し,髄質は外胚葉に由来する.

ここがポイント

副腎の外側は結合組織性の被膜で覆われ,腎臓と同じように腹膜後器官に属します.副腎は皮質と髄質からなり,異なったホルモンが分泌されます〔 1-85 ▶ 参照〕.

副腎皮質からは糖質コルチコイド注1)(コルチゾール,コルチコステロンが代表),鉱質コルチコイド注2)(アルドステロンが代表),電解質コルチコイド,男性ホルモンなどが分泌されます(これらの副腎皮質のホルモンはすべてステロイドホルモンでコルチコイドと総称される).

副腎髄質からは,アドレナリン(エピネフリン)とノルアドレナリン(ノルエピネフリン)というカテコールアミンが分泌される.

注1)グルココルチコイドともいう.
注2)ミネラルコルチコイドともいう.

解答…2

第 1 章　解剖学

問題-5　神経内分泌を行うのはどれか．〔40PM001〕
1. 下垂体前葉
2. 下垂体後葉
3. 甲状腺
4. 副腎皮質
5. 副腎髄質

神経内分泌を行う部位

ここがポイント

神経内分泌を行うのは**下垂体後葉**です．

解答…2

問題-6　同一の臓器から分泌されるホルモンの組み合わせで誤っているのはどれか．〔52AM059〕
1. アルドステロン ── コルチゾール
2. インスリン ── グルカゴン
3. エリスロポエチン ── レニン
4. オキシトシン ── バソプレシン
5. カルシトニン ── パラトルモン

ホルモンと内分泌臓器 ①

1. アルドステロン─コルチゾール：**副腎皮質**
2. インスリン─グルカゴン：**膵臓（ランゲルハンス島）**
3. エリスロポエチン─レニン：**腎臓**
4. オキシトシン─バソプレシン：**下垂体後葉**
5. カルシトニンは**甲状腺**から分泌され，パラトルモンは**上皮小体（副甲状腺）**から分泌される．

解答…5

問題-7　ホルモンの産生で正しいのはどれか．〔54AM059〕
1. エリスロポエチンは骨髄で産生される．
2. グルカゴンはランゲルハンス島 B 細胞で産生される．
3. ソマトスタチンは黄体で産生される．
4. トリヨードサイロニンは上皮小体で産生される．
5. バソプレシンは視床下部で産生される．

ホルモンと内分泌臓器 ②

1. エリスロポエチンは**腎臓**で産生される．
2. グルカゴンは膵臓の**ランゲルハンス島 A 細胞**で生成・分泌される．
3. ソマトスタチンは膵臓の **D 細胞**で産生される．
4. トリヨードサイロニンは**甲状腺**に加え，肝臓や腎臓，筋，中枢神経においてサイロキシンから脱ヨード酵素の働きによって合成される．
5. バソプレシンは**視床下部**の神経細胞で合成され，神経線維を通って**脳下垂体後葉**に運ばれ，そこで貯蔵され，血液の浸透圧のわずかな変化や血液量の減少などの刺激に応じて，血液中に分泌される．

解答…5

F 内臓諸器官

CHECK LIST

- □ 甲状腺から分泌されるホルモンは？
  - A. サイロキシン，カルシトニン，トリヨードサイロニン
- □ 上皮小体（副甲状腺）から分泌されるホルモンは？
  - A. パラトルモン
- □ 胸腺から分泌されるホルモンは？
  - A. サイモシン
- □ 腎臓から分泌されるホルモンは？
  - A. レニン，エリスロポエチン，活性型ビタミンD
- □ 松果体から分泌されるホルモンは？
  - A. メラトニン
- □ 左副腎静脈はどこを経由して下大静脈に注ぐ？
  - A. 左腎静脈
- □ 副腎髄質から分泌されるホルモンは？
  - A. カテコールアミン（アドレナリン，ノルアドレナリン）
- □ 副腎皮質から分泌されるホルモンは？
  - A. 副腎皮質ホルモン（糖質コルチコイド，鉱質コルチコイド，電解質コルチコイド，性ホルモン）

Summaries …要点を覚えよう！

1-84 主な内分泌腺

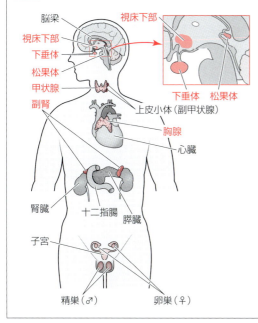

生体の諸器官の生理機能は，主に神経系と分泌系によって調節されています．物質を合成して放出（分泌）する器官を腺といい，特に血液に向かって分泌を行う腺を内分泌腺といいます．左の図は人体にある主な内分泌腺を示しています．

内分泌腺から放出されるホルモンは血流によって標的となる細胞の受容体に作用し，主に以下の4つの働きをします．

ホルモンの主な働き
① 成長および代謝の促進
② 適応力の増進およびホメオスタシスの維持
③ 本能行動の発現
④ 他の内分泌腺の機能状態の調整

Summaries …要点を覚えよう！

1-85 内分泌腺とホルモン

内分泌腺		ホルモン
視床下部	向下垂体	副腎皮質刺激ホルモン放出ホルモン(CRH)，甲状腺刺激ホルモン放出ホルモン(TRH)，成長ホルモン放出ホルモン(GHPH)，性腺刺激ホルモン放出ホルモン(GnRH)，ソマトスタチン，ドーパミン，プロラクチン放出ホルモン
	向神経	ニューロペプチドY(NPY)，オレキシン，ダイノルフィン，エンケファリン，サブスタンスP，ニューロテンシン
下垂体	前葉	副腎皮質刺激ホルモン(ACTH)，成長ホルモン(GH)，プロラクチン(PRL)，甲状腺刺激ホルモン(TSH)，黄体形成ホルモン(LH)，卵胞刺激ホルモン(FSH)
	中葉(中間部)	メラニン細胞刺激ホルモン(MSH)，βエンドルフィン
	後葉	バソプレシン(VP)，オキシトシン(OT)
甲状腺		サイロキシン(T_4)，カルシトニン(CT)，トリヨードサイロニン(T_3)
上皮小体(副甲状腺)		パラトルモン(PTH)
胸腺		サイモシン
副腎	皮質	アルドステロン(鉱質コルチコイド)，コルチゾール(糖質コルチコイド)，デヒドロエピアンドロステロン(DHEA)，アンドロステンジオン
	髄質	アドレナリン，ノルアドレナリン
性腺	精巣	テストステロン，エストロゲン〔特にエストラジオール(E_2)〕，インヒビン，アクチビン
	卵巣	テストステロン，エストラジオール(E_2)，プロゲステロン，インヒビン，アクチビン，卵胞刺激ホルモン放出ペプチド，リラキシン
膵臓	ランゲルハンス島	インスリン，グルカゴン，ソマトスタチン
胎盤		ヒト絨毛性ゴナドトロピン(hCG)，ヒト胎盤ラクトゲン(hPL)，エストロゲン，プロゲステロン
松果体		メラトニン
心臓		心房性ナトリウム利尿ペプチド(ANP)
腎臓		レニン，エリスロポエチン，活性型ビタミンD
肝臓		インスリン様成長因子-1(IGF-1)，アンジオテンシノゲン
消化管		セクレチン(十二指腸・空腸)，ガストリン，コレシストキニン(CCK)，血管作動性腸ペプチド(VIP)，ガストリン抑制ペプチド(GIP)，モチリン，サブスタンスP，ニューロテンシン
脂肪組織		レプチン
胃		グレリン，ガストリン

1-86 副腎

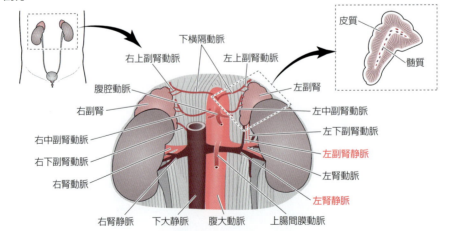

右副腎は三角形，左副腎は半月形に近く，おおよそ幅5cm，高さ3cm，厚さ5cm，重さ5～7gです。
副腎の上方には横隔膜があり，内側には腹大動脈や下大静脈が位置します。

G 感覚器

30 視覚器

問題-1 正しいのはどれか. 〔類似問題 45PM056〕
1. 眼球外膜は角膜と強膜からなる.
2. 角膜には血管が多数分布している.
3. 黄斑は眼球後極の鼻側にある.
4. 視神経乳頭は中心窩より耳側にある.
5. 網膜は硝子体の全面を覆っている.

眼球の構造①

1. 眼球外膜は前 1/6 を占める**角膜**と後 5/6 を占める**強膜**に分けられる.
2. 角膜には**血管**がなく, **眼房水**と**涙液**によって栄養されている.
3. 黄斑は眼球後極(後端)の約 1 mm **耳側(外側)**にあり, 中央部を**中心窩**と呼ぶ〔1-87 参照〕. 黄斑は**中心視野**に関与する.
4. 視神経乳頭(視神経円板)は黄斑(の中心窩)より**鼻側(内側)**にある〔1-87 参照〕.
5. 網膜は硝子体の**一部**を覆っている. 硝子体の一部(硝子体が水晶体に接する部分)は網膜に覆われていない. 硝子体は球状を保ち, 眼球内圧を保つ働きがある.

ここがポイント
網膜各部からの神経線維は黄斑の約 3 mm 内側(鼻側)に集まり, ここで網膜, 脈絡膜, 強膜を貫いて眼球の外に出ます. 視神経が出る部位を**視神経乳頭(視神経円板)**といいます. 視神経乳頭部には視細胞がないので盲点(**マリオットの盲点**, 盲斑)となります. 視神経乳頭の中央部のくぼみである乳頭陥凹から網膜中心動脈が出ます.

解答…1

問題-2 正しいのはどれか.
1. 水晶体は虹彩の前面にある.
2. 毛様体は強膜の外側にある.
3. 眼動脈は外頸動脈の分枝である.
4. 瞳孔括約筋は動眼神経が支配している.
5. 眼球運動は 4 つの外眼筋が行う.

眼球の構造②

1. 水晶体は虹彩の**後面**にある. 水晶体は虹彩のすぐ後ろにある直径 1 cm の凸レンズ状の透明体で, 光の屈折装置である. 水晶体はカメラのレンズの役割を果たす.
2. 毛様体は**脈絡膜**, **虹彩**とともに**中膜**を構成する. 中膜は**強膜**の内側にある〔1-89 参照〕.
3. 眼球には**内頸動脈**の分枝である**眼動脈**が分布する.
4. 瞳孔括約筋は**動眼神経(副交感神経)**に支配される.
5. 眼球運動には 6 つの外眼筋(**上直筋**, **下直筋**, **内側直筋**, **外側直筋**, **上斜筋**, **下斜筋**)が関与する.

ここがポイント

虹彩は平滑筋である**瞳孔括約筋**と**瞳孔散大筋**によって瞳孔を縮小・拡大して眼球に入射する光線量を調節します．瞳孔の縮小（**縮瞳**）に関与する瞳孔括約筋は**副交感神経**に支配され，瞳孔の拡大（**散瞳**）に関与する瞳孔散大筋は**交感神経**に支配されます〔**1-89** 参照〕．瞳孔括約筋は**虹彩**の中にあります．

眼球運動には6つの外眼筋が関与します．6つの外眼筋のうち，上斜筋（滑車神経），外側直筋（外転神経）以外は**動眼神経**によって支配されます．眼球運動には**顔面神経**や**三叉神経**は関与していないので注意してください〔**1-90** 参照〕．

解答…4

問題-3 視覚路について正しいのはどれか．

1. 視覚の中継核は内側膝状体である．
2. 視神経線維の90％は対側の視索に入る．
3. 各大脳半球は同側視野からの情報を受ける．
4. 視放線は後頭葉に至る．
5. 大脳一次視覚野は側頭葉にある．

解法ポイント

視覚路

1. 視覚の中継核は**外側膝状体**である．視覚は，**視神経→視交叉→視索→外側膝状体→視放線→後頭葉（視覚野）**へ伝わる．内側膝状体は**聴覚**の中継核である．
2. 視神経線維の**50％（網膜の内側部からの線維）**が対側へ交叉して対側の視索に入る（半交叉）．網膜の外側部からの線維は交叉せずに同側の視索に入る．
3. 各大脳半球は**対側視野**からの情報も受ける．
4. 外側膝状体を出た線維は側頭葉で**視放線**を形成し，大脳皮質**後頭葉**にある**視覚野（有線野）**に達する．
5. 大脳一次視覚野は**後頭葉**にある．

ここがポイント

視覚路（**視神経→視交叉→視索→外側膝状体→視放線→後頭葉**）を覚えましょう！ 視交叉で網膜の内側部（鼻側）からの線維は対側へ交叉し，外側部（耳側）からの線維は**交叉せずに**同側の視索に入ります．視覚経路の一部に障害が起こると，その部分に対応した視野の欠損が起こります〔**1-91** 参照〕．

解答…4

問題-4 視覚器で正しいのはどれか．〔47PM059（類似問題 52AM060）〕

1. 虹彩には瞳孔括約筋がある．
2. 眼動脈は外頸動脈の分枝である．
3. 視神経乳頭は眼球軸の外側にある．
4. 角膜には血管が多数分布している．
5. 網膜中心窩には錐体よりも杆体のほうが多い．

解法ポイント

視覚器①

1. 虹彩には**瞳孔括約筋**と**瞳孔散大筋**がある．
2. 眼動脈は**内頸動脈**の分枝である．
3. 視神経乳頭は眼球軸の**内側**にある．

4. 角膜には**長毛様体神経（眼神経の枝）**が多数分布しているが，血管は**分布していない**．
5. 網膜中心窩は**錐体**のみからなり，物体の形が最も鮮明に見える部位である．

解答…1

問題-5 視覚器で光の受容器があるのはどれか．〔48PM060〕

1. 角膜　　2. 虹彩　　3. 網膜　　4. 毛様体　　5. 硝子体

視覚器②

1. 角膜は水晶体とともに**レンズ**の役割を果たす．
2. 虹彩は眼球に入る**光量を調節**する．
3. 視覚器で光の受容器があるのは**網膜**である．
4. 毛様体は**水晶体の弯曲**を調節する．
5. 硝子体は**眼球を球状に維持**する．

ここがポイント
　網膜には光を感受する2種類の感覚細胞（視細胞）があります．杆状体細胞（杆体）は**暗所**で**光の強弱（明暗）**を感知し，錐状体細胞（錐体）は**明所**で**色，形を感知**します．

解答…3

問題-6 眼球運動を行う筋はどれか．〔54PM070（類似問題 54PM053）〕

1. 外側翼突筋　　　　2. 眼輪筋　　　　3. 頬筋
4. 前頭筋　　　　　　5. 内側直筋

眼球運動

ここがポイント
　眼球運動は6つの外眼筋（①**内側直筋**，②**外側直筋**，③**上直筋**，④**下直筋**，⑤**上斜筋**，⑥**下斜筋**）によって行われます．外側翼突筋は**咀嚼筋**，眼輪筋，頬筋，前頭筋は**顔面筋（表情筋）**に分類されます．
　6つの外眼筋のうち，4筋（内側直筋，上直筋，下直筋，下斜筋）は**動眼神経**に支配されますが，外側直筋は**外転神経**，上斜筋は**滑車神経**に支配されるので，注意が必要です．

解答…5

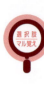

CHECK LIST

- □ 眼球壁はどのような 3 層からなる？
  A. 外膜，中膜，内膜
- □ 眼球外膜は何からなる？
  A. 角膜，強膜
- □ 眼球内膜は何からなる？
  A. 網膜
- □ 眼球中膜は何からなる？
  A. 脈絡膜，毛様体，虹彩
- □ 角膜は何により栄養されている？
  A. 眼房水と涙液
- □ 眼球後極の耳側にある小斑部を何という？
  A. 黄斑
- □ 黄斑の中心部で網膜の最も薄い部分を何という？
  A. 中心窩
- □ 中心窩で見る視力を何という？
  A. 中心視力
- □ 黄斑の中心窩より鼻側にある視細胞を欠く部分は？
  A. 視神経乳頭
- □ 視神経乳頭が視細胞を欠くため生じる盲点を何という？
  A. マリオットの盲点
- □ 水晶体は何により栄養される？
  A. 眼房水
- □ 水晶体は何の後面にある？
  A. 虹彩
- □ 水晶体と網膜の間にある無色透明の膠様の物質は？
  A. 硝子体
- □ 硝子体で網膜に覆われていない部分は？
  A. 水晶体に接する部分
- □ 毛様体はどこにある？
  A. 強膜の内側
- □ 眼球に分布する内頸動脈の分枝は何？
  A. 眼動脈
- □ 瞳孔括約筋はどの神経に支配される？
  A. 副交感神経
- □ 瞳孔散大筋はどの神経に支配される？
  A. 交感神経
- □ 外眼筋のうち，上斜筋（滑車神経），外側直筋（外転神経）以外はどの神経に支配される？
  A. 動眼神経
- □ 視覚の中継核は？
  A. 外側膝状体
- □ 聴覚の中継核は？
  A. 内側膝状体
- □ 視覚路はどのような順番で伝わる？
  A. 視神経→視交叉→視索→外側膝状体→視放線→後頭葉
- □ 大脳一次視覚野はどこにある？
  A. 後頭葉

Summaries …要点を覚えよう！

1-87 眼球の構造

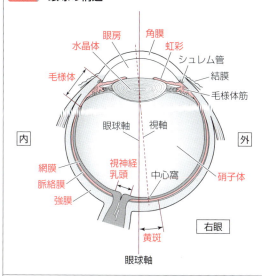

- 眼球は球形をしており，光を感じる網膜の視細胞と，そこに結像させるためのレンズ系（角膜→眼房→水晶体→硝子体）からできています．外界からの光はレンズ系を通過して網膜に達し，像を結びます．
- 眼球の最外層は強膜で，眼球の前面では角膜に移行します．強膜の内側には脈絡膜があります．脈絡膜は血管と色素に富み，網膜の視細胞層の栄養をつかさどるとともに，眼球内部に入ってくる光を吸収し遮る役割があります．

1-88 眼球壁の構造

眼球壁は外膜，中膜，内膜の3層からなります．

眼球壁	構成		特徴
外膜	角膜，強膜		主として密性結合組織からなる丈夫な膜で，眼球の形態を保ち保護する．
中膜	脈絡膜，毛様体，虹彩〔1-89 参照〕		血管に富み，多量のメラニン色素を含む．中膜は眼球に対して外部からの光線を遮り，かつ栄養を与えている．
内膜	網膜	盲部	前1/4の光を感じない部分．毛様体と虹彩の内面を覆う（それぞれ網膜毛様体部と網膜虹彩部という）．
		視部	後3/4の光を感じる部分．脈絡膜の内面を覆う．網膜の眼球後極の約1mm外側（耳側）に直径約2mmの黄斑がある．黄斑の中心部はややくぼんだ中心窩と呼ばれ，網膜の最も薄い部分である．黄斑はものを最も明瞭に見ることができる部分で，特に中心窩は視力が最もよく，ここの視力を中心視力という．

1-89 中膜を構成するもの

中膜は眼球血管膜またはぶどう膜とも呼ばれ，脈絡膜，毛様体，虹彩の3部から構成されています．

中膜	部位	特徴
脈絡膜	強膜の内面に接する．	内膜（網膜）の神経上皮層に栄養を与える．知覚線維は分布しない．
毛様体	脈絡膜の前方に続く肥厚部で，眼球内に向かって突出する．	毛様体筋といわれる平滑筋があり，眼球の経線方向に走る経線状線維（ブリュッケ筋）と，その内方で輪状に走る輪状線維（ミュラー筋）からなる．毛様体筋は副交感神経（動眼神経に含まれる）に支配される．毛様体は水晶体の弯曲を調節する．
虹彩	毛様体の前方に続く．薄い円板状を呈し，中央に瞳孔がある．	平滑筋である瞳孔括約筋と瞳孔散大筋によって瞳孔を縮小・拡大して，眼球に入射する光線量を調節する． ●瞳孔括約筋：瞳孔を囲むように輪状に走り，副交感神経（←短毛様体神経←毛様体神経節←動眼神経）に支配される．収縮すると瞳孔は縮小（縮瞳）する． ●瞳孔散大筋：虹彩の後面に接して放射状に走り，薄い膜状を呈する．交感神経に支配され，収縮すると瞳孔を散大（散瞳）する．

Summaries …要点を覚えよう！

1-90 眼球運動

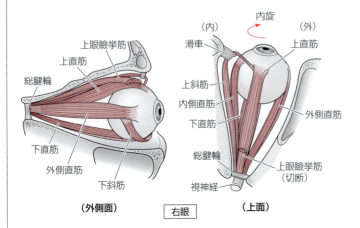

(外側面)　右眼　(上面)

筋	作用	支配神経
内側直筋	内転	動眼神経
外側直筋	外転	外転神経
上直筋	上転・内転・内旋	動眼神経
下直筋	下転・内転・外旋	動眼神経
上斜筋	下転・外転・内旋	滑車神経
下斜筋	上転・外転・外旋	動眼神経

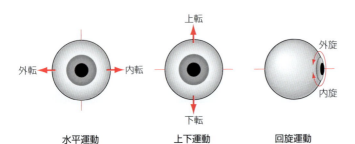

水平運動　上下運動　回旋運動

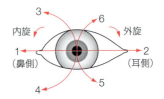

1. 内側直筋　2. 外側直筋
3. 上直筋　4. 下直筋
5. 上斜筋　6. 下斜筋

眼球運動は6つの外眼筋によって行われます．水平方向の回転は内側直筋と外側直筋により行われます．垂直方向は，上方への回転は上直筋と下斜筋の協調により，下方への回転は下直筋と上斜筋の協調により行われます．これらの筋の働きにより，注視する物体の像が中心窩に結像するように調節されています．

1-91 視覚路の障害と視野の欠損

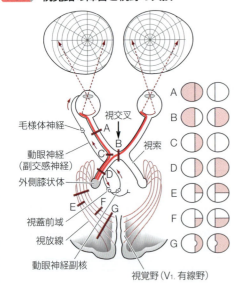

一側の視索は左右の眼の同側の網膜からの情報（対側の視野からの情報）を伝えるため，一側の視索の切断は，両眼の対側視野の欠損をもたらします．これを同名半盲といいます（Dは右側同名半盲）．なお，左右視野の中央付近の情報は両眼へ伝えられています．

視交叉部で障害が起こると，両眼の外側(耳側)の視野が欠損します(B)．これを両側耳側半盲といいます．臨床的には脳下垂体腫瘍による神経の圧迫で起こることが多いとされています．視放線や視覚野の一部に障害が起こると，対応する対側視野に限局した欠損が起こります．

基礎医学 31　聴覚器

G 感覚器

問題-1　耳について誤っているのはどれか．
1. 外耳は耳介と外耳道からなる．
2. 外耳と中耳は鼓膜で隔てられている．
3. 中耳は前頭骨内にある．
4. 中耳は主に鼓室からなる．
5. 鼓室は咽頭と連絡している．

聴覚器の構造 ①

1. 耳は，外から見える部分を**耳介**といい，外界の音を外耳道に集める"集音器"の役割を果たす．外耳道は，外耳孔から鼓膜に達するまでの約 2.5 cm の"音の通り道"である．
2. 外耳と中耳の境は**鼓膜**である．
3. 中耳と内耳は**側頭骨**の**錐体内**にある．
4. 中耳は**鼓膜**，**鼓室**，**耳小骨**，**耳管**からなり，鼓室は中耳の大部分を占める．
5. 鼓室の前方には**耳管**があり，**(上)咽頭**と連絡している．

❗ ここがポイント

　耳は大きく**外耳**，**中耳**，**内耳**に分けられます〔**1-92** 参照〕．**耳介**で集められた音は**外耳孔**，**外耳道**を経て**鼓膜**に達します．鼓膜の振動は**アブミ骨**によって内耳の外リンパに伝えられ，最終的に蝸牛管内の受容器を刺激し，音を聞くことができます．
　鼓膜から先は中耳ですので，外耳と中耳の境が**鼓膜**になります．中耳の大部分を占める鼓室は，**前庭窓**と**蝸牛窓**で内耳(の前庭)とつながっています．また，鼓室は**耳管**を通して**(上)咽頭**と連絡しています．耳管は長さ約 4 cm の管であり，**ユースターキー管**とも呼ばれます．耳管を通して鼓室と咽頭が連絡するので，鼓室の内圧は外気圧と等しくなっています〔**1-92** 参照〕．

解答…3

問題-2　正しいのはどれか．〔40PM004〕
1. 耳管は咽頭と内耳を連絡する．
2. 耳石は蝸牛にある．
3. 鼓膜は中耳と内耳を隔てる．
4. 半規管は頭部の回転運動を感受する．
5. コルチ器は身体運動の加速度を感知する．

聴覚器の構造 ②

1. 耳管は咽頭と**中耳(鼓室)**を連絡する．
2. 耳石は**卵形嚢・球形嚢の平衡斑**にある．
3. 鼓膜は**外耳**と**中耳**を隔てる．
4. 半規管は頭部の**回転運動(回転加速度)**を感受する．
5. コルチ器は**音**を感知する受容器である．水平方向の加速度(直線加速度)を感受するのは卵形

145

囊・球形嚢の平衡斑にある**耳石**であり，回転加速度を感知するのは半規管の**膨大部稜**である．

解答…4

問題-3 誤っているのはどれか．
1. 鼓室内には耳小骨や耳小骨筋がある．
2. 耳小骨は鼓膜で受けた振動を内耳に伝える．
3. 耳小骨により音波が増幅される．
4. 耳小骨筋を支配するのは前庭神経と蝸牛神経である．
5. ツチ骨は鼓膜と接している．

耳小骨・耳小骨筋

1. 鼓室内には米粒ほどの**耳小骨**（ツチ骨・キヌタ骨・アブミ骨）や**耳小骨筋**（鼓膜張筋・アブミ骨筋）がある．**アブミ骨筋**は人体で最小の骨格筋である．
2. 3つの耳小骨は互いに連結し，鼓膜で受けた音の振動を**内耳**に伝える．
3. 音波による鼓膜の振動は**耳小骨**で増幅されて内耳の外リンパに達し，液性の圧変化となって内耳に伝えられる．
4. 耳小骨筋を支配するのは**三叉神経（下顎神経）**と**顔面神経**である．前庭神経と蝸牛神経は内耳神経の枝であり，前庭神経は**平衡覚**に，蝸牛神経は**聴覚**に関与する．
5. ツチ骨は最大の**耳小骨**（長さ8〜9 mm）であり，ツチ骨の外側面は3か所で鼓膜と付着している．

❗**ここがポイント**
鼓膜の振動は耳小骨で増幅され，鼓室の内側壁にある**前庭窓**に伝えられます．鼓膜に接しているのは**ツチ骨**であり，**ツチ骨→キヌタ骨→アブミ骨**の順に音が伝わります．アブミ骨底は鼓室の内側壁にある前庭窓にはまり込んでいます．
中耳の鼓室内には耳小骨に付く**耳小骨筋**（**鼓膜張筋**と**アブミ骨筋**）があります．鼓膜張筋は**三叉神経（下顎神経）**に支配され，アブミ骨筋は**顔面神経**に支配されます．いずれの筋も音の伝達を**抑制**するように作用します〔1-93 参照〕．

解答…4

問題-4 誤っているのはどれか．
1. 内耳は骨迷路と膜迷路からなる．
2. 前庭は骨迷路に属する．
3. 蝸牛管は膜迷路に属する．
4. 卵形嚢と球形嚢を総称して前庭器という．
5. 半規管は3つの直交する面でアーチを描く．

内耳

❗**ここがポイント**
内耳は，側頭骨の錐体内にある複雑な腔である**骨迷路**と，骨迷路の中にある膜性の閉鎖管である**膜迷路**から構成されます．骨迷路は①**前庭**，②**骨半規管**，③**蝸牛**からなり，膜迷路は①**卵形嚢・球形嚢**，

②膜半規管，③蝸牛管からなります．骨半規管内には3つの半規管(前・後・外側半規管)があり，それぞれ直交する面でアーチを描き，両脚で卵形嚢に連なります．また，卵形嚢・球形嚢と膜半規管を総称して前庭器といいます〔 1-94 ▶参照〕．

内耳	
骨迷路	膜迷路
① 前庭	① 卵形嚢・球形嚢
② 骨半規管	② 膜半規管
③ 蝸牛	③ 蝸牛管

前庭器(①・②に対応)

解答…4

問題-5 平衡聴覚器の解剖について正しいのはどれか．2つ選べ．〔50AM057〕
1. 耳管は咽頭に開口している．
2. 鼓膜はキヌタ骨に接している．
3. 内耳は側頭骨の錐体部内にある．
4. 前庭は蝸牛と三半規管からなる．
5. 中耳には聴覚と平衡覚をつかさどる感覚器がある．

解法ポイント

平衡聴覚器①

1. 耳管は咽頭に開口している．
2. 鼓膜はツチ骨に接している．
3. 内耳は側頭骨の錐体部内にある．
4. 前庭器は卵形嚢，球形嚢，膜半規管からなる．
5. 内耳には聴覚と平衡覚をつかさどる感覚器がある．

解答…1, 3

問題-6 平衡聴覚器について正しいのはどれか．〔51AM059〕
1. 半規管は頭部の回転運動を感知する．
2. 半規管は蝸牛神経の支配を受ける．
3. 半規管にはコルチ器が存在する．
4. 蝸牛管の内リンパの流れが受容器の刺激となる．
5. 蝸牛管には耳石が存在する．

解法ポイント

平衡聴覚器②

1. 半規管は頭部の回転運動を感知する．体の回転運動(回転加速度)は半規管の膨大部稜の有毛細胞により感知される．
2. 半規管は前庭神経の支配を受ける．蝸牛管のコルチ器からの聴覚情報は蝸牛神経によって伝えられる．
3. 蝸牛管にはコルチ器(ラセン器)が存在する．
4. 半規管の内リンパの流れが受容器の刺激となる．

5. 卵形嚢・球形嚢の平衡斑には耳石が存在する．

解答…1

問題-7 平衡聴覚器の構造で正しいのはどれか．2つ選べ． 〔53PM059 を改変〕

1. 鼓室は外耳にある． 2. 骨迷路は内耳にある． 3. 耳管は内耳にある．
4. ツチ骨は中耳にある． 5. 膜迷路は中耳にある．

平衡聴覚器③

1. 鼓室は<u>中耳</u>にある．
2. 骨迷路は<u>内耳</u>にある．
3. 耳管は<u>中耳</u>にある．
4. ツチ骨は<u>中耳</u>にある．
5. 膜迷路は<u>内耳</u>にある．

解答…2, 4

CHECK LIST

- □ 耳は大きくどのように分けられる？
  A. 外耳，中耳，内耳
- □ 耳介と外耳道からなるのは？
  A. 外耳
- □ 外耳孔から鼓膜に達するまでを何という？
  A. 外耳道
- □ 外耳と中耳は何で隔てられている？
  A. 鼓膜
- □ 鼓膜から前庭窓と蝸牛窓までの小腔を何という？
  A. 中耳
- □ 内耳と中耳はどこで接している？
  A. 前庭窓と蝸牛窓
- □ 中耳と内耳はどこにある？
  A. 側頭骨の錐体内
- □ 中耳の鼓室内には何がある？
  A. 耳小骨や耳小骨筋(鼓膜張筋とアブミ骨筋)
- □ 中耳の鼓室は何によって上咽頭と連絡している？
  A. 耳管(ユースターキー管)
- □ 耳管にはどのような役割がある？
  A. 鼓室内の圧力と外耳道の大気圧を等しくする

- □ 鼓膜張筋はどの神経に支配されている？
  A. 三叉神経(下顎神経)
- □ アブミ骨筋はどの神経に支配されている？
  A. 顔面神経
- □ 鼓室内にある耳小骨3つの名前は？
  A. ツチ骨，キヌタ骨，アブミ骨
- □ 耳小骨のうち，鼓膜と接しているのは？
  A. ツチ骨
- □ 耳小骨の役割は？
  A. 鼓膜で受けた振動を約10倍に増幅し，前庭に伝える
- □ 内耳にある複雑な形の空洞を何という？
  A. 骨迷路
- □ 骨迷路の中にある膜状の管系を何という？
  A. 膜迷路
- □ 骨迷路を構成しているのは？
  A. 前庭，骨半規管，蝸牛
- □ 膜迷路を構成しているのは？
  A. 卵形嚢・球形嚢，膜半規管，蝸牛管
- □ 卵形嚢・球形嚢と膜半規管を総称して何という？
  A. 前庭器

Summaries …要点を覚えよう！

1-92 耳の構造

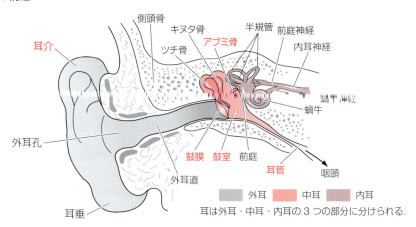

耳は外耳・中耳・内耳の3つの部分に分けられる．

外耳，中耳，内耳の区分と，それぞれがどのような器官で構成されているかを覚えましょう．

1-93 耳小骨・耳小骨筋

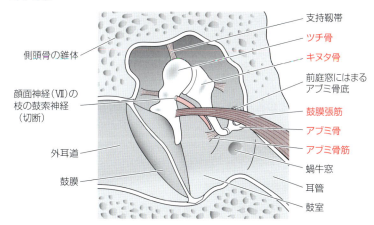

耳小骨筋（鼓膜張筋とアブミ骨筋）は，中耳の鼓室内にあります．

耳小骨筋		支配神経	作用
	鼓膜張筋	三叉神経（下顎神経）	鼓膜を緊張させて鼓膜の振動を減少させる．
	アブミ骨筋	顔面神経	アブミ骨を後方に引き，前庭窓とアブミ骨の動きを抑制する．

1-94 骨迷路と膜迷路

膜迷路には平衡覚と聴覚の受容器があります．前庭器の受容器（卵形嚢・球形嚢の平衡斑，半規管の膨大部）が平衡覚を感受し，蝸牛管内の受容器〔ラセン器（＝コルチ器）〕が聴覚を感受します．

内耳の膜迷路		
感覚	受容器のある部位	受容器
平衡覚	前庭器	• 卵形嚢・球形嚢の平衡斑 • 半規管の膨大部
聴覚器	蝸牛管	コルチ器（ラセン器）

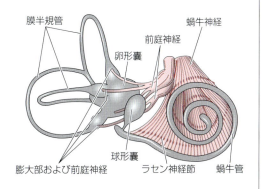

H 体表解剖

32 体表解剖

問題-1 体表から拍動を触知できないのはどれか.〔43PM019〕

1. 総頸動脈
2. 橈骨動脈
3. 大腿動脈
4. 膝窩動脈
5. 総腸骨動脈

体表から触知可能な動脈

1. 総頸動脈は下顎角の尾側,胸鎖乳突筋の前方で触知できる〔 1-95 参照〕.
2. 橈骨動脈は橈側手根屈筋腱の橈側で触知できる〔 1-96 参照〕.
3. 大腿動脈は大腿三角部と内転筋裂孔部で触知できる〔 1-97 参照〕.
4. 膝窩動脈は膝窩中央部で触知できる〔 1-97 参照〕.
5. 総腸骨動脈は深部に位置するため,体表から拍動を触知できない.総腸骨動脈は第4腰椎の高さで腹大動脈から左右に分岐し,大腰筋の内側縁に沿って外下方に走行する.

! ここがポイント

体表から拍動を触知できる主な動脈は,浅側頭動脈,総頸動脈,上腕動脈,橈骨動脈,尺骨動脈,大腿動脈,膝窩動脈,後脛骨動脈,足背動脈です.

解答…5

問題-2 動脈と脈拍の触知部位との組み合わせで正しいのはどれか.〔53PM060(類似問題 41PM015)〕

1. 浅側頭動脈 —— 外耳孔の後方
2. 総頸動脈 —— 胸鎖乳突筋の外縁
3. 上腕動脈 —— 上腕遠位部の上腕二頭筋腱の外側
4. 大腿動脈 —— 鼠径部の腸腰筋の外側
5. 足背動脈 —— 足背の長母趾伸筋腱と長趾伸筋腱の間

動脈と脈拍の触診部位

1. 浅側頭動脈―外耳孔の前方
2. 総頸動脈―胸鎖乳突筋の内縁(前方)
3. 上腕動脈―上腕遠位部の上腕二頭筋腱の内側
4. 大腿動脈―鼠径部の腸腰筋の内側
5. 足背動脈―足背の長母趾伸筋腱と長趾伸筋腱の間

解答…5

問題-3 体表から観察困難な筋はどれか.

1. 僧帽筋
2. 三角筋
3. 棘上筋
4. 棘下筋
5. 大円筋

H 体表解剖

体表から観察可能な筋

 ここがポイント

棘上筋は僧帽筋に覆われているため体表からの観察は困難ですが，僧帽筋を通して触診は可能です．体表からの"観察"と"触診(触知)"を区別しましょう．体表面からの"観察"は困難でも"触知(触知)"が可能な筋はたくさんあります．

解答…3

問題 − 4 体表から容易に筋収縮を触知できるのはどれか．2つ選べ．〔42PM008〕

1. 梨状筋　　　2. 外閉鎖筋　　　3. 小殿筋
4. 大腿筋膜張筋　　5. 長内転筋

体表から触知可能な筋 ①

 ここがポイント

"容易に"触診できる筋は体表に位置している大腿筋膜張筋と長内転筋です．大腿筋膜張筋は大腿の外側で，長内転筋は大腿の内側でそれぞれ容易に触知できます．

梨状筋や外閉鎖筋は大殿筋の深部に位置し，小殿筋は中殿筋の深部に位置しますので，体表に位置する筋よりも触診が困難です．ただし，触知が不可能なわけではありません．

解答…4, 5

問題 − 5 皮膚組織の直下に筋腹を触知する筋はどれか．〔52PM052〕

1. 棘上筋　　　2. 方形回内筋　　　3. 小殿筋
4. 中間広筋　　5. 長腓骨筋

体表から触知可能な筋 ②

 ここがポイント

皮膚組織の直下に筋腹を触知する筋は長腓骨筋です．

解答…5

問題 − 6 皮下組織直下に筋腹を触知できないのはどれか．〔46PM059〕

1. 上腕筋　　　2. 回外筋　　　3. 円回内筋
4. 尺側手根伸筋　　5. 長橈側手根伸筋

体表から触知可能な筋 ③

 ここがポイント

皮下組織直下に筋腹を触知できないのは回外筋です．回外筋の表層には長・短橈側手根伸筋，腕橈骨筋があります．

解答…2

問題-7 筋腹が触診できるのはどれか．2つ選べ．〔45AM060〕

1. 肩甲下筋
2. 腕橈骨筋
3. 長母指屈筋
4. 方形回内筋
5. 橈側手根屈筋

解法ポイント

体表から触知可能な筋④

❗ **ここがポイント**……………………………………
筋腹が触診できるのは**腕橈骨筋**と**橈側手根屈筋**です．

解答…2, 5

問題-8 体表から触れることができる腱を図に示す．番号と名称の組み合わせで正しいのはどれか．〔49AM059〕

1. ① ── 長母指屈筋腱
2. ② ── 腕橈骨筋腱
3. ③ ── 浅指屈筋腱
4. ④ ── 深指屈筋腱
5. ⑤ ── 尺側手根屈筋腱

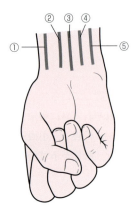

解法ポイント

体表から触知可能な腱

🔍 選択肢マル覚え
1. ① 橈側手根屈筋腱
2. ② 長母指屈筋腱
3. ③ 長掌筋腱
4. ④ 浅指屈筋腱
5. ⑤ 尺側手根屈筋腱

解答…5

問題-9 解剖学的"嗅ぎタバコ入れ"で触診できるのはどれか．〔53AM059〕

1. 月状骨
2. 三角骨
3. 舟状骨
4. 小菱形骨
5. 有頭骨

H 体表解剖

嗅ぎタバコ入れで触診可能な骨

❗ここがポイント

母指を強く伸展したときに長母指伸筋腱と短母指伸筋腱の間に形成される凹みを"**嗅ぎタバコ入れ**"(橈側小窩,スナフ・ボックス,anatomical snuffbox)といいます."嗅ぎタバコ入れ"の近位には橈骨茎状突起があり,遠位には第1中手骨底があります.また,深側には**舟状骨**と**大菱形骨**があり,凹みの底を**橈骨動脈**が斜めに走行します.

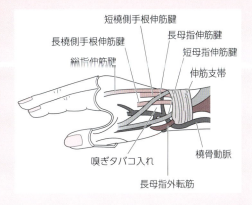

解答…3

問題 - 10 皮膚組織直下に触知できるのはどれか. 〔51PM059〕

1. 軸椎の歯突起　　2. 胸骨の頸切痕　　3. 上腕骨の結節間溝
4. 尺骨の滑車切痕　5. 寛骨の寛骨臼切痕

体表から触知できるもの①

❗ここがポイント

皮膚組織直下に触知できるのは**胸骨の頸切痕**です.

解答…2

問題 - 11 体表から触知できるのはどれか. 2つ選べ. 〔52AM052を改変〕

1. 歯突起　　2. 結節間溝　　3. 肋骨角
4. 顆間隆起　5. 舟状骨粗面

体表から触知できるもの②

❗ここがポイント

体表から触知できるのは,**肋骨角**と**舟状骨粗面**です.歯突起や顆間隆起は関節内にあり,触知することはできません.また,結節間溝上には上腕二頭筋の長頭腱が走行するため,触知が困難です.肋骨角や舟状骨粗面を触知するほうが容易です.

解答…3, 5

第1章 解剖学

問題-12 左頸肩腕部の写真を示す．指で示している部位はどれか．〔46AM059〕

1. 第一肋骨
2. 胸鎖関節
3. 肩鎖関節
4. 烏口突起
5. 上腕骨小結節

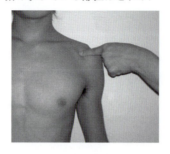

左頸肩腕部の触診

 ここがポイント

指で示している部位は**烏口突起**です．

解答…4

問題-13 スカルパ三角で誤っているのはどれか．〔47AM060〕

1. 坐骨神経が通る．
2. 大腿動脈が通る．
3. 底面に恥骨筋がある．
4. 外側は縫工筋で形成される．
5. 内側は長内転筋で形成される．

スカルパ三角

 ここがポイント

①鼠径靱帯，②縫工筋内縁，③長内転筋外縁からなる三角形を**スカルパ三角**といい，大腿神経，大腿動脈，大腿骨頭などを触診するときの目安となります．この三角形の底面に**恥骨筋**があります．
坐骨神経は，梨状筋の下で**下殿神経**とともに**大坐骨孔**を出て，大殿筋と大腿二頭筋の長頭に覆われて大腿後面を下行します．

解答…1

問題-14 末梢神経と体表からの触知部位との組み合わせで正しいのはどれか．〔54AM060〕

1. 腕神経叢 ── 胸鎖乳突筋の胸骨頭と鎖骨頭の間
2. 正中神経 ── 上腕近位部で烏口腕筋の外側
3. 尺骨神経 ── 肘頭と上腕骨内側上顆の間
4. 脛骨神経 ── 外果とアキレス腱の間
5. 総腓骨神経 ── 膝窩部で半腱様筋の内側

末梢神経の触診部位

1. 腕神経叢は**前斜角筋と中斜角筋の間**で触れる．
2. 正中神経は上腕近位部で**烏口腕筋の内側**で触れる．
3. 尺骨神経は**肘頭と上腕骨内側上顆の間**で触れる．
4. 脛骨神経は**内果とアキレス腱の間**で触れる．
5. 総腓骨神経は膝窩部で**大腿二頭筋の内側**で触れる．

解答…3

H 体表解剖

CHECK LIST

- □ 体表から拍動を触知できる主な動脈は？
  - A. 浅側頭動脈, 総頸動脈, 上腕動脈, 橈骨動脈, 尺骨動脈, 大腿動脈, 膝窩動脈, 後脛骨動脈, 足背動脈
- □ 上腕動脈はどこで触診する？
  - A. 上腕前面尺側部（上腕二頭筋腱の内側）
- □ 浅側頭動脈はどこで触診する？
  - A. 外耳孔の前方
- □ 橈骨動脈はどこで触診する？
  - A. 前腕掌側外側遠位部
- □ 大腿動脈はどこで触診する？
  - A. 大腿三角（スカルパ三角）内または内転筋裂孔
- □ 後脛骨動脈はどこで触診する？
  - A. 脛骨内果後方
- □ 橈骨動脈はどこで触診する？
  - A. 橈側手根屈筋腱の橈側

Summaries …要点を覚えよう！

1-95 ▶ 体幹の触知可能な動脈とその部位

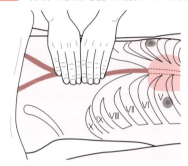

腹大動脈：ヤコビー線（左右の腸骨稜を結んだ線）の高さ

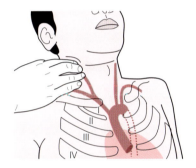

総頸動脈：下顎角の尾側，胸鎖乳突筋の前方

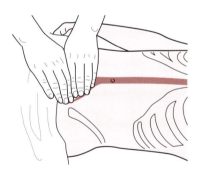

外腸骨動脈：鼠径部の中点

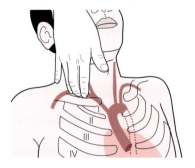

鎖骨下動脈：鎖骨の頭側，胸鎖乳突筋鎖骨頭の起始部の外側縁と前方から見た僧帽筋の停止部の内側縁との間

Summaries …要点を覚えよう！

1-96 上肢の触知可能な動脈とその部位

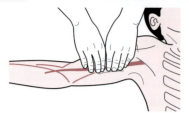

上腕動脈：上腕のほぼすべての部位

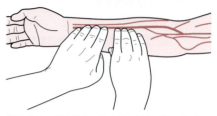

橈骨動脈：腕橈骨筋の停止腱と橈側手根屈筋腱の間

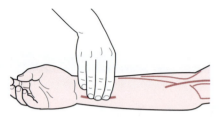

尺骨動脈：尺側手根屈筋腱のすぐ橈側

1-97 下肢の触知可能な動脈とその部位

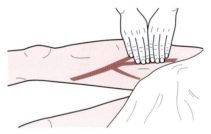

大腿動脈：大腿三角を通る部位

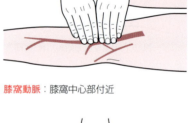

膝窩動脈：膝窩中心部付近

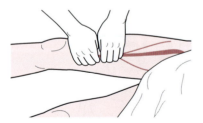

大腿動脈：内転筋裂孔を通る部位

後脛骨動脈：ヒラメ筋上縁付近，脛骨内果とアキレス腱との間

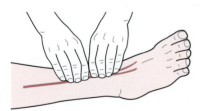

足背動脈：長母趾伸筋腱と長趾伸筋第2腱の間

I 断層解剖

33 中枢神経系の断層解剖

問題-1 60歳の男性. 来院時のMRAを示す. このMRAで病的所見を呈するのはどれか. 〔45AM009〕

1. 内頸動脈
2. 前大脳動脈
3. 前交通動脈
4. 中大脳動脈
5. 脳底動脈

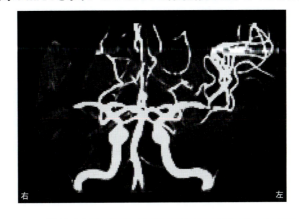

脳血管のMRA

ここがポイント

磁気共鳴血管画像（magnetic resonance angiography；MRA）は，MRIを用いて撮像した血管の画像です．この問題は純粋な解剖学の問題ではありませんが，今後，この問題のように解剖学の知識を応用して，臨床の問題を解いていくような出題が増加すると考えられます．

このMRAでは右の<u>中大脳動脈領域</u>に閉塞があり，その先の血流が妨げられている（血流がないため黒くなっている）ことがわかります．中大脳動脈の領域は<u>脳梗塞の好発部位</u>であることもおさえておきましょう．

解答…4

問題-2 頭部MRIを示す. 正しいのはどれか. 2つ選べ. 〔43PM020を改変〕

1. ① 第3脳室
2. ② 尾状核
3. ③ 松果体
4. ④ 視床
5. ⑤ 第4脳室

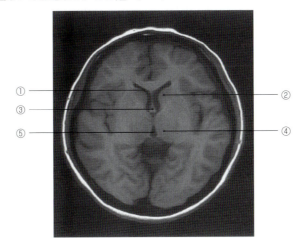

頭部 MRI ①

ここがポイント
①は側脳室，②は尾状核，③は脳弓，④は視床，⑤は第3脳室を示しています．

解答…2, 4

問題-3 頭部 MRI の T2 強調像を示す．海馬はどれか．〔50AM053〕

1. ①
2. ②
3. ③
4. ④
5. ⑤

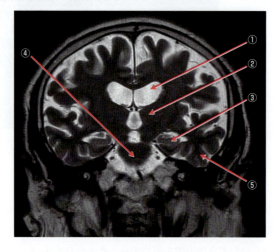

頭部 MRI ②

ここがポイント
①は側脳室，②は視床，③は海馬，④は中脳，⑤は下側頭回を示しています．

解答…3

問題-4 頭部 MRI 正中矢状断像でみられないのはどれか．〔44PM020〕

1. 脳梁　2. 下垂体　3. 松果体　4. 第4脳室　5. 小脳歯状核

頭部 MRI ③

ここがポイント
小脳核（①室頂核，②球状核，③栓状核，④歯状核）は左右の小脳半球にあるため正中矢状断像にはみられません．
脳の正中矢状断では脳梁，視床，下垂体，松果体，乳頭体，視床下部，視床間橋，室間孔などがみられます．

解答…5

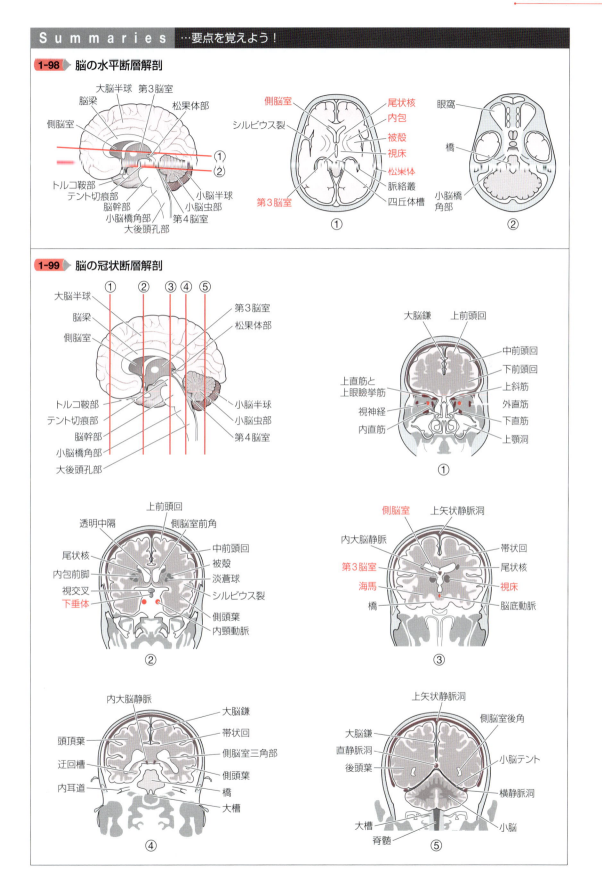

34 筋・骨格・末梢神経系の断層解剖

I 断層解剖

問題-1 右下腿中央部やや上方の横断図を示す．ヒラメ筋はどれか． 〔45PM052〕

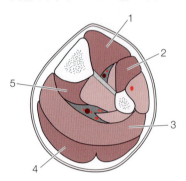

解法ポイント

下腿中央部の断層解剖〔1-100 参照〕

選択肢マル覚え 1. 前脛骨筋　2. 長趾伸筋　3. ヒラメ筋　4. 腓腹筋　5. 長趾屈筋

解答…3

問題-2 左頸部側面の様子を示す．中斜角筋はどれか． 〔54PM059〕

1. ①
2. ②
3. ③
4. ④
5. ⑤

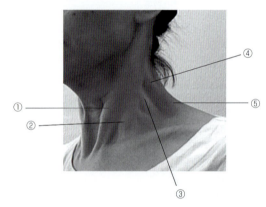

解法ポイント

中斜角筋

⚠ ここがポイント
①は胸鎖乳突筋，②は前斜角筋，③は中斜角筋，④は後斜角筋，⑤は肩甲挙筋です．

解答…3

I 断層解剖

Summaries …要点を覚えよう！

1-100 大腿～足部の断層解剖

断層解剖はCTやMRIなどの画像を読み解く際にも重要な意味をもちます．筋や神経の走行を表面的に覚えるだけではなく，「立体的に」把握できるように学習しておきましょう．

（右下肢）

① 大腿中央部の断層解剖

- 大腿直筋
- 内側広筋
- 中間広筋
- 伏在神経
- 大腿骨
- 縫工筋
- 外側広筋
- 長内転筋
- 薄筋
- 坐骨神経
- 大内転筋
- 大腿二頭筋
- 半膜様筋
- 半腱様筋

② 下腿中央部の断層解剖

- 前脛骨筋
- 長母趾伸筋
- 脛骨
- 長趾伸筋
- 後脛骨筋
- 浅腓骨神経
- 長・短腓骨筋
- 腓骨
- 長趾屈筋
- ヒラメ筋
- 腓腹筋
- 脛骨神経
- 後脛骨動脈

③ 下腿下 1/3 の断層解剖

- 前脛骨筋
- 脛骨
- 深腓骨神経
- 長趾屈筋
- 長趾伸筋・長母趾伸筋
- 後脛骨筋
- 浅腓骨神経
- 腓骨
- 長・短腓骨筋
- 脛骨神経
- 長母趾屈筋
- 腓腹筋膜
- ヒラメ筋

④ 足部中央部の断層解剖

- 長母趾伸筋腱
- 第1背側骨間筋
- 第1中足骨
- 長・短趾伸筋腱
- 母趾外転筋
- 第3底側骨間筋
- 短母趾屈筋
- 短小趾屈筋
- 母趾内転筋
- 小趾外転筋
- 長母趾屈筋腱
- 長趾屈筋腱
- 足底腱膜
- 足底方形筋
- 短趾屈筋

Summaries …要点を覚えよう！

1-101 腕部の断層解剖

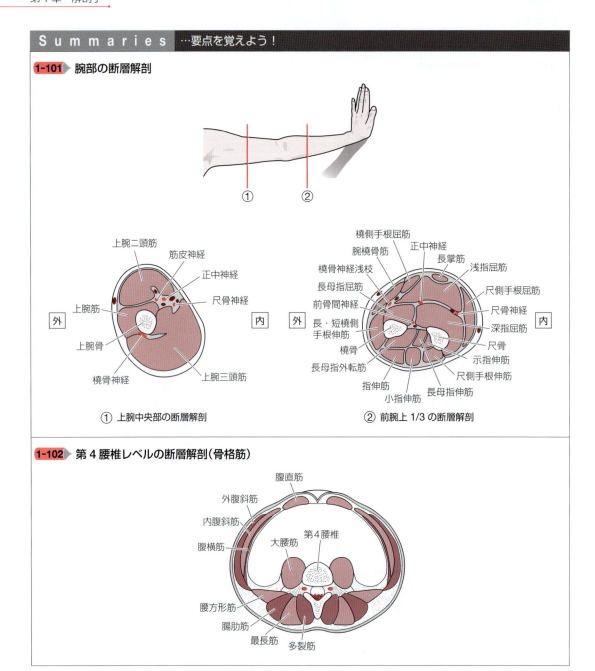

① 上腕中央部の断層解剖

② 前腕上 1/3 の断層解剖

1-102 第4腰椎レベルの断層解剖（骨格筋）

35 内臓諸臓器の断層解剖

I 断層解剖

問題-1 腹部単純CTを示す．矢印の臓器はどれか．〔45AM058〕

1. 肝臓
2. 腎臓
3. 膵臓
4. 胆嚢
5. 脾臓

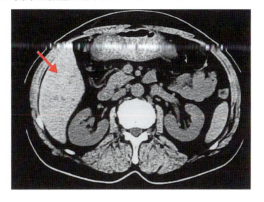

解法ポイント

腹部単純CTによる断層像

❗ここがポイント

矢印が指している右側に位置する大きな器官は**肝臓**です．

典型的な腹部のCT画像を以下に示します．主な臓器の位置関係を覚えてください．

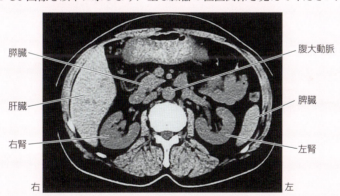

解答…1

問題-2 後腹膜腔に存在しないのはどれか．〔53PM057〕

1. 横行結腸　2. 腎臓　3. 十二指腸　4. 膵臓　5. 副腎

解法ポイント

後腹膜臓器

❗ここがポイント

後腹膜腔に存在しないのは**横行結腸**です．

腹膜後隙（後腹膜腔）に存在する器官を**後腹膜器官**（後腹膜臓器）といい，**十二指腸**，**膵臓**，下行結腸，腹部大動脈，下大静脈，**腎臓**，上行結腸，直腸，尿管，**副腎**などがあります〔1-103 参照〕．

解答…1

問題-3 第7胸椎の高さの水平断で最も腹側にあるのはどれか. 〔54AM054〕

1. 食道　2. 右心室　3. 右心房　4. 左心室　5. 左心房

> **解法ポイント**
>
> **第7胸椎の高さの水平断**
>
> ここがポイント
>
> 第7胸椎の高さの水平断で最も腹側にあるのは**右心室**です〔1-104 参照〕.

解答…2

Summaries …要点を覚えよう！

1-103 腹膜内器官と後腹膜器官

- 腹膜に囲まれた閉鎖空間を腹膜腔と呼び, このなかで間膜によって後腹壁に吊るされるように存在している臓器を**腹腔内器官**と呼びます.
- 一方, 後腹壁に埋まり, 突出した面のみが腹膜に覆われている臓器を**後腹膜器官**と呼びます.

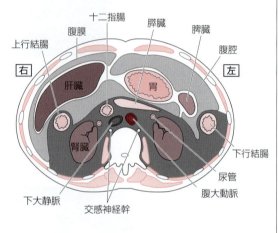

1-104 第7胸椎の高さの水平断

第7胸椎の高さでの水平断では, 各臓器は以下のような位置関係で存在しています.

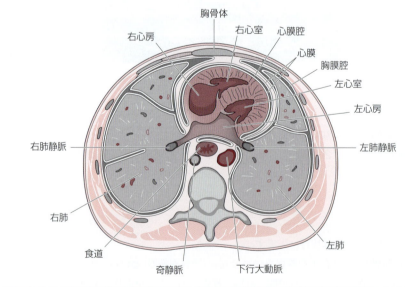

J 組織

36 細胞の構造

問題 - 1 正常細胞の基本構造で細胞質に含まれないのはどれか．

1. 細胞膜
2. 小胞体
3. 基底膜
4. ゴルジ装置
5. ミトコンドリア

細胞の基本構造

1. 細胞は**原形質**とそれを包む**細胞膜**からなる．細胞膜の厚さは約 **10 nm** で，2層の蛋白で**リン脂質**を挟んだ構造をしている．細胞膜は物質の吸収，排泄や分泌を行い，筋や神経では興奮などの働きをする．
2. 小胞体は細胞内にある二重膜様の管状構造物である．顆粒状小胞体（粗面小胞体）には顆粒部分に**リボソーム**がある〔**1-106** 参照〕．リボソームは核からの遺伝子情報により**蛋白質**を合成する．リボソームを欠く**非顆粒状小胞体（滑面小胞体）**は一部のホルモンなどの脂質を産生する．
3. 基底膜（基底層）は細胞膜の外側にあり，**膠原線維（コラーゲン）**と2種類の糖蛋白からなる．
4. ゴルジ装置は扁平な小胞状小器官で，分泌物の生成に関与する．
5. ミトコンドリアは滑らかな外膜とヒダ状となった内膜（稜）で構成され，内部は液体で満たされている．種々の酵素を含み，細胞に必要な**エネルギー産生**の場となっている〔**アデノシン三リン酸（ATP）**を多く産生する〕．細胞呼吸はミトコンドリアで行われる．

! ここがポイント

生体を構成する最小の単位は**細胞**です．細胞は半透明，半流動性の**原形質**と，それを包む**細胞膜**からなります〔**1-105** 参照〕．原形質はさらに核と細胞形質に分けられます．細胞形質の**約70％**は水分ですが，そのほかに塩類や蛋白などのコロイド状の高分子物質が溶解しています．

「細胞は核と細胞質」からなるというとらえ方もあります．この場合，細胞質とは核以外の原形質と細胞膜を意味します．

解答…3

問題 - 2 細胞外物質はどれか．

1. 小胞体
2. 膠原線維
3. 核小体
4. ミトコンドリア
5. ゴルジ装置

細胞外物質

! ここがポイント

細胞外物質とは**細胞膜よりも外側**にある物質を意味し，**膠原線維（コラーゲン）**がこれにあたります．膠原線維は2種類の糖蛋白とともに細胞膜の外側にある**基底膜（基底層）**を形成します．なお，**小胞体**，**核小体**，**ミトコンドリア**，**ゴルジ装置**は細胞内（にある）物質です．

細胞内物質（細胞内にあるもの）と細胞外物質（細胞外にあるもの）を区別することがポイントです．主な細胞内物質（細胞内器官）を覚え，それ以外は細胞外物質と記憶するとよいでしょう．

解答…2

問題-3 細胞内器官でないのはどれか．

1. ミトコンドリア　　2. ゴルジ装置　　3. 中心小体
4. リソーム　　5. ルフィニ小体

細胞内器官①

⚠ **ここがポイント**
ミトコンドリア，ゴルジ装置，中心小体，リソームは覚えておかなければならない代表的な細胞内器官です．ルフィニ小体は真皮下層や皮下組織にある体性感覚受容器であり，細胞内器官ではありません．

解答…5

問題-4 細胞内小器官の役割について正しいのはどれか． 〔48AM061〕

1. 中心小体はリソームを形成する．
2. ミトコンドリアは ATP を合成する．
3. リボソームは膜の脂質成分を産生する．
4. ゴルジ装置は細胞分裂時に染色体を引き寄せる．
5. リボソームが付着しているのが滑面小胞体である．

細胞内器官②

1. 中心小体は細胞分裂時に，染色体の移動に関与する紡錘糸を形成する．リソームはゴルジ装置で形成される．
2. ミトコンドリアは酸素を利用して ATP（アデノシン三リン酸）を合成する．
3. リボソームは蛋白質を合成する．膜の脂質成分を産生するのは粗面小胞体である．
4. ゴルジ装置は粗面小胞体から運ばれてきた蛋白質からリソームや分泌物を形成する．細胞分裂時に染色体を引き寄せるのは中心小体である．
5. リボソームが付着しているのは粗面小胞体で，付着していないのが滑面小胞体である．

⚠ **ここがポイント**
リソームとリボソームは名称が似ていますが，別物ですので，注意してください．リソームは，ライソーム，ライソゾームとも呼ばれます．また，ゴルジ装置はゴルジ体とも呼ばれます．

解答…2

問題-5 細胞内小器官の働きで正しいのはどれか． 〔53AM060〕

1. 滑面小胞体は ATP を合成する．　　2. ゴルジ装置は蛋白質を修飾する．
3. ミトコンドリアはグリコーゲンを分解する．　　4. ライソームは蛋白質を合成する．
5. リボソームは細胞内の物質を分解する．

細胞内器官③

1. 滑面小胞体の働きは各細胞で異なる．脂質の合成や分解，カルシウムイオンの貯蔵と輸送の機能がある．
2. ゴルジ装置（ゴルジ体）は粗面小胞体から運ばれてきた蛋白質からリソームや分泌物を形

成する(蛋白質を修飾する).
3. ミトコンドリアは ATP を合成する.
4. ライソソームは,多くの加水分解酵素を含み,細胞内の不要な物質を分解・処理する(消化作用を行う).
5. リボソームは蛋白質を合成する.

!ここがポイント
細胞内小器官の役割については 1-106 を参照してください.

解答…2

問題-6 核からの遺伝子情報により蛋白質を合成するのはどれか.
1. ミトコンドリア　2. ペルオキシソーム　3. エンドゾーム
4. リソソーム　5. リボソーム

細胞内器官④
!ここがポイント
核小体ではリボソーム RNA が合成され,リボソームの構築が行われます.リボソームはほぼ等量の RNA と蛋白質からなり,核からの遺伝子情報により蛋白質を合成します〔1-106 参照〕.

解答…5

問題-7 DNA に含まれないのはどれか.〔47AM061〕
1. チミン　2. グアニン　3. ウラシル　4. シトシン　5. アデニン

DNA と RNA①
!ここがポイント
細胞の核は,①核膜,②染色体,③核小体から構成されます.染色体は遺伝子としての DNA(デオキシリボ核酸)と蛋白質からなり,核小体の主成分は RNA(リボ核酸)と蛋白質です.DNA の塩基配列が遺伝情報を決定します.
核内に含まれる DNA と RNA は,①リン酸,②糖(五炭糖),③4つの塩基が結合したヌクレオチドが多数結合した核酸であり,両者の違いは,ヌクレオチドを構成する糖と塩基の違いです(右表).4つの塩基のうち,アデニン,グアニン,シトシンは共通していますが,残りの1つは DNA がチミンで,RNA がウラシルとなります.

	DNA	RNA
P	リン酸	
糖	デオキシリボース	リボース
塩基	アデニン	
	チミン	ウラシル
	グアニン	
	シトシン	

解答…3

問題-8 核酸について誤っているのはどれか.〔51PM060〕
1. RNA にはチミンが含まれる.
2. RNA は1本鎖のポリヌクレオチドからなる.
3. コドンは3つの塩基からなる.
4. DNA にはシトシンが含まれる.
5. DNA は2本鎖のポリヌクレオチドからなる.

DNAとRNA②

1. RNAにはチミンは**含まれない**.
2. RNAは**1本鎖**のポリヌクレオチドからなる.
3. コドンは**3つ**の塩基からなる.
4. DNAには**シトシン**が含まれる.
5. DNAは**2本鎖**のポリヌクレオチドからなる.

⚠ ここがポイント

　DNAの塩基は，**アデニン**(A)，**グアニン**(G)，**チミン**(T)，**シトシン**(C)の4種類ですが，RNAでは，チミン(T)の代わりに**ウラシル**(U)が使われます（AG<u>T</u>C ⇔ AG<u>U</u>C）.
　DNA上の塩基は4つの塩基のうち3つの塩基の並びによって1種類の**アミノ酸**が表現されます（4×4×4＝64種類のアミノ酸を記録することができる）．この塩基3つの暗号を**コドン**といい，コドンの並び順によってアミノ酸の結合順序が決定されます．

解答…1

問題-9 染色体と細胞分裂について正しいのはどれか． 〔50PM060〕
1. 常染色体は46個ある．　　　　　2. Y染色体はX染色体より大きい．
3. 減数分裂は生殖細胞にみられる．　4. 細胞分裂は小胞体の移動から始まる．
5. トリソミーとは性染色体が3個ある状態である．

染色体と細胞分裂①

1. 常染色体は**44個**ある．
2. **X**染色体は**Y**染色体より大きい．
3. 減数分裂は**生殖細胞**にみられる．
4. 細胞分裂は**染色体**の移動から始まる．
5. トリソミーとは**染色体**が3個ある状態である．

⚠ ここがポイント

　染色体と細胞分裂については 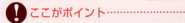 を参照してください．

解答…3

問題-10 遺伝情報伝達で正しいのはどれか． 〔54AM061〕
1. リボソームRNAはATP産生に関与する．
2. DNAではアデニンはシトシンと結合している．
3. 核の中のすべてのDNAの塩基配列をゲノムという．
4. DNAから転移RNA〈tRNA〉に塩基配列が転写される．
5. 伝令RNA〈mRNA〉上では2個の塩基の組み合わせが1つの暗号の単位を形成する．

染色体と細胞分裂②

1. リボソームRNAは**蛋白質合成**に関与する．
2. DNAではアデニンは**チミン**と結合し，グアニンは**シトシン**と結合している．

3. 核の中のすべてのDNAの塩基配列を**ゲノム**という．
4. DNAから**メッセンジャーRNA（mRNA）**に塩基配列が転写される．
5. 伝令RNA（mRNA）上では**3個**の塩基の組合せ（コドン）が1つの暗号の単位を形成する．

！ここがポイント

ゲノム（自らを形成・維持するのに必要な最小限の遺伝情報）は，塩基対すべてを指し，ヒトゲノムの塩基対数は**30億塩基対（染色体23本分）**ですが，実際に遺伝情報として働く塩基対（遺伝子）の数は，ヒトでは**約20,000～25,000**個です．

DNAからメッセンジャーRNA（mRNA）に塩基配列が**転写**（DNAの塩基情報を写し取ること）されますが，mRNAの**塩基3個の配列（コドン）**が，1つのアミノ酸を指定しています．

解答…3

問題-11 成人の体液の体重に対するおおよその割合はどれか．

1. 60%   2. 50%   3. 40%   4. 30%   5. 20%

体液の体重に対する割合

！ここがポイント

体重の約**60%**が体液，18%が脂肪，22%が有機物です．

解答…1

CHECK LIST

- □ 生体を構成する最小の単位を何という？
  A. 細胞
- □ 原形質は何と何に分けられる？
  A. 核と細胞質
- □ 主な細胞内物質は？
  A. ミトコンドリア，ゴルジ装置，中心小体，リソソーム，小胞体，核小体，小胞，ミクロソーム，リボソームなど
- □ 細胞膜の外側にあり，コラーゲンと2種類の糖蛋白からなるのは？
  A. 基底膜
- □ 細胞に必要なエネルギー産生を行っているのは？
  A. ミトコンドリア
- □ ミトコンドリアが多く産生する物質は？
  A. ATP（アデノシン三リン酸）
- □ 細胞呼吸はどこで行われる？
  A. ミトコンドリア
- □ 小胞体で蛋白合成を行うのは？
  A. リボソーム
- □ DNAに含まれる4つの塩基は？
  A. アデニン，チミン，グアニン，シトシン
- □ RNAにのみ含まれる塩基は？
  A. ウラシル
- □ 成人の体液の体重に占める割合は？
  A. 約60%

Summaries …要点を覚えよう！

1-105 細胞の構造

- 細胞は**原形質**とそれを包む**細胞膜**からなります．核は二重膜に包まれ，**細胞の蛋白合成**を制御しています．核の内部には**蛋白**および **DNA，RNA の核酸**があります．核の一部は RNA で構成される**核小体**です．
- 核以外に，原形質には以下のものが含まれます．

① 細胞小器官	ミトコンドリア ゴルジ装置 中心小体 リソソーム 小胞体 リボソーム 膠原線維 など
② 細胞封入体	グリコーゲン 脂質 色素 など
③ 細胞骨格	細胞の形態維持や細胞の運動に役立つ微細線維群

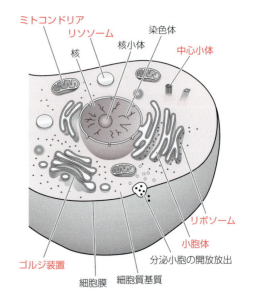

1-106 主な細胞小器官の構造と機能

細胞は**細胞膜**で包まれ，内部に**核**と**細胞質**があります．核と細胞質を合わせて**原形質**といい，核をつくる原形質を**核質**といいます．細胞質の中には，特定の構造と機能を有する**細胞小器官**と均質で無構造な**細胞質基質**が存在します．

細胞小器官には以下のようなものがあり，細胞全容量の約 50% を占めています．

細胞小器官	構造	機能	
ゴルジ装置 （ゴルジ体）	数枚の扁平な嚢と小胞からなる．	粗面小胞体から運ばれてきた蛋白質を加工し，リソソームや分泌物を形成する（蛋白質を修飾する）． "細胞内加工工場"	
ミトコンドリア	外膜で囲まれ，内部にはクリスタと呼ばれるヒダがある．	細胞内呼吸によって酸素を利用して細胞のエネルギー源となる ATP（アデノシン三リン酸）を合成する． "細胞の発電所"（代謝の活発な肝細胞や筋細胞では多量の ATP を消費するため多くのミトコンドリアが存在する）	
中心小体	微小管から構成される．	細胞分裂時に染色体の移動に関連する**紡錘糸**を形成し，染色体を両極に引き寄せる．	
小胞体	小管状，小胞状の膜状構造物．膜面にリボソームが付着した**粗面小胞体**と，付着していない**滑面小胞体**がある．	粗面小胞体	リボソームでつくられた蛋白質を蓄え，輸送する．また，膜の**脂質成分**を産生する．
		滑面小胞体	各細胞で異なる．ホルモン産生細胞に多く存在している．脂質や糖の代謝に関与し，カルシウムイオンの貯蔵と輸送の機能がある．筋細胞内にある筋小胞体も滑面小胞体で，筋収縮に関与する．
リボソーム （リボゾーム）	RNA と蛋白質からなる粒子	小胞体と結合する付着リボソーム（粗面小胞体）と細胞質に散在する遊離リボソームがある．どちらも**蛋白質**を合成する"蛋白質合成の場"である．	
リソソーム （ライソソーム， ライソゾーム， 水解小体）	膜で包まれた球状の構造物	**ゴルジ装置（ゴルジ体）**で形成される．多数の加水分解酵素を含み，古くなった細胞小器官や細胞内に侵入した外来物質を分解し，再利用する．細胞質の"リサイクルセンター（**消化作用**）"である．	
細胞骨格	蛋白質からなる線維状構造	微細線維，中間径フィラメント，微小管の 3 種類があり，細胞の形態保持，物質輸送，細胞運動に関与する．	

1-107 染色体

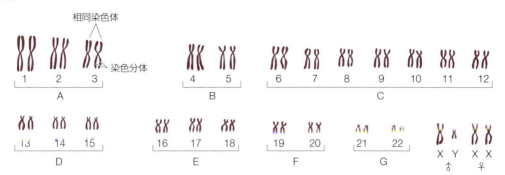

- 染色体には**常染色体**と**性染色体**があります．ヒトの細胞には **44個(22対)** の**常染色体**(体染色体)と **2個(1対)** の**性染色体**の合計 46個(23対) の染色体があります．性染色体には X 染色体と Y 染色体があり，男性の染色体は **XY** で，女性の染色体は **XX** です．
- 常染色体は大きい順に 1〜22 の番号がつけられています．このうち 1〜3 を A 群，4〜5 を B 群，6〜12 を C 群，13〜15 を D 群，16〜18 を E 群，19〜20 を F 群，21〜22 を G 群といいます．
- 性染色体の X 染色体の大きさは常染色体の 5 番と 6 番の間に位置し，Y 染色体の大きさは 20 番と 21 番の間に位置します．
- 何らかの異常により，本来 2 個の染色体が，1 本になるのを**モノソミー**，3 本になるものを**トリソミー**，4 本になるものを**テトラソミー**，5 本になるもの**ペンタソミー**といいます．
- 代表的な染色体異常症である**ダウン症候群**では，正常では 2 本である 21 番染色体が 3 本あります（トリソミー）．

1-108 細胞分裂

1 個の細胞から 2 個の細胞が生じる過程を**細胞分裂**といいます．細胞は分裂を繰り返すことによって増殖します．細胞分裂には**体細胞分裂**と**減数分裂**(成熟分裂)があります．

体細胞分裂	肝臓や皮膚などの一般の細胞(体細胞)が増殖するときに起こる分裂．核内の DNA が正確にコピー(複製)され，全く同じ DNA が合成されて新しい細胞に受け継がれる．母細胞と娘細胞の染色体数は変化しない．体細胞分裂は，分裂期に**染色体**が出現する**有糸分裂**である．核に著しい変化が生じ，**染色質**(クロマチン)が**染色体**となる．各染色体が縦に裂けて 2 本の染色分体となり，相互に離れて新しい細胞(娘細胞)に分配され，細胞質もくびれて新しい 2 個の細胞になる．
減数分裂	精子や卵子ができるときに起こり，染色体数が半減する． ⇒減数分裂により生じた精子や卵子の細胞では，22 本の常染色体 1 組と性染色体 1 本の合計 23 本の染色体となる．

基礎医学 37　J 組織　発生

問題-1　外胚葉から発生するのはどれか．〔52AM051，44PM001，42PM001（類似問題 40PM002）〕

1. 脳　　2. 心臓　　3. 膀胱　　4. 卵巣　　5. 骨格筋

胚葉の分化①

1. 神経系（脳，脊髄，末梢神経）は，**外胚葉**から発生する．
2. 脈管系（心臓，血管，リンパ管，血液，血球，リンパ）は，**中胚葉**から発生する．
3. 尿路系（膀胱，尿道，尿管）は，**内胚葉**から発生する．
4. 泌尿生殖系（腎臓，卵巣，子宮，精巣）は，**中胚葉**から発生する．
5. 筋骨格系（横紋筋，平滑筋）は，**中胚葉**から発生する．

❗ **ここがポイント**
人体の各器官は**外胚葉**，**中胚葉**，**内胚葉**から分化します．外胚葉は**神経・表皮**に分化し，中胚葉は**筋骨格・循環器・泌尿生殖器**に分化し，内胚葉は**呼吸器・消化器**に分化します．各胚葉から形成される器官については 1-109 を参照してください．

解答…1

問題-2　内胚葉に由来するのはどれか．〔51AM051〕

1. 中枢神経　　2. 腸管　　3. 血管　　4. 筋　　5. 骨

胚葉の分化②

1. 中枢神経は**外胚葉**に由来する．
2. 腸管は**内胚葉**に由来する．
3. 血管は**中胚葉**に由来する．
4. 筋は**中胚葉**に由来する．
5. 骨は**中胚葉**に由来する．

解答…2

問題-3　外胚葉に由来するのはどれか．2つ選べ．〔49PM059〕

1. 皮膚の表皮　　2. 結合組織　　3. 消化管上皮　　4. 神経　　5. 骨

胚葉の分化③

1. 皮膚の表皮は**外胚葉**に由来する．
2. 結合組織は**中胚葉**に由来する．
3. 消化管上皮は**内胚葉**に由来する．
4. 神経は**外胚葉**に由来する．
5. 骨は**中胚葉**に由来する．

解答…1，4

問題-4 外胚葉から発生するのはどれか．2つ選べ．〔45PM060〕

1. 松果体 2. 甲状腺 3. 上皮小体 4. 乳腺 5. 卵巣

胚葉の分化 ④

1. 松果体は**外胚葉**から発生する．
2. 甲状腺は**内胚葉**から発生する．
3. 上皮小体は**内胚葉**から発生する．
4. 乳腺は**外胚葉**から発生する．
5. 卵巣は**中胚葉**から発生する．

解答…1，4

CHECK LIST

- □ 外胚葉は何に分化していく？
  - A. 神経系，皮膚，感覚器
- □ 中胚葉は何に分化していく？
  - A. 脈管系，筋系，骨格系，泌尿生殖系，皮下組織など
- □ 内胚葉は何に分化していく？
  - A. 呼吸器，消化器，尿路，甲状腺など
- □ 松果体や乳腺はどこから発生する？
  - A. 外胚葉

Summaries …要点を覚えよう！

1-109 発生

人体の各器官は**外胚葉**，**中胚葉**，**内胚葉**から分化します．各胚葉から形成される器官を，以下に示します．赤色は過去に出題されているものです．

外胚葉	・神経系〔中枢神経系(脳・脊髄)，末梢神経系(脳神経，脊髄神経，自律神経)〕 ・体表上皮(皮膚の表皮，毛，爪，エナメル質，皮膚腺，眼の水晶体) ・網膜，松果体，乳腺，内耳，耳下腺 ・下垂体前葉・後葉，副腎髄質，色素細胞
中胚葉	・筋骨格系〔骨格筋(横紋筋)，内臓平滑筋，骨，軟骨，結合組織〕 ・脈管系(心臓，血管，リンパ管，血液，血球，リンパ球，脾臓) ・泌尿生殖系(腎臓，性腺，尿管，生殖管，子宮，卵巣，精巣，膀胱三角など) ・真皮，心膜・胸膜・腹膜
内胚葉	・呼吸器系(喉頭，気管，気管支，肺，咽頭・気管・気管支・肺・肺胞の上皮) ・消化器系〔腸管，腸管の上皮(食道・胃・腸の上皮)，肝臓・膵臓の実質〕 ・膀胱，甲状腺，上皮小体，鼓室，耳管，咽頭，口蓋扁桃，胸腺，胆嚢，膵臓，膀胱，尿道・前立腺・腟下部の上皮

第2章 生理学

- A 細胞生理 ……………… ㊳
- B 筋 ……………………… ㊴〜㊷
- C 神経 …………………… ㊷〜㊼
- D 感覚 …………………… ㊽〜㊾
- E 発声・構音・言語 …… ㊼
- F 運動 …………………… ㊾
- G 自律神経 ……………… ㊿
- H 呼吸 …………………… ㊱〜㊸
- I 循環 …………………… ㊾〜㊽
- J 血液・免疫 …………… ㊳〜㊻
- K 咀嚼・嚥下，消化，吸収 … ㊲〜㊳
- L 排尿・排便 …………… ㊹〜㊽
- M 内分泌・栄養・代謝 … ㊸〜㊱
- N 体温調節 ……………… ㊽
- O 生殖 …………………… ㊲〜㊳
- P 老化 …………………… ㊴
- Q 睡眠 …………………… ㊽

38 細胞膜電位

A 細胞生理

問題-1 細胞膜の電位について誤っているのはどれか．
1. 静止状態の膜電位は細胞内で負の電位を示す．
2. 膜電位を維持するために ATP が必要である．
3. 静止状態では細胞内のナトリウムイオン濃度が高い．
4. 細胞が刺激されると細胞内電位が変化する．
5. 細胞膜には選択的透過性がみられる．

解法ポイント

細胞膜の電位

 1. 細胞が興奮していない状態(静止状態)のとき，細胞内外のイオン分布の違いから，細胞内がマイナス(負)，細胞外がプラス(正)に分極している．これを静止電位という〔 2-1 参照〕．
2. 膜電位を維持するためには，ATP のエネルギーを利用してナトリウムイオン(Na^+)を細胞外に汲み出し，カリウムイオン(K^+)を細胞内に取り組む能動輸送〔 2-1 参照〕が必要となる．
3. 細胞膜の物質輸送のメカニズム〔 2-2 参照〕により，細胞内では Na^+ が少なく，K^+ が多い状態に，細胞外では Na^+ が多く，K^+ が少ない状態になっている．
4. 細胞が刺激されると，細胞内電位は静止電位であるマイナス(負)からプラス(正)となる脱分極が起こり，その後，膜電位が静止電位(マイナスの電位)に戻る再分極が起こる〔 2-1 参照〕．
5. 細胞膜は選択的透過性(限られた分子のみを通過させる性質)を示す半透膜であり，選択的な物質輸送の結果，細胞膜の内と外では電位差(電気的勾配)と物質の濃度差(濃度勾配)が生じる．

解答…3

問題-2 活動電位について誤っているのはどれか．
1. 活動電位を発生する限界の刺激強度を閾値という．
2. 活動電位は棘電位と後電位に区分される．
3. 活動電位が 0 mV を超えて正になる部分をオーバーシュートという．
4. 活動電位の発生は全か無の法則(All-or-None Law)に従う．
5. 不応期は活動電位発生後に数分間続く．

解法ポイント

活動電位

 ここがポイント

活動電位の発生後，刺激に反応しない期間を不応期といいます．不応期にはどんな強い刺激に対してもまったく反応がみられない絶対不応期と，強い刺激があれば反応が起こる相対不応期があります．絶対不応期の長さは神経線維で 0.4～1 msec，骨格筋で 1～2 msec です．

細胞が刺激されると膜電位の脱分極が起こり，刺激の強さが閾値(閾膜電位)に達すると活動電位が生じます．活動電位の発生は全か無の法則(All-or-None Law)に従い，刺激が閾値に達すれば活動電位が発生しますが，閾値に達しなければ活動電位はまったく発生しません．

活動電位は，短く鋭い棘電位(スパイク電位)と，それに続く長く緩やかな後電位からなります．活動電位がゼロ電位(0 mV)を超えてプラス(正)になる部分をオーバーシュートといい，膜電位が再度静止電位[マイナス(負)の電位]に戻ることを再分極といいます〔2-1 参照〕．

活動電位の発生機序はイオンチャネルの開閉によります．膜電位が上昇して閾値を超えるとNaチャネルが開き，Na⁺が細胞内に流入します(内向き電流)．棘電位はこのNa⁺の流入によるものであり，Naスパイクとも呼ばれます．Naチャネルに遅れてKチャネルが開き，K⁺が細胞外へ流出します(外向き電流)．

解答…5

CHECK LIST

- □ 静止膜電位で細胞内外はどのように分極している？
  A. 細胞内：マイナス(負)，細胞外：プラス(正)
- □ 静止状態で細胞内に多いイオンは？
  A. カリウムイオン
- □ 細胞が刺激され，細胞内電位がマイナスからプラスになることを何という？
  A. 脱分極
- □ 活動電位発生後，膜電位が静止電位(マイナスの電位)に戻ることを何という？
  A. 再分極
- □ 活動電位を発生する限界の刺激強度を何という？
  A. 閾値
- □ 活動電位の短く鋭い棘電位を何という？
  A. スパイク電位
- □ スパイク電位に続く長く緩やかな電位を何という？
  A. 後電位
- □ 活動電位が0 mVを超えてプラスになる部分を何という？
  A. オーバーシュート
- □ 刺激が閾値に達するか否かで活動電位の発生の有無が決まる法則を何という？
  A. 全か無の法則(All-or-None Law)
- □ 活動電位の発生後，しばらく刺激に反応しない期間を何という？
  A. 不応期
- □ 絶対不応期の長さは，神経線維と骨格筋でそれぞれどれくらい？
  A. 神経線維：0.4～1 msec，骨格筋：1～2 msec

Summaries …要点を覚えよう！

2-1 静止電位と活動電位

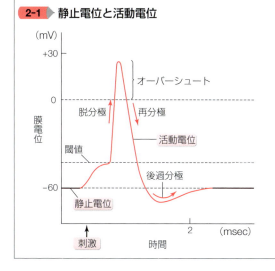

静止電位：細胞内のK⁺が濃度勾配(細胞外へとK⁺が流出しようとする)と電気的勾配(細胞内にK⁺を留めようとする)の双方の均衡により保たれた状態．神経細胞は−70～−60 mVに，骨格筋と心筋は−90～−80 mVに維持されています．

活動電位：急激な脱分極と再分極を示す膜電位の変化
- **脱分極**：細胞が電気的な刺激を受け，電気的に負であった細胞内の電位が上昇して0 mVに近づいていく過程
- **閾値**：膜電位の脱分極が進み，Naチャネルが開くレベル．Na⁺が細胞内に流入することにより膜電位は急激に脱分極する．
- **オーバーシュート**：細胞内の電位が瞬間的に細胞外に対してプラス(正)に帯電した状態
- **再分極**：膜電位が再度静止電位に戻ること
- **後過分極**：再分極によって膜電位が負になっていく過程で，一時的に電位が静止電位よりもマイナスになる状態

Summaries …要点を覚えよう！

2-2 細胞膜の物質輸送

細胞膜の内外を行き来する物質と，その主な輸送方法を覚えましょう．

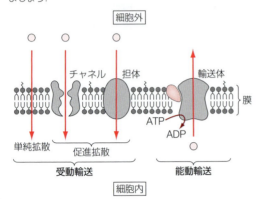

種類		方法
受動輸送	単純拡散	アルコール，O_2，CO_2 などは，直接，脂質二重層を通過する．
	促進拡散 イオンの膜輸送	水，Na^+，K^+，Ca^{2+} は細胞膜のチャネル(小孔)を通して拡散する．
	化学物質の膜輸送	グルコースやアミノ酸は，膜蛋白の輸送体(トランスポーター)を介して細胞膜を通過する．
能動輸送		エネルギーを使って電気的勾配や濃度勾配に逆らって種々のイオン(Na^+，K^+，Ca^{2+}，Fe^{2+}，H^+など)をポンプ輸送する〔 2-3 参照〕．

2-3 能動輸送の仕組み〔ナトリウム-カリウムポンプ(Na^+-K^+ ATPase)〕

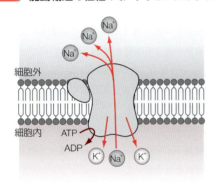

ATP などのエネルギーを利用して特定のイオンを能動輸送する蛋白質をイオンポンプといいます．Na-K ポンプは代表的なイオンポンプで，ATP の加水分解によるエネルギーを利用して 3 分子のナトリウムイオン(Na^+)を細胞外に汲み出すとともに，2 分子のカリウムイオン(K^+)を細胞内に取り込みます(ナトリウム-カリウムポンプまたは Na^+-K^+ ATPase ともいう)．

このポンプの作用により細胞内には K^+ が多く，Na^+ が少ない状態が維持されます．

39 運動単位

B 筋

問題-1 運動単位に含まれないものはどれか．
1. 錐体路
2. 前角細胞
3. 末梢神経線維
4. 神経筋接合部
5. 筋線維

運動単位①

ここがポイント

1個のα運動ニューロン（脊髄前角細胞）とそれに支配される筋線維群を**運動単位（または神経筋単位）**といいます〔 2-4 参照〕．運動単位は**前角細胞**，**遠心性線維（末梢神経線維）**，**神経筋接合部**，**筋線維（群）**からなります．

錐体路は運動単位には含まれません．錐体路は大脳皮質から脊髄の前角細胞に達するまでの経路です．典型的な錐体路である外側皮質脊髄路は，**大脳皮質運動野**の大型錐体細胞〔**ベッツ（Betz）の巨大細胞**〕から起こり，**内包**，**大脳脚**を通って延髄下端の**錐体交叉**で大部分の神経線維が交叉して，対側の脊髄前角細胞に達します．

解答…1

問題-2 運動単位について正しいのはどれか．
1. 運動単位には求心性線維が含まれる．
2. 同じ筋肉内では小さな運動単位は持久性に優れる．
3. 随意運動時に大きな運動単位ほど先に活動を始める．
4. 同じ筋肉内では筋線維のタイプは同じである．
5. 発射頻度は200〜500回/秒である．

運動単位②

1. 運動単位には**遠心性線維**は含まれるが，**求心性線維**は含まれない〔 2-4 参照〕．
2. 同一の筋肉内で小さな運動単位は**遅筋**（赤筋）であり，大きな運動単位は**速筋**（白筋）である．したがって，小さな運動単位は**持久性**に優れる．
3. 小さな運動単位（遅筋）は閾値が**低く**，大きな運動単位（速筋）は閾値が**高い**．したがって，随意運動時には**小さな運動単位**から先に活動し，次第に**大きな運動単位**が活動に参加する．これを**ヘンネマン（Henneman）のサイズの原理**という[注]．
4. 同一筋肉内でも異なったタイプの筋線維が存在する．
5. 1つの運動単位の発射頻度は**20〜30回/秒（＝20〜30 Hz）**である．

注）閾値が低いほど興奮しやすいので，小さな刺激で活動する．

ここがポイント

筋収縮の程度は，①活動している運動単位の**活動電位の発射頻度（時間的活動参加）**，②活動する**運動単位数（空間的活動参加）**，③各運動単位の活動の**タイミングの一致（同期化）**によって変化します．

また，運動単位に含まれる**筋線維群（筋単位）**によって機能が異なります．筋線維は，連続収縮により起こる疲労の程度と単収縮の速度から，(1)**FG線維**（fast-twitch glycolytic fiber），(2)**FOG線維**

(fast-twitch oxidative glycolytic fiber)，(3) SO 線維 (slow-twitch oxidative fiber) の 3 つのタイプに分類されます．SO 線維はあらゆる運動 (特に一定の姿勢を保っているとき) に活動し，FG 線維は激しい運動時に活動します〔「❹筋線維の種類」参照 (p.182)〕．

解答…2

問題-3　誤っているのはどれか．
1. 1つの運動単位は1個の脊髄前角細胞とそれに支配される筋線維群からなる．
2. 筋収縮の程度は活動する運動単位の数に依存する．
3. 1本の運動神経が何個の筋線維を支配しているかを神経支配比という．
4. 神経支配比は細かな運動を行う筋ほど大きい．
5. 体幹筋や四肢筋では1本の運動神経が数百本の筋線維を支配する．

運動単位③

❗ここがポイント

1個の運動ニューロンの軸索 (運動神経線維) は，筋の近くまたは筋内で分岐し，それぞれの末端は筋線維上に終止し，神経筋接合部 (終板) を形成して複数の筋線維を支配します (運動単位)．特定の運動ニューロンの興奮は常に同じ運動効果をもたらすため，運動単位は**運動の機能単位**であり，筋収縮の程度は活動する**運動単位の数 (空間的活動参加)** に依存します．

1個の運動ニューロンが支配する筋線維の数を**神経支配比**といいます．眼筋や指の筋のように細かい運動を必要とする筋では神経支配比は**小さく**，大きな張力が必要とされる体幹や上下肢の筋では神経支配比は**大きく**なっています．眼筋では1個の運動ニューロンが約5本の筋線維を支配するのみですが，下肢の腓腹筋では1個の運動ニューロンが500本以上の筋線維を支配します．

解答…4

問題-4　正しいのはどれか．
1. 腓腹筋の神経支配比は外眼筋よりも小さい．
2. 1つの運動単位に属する筋線維は同期して興奮する．
3. γ運動ニューロンは運動単位の構成要素の1つである．
4. 遅筋の支配神経線維は速筋の支配神経線維よりも太い．
5. 大径の脊髄前角細胞は小径の細胞よりも弱い収縮力で興奮する．

運動単位④

1. 腓腹筋の神経支配比は外眼筋よりも**大きい**．
2. 1つの運動単位に属する筋線維は同期して興奮する．
3. γ運動ニューロンは運動単位の構成要素ではない．1個のα運動ニューロンとそれに支配される筋線維群が**運動単位**である．
4. 遅筋を支配している運動神経は**細く**，速筋を支配している運動神経は**太い**．
5. 大径の脊髄前角細胞は小径の細胞よりも閾値が**高く**，収縮力が**強い**．

解答…2

CHECK LIST

- □ 1個のα運動ニューロンとそれに支配される筋線維群を何という？
    A. 運動単位
- □ 運動単位はどのような構成からなる？
    A. 前角細胞，遠心性線維，神経筋接合部，筋線維（群）
- □ 小さな運動単位は？　またその特徴は？
    A. 遅筋，閾値が低い
- □ 大きな運動単位は？　またその特徴は？
    A. 速筋，閾値が高い
- □ 1つの運動単位の発射頻度は？
    A. 20～30回/秒（＝20～30 Hz）
- □ 1つの運動ニューロンが支配する筋線維の数を何という？
    A. 神経支配比
- □ 細かい働きをする筋では神経支配比は大きい？　小さい？
    A. 小さい
- □ 筋収縮の程度は運動単位の何に依存する？
    A. 時間的活動参加，空間的活動参加，同期化

Summaries …要点を覚えよう！

2-4 運動単位

- **運動単位**：1個のα運動ニューロン（脊髄前角細胞）とそれに支配される筋線維群のこと
- **運動単位に含まれるもの**：前角細胞，遠心性線維（末梢神経線維），神経筋接合部，筋線維（群）
  ＊求心性線維やγ運動ニューロンは運動単位に含まれないので注意してください．
- **神経支配比**：1つの運動ニューロンが支配する筋線維の数

	比の大きさ	動員される筋線維の数	運動の特徴	例
神経支配比	大きい	多い	粗大な運動	大殿筋，腓腹筋など
	小さい	少ない	精細な運動	眼球，手指，舌など

▶ **運動単位の種類**

	運動単位の種類	単収縮の速度	疲労度による分類	対応する筋線維のタイプ
運動単位	F型	速い	FF型：疲労しやすい	タイプⅡb線維（FG線維）
			FR型：比較的疲労しにくい	タイプⅡa線維（FOG線維）
	S型	遅い	S型：疲労しにくい	タイプⅠ線維（SO線維）

B 筋

40 筋線維の種類

問題-1 赤筋の特徴で誤っているのはどれか.
1. 疲労しにくい.
2. グリコーゲン含有量が少ない.
3. 持続的緊張に適している.
4. ミトコンドリアの量が少ない.
5. 毛細血管が密である.

筋線維の特徴

❗ここがポイント

筋線維は組織化学的性質，代謝，機能の違いから，**タイプⅠ線維（赤筋，遅筋）**，**タイプⅡb線維（白筋，速筋）**と，それらの中間的性質をもつ**中間線維（タイプⅡa線維）**に分類されます.
また，単収縮の性質と代謝の相違から，**SO線維**(slow-twitch oxidative fiber)，**FOG線維**(fast-twitch oxidative glycolytic fiber)，**FG線維**(fast-twitch glycolytic fiber)の3種類に分ける方法もあります. SO線維は**タイプⅠ**，FOG線維は**タイプⅡa**，FG線維は**タイプⅡb**に相当します.

解答…4

問題-2 白筋の特徴で正しいのはどれか.
1. 収縮速度が遅い.
2. ミオグロビン含有量が多い.
3. 抗重力筋群に多い.
4. 嫌気性解糖を行う.
5. 長時間にわたる収縮が可能である.

赤筋と白筋

1. 白筋は**速筋**であり，収縮速度が速い. 収縮速度が遅いのは**赤筋**である.
2. 白筋は赤い色素である**ミオグロビン含有量**が少ないため白く見える. **ミオグロビン含有量**が多く，赤く見えるのは赤筋である.
3. 抗重力筋群に多いのは**赤筋**である.
4. 白筋は**嫌気性解糖（酸素を用いない解糖）**によって収縮に必要なエネルギーを得ている.
5. 姿勢保持のような持続的な張力発生に関与するのは**赤筋**である. 白筋は瞬間的に大きな力を発生することができるが，**疲労**しやすい.

❗ここがポイント

筋の色は赤い色素である**ミオグロビンの量**により変化します. タイプⅠ線維はミオグロビン量が多いため赤く見えます（赤筋）〔**2-5** 参照〕. 赤筋は**ミトコンドリア酵素活性**が高く，**ホスホリラーゼ**（リン酸を有機受容体に付加する酵素）**活性**は低く，**脂肪顆粒**を多く含みます. 赤筋は血液から供給される酸素とグルコースから定常的にATPを産生することができるため，収縮速度は**遅く**，発生張力は**小さく**，疲労**しにくい**筋で，姿勢の維持に関与する筋に多くみられます.

これに対して，タイプⅡ線維はミオグロビン量が少ないため白く見えます（白筋）. タイプⅡ線維はグリコーゲンの**無酸素的分解（嫌気性解糖）**により多量のエネルギーを得ることができるため，収縮速度が**速く**，**大きな張力**を発生することができます. しかし，グリコーゲンの枯渇によりすぐに**疲労**します.

解答…4

問題-3 骨格筋線維のタイプとその特徴について誤っているのはどれか．
1. タイプⅠ線維は酸化還元酵素活性が高い．
2. タイプⅠ線維は疲労しにくい．
3. タイプⅡa線維は単収縮速度が速い．
4. タイプⅡb線維は解糖系酵素活性が低い．
5. タイプⅡb線維はミオグロビンが少ない．

骨格筋線維のタイプ①

ここがポイント

タイプⅡ線維はATPaseの染色性によりⅡaとⅡbに分けられます〔2-5 参照〕．タイプⅡa線維はタイプⅠとⅡbの中間型です．タイプⅡaはタイプⅡbとともに単収縮速度の**速い速筋**です．タイプⅡの解糖系酵素活性は高くなっています．

解答…4

問題-4 タイプⅠ線維とタイプⅡb線維の骨格筋線維における比較で正しいのはどれか．
1. タイプⅠ線維は疲労しやすい．
2. タイプⅠ線維はミトコンドリアの量が少ない．
3. タイプⅡb線維は抗重力筋に多い．
4. タイプⅡb線維は単収縮の速度が遅い．
5. タイプⅡb線維はミオグロビン量が少ない．

骨格筋線維のタイプ②

1. タイプⅠ線維は**疲労しにくい**〔2-5 参照〕．
2. タイプⅠ線維はミトコンドリアの量が**多い**〔2-5 参照〕．
3. 抗重力筋に多いのは**タイプⅠ線維**である．
4. タイプⅡb線維は単収縮の速度が**速い**〔2-5 参照〕．
5. タイプⅡb線維はミオグロビン量が**少ない**〔2-5 参照〕．

ここがポイント

筋により赤筋と白筋の比率が異なります．たとえば腓腹筋では**白筋線維**が多く，ヒラメ筋では**赤筋線維**が多くみられます．

解答…5

問題-5 骨格筋と比較した場合の平滑筋の特徴はどれか．
1. 単核細胞である．
2. 横紋がみられる．
3. 体性神経支配である．
4. 電気刺激閾値が低い．
5. 運動は随意的である．

平滑筋の特徴

1. 平滑筋は**単核細胞**である．
2. 平滑筋には**横紋はない**．横紋があるのは横紋筋（骨格筋と心筋）である．
3. 平滑筋は**自律神経支配**である．
4. 平滑筋は電気刺激閾値が**高い**．

5. 平滑筋の運動は**不随意的**である．

!ここがポイント
骨格筋，心筋，平滑筋の比較を参照してください〔 2-6 参照〕．

解答…1

CHECK LIST

- □ 遅筋線維の多い筋で，ミオグロビン，ミトコンドリアを多く含み，短縮速度は遅く，疲労しにくいのは？
  A. 赤筋
- □ 速筋線維の多い筋で，ミオグロビン，ミトコンドリアが少なく，短縮速度は速く，疲労しやすいのは？
  A. 白筋
- □ 赤筋はどうして赤く見える？
  A. 赤い色素であるミオグロビン含有量が多いため
- □ 抗重力筋群に多い筋は？
  A. 赤筋
- □ 白筋はどのようにエネルギーをつくる？
  A. 嫌気性解糖
- □ 赤筋（遅筋）はどの筋線維のタイプと対応する？
  A. タイプⅠ線維
- □ 白筋（速筋）はどの筋線維のタイプと対応する？
  A. タイプⅡ線維（タイプⅡa・タイプⅡb）
- □ 腓腹筋に多い筋線維は？
  A. 白筋線維（速筋線維）
- □ ヒラメ筋に多い筋線維は？
  A. 赤筋線維（遅筋線維）

Summaries …要点を覚えよう！

2-5 骨格筋の区分

	タイプⅠ線維 遅筋(SO)	タイプⅡa線維 速筋(FOG)	タイプⅡb線維 速筋(FG)
ATPの供給	酸化的リン酸化	酸化的リン酸化	解糖
ミトコンドリアの量	多い	多い	少ない
ミオグロビン量	多い	多い	少ない
毛細血管	密	密	粗
色	赤	赤	白
グリコーゲン含有量	少ない	中間	多い
解糖系酵素活性	低い	中間	高い
単収縮速度	遅い	速い	速い
疲労	しにくい	中間	しやすい
筋線維の直径	小さい	中間	大きい
筋小胞体の数	少ない	多い	多い

2-6 骨格筋，心筋，平滑筋の比較

	骨格筋	心筋	平滑筋
主な機能	骨格の位置関係の変化または維持	心臓のポンプ作用	臓器の運動
細胞	多核細胞	単核細胞	単核細胞
横紋	あり（横紋筋）	あり（横紋筋）	なし
神経支配	体性神経	自律神経	自律神経
電気刺激閾値	低い	高い	高い
運動	随意筋	不随意筋	不随意筋
絶対不応期	短い	長い	長い
筋収縮	強縮あり	単収縮のみ	ほぼ強縮
機能的合胞体	なし	あり	あり
細胞間の絶縁性	高い	低い	低い
再生能	なし	なし	あり
自動能	なし	あり	あり

41 筋紡錘

B 筋

基礎医学

問題-1 筋紡錘について誤っているのはどれか.
1. 全体が結合組織の被膜に包まれている.
2. 各筋に1つずつ存在する.
3. 錘内筋線維で構成されている.
4. 錘外筋線維と並列に配置している.
5. γ運動神経の遠心性支配を受ける.

筋紡錘①

1. 筋紡錘は6〜8 mmの紡錘形をした構造であり,全体が**結合組織**の被膜に包まれている.
2. 筋紡錘の数は**筋により異なる**.ヒトの上腕二頭筋には320個の筋紡錘がある.
3. 筋紡錘は2〜12本の**錘内筋線維**からなる.錘内筋線維には**核袋線維**と**核鎖線維**の2種類がある.核袋線維は中央部が太くなっている〔 2-7 ▶参照〕.
4. 筋紡錘と錘外筋線維は平行(並列)に配置され,筋紡錘の両端は**錘外筋線維**に付着している.
5. 錘内筋線維は細い運動神経である**γ運動線維**によって支配されている[注].錘内筋線維の中央部(赤道部)には**感覚神経(Ⅰa群線維,Ⅱ群線維)**が終止する.

注) 錘内筋への遠心性支配はγ運動線維によるもののほか,β運動線維によるものがあります.β運動線維は錘内筋と錘外筋の両線維を支配し,そのインパルスは両者の筋を同時に収縮させ,**α-γ連関**〔 2-8 ▶参照〕と同じ作用がみられます.両生類の筋ではβ運動線維による支配が一般的ですが,ヒトなどの哺乳類にもみられます.ここではγ運動線維のみを覚えてください.

解答…2

問題-2 筋紡錘について誤っているのはどれか.
1. 2種類の求心性線維終末がある.
2. Ⅰb群線維は核袋線維に終末をもつ.
3. 一次終末はⅠa群終末である.
4. Ⅱ群線維は核鎖線維に終末をもつ.
5. 伸張反射の受容器である.

筋紡錘②

1. 錘内筋線維には,太い**Ⅰa群線維**と細い**Ⅱ群線維**の2種類の求心性線維終末がある〔 2-7 ▶参照〕.
2. 核袋線維に終末をもつのはⅠa群線維とⅡ群線維である.Ⅰb群線維はゴルジ腱器官の求心性線維である.
3. Ⅰa群線維は**核袋線維**と**核鎖線維**にらせん状に絡みついて終わる.この終末を**一次終末**または**環らせん終末**という〔 2-7 ▶参照〕.
4. Ⅱ群線維は**核袋線維**と**核鎖線維**に終わる.この終末を**二次終末**または**散形終末**という〔 2-7 ▶参照〕.
5. 筋紡錘は膝蓋腱反射のような伸張反射の受容器である.γ運動線維の遠心性インパルスは錘内筋線維の両側極部の収縮を引き起こし,中央部に終わる感覚終末を引き伸ばすため,伸張刺激に対する反応が増強する〔 2-8 ▶参照〕.

解答…2

問題-3 誤っているのはどれか.

1. α遠心性線維は核鎖線維を支配している.
2. 筋紡錘は伸張反射の受容器である.
3. γ運動線維はα運動線維より伝導速度が遅い.
4. 一次終末のほうがゴルジ腱器官より閾値が低い.
5. 一次終末は筋の長さが変わる速さを検知する受容器である.

筋紡錘

1. α遠心性線維は**錘外筋**を支配している運動神経である.
2. 伸張反射は筋紡錘からの**求心性インパルス**によって起こる. 伸張反射はⅠa群線維が脊髄でα運動ニューロンに直接結合して生じる単シナプス反射(脊髄反射)である.
3. γ運動線維の伝導速度は **15〜40 m/秒** であり,錘外筋を支配するα運動線維の伝導速度 (70〜120 m/秒) よりもかなり**遅い**.
4. 筋紡錘の一次終末は,ゴルジ腱器官より閾値が低い〔**2-9**,**2-10** 参照〕.
5. 一次終末は**筋線維の長さが変わる速さ**を検知する受容器で,筋が伸張されつつある間,一過性に発射頻度が増す(**動的反応**)が,二次終末ではこのような動的反応はほとんどみられない. これに対して筋を一定のスピードで伸張してその長さに保持するとき,一次終末と二次終末のいずれも発射活動が増加する. このような求心性活動を**静的反応**という.

ここがポイント

錘内筋を支配する遠心性の運動神経線維を**γ運動線維**といい,その脊髄内の起始細胞を**γ運動ニューロン**といいます. γ運動線維には**動的(dynamic)γ線維**と**静的(static)γ線維**の2種類があり,それぞれ筋紡錘の動的反応と静的反応を制御しています. 動的γ線維は錘内筋の**動的核袋線維**に終わり,静的γ線維は**静的核袋線維**と**静的核鎖線維**に終わります〔**2-7** 参照〕.

解答…1

問題-4 筋紡錘について正しいのはどれか.

1. 錘外筋の筋線維と平行に存在する.
2. 求心性線維はⅠb群に属する.
3. α運動ニューロンの支配を受ける.
4. 一次終末は核鎖線維のみに終止する.
5. 二次終末は伸張の速度を検知する.

筋紡錘 ④

1. 錘外筋と筋紡錘は**平行**に存在する(**並列**に配置される).
2. 求心性線維は**Ⅰa群**と**Ⅱ群**の2種類である〔**2-7** 参照〕.
3. 錘内筋は**γ運動ニューロン**の遠心性支配を受ける.
4. 一次終末は**核鎖線維**と**核袋線維**の両方に終止する〔**2-7** 参照〕.
5. 二次終末は**筋の長さの情報(静的反応)**を検知する〔**2-7** 参照〕. 伸張の速度を検知するのは一次終末である.

解答…1

第2章　生理学

CHECK LIST

- □ 錘内筋（筋紡錘）を遠心性に支配する運動線維は？
  A. γ運動線維
- □ 筋紡錘にある2種類の錘内筋線維の名前は？
  A. 核袋線維，核鎖線維
- □ 錘内筋線維のうち，中央部が太くなっている線維は？
  A. 核袋線維
- □ 錘内筋線維を支配する2種類の感覚線維は？
  A. Ⅰa群線維，Ⅱ群線維
- □ Ⅰa群線維はどこに終わる？
  A. 核袋線維と核鎖線維
- □ Ⅰa群線維の終末は何と呼ばれる？
  A. 一次終末（環らせん終末）
- □ Ⅱ群線維はどこに終わる？
  A. 核袋線維と核鎖線維
- □ Ⅱ群線維の終末は何と呼ばれる？
  A. 二次終末（散形終末）
- □ 一次終末は何を検知する受容器？
  A. 筋の長さと筋線維の長さが変わる速さ
- □ 錘外筋を支配している運動神経線維は？
  A. α遠心性線維

Summaries …要点を覚えよう！

2-7 筋紡錘の構造と筋紡錘内の神経

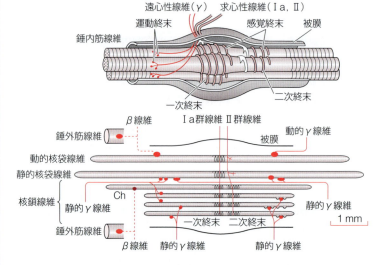

骨格筋の筋線維間にある筋紡錘は，筋の張力を感知する**感覚装置**です．被膜で覆われた直径80〜200μm，長さ6〜8mmの紡錘形をしており，中には**核袋線維，核鎖線維**という2種類の**錘内筋線維**が束ねられています．

核袋線維，核鎖線維ともに中央部には感覚神経線維である**Ⅰa群線維**が巻きついており（**一次終末**），その両側には**Ⅱ群線維**が終止しています（**二次終末**）．

一方，運動神経線維は核袋線維と核鎖線維で異なっており，核袋線維では**動的γ線維**と**静的γ線維**が，核鎖線維では**静的γ線維**がそれぞれを支配しています．

神経線維	終止部	働き
Ⅰa群線維〔一次終末（環らせん終末）〕	核袋線維 核鎖線維	静的反応と動的反応を検知
Ⅱ群線維〔二次終末（散形終末）〕	核袋線維 核鎖線維	静的反応を検知
動的γ線維	核袋線維	動的反応を制御
静的γ線維	核袋線維 核鎖線維	静的反応を制御
β線維	錘外筋線維 錘内筋線維	錘内，錘外の両方の筋線維を同時に収縮

静的反応：筋の長さの情報を伝える．
動的反応：筋の長さが変わる速さを伝える．

2-8 α-γ連関

筋紡錘は錘外筋線維に対して<u>並列</u>(平行)に配置されているため，錘外筋が短縮すると筋紡錘の緊張が緩み，筋紡錘の<u>求心性インパルス</u>が低下します．しかし，γ運動線維の遠心性インパルスにより錘内筋が収縮することで，錘外筋の収縮中も筋紡錘が求心性活動を保つことができるようになっています．なお，遠心性インパルスにより収縮するのは錘内筋線維の両端部です．錘内筋線維の中央部には収縮性蛋白(アクチンとミオシン)がほとんどないため，収縮しません．

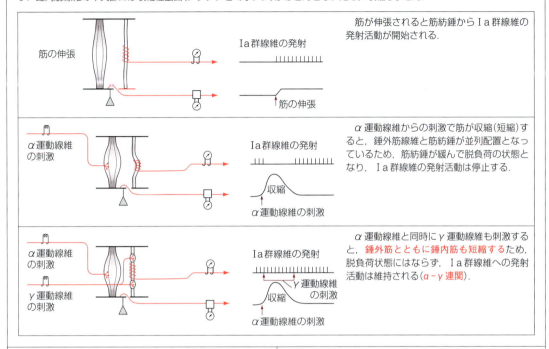

筋が伸張されると筋紡錘からIa群線維の発射活動が開始される．

α運動線維からの刺激で筋が収縮(短縮)すると，錘外筋線維と筋紡錘が並列配置となっているため，筋紡錘が緩んで脱負荷の状態となり，Ia群線維の発射活動は停止する．

α運動線維と同時にγ運動線維も刺激すると，<u>錘外筋とともに錘内筋も短縮する</u>ため，脱負荷状態にはならず，Ia群線維への発射活動は維持される(<u>α-γ連関</u>)．

2-9 ゴルジ腱器官

ゴルジ腱器官は<u>腱の起始部近く</u>にあります．筋の他動的伸張と自動的収縮の両方を検知し，<u>Ib群線維</u>を介して求心性にインパルスを発生させます．

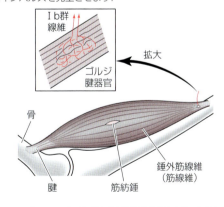

2-10 筋紡錘とゴルジ腱器官

筋紡錘とゴルジ腱器官はよく比較されるので整理しましょう．

	筋紡錘	ゴルジ腱器官
部位	筋線維間	腱起始部
形状	紡錘形	線維状
錘外筋線維との関係	並列	直列
付着部	錘外筋線維	腱の中
神経終末	環らせん終末 散形終末	腱線維束
感覚神経	Ia群線維 II群線維	Ib群線維
運動神経	動的γ線維 静的γ線維	なし

B 筋

基礎医学
42 筋収縮

問題-1 骨格筋について誤っているのはどれか．
1. 骨格筋線維は多核細胞である．
2. 平滑筋とも呼ばれる．
3. 筋線維の表面は細胞膜（筋鞘）で覆われている．
4. 細胞膜の中に筋原線維がある．
5. 2種類の筋原線維からなる．

骨格筋の構造

> ❗ **ここがポイント**
>
> 　骨格筋は巨大な**多核細胞**である骨格筋線維が束になったものです．光学顕微鏡で見ると縞模様が見えることから**横紋筋**とも呼ばれます．それぞれの骨格筋線維の表面は細胞膜（**筋鞘**）で覆われています．筋鞘の中には**筋原線維**があり，その間隙を**筋形質**が満たしています〔 参照〕．
>
> 　筋原線維は太いフィラメント（**ミオシン**）と細いフィラメント（**アクチン**）の2種類からなり，交互に規則正しく配列しています．

解法ポイント

解答…2

問題-2 骨格筋について誤っているのはどれか．
1. A帯は暗く見える．
2. I帯は明るく見える．
3. I帯の中央にはH帯がある．
4. Z帯とZ帯の間を筋節という．
5. 筋原線維は筋節が多数連結したものである．

横紋構造とフィラメント滑走説

> ❗ **ここがポイント**
>
> 　骨格筋の横紋構造は暗い**A帯**と明るい**I帯**からなります．A帯の中央部には**H帯**があり，H帯の中央に**M線**があります．I帯の中央には狭く暗い**Z帯**があります．2種類の筋フィラメントのうちミオシンはA帯に，アクチンはI帯にあります．アクチンの一端はZ帯に付着し，他端はミオシンの間に入っています〔 参照〕．
>
> 　筋収縮はアクチンがミオシンの間に入り込むことにより起こります（**フィラメント滑走説**）〔1-12 参照(p.22)〕．筋が収縮するとき，フィラメントの長さとA帯の長さは変化せず，I帯とH帯が短縮します．筋収縮の張力はミオシンとアクチンが重なり合う部分で発生します．なお，隣接するZ帯とZ帯の間を**筋節（サルコメア）**といい，筋収縮のための基本単位（機能的単位）となっています．筋原線維は多数の筋節が連結したものです．
>
> 　骨格筋の構造に関しては，第1章 解剖学「❻ **骨格筋の構造**」(p.20)を参照してください．

解法ポイント

解答…3

問題-3 誤っているのはどれか．
1. 筋細胞内には筋小胞体と横行小管がある．
2. 筋小胞体からカルシウムイオンが放出される．
3. カルシウムイオンはトロポニンCと結合する．
4. トロポニンは2つのサブユニットからなる．
5. 放出されたカルシウムイオンは筋小胞体内に再び取り込まれる．

骨格筋線維の興奮 収縮連関

1. 筋細胞の内部には薄い袋状の**筋小胞体**と，細胞膜が細胞内に入って変化した**横行小管(T管)**がある．筋小胞体の中には多くのカルシウムイオン(Ca^{2+})が入っている．
2. 体性運動神経からの刺激により骨格筋線維に発生した活動電位が**横行小管(T管)**を通って細胞内部に伝わると，横行小管に接した**筋小胞体**からCa^{2+}が細胞質に放出される．
3. Ca^{2+}がアクチンにある**トロポニンC**と結合するとアクチンに構造変化が起こり，ミオシンの頭部と結合できるようになり，アクチンとミオシンが互いに滑り合うことにより，筋線維が収縮する．
4. トロポニンは3つのサブユニットからなる．トロポニンTは**トロポミオシン**と結合し，トロポニンCはCa^{2+}と結合する．トロポニンIは**アクチン**と**ミオシン**の相互反応を抑制する．
5. 細胞質のCa^{2+}は，Ca^{2+}**ポンプ**によって筋小胞体内に再び取り込まれる．

ここがポイント
骨格筋線維に活動電位が発生してから収縮するまでの過程を**興奮-収縮連関**といいます．筋の収縮と弛緩をコントロールしているのは，トロポニンCと強く結合するCa^{2+}です．筋が弛緩しているときは，**トロポニン・トロポミオシン系**がミオシンとアクチンの結合反応を**抑制**しています．筋小胞体からCa^{2+}が放出されてトロポニンCと結合すると抑制がとれ，筋収縮が起こります．逆に，トロポニンCからCa^{2+}がはずれると筋線維が弛緩します．細胞質に放出されたCa^{2+}が筋小胞体に再び取り込まれるときにはATPのエネルギーを利用します〔**2-12** 参照〕．

解答…4

問題-4 骨格筋の筋収縮で正しいのはどれか．〔54AM062〕
1. 筋小胞体にはNa^+を貯蔵している．
2. 活動電位は筋収縮に遅れて発生する．
3. Ca^{2+}が筋小胞体に取り込まれると筋収縮が起こる．
4. ミオシン頭部の角度が戻るときにATPの加水分解が起こる．
5. 神経筋接合部での興奮の伝達は神経と筋との間で双方向性である．

骨格筋の筋収縮

1. 筋小胞体にはCa^{2+}を貯蔵している．
2. 活動電位は筋収縮に**先行**して発生する．
3. Ca^{2+}が筋小胞体から細胞質に放出され，**トロポニンC**と結合すると筋収縮が起こる．
4. ミオシン頭部の角度が戻るときは，細胞質に放出されたCa^{2+}が，筋小胞体に能動的に再び取り込まれるときに**ATP**のエネルギーが必要となり，ATPの**加水分解**が起こる（Ca^{2+}ポ

ンプ).
5. 神経筋接合部での興奮の伝達は神経から筋への一方向性である.

解答…4

問題-5 **筋収縮**について誤っているのはどれか.
1. 筋収縮のエネルギー源は ATP である.
2. ATP が分解され ADP となる.
3. 筋活動の初期には,解糖系に由来する ATP が使用される.
4. 赤筋は主に好気的に ATP を合成する.
5. 白筋は主に解糖系によって ATP を合成する.

解法ポイント

筋収縮のエネルギー

選択肢マル覚え
1. 筋収縮のエネルギー源は ATP であり,筋収縮により ATP が消費されると ATP を補充する必要がある.
2. ATP が分解されると ADP となる(ATP → ADP+P).
3. 筋活動の初期には,クレアチンリン酸の分解による ATP が利用される.
4. 赤筋は主に好気的に ATP を合成し,収縮は遅いが疲労しにくい(遅筋).
5. 白筋は主に解糖系によって ATP を合成し,速く収縮できるが疲労しやすい(速筋).

ここがポイント

骨格筋には多量のクレアチンリン酸が存在し,クレアチンキナーゼの作用によりクレアチンとなるときに生じるリン酸と ADP から ATP が合成されます.また,骨格筋細胞内にはグリコーゲンが蓄えられており,必要なときにはグルコースとなって ATP 合成に使われます(解糖系).

筋活動の初期には,クレアチンリン酸の分解による ATP が利用されますが,筋活動が持続するときは解糖系(グリコーゲン分解)や TCA 回路(クエン酸回路)に由来する ATP が用いられます.

解答…3

CHECK LIST

- □ 骨格筋線維はどのような細胞でできている？
  - A. 巨大な多核細胞
- □ 骨格筋線維の表面は何で覆われている？
  - A. 細胞膜（筋鞘）
- □ 筋収縮はアクチンがミオシンの間に入り込むことで起こるとする説を何という？
  - A. フィラメント滑走説
- □ 隣接するZ帯とZ帯の間にあり，筋収縮のための基本単位を形成する部分を何という？
  - A. 筋節（サルコメア）
- □ 骨格筋線維に活動電位が発生してから収縮するまでの過程を何という？
  - A. 興奮-収縮連関
- □ 筋小胞体内に多く貯えられているイオンは？
  - A. カルシウムイオン（Ca^{2+}）
- □ ミオシンとアクチンの結合反応を抑制しているのは？
  - A. トロポニン・トロポミオシン系
- □ 筋の収縮と弛緩をコントロールし，トロポニンと結合するイオンは？
  - A. Ca^{2+}

- □ Ca^{2+}とトロポニンCが結合すると筋線維はどう変化する？
  - A. 収縮する
- □ 細胞質に放出されたCa^{2+}はどのようにして筋小胞体内に取り込まれる？
  - A. ATPのエネルギーを利用するCa^{2+}ポンプで取り込まれる
- □ 筋活動の初期には，どのようにして産生されたATPが利用される？
  - A. クレアチンリン酸の分解
- □ 筋活動が持続するときはどのようなATPが利用される？
  - A. 解糖系やTCA回路に由来するATP
- □ 主に好気的にATPを合成し，収縮は遅いが疲労しにくい筋は？
  - A. 赤筋（遅筋）
- □ 主に解糖系によってATPを合成し，収縮は速いが疲労しやすい筋は？
  - A. 白筋（速筋）

Summaries …要点を覚えよう！

2-11 骨格筋の構造

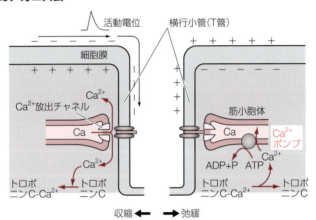

2-12 筋収縮と弛緩のメカニズム

- 横行小管と筋小胞体にはそれぞれ別の Ca^{2+} チャネルがあり，これら2つの Ca^{2+} チャネルは互いに向かい合っています．細胞膜の脱分極により横行小管の Ca^{2+} チャネルが開くと，筋小胞体の Ca^{2+} チャネルが開き，筋小胞体内にある Ca^{2+} が細胞質に放出されます．
- Ca^{2+} がアクチンにあるトロポニンCと結合するとトロポミオシンが移動し，ミオシン頭部とアクチンが結合できるようになります．ミオシンの頭部がアクチンと結合すると，ATPの加水分解によって得たエネルギーを使用してアクチン上を移動します．
- 骨格筋の細胞内にはタイチン（またはコネクチン）というバネのような弾性蛋白があり，Z帯と太いフィラメントの中央を結んでいます．筋線維が短縮するときには，このバネが縮められ，アクチンとミオシンの相互作用が止まると，縮められたバネがもとに戻ろうとする力により筋線維はもとの長さに戻ります．

C 神経

43 神経線維の構造

問題-1 神経について正しいのはどれか.
1. 末梢神経のA線維は伝導速度によってα, β群に分類される.
2. 伝導速度は神経の太さに関係しない.
3. 有髄神経は無髄神経より伝導速度が速い.
4. A群の神経はB群の神経より伝導速度が遅い.
5. 自律神経は有髄神経である.

末梢神経線維の分類①

1. 末梢神経のA線維は伝導速度によって **Aα**, **Aβ**, **Aγ**, **Aδ** に細分される〔 2-13 参照〕.
2. 伝導速度は**神経の太さ**に比例し，神経線維の直径が大きいほど伝導速度が**速い**．また，神経線維の直径が大きいほど圧迫刺激に対する閾値が**低い**．
3. 有髄神経では**跳躍伝導**が行われるため，無髄神経より伝導速度が**速い**．
4. 伝導速度は **A群＞B群＞C群**の順に速い〔 2-13 参照〕．
5. 自律神経は有髄神経ばかりではない．交感神経（自律神経）の**節前線維**は有髄神経（B線維）であるが，**節後線維**は無髄神経（C線維）である.

 ここがポイント
伝導速度は**神経の直径**に比例します．新生児では神経線維の直径が小さく，髄鞘化が不完全であるため，伝導速度は成人の約1/2のスピードとなります．4歳を超えると成人の伝導速度に追いつきます．

解答…3

問題-2 神経線維について誤っているのはどれか．
1. 圧覚を伝える線維はAβ線維である.
2. 皮膚の痛覚を伝える線維はAδ線維とC線維である.
3. 錘外筋線維を支配する運動神経はAβ線維である.
4. 筋紡錘の錘内筋線維を支配するのはAγ線維である.
5. 筋紡錘の散形終末からの感覚はAβ線維によって伝えられる.

末梢神経線維の分類②

 ここがポイント
末梢神経線維の分類は伝導速度に基づくABC分類〔 2-13 参照〕と感覚神経線維のⅠ～Ⅳ分類〔 2-14 参照〕があります．ⅠaとⅠbがAα, ⅡがAβ, ⅢがAδ, ⅣがCに相当します．錘外筋線維を支配するのは **Aα線維**です．

解答…3

CHECK LIST

- □ 末梢神経を伝導速度が速い順に並べると？
  A. Aα＞Aβ＞Aγ＞Aδ＞B＞C，またはIa＞Ib＞Ⅱ＞Ⅲ＞Ⅳ
- □ 神経線維の伝達速度の速さは何に比例する？
  A. 神経線維の直径
- □ 有髄神経と無髄神経で伝導速度が速いのは？
  A. 有髄神経
- □ 圧覚を伝える神経線維は？
  A. Aβ線維
- □ 皮膚の痛覚を伝える神経線維は？
  A. Aδ線維とC線維
- □ 錘外筋線維を支配する運動神経は？
  A. Aα線維
- □ 筋紡錘の錘内筋線維を支配する神経線維は？
  A. Aγ線維

Summaries …要点を覚えよう！

2-13 末梢神経線維の伝達速度によるABC分類

種類	分類	直径(μm)	伝導速度(m/秒)	機能
有髄	Aα	15(13〜22)	100(70〜120)	求心性(筋，腱) 遠心性(骨格筋)
	Aβ	8(8〜13)	50(40〜70)	求心性(皮膚触覚，圧覚)
	Aγ	5(4〜8)	20(15〜40)	遠心性(錘内筋)
	Aδ	3(1〜4)	15(5〜15)	求心性(皮膚温度覚，痛覚)
	B	3(1〜3)	7(3〜14)	自律性(交感神経節前線維)
無髄	C	0.5(0.2〜1.0)	1(0.2〜2)	自律性(交感神経節後線維) 求心性(皮膚痛覚)

左のABC分類は末梢神経線維の直径と伝達速度に基づく分類です。このほかに感覚神経線維のⅠ〜Ⅳ分類があります〔2-14 参照〕。

2-14 求心性(感覚)神経線維のⅠ〜Ⅳ分類

種類	分類	ABC分類	直径(μm)	伝導速度(m/秒)	受容器
有髄	GⅠa	Aα	15(15〜20)	100(72〜120)	筋紡錘の一次終末(環らせん終末)
	GⅠb				ゴルジ腱器官
	GⅡ	Aβ	9(6〜12)	50(36〜72)	筋紡錘の二次終末(散形終末)，皮膚触圧覚
	GⅢ	Aδ	3(1〜6)	20(6〜36)	温度覚(温覚，冷覚)，痛覚
無髄	GⅣ	C	0.5(<1)	1(0.5〜2)	痛覚

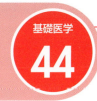

C 神経

44 興奮と伝導

問題-1 神経線維の興奮伝導について誤っているのはどれか.
1. 伝導インパルスの大きさは刺激の大きさに比例する.
2. 刺激による興奮は中枢側と末梢側へ伝導される.
3. 活動電位の大きさは伝導中一定である.
4. 隣り合う軸索は絶縁されている.
5. 伝導速度は温度の影響を受ける.

解法ポイント

興奮伝導の特徴

1. 伝導インパルスの大きさは，刺激の大きさに比例しない．刺激の大きさが閾値に達しない場合，**活動電位(伝導インパルス)** は生じないが，閾値以上の刺激が加わった場合，活動電位の大きさは **刺激の大きさにかかわらず一定** である(**全か無の法則**).
2. 刺激によって神経線維上のある点で活動電位が発生すると，その活動電位は両方向に伝わる．これを **両側性伝導** と呼ぶ.
3. 伝導する活動電位の大きさは一定である．これを **不減衰伝導** と呼ぶ.
4. 1本の神経線維の興奮は隣接する神経線維には伝わらない．これを **絶縁性伝導** と呼ぶ.
5. 伝導速度は温度の影響を受ける．伝導速度は温度が高くなると **速く** なる.

⚠ ここがポイント

神経線維のある点で活動電位が発生すると，両側の隣接部位にも同じ大きさの活動電位が発生します（全か無の法則）．このようにして，次々と **同じ大きさの活動電位** が発生し，両方向に（**両側性伝導**），減衰することなく（**不減衰伝導**）伝わります〔**2-15** 参照〕.

神経線維の興奮伝導の特徴である ① **両側性伝導**，② **絶縁性伝導**，③ **不減衰伝導** の3つを必ず覚えてください〔**2-16** 参照〕.

解答…1

問題-2 神経伝導について正しいのはどれか.
1. 体温の低いほうが速い.
2. 髄鞘のないほうが速い.
3. 線維直径の大きいほうが速い.
4. 線維が長いと活動電位は減衰する.
5. 線維の途中を刺激すると刺激部位から片側性に伝導する.

解法ポイント

神経伝導

1. 体温の低いほうが **遅い**.
2. 髄鞘のないほうが **遅い**.
3. 線維直径の大きいほうが **速い**.
4. 活動電位は **減衰しない**（**不減衰伝導**）〔**2-16** 参照〕.
5. 両側性に伝導する（**両側性伝導**）〔**2-16** 参照〕.

解答…3

CHECK LIST

- □「全か無の法則」とは？
  - A. 閾値以下の刺激では活動電位は発生しないが，閾値以上の刺激では活動電位の大きさは一定であるという法則
- □ 両側性伝導とは？
  - A. 刺激による活動電位が両方向へ伝導されること
- □ 不減衰伝導とは？
  - A. 伝導中の活動電位の大きさは一定であること
- □ 絶縁性伝導とは？
  - A. 隣接する神経線維には興奮は伝導されないこと
- □ 温度が高くなると伝導速度はどうなる？
  - A. 速くなる

Summaries …要点を覚えよう！

2-15 興奮伝導

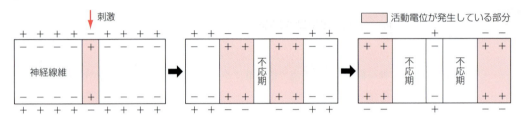

神経線維のある点で活動電位が発生すると，両側の隣接部位に電流が流れます．その電流によって隣接部位が脱分極し，閾値に達すると，その部位でも同じ大きさの活動電位が発生します．このようにして，次々と同じ大きさの活動電位が発生し伝わります．なお，活動電位が発生した部位は一定時間，不応期になるので，伝導が逆戻りすることはありません．

2-16 神経線維の興奮伝導の3原則

3原則	性質	イメージ
両側性伝導	刺激により神経線維に生じた興奮は神経線維の両方向に伝わる．	活動電位／刺激
絶縁性伝導	1本の神経線維の興奮は隣接する神経線維には伝わらない．	刺激
不減衰伝導	一度発生した興奮は衰えることなく遠隔部位まで伝わる．	刺激

C 神経

45 シナプス伝達

問題-1 シナプスについて誤っているのはどれか．
1. ほとんどが化学シナプスである．
2. 両方向に伝達する．
3. 神経線維よりも伝達に多くの時間を要する．
4. 神経線維よりも疲労しやすい．
5. 薬物感受性がみられる．

シナプス①

 ここがポイント

軸索の終末部が他の神経細胞体や樹状突起と接合する部分を**シナプス**といい，**電気シナプスと化学シナプス**があります．電気的興奮を直接伝達する電気シナプスは一部の動物の中枢神経にみられるのみで，**ほとんどのシナプスは化学シナプス**です．化学シナプスでは，軸索終末部まで達した神経インパルスによって化学伝達物質（神経伝達物質）が放出され，他の神経細胞に情報が伝達されます．

化学シナプスには次のような4つの生理的特性があります．

① 一方向伝達	興奮は一方向のみに伝わり，逆方向には伝達しない．
② シナプス遅延	神経線維よりも情報伝達に多くの時間（約1.0 msec）を要する．
③ 易疲労性	神経線維より疲労しやすい．高頻度の反復刺激により化学伝達物質が消費され伝達が遮断される．
④ 薬物感受性	ある種の薬物やCaイオンの欠如などに特殊な感受性をもつ．

神経内の興奮の伝わりを**伝導**といい，シナプスでの興奮の伝わりを**伝達**といいますので，混同しないようにしましょう！ 神経内の伝導は**両側性伝導**ですが，シナプスでの伝達は**一方向伝達**ですので注意してください．

解答…2

問題-2 シナプスの構造について誤っているのはどれか．
1. シナプス前ニューロンの終末をシナプス前膜という．
2. シナプス前ニューロンの終末にはミトコンドリアやシナプス小胞が存在する．
3. シナプス前膜にはNaチャネルがある．
4. シナプス前膜とシナプス後膜との間には20～50 nmの間隙がある．
5. シナプス後膜には神経伝達物質の受容体が多く存在している．

シナプス②

 ここがポイント

シナプス前ニューロンの終末（**シナプス前膜**）とシナプス後ニューロンの細胞膜（**シナプス後膜**）の間には20～50 nmの間隙があります．シナプス前ニューロンの終末には**ミトコンドリア**や多くの**シナプス小胞**が存在します．シナプス前膜には**Caチャネル**があり，シナプス後膜には**神経伝達物質の受容体**が多く存在しています〔2-17 参照〕．

解答…3

問題-3 シナプス伝達について誤っているのはどれか．

1. シナプス前膜から神経伝達物質が開口分泌される．
2. 神経伝達物質はシナプス後膜の受容体と結合する．
3. 興奮性シナプスでは過分極が起こる．
4. 抑制性シナプスでは IPSP が起こる．
5. EPSP が閾値を超えると活動電位が発生する．

解法ポイント

シナプス ③

！ここがポイント

活動電位がシナプス前ニューロンの軸索を伝導してシナプス前膜に到達すると，シナプス前膜から神経伝達物質が開口分泌されます．シナプス間隙に拡散した神経伝達物質がシナプス後膜にある受容体と結合するとイオンチャネルが開口し，シナプス後膜に電位変化が生じます．このとき興奮性シナプスでは脱分極〔興奮性シナプス後電位(EPSP)〕が起こり，抑制性シナプスでは過分極〔抑制性シナプス後電位(IPSP)〕が起こります〔2-18 参照〕．EPSP が閾値を超えると活動電位が発生し，シナプス後ニューロンの軸索を伝導します．

解答…3

問題-4 神経伝達物質とそれが働く部位の組み合わせで誤っているのはどれか．

1. アセチルコリン ── 神経筋接合部
2. γ-アミノ酪酸(GABA) ── 小脳歯状核
3. セロトニン ── 視床下部
4. ドーパミン ── 線条体
5. ノルアドレナリン ── 交感神経節

解法ポイント

シナプス ④

！ここがポイント

交感神経節での節前ニューロンの神経伝達物質はアセチルコリンである．ノルアドレナリンは節後ニューロンの神経終末部の神経伝達物質である．副交感神経の節前ニューロンと節後ニューロンの神経伝達物質はアセチルコリンである．
中枢神経系の伝達物質は多数ありますが，グルタミン酸，ドーパミン，GABA が代表的です．グルタミン酸とドーパミンは興奮性シナプスの伝達物質であり，GABA は抑制性シナプスの伝達物質です．

解答…5

問題-5 シナプスについて誤っているのはどれか．

1. 運動神経と筋線維の間のシナプスを神経筋接合部という．
2. シナプス間隙に放出された神経伝達物質は速やかに除去される．
3. ボツリヌス毒素は神経筋接合部でのアセチルコリンの放出を妨げる．
4. 重症筋無力症ではシナプス後膜のアセチルコリン受容体が影響を受ける．
5. EPSP が短い時間間隔で繰り返し起こると空間的加重が起こる．

シナプス⑤

1. 末梢神経の終末部が筋線維に接合する部分を**神経筋接合部**という．神経筋接合部は化学シナプスである．
2. シナプス間隙に放出された神経伝達物質は次の反応のために速やかに除去される．
3. ボツリヌス菌が出すボツリヌス毒素は神経筋接合部に作用し，シナプス小胞と細胞膜の融合を抑制する．その結果，アセチルコリンは放出されず，筋は弛緩したままとなる（弛緩性麻痺）注)．
4. 重症筋無力症では，神経筋接合部のシナプス後膜にあるアセチルコリン受容体に対する自己免疫により，抗体が受容体を分解するため，骨格筋の収縮力が弱く，疲労しやすい．
5. EPSPが短い時間間隔で繰り返し起こると，脱分極の加重(**時間的加重**)が起こり，大きな脱分極が発生し，やがて閾値に達すると活動電位が発生する．

注）ボツリヌス毒素による筋弛緩は，痙性の治療や美容目的(皺とり)に用いられることがあります．

ここがポイント

EPSPが短い時間間隔で繰り返し起こると，脱分極の加重が起こり，大きな脱分極が発生します(**時間的加重**)．また，1つのシナプス後ニューロンに，多くのシナプス前ニューロンからの神経伝達が同時に起こると，シナプス後膜に起こる電位変化は加算されて大きくなります(**空間的加重**)〔2-19 参照〕．EPSPとIPSPが同時に起こると，電位変化は打ち消されます．

解答…5

問題-6 シナプスの伝達について誤っているのはどれか．

1. シナプスの伝達効率が変化することを可塑性という．
2. 長時間にわたって伝達効率が亢進することを長期増強という．
3. 長時間にわたって伝達効率が低下することを長期抑圧という．
4. 小脳皮質のプルキンエ線維では長期増強がみられる．
5. 長期増強や長期抑圧は記憶や学習の基礎をなすと考えられている．

シナプス⑥

ここがポイント

特定のシナプス活動が反復したり，特定の複数のシナプスが組み合わされたりすることにより，シナプスの伝達効率が変化することを**可塑性**といい，長時間にわたって伝達効率が亢進することを**長期増強**といい，効率が低下することを**長期抑圧**といいます．たとえば，海馬や大脳皮質では，シナプス活動が反復したのち，長時間にわたってシナプス後電位の振幅が増大する長期増強がみられ，小脳皮質のプルキンエ線維では，2種類の興奮性シナプスを同時に刺激することにより，長時間にわたってEPSPの振幅が減少する**長期抑圧**がみられます．長期増強や長期抑圧は，記憶や学習の基礎をなすと考えられています．

解答…4

問題-7 図の名称で誤っているのはどれか．〔45PM062〕

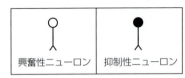

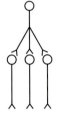
1. 拡散

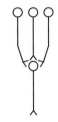
2. 収束

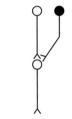
3. シナプス後抑制

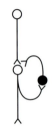
4. 反回抑制

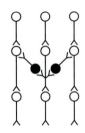
5. 側方抑制

解法ポイント

シナプス⑦

!ここがポイント

3.の図は**シナプス前抑制**を示しています．

解答…3

CHECK LIST

- □ 化学シナプスの特徴は？
  - A. 一方向伝達，シナプス遅延，易疲労性，薬物感受性
- □ シナプス前ニューロンの終末を何という？
  - A. シナプス前膜
- □ シナプス前膜から分泌された神経伝達物質は，どこの受容体と結合する？
  - A. シナプス後膜
- □ シナプス前ニューロンの終末に存在しているのは？
  - A. ミトコンドリアとシナプス小胞
- □ シナプス前ニューロンの終末から興奮性の神経伝達物質が放出され，シナプス後膜で脱分極が起こることを何という？
  - A. 興奮性シナプス後電位（EPSP）
- □ シナプス前ニューロンの終末から抑制性の神経伝達物質が放出され，シナプス後膜で過分極が起こることを何という？
  - A. 抑制性シナプス後電位（IPSP）
- □ 運動神経と筋線維の間のシナプスを何という？
  - A. 神経筋接合部
- □ シナプスの伝達効率が変化することを何という？
  - A. 可塑性
- □ 長時間にわたって伝達効率が亢進することを何という？
  - A. 長期増強
- □ 長時間にわたって伝達効率が低下すること何いう？
  - A. 長期抑圧

Summaries …要点を覚えよう！

2-17 シナプスでの興奮伝達

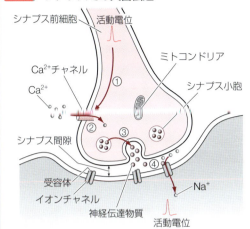

シナプスでの興奮伝達は次のような順で起こります。
① 活動電位がシナプス前細胞の末端部に伝わる．
② Ca^{2+}チャネルが開いてCa^{2+}が流入する．
③ Ca^{2+}がシナプス小胞と結合すると末梢部までシナプス小胞が移動する．
④ シナプス間隙に向かって，シナプス小胞から**神経伝達物質**が放出される．
⑤ シナプス後細胞の細胞膜にある神経伝達物質の受容体に，神経伝達物質が結合する．
⑥ 興奮性シナプスでは，イオンチャネルが開くことによりNa^+がシナプス後細胞に流入し，**脱分極**が起こり，活動電位が発生する．

2-18 EPSP と IPSP

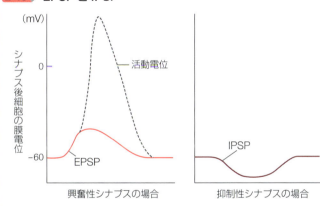

シナプス間隙に放出された神経伝達物質がシナプス後膜を興奮させるように働くものを**興奮性シナプス**，抑制的に働くものを**抑制性シナプス**と呼びます．

- **興奮性シナプス後電位（EPSP）**：興奮性シナプスで，神経伝達物質が受容体に結合して細胞膜が**脱分極**し，閾値に達すると活動電位が発生する．
- **抑制性シナプス後電位（IPSP）**：抑制性シナプスで，神経伝達物質が受容体に結合して細胞膜が**過分極**する．IPSP が起こると，シナプス後ニューロンの活動電位は発生しにくくなる．

Summaries …要点を覚えよう！

2-19 シナプス結合による興奮の変化

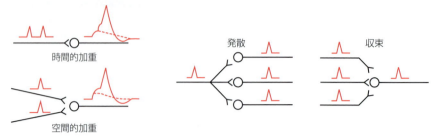

- **時間的加重**：適当な間隔でシナプス前ニューロンを刺激すると，閾値以下の刺激でも活動電位が発生する．
- **空間的加重**：別々のシナプスを同時に刺激すると，閾値以下の刺激でも活動電位が発生する．
- **発散**：1本のニューロンが分岐して複数のニューロンに接合し興奮を伝えること．
- **収束**：複数のニューロンが1個のニューロンに興奮を伝えること．

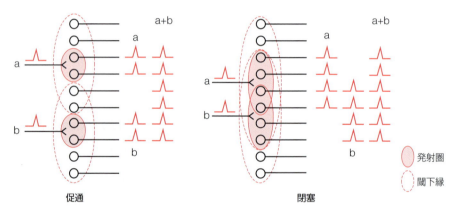

- **促通**：1つのニューロンが単独で2つのニューロンを興奮させるa，bが存在するとき，a，bを同時に刺激すると閾下縁にある2つのニューロンも興奮し，合計6つのニューロンが興奮するような場合．
- **閉塞**：1つのニューロンが単独で4つのニューロンを興奮させるa，bが存在するとき，a，bを同時に刺激すると発射圏が重複するため6つのニューロンしか興奮しないような場合．

C 神経

46 神経筋接合部の興奮伝達

問題-1 骨格筋の神経筋接合部での興奮伝達について誤っているのはどれか.

1. 両方向性に伝達する.
2. 伝達には約1msecの時間がかかる.
3. 神経線維よりも疲労しやすい.
4. クラーレにより遮断される.
5. 運動神経のインパルスが軸索終末部に達するとアセチルコリンが放出される.

解法ポイント

神経筋接合部の興奮伝達

1. 神経筋接合部での興奮伝達は**神経**から**筋**への一方向である.
2. 活動電位が運動神経末端に到達すると,**約1msec**で**アセチルコリン**が放出される.
3. 神経筋接合部での伝達は神経線維よりも**疲労**しやすい.
4. 神経筋接合部での伝達はアセチルコリン受容体阻害薬である**クラーレ**により遮断される.
5. 伝達には神経伝達物質として**アセチルコリン**が関与する.

❗ ここがポイント

骨格筋線維は**α運動神経**に支配され,**神経筋接合部**において神経終末から放出された**アセチルコリン**が終板の受容体に結合することで,興奮・収縮します.

α運動ニューロンは多くの枝を出し,各枝が1本の筋線維を支配します.神経終末は半球状に膨らみ,筋線維の終板との間で**神経筋接合部**を形成します.

活動電位が運動神経末端に到達すると,約1msecで小胞から**アセチルコリン**が放出されます.アセチルコリンはシナプス間隙を拡散し,終板膜のニコチン性アセチルコリン受容体チャネルと結合し,イオン透過の細孔が開き,細胞外からの**Na⁺の流入**と細胞内からの**K⁺の流出**を起こします.このときNa⁺の流入のほうがK⁺の流出より大きいため,内向き電流(終板電流)が流れ,終板電位が発生し,膜を脱分極させます.

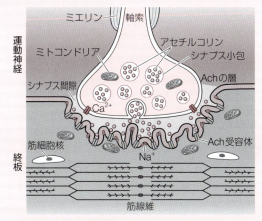

〔岡田隆夫・編:集中講義 生理学 改訂2版. p.144, メジカルビュー社, 2014より改変〕

放出されるアセチルコリンの量が増加するにつれて**脱分極**が大きくなり,**閾値**を超えると活動電位が発生し,筋収縮が引き起こされます.イオンチャネルが開く時間は数msec以内で,終板電位の再分極過程は受動的に起こります.放出されたアセチルコリンはコリンエステラーゼによってコリンと酢酸に分解され,コリンは**神経終末**に回収されて再びアセチルコリンの合成に利用されます.

解答…1

CHECK LIST

☐ 神経筋接合部の伝達時間は?
A. 約1msec

☐ 神経筋接合部の伝達物質は?
A. アセチルコリン

☐ 神経筋接合部の伝達を遮断する物質は?
A. クラーレなど

C 神経

47 反射

問題-1 単シナプス反射の反射弓でないのはどれか.

1. 筋紡錘
2. Ⅰa群求心性線維
3. α運動線維
4. 脊髄
5. Ⅰb群求心性線維

解法ポイント

反射弓

> **ここがポイント**
>
> 　一定の刺激に対して自動的に一定の反応が引き起こされる過程を**反射**といい，反射を起こす一連の情報伝達経路を**反射弓**といいます．反射弓は**受容器→求心性神経→反射中枢→遠心性神経→効果器**からなります．
>
> 　反射のうち，求心性神経から1つのシナプスを介して遠心性神経に伝わる反射を**単シナプス反射**といい，求心性神経と遠心性神経の間に複数のシナプスを経る反射を**多シナプス反射**といいます．哺乳動物では単シナプス反射は伸張反射だけです．
>
> 　伸張反射の反射弓は，**筋紡錘**(受容器)→**Ⅰa群感覚神経**(求心性神経)→脊髄(反射中枢)→**α運動神経**(**遠心性神経**)→筋(効果器)で構成されています〔 2-20 参照〕．

解答…5

問題-2 単シナプス性伸張反射の求心路を形成する神経線維はどれか.〔類似問題 41PM022〕

1. Ⅰa群線維
2. Ⅰb群線維
3. Ⅱ群線維
4. α線維
5. γ線維

解法ポイント

単シナプス性伸張反射の求心路

選択肢マル覚え
1. **Ⅰa群線維**は**単シナプス性伸張反射の求心路**を形成する．
2. Ⅰb線維は**ゴルジ腱器官反射の求心路**を形成する．
3. Ⅱ群線維は**屈筋反射の求心路**を形成する．
4. α線維は**単シナプス性伸張反射の遠心路**を形成する．
5. γ線維は筋紡錘内の錘内筋線維を遠心性に支配する．

> **ここがポイント**
>
> 　伸張反射の求心路は**Ⅰa群線維**で，遠心路は**α線維**です〔 2-20 参照〕．

解答…1

問題-3 複数のシナプスを介して出現する反射はどれか.

1. 下顎反射
2. 上腕二頭筋反射
3. 腹壁反射
4. 大腿四頭筋反射
5. 下腿三頭筋反射

解法ポイント

多シナプス反射

> **ここがポイント**
>
> 　いわゆる深部(腱)反射である**下顎反射，上腕二頭筋反射，大腿四頭筋反射，下腿三頭筋反射**は単シナ

プス性伸張反射です．これに対して，表在反射である**腹壁反射**は多シナプス反射です．腹壁反射では，腹部の皮膚に加えられた機械的刺激に対して皮膚直下の筋が収縮し，刺激部位を保護するように，刺激から離れるような運動が起こります．

解答…3

問題-4 2シナプス反射（ダイシナプティック）反射はどれか．〔41PM023〕
1. 伸張反射　　2. ゴルジ腱器官反射　　3. 屈曲反射
4. 瞬目反射　　5. 腹壁反射

2シナプス反射

⚠ **ここがポイント**

ゴルジ腱器官反射は，反射弓に2つのシナプスを含む**2シナプス反射**です．ゴルジ腱器官は，筋線維の終末近くの腱に位置する**腱に加わる張力を検出する張力受容器**です．筋が強く伸張されるとゴルジ腱器官が刺激され，Ⅰb線維にインパルスが発生し，脊髄内で2つの介在ニューロンを介して同側のα運動ニューロンを抑制します．

伸張反射は単シナプス反射であり，**屈曲反射**，**瞬目反射**，**腹壁反射**は3～4個以上の介在ニューロンを含む多シナプス反射に分類されます．

解答…2

問題-5 反射中枢の部位で誤っている組み合わせはどれか．
1. 角膜反射　——　橋　　2. 眼輪筋反射　——　小脳　　3. 腹壁反射　——　胸髄
4. 膝蓋腱反射　——　腰髄　　5. 足底反射　——　仙髄

反射中枢の部位①

⚠ **ここがポイント**

眼輪筋反射の反射中枢は**橋の顔面神経核**です〔**2-21** 参照〕．

解答…2

問題-6 深部腱反射と反射中枢の組み合わせで正しいのはどれか．2つ選べ．〔44PM023〕
1. 下顎反射　——　C3，C4
2. 上腕三頭筋反射　——　C5，C6
3. 回内筋反射　——　C6～T1
4. 膝蓋腱反射　——　L1，L2
5. アキレス腱反射　——　L5～S2

反射中枢の部位②

 1. 下顎反射の反射中枢は**橋**である．
2. 上腕三頭筋反射の反射中枢は**C6～C8**である．
3. 回内筋反射の反射中枢は**C6～T1**である．

4. 膝蓋腱反射の反射中枢は L2〜L4 である．
5. アキレス腱反射の反射中枢は L5〜S2 である．

解答…3，5

問題-7 反射と求心性神経の組み合わせで誤っているのはどれか．〔42PM038〕
1. 下顎反射 —— 顔面神経
2. 上腕二頭筋反射 —— 筋皮神経
3. 上腕三頭筋反射 —— 橈骨神経
4. 膝蓋腱反射 —— 大腿神経
5. 下腿三頭筋反射 —— 脛骨神経

反射と求心性神経

> ⚠️ **ここがポイント**
>
> 下顎反射の求心性神経は**三叉神経の第3枝(下顎神経)**です〔**2-22** 参照〕．

解答…1

問題-8 脊髄に中枢をもたないのはどれか．
1. 伸張反射　　2. 屈曲反射　　3. 交叉性伸展反射
4. 陽性支持反応　　5. 立ち直り反射

反射の中枢

> ⚠️ **ここがポイント**
>
> 立ち直り反射の中枢は脊髄より高位にあります．体からの立ち直り反射，迷路からの立ち直り反射，頸部からの立ち直り反射の中枢は**中脳**にあり，眼からの立ち直り反射の中枢は**大脳皮質**にあります〔**2-21** 参照〕．
>
> 反射の中枢が脊髄にある反射を**脊髄反射**といいます．筋を伸張させることにより，その筋が収縮する反射を**伸張反射**といいます．**膝蓋腱反射**や**アキレス腱反射**は伸張反射の代表例です．
>
> 足(または腕)の皮膚に痛み刺激が加わると，その足(腕)を引っ込める**屈曲反射**が起こります．このとき，同時に反対側の足(腕)が伸びるので**交叉性伸展反射**ともいいます．この反射は侵害刺激から逃げる一方で，反対側の足(腕)で体を支える働きをします．

解答…5

C 神経

CHECK LIST

- □ 一定の刺激に対して自動的に一定の反応が引き起こされる過程を何という？
  A. 反射
- □ 反射を起こす一連の情報伝達経路を何という？
  A. 反射弓
- □ 単シナプス反射(伸張反射)の反射弓はどのような経路をとる？
  A. 受容器(筋紡錘)→求心性神経(Ⅰa群感覚神経)→反射中枢(脊髄)→遠心性神経(α運動神経)→効果器(筋)
- □ ゴルジ腱器官反射の求心路を形成する神経線維は？
  A. Ⅰb線維
- □ 屈筋反射の求心路を形成する神経線維は？
  A. Ⅱ群線維
- □ 筋紡錘内の錘内筋線維に至る遠心性神経線維は？
  A. γ線維
- □ 単シナプス性伸張反射に分類されるものは？
  A. 下顎反射，上腕二頭筋反射，大腿四頭筋反射，下腿三頭筋反射など
- □ 多シナプス反射に分類されるものは？
  A. 屈出反射，瞬目反射，腹壁反射など
- □ 眼輪筋反射の反射中枢はどこにある？
  A. 橋の顔面神経核
- □ 体，迷路，頸部からの立ち直り反射の中枢はどこにある？
  A. 中脳
- □ 眼からの立ち直り反射の中枢はどこにある？
  A. 大脳皮質

Summaries …要点を覚えよう！

2-20 脊髄反射

反射の種類	神経回路	
単シナプス反射(伸張反射)	①骨格筋の筋紡錘が伸張刺激を感知する． ②感覚情報がⅠa群感覚神経を伝わり脊髄に送られる． ③感覚情報が1つのシナプスを介してα運動神経に伝えられ，α運動神経の興奮を引き起こす電位を発生させる． ④活動電位が筋に伝わり，筋の収縮を引き起こす． 例：膝蓋腱反射，アキレス腱反射，上腕二頭筋反射，上腕三頭筋反射，大腿四頭筋反射，下腿三頭筋など	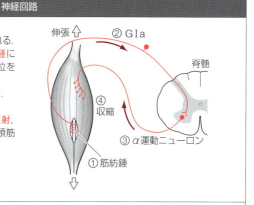
多シナプス反射	①皮膚や粘膜への刺激が加わる． ②感覚刺激がⅡ群，Ⅲ群，Ⅳ群感覚線維を通して脊髄に伝えられ，3～4個以上の介在ニューロンを介して運動神経線維へと伝えられる． ③α運動神経が興奮する． ④活動電位が筋に伝わり，筋の収縮を引き起こす． 例：腹壁反射，瞬目反射，足底反射，挙睾筋反射など	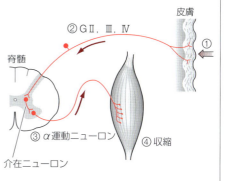

Summaries …要点を覚えよう！

2-21 反射とその中枢

反射中枢の部位		反射の種類
脊髄		**体性反射**：骨格筋を効果器とする反射 **内臓反射**：自律神経支配臓器を効果器とする反射 姿勢反射：姿勢保持に関与する反射
脳幹	延髄	自律神経反射：呼吸器，循環器，消化器などの自律神経系の反射 姿勢反射：姿勢保持に関与する反射．**緊張性迷路反射**と**緊張性頸反射**の中枢が存在する． ・緊張性迷路反射：頭の位置により四肢筋の緊張が変化する反射 ・緊張性頸反射：頸部の回転により頸筋が伸張されると四肢筋の緊張が変化する反射
	橋	角膜反射，下顎反射（三叉神経） 眼輪筋反射，口輪筋反射（顔面神経）
	中脳	目に関する反射：対光反射，反射的な眼球運動，遠近調整反射 **立ち直り反射**：重心が移動したときに重力に抗して姿勢を正常位に戻そうとする反射．**迷路からの立ち直り反射，頸部からの立ち直り反射，対側にかかる刺激からの立ち直り反射**がある．

2-22 深部反射と表在反射の反射弓

反射名	求心性神経	反射中枢	遠心性神経
深部反射			
下顎反射	**三叉神経**	**橋**	三叉神経
頭後屈反射	三叉神経	C1～C4	上部頸髄前根
上腕二頭筋反射	**筋皮神経**	**C5, C6**	筋皮神経
上腕三頭筋反射	**橈骨神経**	**C6～C8**	橈骨神経
腕橈骨筋反射	橈骨神経	C5, C6	橈骨神経
回内筋反射	正中神経	**C6～T1**	正中神経
胸筋反射	内・外側胸筋神経	C5～T1	内・外側胸筋神経
腹筋反射	肋間神経	T6～T12	肋間神経
膝蓋腱反射	**大腿神経**	**L2～L4**	大腿神経
下肢内転筋反射	閉鎖神経	L3, L4	閉鎖神経
下腿屈曲反射	坐骨神経	L4～S2	坐骨神経
アキレス腱反射	脛骨神経	**L5～S2**	脛骨神経
表在反射			
角膜反射	三叉神経	**橋**	顔面神経
鼻反射（くしゃみ反射）	三叉神経	脳幹・上位脊髄	三叉・顔面・舌咽・迷走神経，呼気に関与する脊髄神経
咽頭反射	舌咽神経	延髄	迷走神経
腹壁反射	第5～12胸神経	**T5～T12**	第5～12胸神経
挙睾筋反射	大腿神経	L1～L2	陰部大腿神経
殿筋反射	上・中・下殿皮神経	L4～S2	下殿神経
肛門反射	陰部神経	S3～S5	陰部神経
足底反射	脛骨神経	**L5～S2**	脛骨神経

D 感覚

伝導路

問題-1 体性感覚でないのはどれか．

1. 触覚　　2. 圧覚　　3. 味覚　　4. 振動感覚　　5. 温度感覚

体性感覚

> **❗ ここがポイント**‥‥‥‥‥‥‥‥‥‥‥‥‥‥‥‥‥‥‥‥‥‥‥‥‥‥‥
> 　皮膚，粘膜，筋，腱，骨膜，関節包などにある受容器の興奮が**体性感覚神経**によって中枢に伝えられて生じる感覚を**体性感覚**と呼びます．
> 　体性感覚には**触覚**，**圧覚**，**温覚**，**冷覚**，**痛覚**，**運動感覚**，**振動感覚**，**位置感覚**が含まれます〔 **2-23** 参照〕．体性感覚は視覚，聴覚，味覚といった**特殊感覚**や自律神経が関与する**内臓感覚**とは区別されます．

解答…3

問題-2 皮膚感覚と受容器の組み合わせで誤っているのはどれか． 〔49PM061を改変〕

1. 圧覚 ── ルフィニ終末　　　　2. 温覚 ── パチニ小体
3. 触覚 ── クラウゼ小体　　　　4. 痛覚 ── 自由神経終末
5. 触覚 ── マイスネル小体

体性感覚の受容器

> **❗ ここがポイント**‥‥‥‥‥‥‥‥‥‥‥‥‥‥‥‥‥‥‥‥‥‥‥‥‥‥‥
> 　触・圧覚の受容器は**ルフィニ（Ruffini）終末**，**パチニ（Pacini）小体**，**メルケル（Merkel）細胞（メルケル盤）**，**マイスネル（Meissner）小体**，**クラウゼ（Krause）小体**で，温・冷・痛覚の受容器は**自由神経終末**だと覚えましょう．
> 　皮膚にはさまざまな感覚受容器が存在し，局所への機械的刺激（変形や圧変化など）に対して受容器電位（または起動電位）を発生し，閾値に達すると受容器の近くの線維に活動電位を発生させます．
> 　皮膚は指や手の掌面，足底などの**無毛部**と，その他の大部分の体表面を占める**有毛部**に分けられ，分布する受容器の種類や分布様式が異なります〔 **2-24** **2-25** 参照〕．

解答…2

問題-3 皮膚受容器でないのはどれか．

1. ゴルジ終末　　　2. パチニ小体　　　3. メルケル細胞
4. ルフィニ小体　　5. マイスネル小体

皮膚受容器と固有受容器

> **❗ ここがポイント**‥‥‥‥‥‥‥‥‥‥‥‥‥‥‥‥‥‥‥‥‥‥‥‥‥‥‥
> 　体性感覚の受容器は，皮膚，粘膜，筋，腱，関節などにあり，主として外部からの刺激に反応する**皮膚受容器**と，筋・関節など深部にあり自己の運動に反応する**固有受容器**があります．ゴルジ（Golgi）終

末(ゴルジ腱器官)は深部感覚を伝える固有受容器の1つです〔2-23 参照〕.

解答…1

問題-4 深部覚受容器に含まれないのはどれか.
1. 筋紡錘　　2. 自由神経終末　　3. マイスネル小体
4. パチニ小体　　5. ゴルジ終末

深部覚受容器

❗ここがポイント

深部覚受容器(深部の機械的受容器)は以下の3つです〔2-24 参照〕.

筋紡錘	骨格筋に存在する受容器で,筋の伸張により興奮する.
ゴルジ腱器官	腱線維と絡み合って存在する神経終末で,腱の伸張により興奮する.
関節受容器	関節包,靱帯,骨膜にはルフィニ終末,パチニ小体,自由神経終末などが存在する.ルフィニ終末は順応が遅く,関節の極端な屈曲または伸展位を感知し,パチニ小体は速順応型で,関節の動きの有無を検知する.両者とも求心性線維はAβ線維である.

マイスネル小体は皮膚受容器に属し,皮膚の変形(変位)を感知します.また,振動の受容(深部感覚)にも関与するといわれています.

解答…3

問題-5 痛覚の受容体はどれか.　〔42PM020(類似問題 54PM061)〕
1. 自由神経終末　　2. マイスネル小体　　3. ルフィニ小体
4. パチニ小体　　5. メルケル盤

痛覚の受容体

❗ここがポイント

痛覚を伝える求心性線維にはAδ線維とC線維があり,それぞれの自由神経終末が痛覚の受容体となっています〔2-23 参照〕.
Aδ線維は速い痛み(鋭い,刺すような痛み)を,C線維は遅い痛み(鈍く,疼くような痛み)を伝えます.
Aδ線維の自由神経終末は機械的侵害刺激を受容しますが,C線維の自由神経終末は機械的刺激,熱刺激,化学的刺激(カプサイシン,プロスタグランジン,ブラジキニン,ヒスタミン,ATP,アセチルコリンなど)を受容するため,多様式侵害受容線維(ポリモーダル侵害受容線維)とも呼ばれます.
痛みは刺激に対する順応がなく,むしろ閾値がしばしば低下します(痛覚過敏).

解答…1

問題-6 痛覚について正しいのはどれか.
1. 自由神経終末は侵害受容器である.　　2. Aδ線維の伝導速度はC線維よりも遅い.
3. 脊髄後索を上行する.　　4. 視床下部で中継される.
5. 皮膚は痛みの認識に関与しない.

痛覚の伝導

1. 自由神経終末のように，組織損傷を伴う刺激に反応する受容器は**侵害受容器**と呼ばれる．
2. 伝導速度は有髄線維である **Aδ 線維**のほうが，無髄線維である **C 線維**よりも速い．
3. 脊髄後索は**識別性触・圧覚**，**振動感覚**，**運動感覚**の伝導路である．温・冷・痛覚は対側の**前側索（外側脊髄視床路）**を上行する．痛覚の中継核は視床である．
4. 痛覚は視床下部ではなく，**視床**で中継される〔 2-26 ▶ 参照〕．
5. 皮膚には痛覚の受容器である**自由神経終末**があり，痛みの認識に関与する〔 2-24 ▶ 参照〕．

解答…1

問題 – 7 感覚について誤っている組み合わせはどれか．

1. 視覚 —— ロドプシン　　　　2. 聴覚 —— 耳石
3. 振動感覚 —— パチニ小体　　4. 痛覚 —— 自由神経終末
5. 位置覚 —— 筋紡錘

感覚

1. ロドプシンは杆体にある**光に反応する視物質（視紅**ともいう）である．
2. 耳石は卵形嚢・球形嚢の平衡斑にあり，頭部の**空間的位置（重力）**および**直線的加速度**の受容に関与する．
3. パチニ小体は**振動感覚**を感知する受容器である．
4. 自由神経終末は**温・冷・痛覚**の受容に関与する．
5. 運動感覚や位置感覚には，**関節受容器**とともに**筋紡錘**の役割が重視されている．手指の場合には**皮膚の機械的受容器**も関与する．

ここがポイント
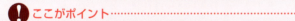
数 10 ～数 100 Hz の繰り返し刺激によって生じる感覚を**振動感覚**といい，数 10 Hz の低い振動刺激によるものは**粗振動感覚**といいます．振動感覚を感知する受容器は**パチニ小体**で，粗振動感覚を検知するのは**マイスネル小体**です〔 2-23 ▶ 参照〕．

解答…2

問題 – 8 感覚系と関係しないのはどれか．

1. 内側毛帯　　2. 大脳脚　　3. 蝸牛神経核
4. 内包後脚　　5. 外側膝状体

感覚系

1. 内側毛帯は**識別性触・圧覚**に関与する．
2. 大脳脚は運動系に属し，大脳皮質から起こる**投射線維**でできている．線維は下行し**橋縦束**に続き，**錐体路**と**皮質橋路**を形成する．
3. 蝸牛神経核は**聴覚**に関与する．
4. 内包後脚は**視床皮質路**，**視放線**，**聴放線**などの感覚系の経路である．

5. 外側膝状体は視覚に関与する．

解答…2

問題-9 温痛覚の伝導路はどれか．〔46PM053（類似問題 51AM055）〕
1. 前皮質脊髄路
2. 後脊髄小脳路
3. 前脊髄小脳路
4. 前脊髄視床路
5. 外側脊髄視床路

温痛覚の伝導路

 1. 前皮質脊髄路は下行路（錐体路）である．
2. 後脊髄小脳路は下肢・下半身の非意識性深部感覚を伝える非交叉性伝導路である．
3. 前脊髄小脳路は下肢・下半身の非意識性深部感覚を伝える交叉性伝導路である．
4. 前脊髄視床路は粗大触・圧覚を伝える伝導路である．
5. 外側脊髄視床路は温痛覚を伝える伝導路である．

❗ ここがポイント

温覚・痛覚を伝える感覚伝導路は外側脊髄視床路です．温覚・痛覚の伝導路を以下に示します．

受容器→脊髄神経節→〔後根〕→脊髄後角→〔白交連で交叉〕→外側脊髄視床路→下オリーブ核背外側（延髄）→内側毛帯（橋，中脳）→後外側腹側核（視床）→体性感覚野（大脳皮質）

脊髄視床路には，対側大脳半球の一次感覚野に，①温痛覚を伝える外側脊髄視床路と，②粗大触・圧覚を伝える前脊髄視床路の２つがあります〔**2-26**▶参照〕．

解答…5

問題-10 誤っているのはどれか．〔43PM009（類似問題 40PM020）〕
1. 内側毛帯は延髄で交叉する．
2. 脊髄視床路は脊髄で交叉する．
3. 前皮質脊髄路は延髄で交叉する．
4. 網様体脊髄路は脳幹と脊髄とを結ぶ．
5. 皮質脊髄路は大脳皮質と脊髄前角とを結ぶ．

主な伝導路

 ここがポイント

前皮質脊髄路は延髄で交叉せず，脊髄で交叉します．

解答…3

問題-11 後脊髄小脳路が通るのはどれか．〔51PM056〕
1. 大脳脚　2. 内側毛帯　3. 上小脳脚　4. 中小脳脚　5. 下小脳脚

後脊髄小脳路

 ここがポイント

後脊髄小脳路が通るのは下小脳脚です．後脊髄小脳路は，同側の側索後外側部を上行し，小脳の下小脳脚を通り，小脳に至ります．

脊髄小脳路（下肢・下半身の非意識性深部感覚を伝える伝導路）には，以下の2つの経路があります．

前脊髄小脳路	受容器→脊髄神経節→脊髄後角→〔白交連で交叉〕→前脊髄小脳路→〔側索前外側部〕→上小脳脚(小脳)→小脳
後脊髄小脳路	受容器→脊髄神経節→胸髄核(後角基部)→後脊髄小脳路→〔側索後外側部(同側性)〕→下小脳脚(小脳)→小脳

解答…5

問題-12 左上肢の感覚と伝導路が通る部位との組み合わせで正しいのはどれか． 〔54AM063〕

1. 圧覚 ── 左脊髄前索
2. 位置覚 ── 右脊髄後索
3. 温覚 ── 右脊髄後索
4. 振動覚 ── 左脊髄側索
5. 痛覚 ── 右脊髄側索

感覚の伝導路

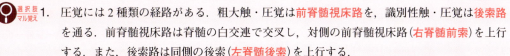

1. 圧覚には2種類の経路がある．粗大触・圧覚は前脊髄視床路を，識別性触・圧覚は後索路を通る．前脊髄視床路は脊髄の白交連で交叉し，対側の前脊髄視床路(右脊髄前索)を上行する．また，後索路は同側の後索(左脊髄後索)を上行する．
2. 位置覚は同側の後索路(左脊髄後索)を上行する．
3. 温覚は脊髄の白交連で交叉し，対側の外側脊髄視床路(右脊髄側索)を上行する．
4. 振動覚は同側の後索路(左脊髄後索)を上行する．
5. 痛覚は脊髄の白交連で交叉し，対側の外側脊髄視床路(右脊髄側索)を上行する．

解答…5

問題-13 体性感覚入力を直接受けるのはどれか．

1. 線条体　2. 黒質　3. 視床下核　4. 小脳　5. 海馬

体性感覚の入力

!ここがポイント

体性感覚は皮膚感覚(触・圧・温覚)と深部感覚(筋・腱・関節からの固有受容感覚)に分けられます〔 参照〕．小脳には脊髄小脳路を介して筋や腱からの深部感覚情報が直接伝わります．

線条体，黒質，視床下核は淡蒼球とともに大脳基底核を構成し，運動・認知機能に関与します．海馬は記憶と学習に関連する大脳辺縁系の一部です．

解答…4

問題-14 皮膚について誤っているのはどれか． 〔51AM060(類似問題 40PM016)〕

1. 立毛筋は横紋筋である．
2. 表皮には基底層が含まれる．
3. 真皮には感覚受容器が分布する．
4. エクリン腺は全身の皮膚に分布する．
5. 皮下組織は脂肪細胞で占められている．

皮膚

> **ここがポイント**
> 立毛筋は平滑筋です。

解答…1

CHECK LIST

- □ 体性感覚にはどのようなものが含まれる？
  - A. 触覚，圧覚，温覚，冷覚，痛覚，振動感覚，運動感覚，位置感覚
- □ 触・圧覚の受容器にはどのようなものがある？
  - A. ルフィニ終末，パチニ小体，クラウゼ小体，マイスネル小体
- □ 温・冷・痛覚の受容器は何？
  - A. 自由神経終末
- □ 皮膚の機械的受容器は刺激を続けるとどうなる？
  - A. 刺激に順応しやすいため，応答しなくなる
- □ 深部覚受容器は？
  - A. 筋紡錘，ゴルジ腱器官，関節受容器（関節包，靱帯，骨膜のルフィニ終末，パチニ小体，自由神経終末など）
- □ マイスネル小体は何を感知する？
  - A. 皮膚の変形，振動（数10Hzの低い振動刺激）
- □ 痛覚を伝える求心性線維にはどんな種類がある？
  - A. Aδ線維，C線維
- □ Aδ線維はどんな感覚を伝える？
  - A. 速く鋭い痛み
- □ C線維はどんな感覚を伝える？
  - A. 鈍く疼くような痛み（遅い痛み）
- □ C線維は機械的刺激のほかにどのような刺激を感知する？
  - A. 熱刺激，化学的刺激
- □ Aδ線維とC線維ではどちらの伝導速度が速い？
  - A. Aδ線維（有髄線維であるため）
- □ 触・振動・圧・運動覚の伝導路は脊髄のどこを通る？
  - A. 脊髄後索を上行する
- □ 痛覚・温覚の伝導路は脊髄のどこを通る？
  - A. 対側の側索（外側脊髄視床路）を上行する
- □ 痛覚はどこで中継される？
  - A. 視床
- □ 痛覚の伝達経路を順番にいうと？
  - A. 自由神経終末→脊髄神経節→脊髄後根→脊髄後角→対側の外側脊髄視床路→脳幹→視床→中心後回
- □ ロドプシンはどのような物質？
  - A. 杆体にある光に反応する視物質
- □ 耳石はどのような感覚を感知する？
  - A. 頭部の空間的位置（重力），直線的加速度
- □ 位置や動きの感覚で関節受容器とともに働くのは？
  - A. 筋紡錘
- □ 振動感覚（数10〜数100Hzの繰り返し刺激）を感知する受容器は？
  - A. パチニ小体
- □ 視床皮質路，視放線，聴放線などの感覚系が通るのは？
  - A. 内包後脚
- □ 外側膝状体が関与するのは？
  - A. 視覚
- □ 視細胞の錐体はどのような感覚に関与する？
  - A. 色彩感覚
- □ 脊髄視床路のうち，温痛覚を伝える伝導路は？
  - A. 外側脊髄視床路
- □ 脊髄視床路のうち，粗大触覚と圧覚を伝える伝導路は？
  - A. 前脊髄視床路

Summaries …要点を覚えよう！

2-23 体性感覚

感覚の分類			受容器
体性感覚	皮膚感覚	触覚	各種の機械的受容器〔2-24 参照〕
		圧覚	
		温覚	C 線維の自由神経終末
		冷覚	Aδ 線維の自由神経終末 C 線維の自由神経終末
		痛覚	Aδ 線維の自由神経終末：鋭い痛み C 線維の自由神経終末　：鈍い痛み
	深部感覚	運動感覚 位置感覚	筋紡錘 ゴルジ腱器官 パチニ小体
		振動感覚	パチニ小体　：振動感覚 マイスネル小体：粗振動感覚

体性感覚には皮膚や粘膜などの表在に位置する器官が感知する表在感覚(**皮膚感覚**)と，筋，腱，関節などの深部に位置する器官が感知する**深部感覚**があります．

それぞれに刺激を感知する受容器が異なるので，区別して覚えましょう．

2-24 機械的受容器の種類

	受容器		受容する感覚	特徴・分布
皮膚の機械的受容器 局所への機械的刺激を感知する．ただし，刺激が続くと順応し，応答しなくなる．有毛部，無毛部で受容器の種類，分布のしかたが異なる	無毛部	パチニ小体	皮膚の変位加速度を検出(触・圧覚)	内臓，筋，関節にも分布
		マイスネル小体	皮膚の変位を検出(触・圧覚)	指先，手掌，足底，口唇などに分布
		メルケル盤	持続的な皮膚変位を感知(触・圧覚)	手掌などに多く分布
		ルフィニ終末	持続的な皮膚変位を感知(触・圧覚)	
		自由神経終末	侵害性感覚を感知(温・冷・痛覚)	侵害受容器の本体．順応が遅く，繰り返しの刺激で増大
	有毛部	パチニ小体	同上	
		毛包受容器	毛幹の傾きを感知(触覚)	毛包に神経終末が巻きついたもの
		毛盤(触覚盤)	触覚・圧覚	メルケル盤が毛根近くの真皮乳頭に集合したもの
		ルフィニ終末	同上	
		自由神経終末	同上	
深部の機械的受容器 身体の深部にあり，自己の運動によって刺激され，興奮する	筋紡錘		筋の伸張で興奮	骨格筋に存在
	ゴルジ腱器官		腱の伸張により興奮	腱線維と絡み合って存在
	関節受容器		関節包，靱帯，骨膜に存在する**ルフィニ終末**，**パチニ小体**，**自由神経終末**など	

Summaries …要点を覚えよう！

2-25 皮膚に分布する感覚受容器

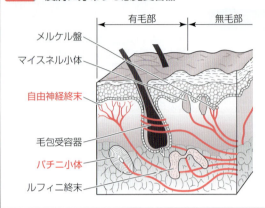

皮膚に分布する感覚受容器の名称と，それぞれが受容する感覚を一致させて覚えましょう．

触覚を感知する**パチニ小体**は順応が速いのに対して，侵害性感覚を伝える**自由神経終末**の受容器は順応が遅く，繰り返し刺激することにより反応が増大します（痛覚過敏）．

2-26 体性感覚の主な伝達路 ①

体性感覚を伝える経路には，① **外側脊髄視床路**，② **前脊髄視床路**，③ **後索路**，④ 非意識性深部感覚を伝える３つの小脳路（**楔状束核小脳路，後脊髄小脳路，前脊髄小脳路**），⑤ **三叉神経**を経由する頭部・顔面からの感覚路があります．

伝える感覚	感覚伝導路	伝導経路	
温覚，痛覚	外側脊髄視床路	受容器→脊髄神経節→〔後根〕→**脊髄後角**→〔白交連で交叉〕→**外側脊髄視床路**→下オリーブ核背外側（延髄）→内側毛帯（橋，中脳）→後外側腹側核（視床）→体性感覚野（大脳皮質）	
粗大触・圧覚	前脊髄視床路	受容器→脊髄神経節→〔後根〕→**脊髄後角**→〔白交連で交叉〕→**前脊髄視床路**（脳幹）→後外側腹側核（視床）→体性感覚野（大脳皮質）	
識別性触・圧覚 深部感覚	後索路	上肢・上半身	受容器→脊髄神経節→〔後根〕→**脊髄後角**→後索路→**後索核**（延髄）→楔状束→楔状束核→〔毛帯交叉〕→**内側毛帯**→後外側腹側核（視床）→体性感覚野（大脳皮質）
		下肢・下半身	受容器→脊髄神経節→〔後根〕→**脊髄後角**→後索路→**後索核**（延髄）→薄束→薄束核→〔毛帯交叉〕→**内側毛帯**→後外側腹側核（視床）→体性感覚野（大脳皮質）
非意識性深部感覚	楔状束核小脳路	上肢・上半身	受容器→脊髄神経節→後索路（脊髄）→副楔状束核（延髄）→楔状束核小脳路→下小脳脚（小脳）→小脳
	後脊髄小脳路	下肢・下半身	受容器→脊髄神経節→胸髄核（後角基部）→後脊髄小脳路→〔側索後外側部を上行（同側性）〕→**下小脳脚（小脳）**→小脳
	前脊髄小脳路		受容器→脊髄神経節→脊髄後角→〔白交連で交叉〕→前脊髄小脳路→〔側索前外側部〕→**上小脳脚（小脳）**→小脳
頭部・顔面の体性感覚	三叉神経路	温覚・痛覚	受容器→三叉神経→**三叉神経主感覚核**（橋）→三叉神経脊髄路→三叉神経脊髄路核→〔交叉〕→三叉神経視床路→**内側毛帯**→後内側腹側核（視床）
		識別性触・圧覚	受容器→三叉神経→**三叉神経主感覚核**（橋）→〔交叉〕→三叉神経視床路→**内側毛帯**→後内側腹側核（視床）

2-27 体性感覚の主な伝達路 ②

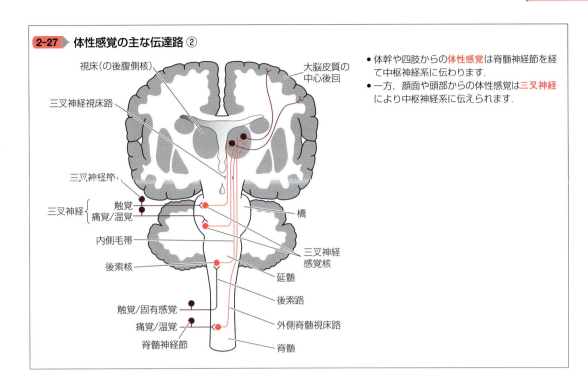

- 体幹や四肢からの**体性感覚**は脊髄神経節を経て中枢神経系に伝わります．
- 一方，顔面や頭部からの体性感覚は**三叉神経**により中枢神経系に伝えられます．

49 内臓感覚

D 感覚
基礎医学

問題-1 内臓感覚について誤っているのはどれか.
1. 自発的な激しい内臓痛は平滑筋の強い収縮によるものである.
2. 痛覚を受容する自由神経終末は腸管壁に存在する.
3. 内臓や深部組織は体表面に関連痛をもたらすことがある.
4. 血管や臓器に分布する内臓受容器は外受容器である.
5. 内臓痛覚と臓器感覚を内臓感覚という.

解法ポイント

内臓感覚

1. 自発的な内臓痛は，平滑筋の強い収縮に伴う**局所の虚血**とそれに伴う**組織液の酸性化**，K^+**の放出**，**発痛物質の蓄積**などにより生じると考えられている.
2. 痛覚を受容する自由神経終末は**腸管壁**に多く分布する.
3. たとえば，心筋梗塞などでは胸部と上腕の内側に関連痛がみられ，脊柱の椎間関節の異常では上下肢の体表面に**関連痛**がみられる.
4. 血管や臓器に分布する**内臓受容器**や筋，腱，関節，迷路に分布する**固有受容器**は**内受容器**である.
5. 内臓痛覚と臓器感覚を**内臓感覚**という〔**2-28** 参照〕.

ここがポイント

内臓感覚を伝える神経線維は**自律神経系（交感神経や副交感神経）**とともに後根に入り，**脊髄後角**に達します. このとき皮膚から情報を伝える線維が同じ脊髄後角細胞でシナプスを形成するため，あたかも皮膚に痛みを感じているように誤認してしまうことを**関連痛**といいます（収束説）〔**2-29** 参照〕.
受容器は外界からの刺激を受容する**外受容器**と内部環境の変化を受容する**内受容器**に分けられます（シェリントンの分類）. 外受容器は刺激が接触するか否かによって接触性受容器と遠隔受容器に分けられ，内受容器は筋，腱，関節，迷路に分布する**固有受容器**と血管や臓器に分布する**内臓受容器**に分けられます.
また，受容器は適刺激の種類により，**機械受容器**，**侵害受容器**，**光受容器**，**化学受容器**，**温度受容器**に分類されます.

解答…4

CHECK LIST

- □ 痛覚を受容し，腸管壁に多く存在するのは？
  A. **自由神経終末**
- □ 内臓や深部組織の痛みが体表面で感じられることを何という？
  A. **関連痛**
- □ 外界から刺激を受容する受容器を何という？
  A. **外受容器**
- □ 内部環境の変化を受容する受容器を何という？
  A. **内受容器**

D 感覚

Summaries …要点を覚えよう！

2-28 感覚の種類と分類

感覚は以下の3つに分類することができます．

感覚の分類	感覚の種類	関与する神経
特殊感覚	嗅覚，視覚，聴覚，平衡感覚，味覚	脳神経
体性感覚	触覚，圧覚，温覚，冷覚，痛覚（皮膚感覚）	脊髄神経皮枝と脳神経の一部
	運動感覚，位置感覚，痛覚（深部感覚）	脊髄神経筋枝と脳神経の一部
内臓感覚	内臓痛覚，臓器感覚	自律神経

- 内臓感覚は臓器の痛みの感覚（内臓痛覚）と，便意や尿意といった感覚（臓器感覚）の2つがあります．
- 内臓痛覚には放散性があり，ときに皮膚の痛みとして感じられます．これを関連痛と呼び〔 2-29 参照〕，臨床的に重要なサインとなります．一方，臓器感覚とは胃腸管や腸間膜に存在する圧受容器や伸展受容器によって感知される空腹，満腹，便意，尿意，性感といった感覚を指します．

2-29 関連痛の機序（収束説）

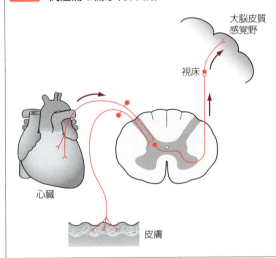

内臓の侵害受容器からの感覚は自律神経系とともに後根に入り，脊髄後角で痛覚伝達ニューロンとシナプス結合しています．一方，皮膚からの感覚情報も後根を通り，脊髄後角に終末しています．
こうした仕組みがあるため，内臓からの感覚が伝達されたとき，皮膚領域からの痛みとして誤認され，関連痛が起こると考えられています．

D 感覚

視覚

問題-1 正しいのはどれか．2つ選べ．
1. 視神経乳頭部は視力の最もよい部分である．
2. 視神経乳頭は中心視野に関与する．
3. 硝子体はカメラのレンズの役割を果たす．
4. 虹彩はカメラの絞りの役割を果たす．
5. 眼内圧とは眼房水の圧のことである．

視覚器とその役割

1. 視神経乳頭部は視神経が入る部位で，視細胞がないため盲点(マリオット盲点)となる．視力の最もよい部分は網膜の黄斑の中心窩である．物体を注視したとき，その物体の像は中心窩で結像する．
2. 中心視野には黄斑が関与する．
3. カメラのレンズの役割を果たすのは水晶体である．硝子体は水晶体と網膜の間にあるゼリー状の透明体で，視細胞層を色素上皮層に密着させ，眼球を球状に保ち，眼内圧を保つ機能がある．
4. 虹彩は毛様体の前にある円板で，その内部にある瞳孔括約筋と瞳孔散大筋により瞳孔を縮小または拡大させることで，眼球内に入り網膜に達する光の量を調節する．
5. 眼内圧(眼圧)は眼房水による圧であり，平均眼内圧は14〜16 mmHgである．正常眼内圧の上限(20〜21 mmHg)を超えると視神経の障害，視野の異常(視野欠損)が生じる．この状態を緑内障という．

❗ここがポイント

角膜と水晶体の間の眼房は眼房水で満たされています．眼房水は角膜と水晶体に栄養を与えています(角膜は角膜表面の涙液によっても栄養されています)．
　眼房水は毛様体動脈の血漿の濾液からなり，毛様体上皮から後眼房へ分泌され，前眼房を経て，虹彩と角膜の境，すなわち前眼房隅角にある強膜静脈洞(シュレム管)に吸収されます〔 2-30 参照〕．

解答…4, 5

問題-2 正しいのはどれか．
1. 毛様体は硝子体の厚さを調節している．
2. 網膜中心窩には杆体細胞が多い．
3. 錐体細胞は周辺視野の受容器である．
4. 錐体細胞は色覚に関与する．
5. 杆体細胞は明るいところでよく反応する．

杆体細胞と錐体細胞

1. 毛様体は水晶体の彎曲を調節する〔 2-31 参照〕．
2. 杆体細胞は中心窩に存在せず，周辺部に多い．
3. 錐体細胞は中心窩付近に多く，中心視野の受容器である．
4. 錐体細胞は強い光を感知し，解像力に優れ，色の識別が可能である．
5. 杆体細胞は暗いところで光の強弱(すなわち明暗)を感知するが，解像力に乏しく，色調は感じない．

> **❗ ここがポイント**
> 　光受容器である視細胞は**錐体細胞**と**杆体細胞**の2種類です．錐体細胞は中心窩付近に多く，**光感受性が低く**（強い光を感知し），**明所視**に働きます．これに対し杆体細胞は周辺部に多く，**光感受性が高く**（弱い光を感知し），**暗所視**に働きます．錐体細胞と杆体細胞の違いと特徴をしっかり理解しましょう．

解答…4

問題-3 正しいのはどれか．
1. 明順応は暗順応より遅い．
2. 硝子体が混濁した状態を白内障という．
3. 網膜の背後に結像するのを近視という．
4. 右視野の物体は網膜の右半分に像を結ぶ．
5. 外部の情景は網膜上に倒立像として写る．

視覚器の特性

1. 明順応は暗順応よりも**速い**．明順応は数分で完了するが，暗順応は**約20分**で最大となる．
2. 白内障で混濁するのは**水晶体**である．水晶体は両面凸の弾性体であり，硝子体は水晶体と網膜の間の空間を占めるゼラチン様物質からなる．
3. 遠方の物体が網膜より後方で結像するものを**遠視**，網膜の前方で結像するものを**近視**という．
4. 視野の右半分は網膜の**左半分**に像を結ぶ．
5. 外部の情景は網膜上に**倒立像**として写る．

> **❗ ここがポイント**
> 　眼圧の亢進による視神経の障害，視野の異常である**緑内障**と水晶体が混濁した状態である**白内障**を区別しましょう．

解答…5

問題-4 正しいのはどれか．
1. 瞳孔散大は副交感神経の作用である．
2. 視細胞の錐状体は明暗感覚に関与する．
3. 視神経乳頭部は視力の最もよい部分である．
4. 内側膝状体は視覚伝導路に含まれる．
5. 左視野の視覚情報は右後頭葉に入力する．

視覚と神経伝達

1. 瞳孔散大は**交感神経**の作用である．
2. 視細胞の錐状体は**色の識別**に関与する．
3. 視神経乳頭部は視細胞がないため**盲点（マリオット盲点）**となる．
4. 内側膝状体は**聴覚伝導路**に含まれる．視覚の伝導路に含まれるのは**外側膝状体**である．
5. 左視野の視覚情報は**右後頭葉**に入力する．

> **❗ ここがポイント**
> 　目の網膜には明暗を感じる**杆状体（杆体細胞）**と，光の色を感じる**錐状体（錐体細胞）**の2種類の視細胞があります．

解答…5

問題-5 視神経から視覚野に至る視覚伝導路の順で正しいのはどれか．

〔53PM055（類似問題 54PM052, 48PM055）〕

1. 視索→視交叉→視放線→外側膝状体
2. 視索→視放線→外側膝状体→視交叉
3. 視交叉→視索→外側膝状体→視放線
4. 視放線→視交叉→視索→外側膝状体
5. 視交叉→外側膝状体→視索→視放線

解法ポイント

視覚伝導路

 ここがポイント

眼球から入った視覚情報は以下の経路で**後頭葉（鳥距溝の周囲）** に伝えられます．脳に入力される像は上下左右反転したものになります．視神経は視交叉のあと**視索**となり，大部分は視床の**外側膝状体**に，一部は**上丘**や**視蓋前域**に達します．

視神経→**視交叉**→**視索**→**外側膝状体**→**視放線**→一次視覚野（後頭葉）

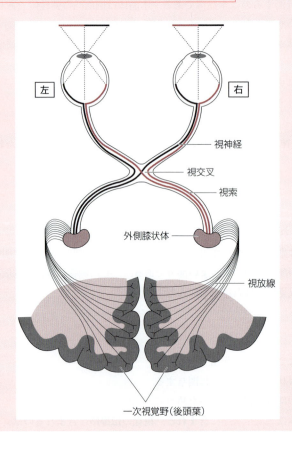

解答…3

D 感覚

CHECK LIST

- ☐ 視神経乳頭部の視細胞がない部分を何という？
    A. 盲点（マリオット盲点）
- ☐ 視力の最もよい部分は？
    A. 網膜の黄斑の中心窩
- ☐ 物体を注視したときその物体はどこで結像する？
    A. 中心窩
- ☐ 中心視野に関与するのは？
    A. 黄斑
- ☐ カメラのレンズのような役割を果たす器官は？
    A. 水晶体
- ☐ カメラの絞りのような役割を果たす器官は？
    A. 虹彩
- ☐ 眼房水による圧を何という？
    A. 眼内圧（眼圧）
- ☐ 眼圧が上昇して起こる病気は？
    A. 緑内障
- ☐ 眼房水は何を栄養している？
    A. 角膜と水晶体
- ☐ 毛様体は何の彎曲を調節している？
    A. 水晶体
- ☐ 視細胞には何と何がある？
    A. 杆体細胞と錐体細胞
- ☐ 杆体細胞の特徴は？
    A. 周辺部に多い，周辺視野の受容器，解像力に乏しい，色調を感じない，光感受性が高い（弱い光を感じる→暗所視に働く）
- ☐ 錐体細胞の特徴は？
    A. 中心窩付近に多い，中心視野の受容器，解像力に優れる，色の識別が可能，光感受性が低い（強い光を感じる→明所視に働く）
- ☐ 明順応と暗順応はどちらのほうが速い？
    A. 明順応
- ☐ 水晶体が混濁した状態を何という？
    A. 白内障
- ☐ 遠方の物体が網膜より後方で結像するものは？
    A. 遠視
- ☐ 遠方の物体が網膜の前方で結像するものは？
    A. 近視
- ☐ 視野の右半分はどこで像を結ぶ？
    A. 網膜の左半分
- ☐ 外部の情景は網膜上にどのように写る？
    A. 倒立像として写る．

Summaries …要点を覚えよう！

2-30 眼球前部の構造

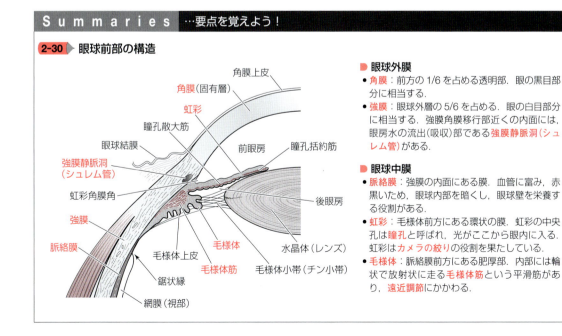

▶ 眼球外膜
- 角膜：前方の1/6を占める透明部．眼の黒目部分に相当する．
- 強膜：眼球外層の5/6を占める．眼の白目部分に相当する．強膜角膜移行部近くの内面には，眼房水の流出（吸収）部である強膜静脈洞（シュレム管）がある．

▶ 眼球中膜
- 脈絡膜：強膜の内面にある膜．血管に富み，赤黒いため，眼球内部を暗くし，眼球壁を栄養する役割がある．
- 虹彩：毛様体前方にある環状の膜．虹彩の中央孔は瞳孔と呼ばれ，光がここから眼内に入る．虹彩はカメラの絞りの役割を果たしている．
- 毛様体：脈絡膜前方にある肥厚部．内部には輪状で放射状に走る毛様体筋という平滑筋があり，遠近調節にかかわる．

Summaries …要点を覚えよう！

2-31 遠近調節

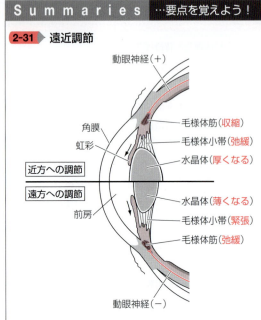

- 外界の像が網膜上に結像することによりものを見ることができます．眼から物体までの距離が変化したとき，水晶体の曲率を変化させて屈折率を変え，網膜上に鮮明な像が結ばれるようにする作用を遠近調節といいます．
- 近方への調節に際して，毛様体筋が収縮すると，小帯線維は緩み，水晶体はそれ自身の弾性によって球形に膨らみ厚さを増します．すなわち，近くを見るときには，毛様体筋の収縮→小帯線維の弛緩→水晶体の厚さの増加，という仕組みで起こります．
- 水晶体の厚さを調節している毛様体筋は，副交感神経によって収縮し，交感神経によって弛緩します．副交感神経の作用により毛様体筋が収縮すると，水晶体（レンズ）自体の弾性によって水晶体が厚くなり，焦点距離が短くなり，近くを見ることができます．
- 逆に，交感神経の作用により毛様体が弛緩すると，水晶体は毛様体小帯に引っ張られて薄くなり，焦点距離が長くなり，遠くを見ることができます〔 54AM064〕．

D 感覚

聴覚・平衡感覚

問題-1 誤っているのはどれか．
1. 耳は平衡聴覚器である．
2. 平衡覚と聴覚の受容器は内耳にある．
3. 半規管は聴覚の受容器である．
4. 半規管の膨大部に有毛細胞がある．
5. 半規管は内リンパで満たされている．

解法ポイント

平衡聴覚器①

1. 耳は**平衡覚**（身体の位置・方向などの感覚）と**聴覚**（音の感覚）を感受する**平衡聴覚器**である．
2. 平衡覚と聴覚の受容器は**内耳**にあるが，外耳と中耳には受容器はない．
3. 半規管は**平衡覚**の受容器である．聴覚の受容器は**蝸牛管内**にある**コルチ器**である．
4. 各半規管の基部の**膨大部稜**の中に**有毛細胞**が並んでいる．
5. 半規管内は**内リンパ**で満たされている．内リンパは蝸牛管の一部から絶えず分泌され，**内リンパ嚢**で吸収されて体循環に戻る．骨迷路の内面と膜迷路の間には脳脊髄液に類似した性状の**外リンパ**が流れている．

> ❗ **ここがポイント**
>
> 耳は**聴覚器**と**平衡覚器**の機能をもつことから**平衡聴覚器**といいます．外耳と中耳は聴覚器として機能しますが，内耳は聴覚器に加え平衡覚器としても機能します．
>
> 平衡覚と聴覚の受容器は内耳の**膜迷路**にあります．外耳，中耳は聴覚刺激を内耳に伝える聴覚器として機能しますが，受容器がないことに注意してください．

耳（平衡聴覚器）	
外耳	聴覚器
中耳	
内耳	聴覚器＋平衡覚器

解答…3

問題-2 誤っているのはどれか．
1. 聴覚は蝸牛管のコルチ器により感受される．
2. 直線加速度は卵形嚢・球形嚢の平衡斑により感受される．
3. 体の回転運動は半規管により感受される．
4. 耳石は前庭にある．
5. 前庭は蝸牛と三半規管からなる．

解法ポイント

平衡聴覚器②

1. 聴覚は**蝸牛管**内にある**コルチ器**（ラセン膜の上皮が分化した感覚有毛細胞）により感受される．
2. **重力**（頭部の位置関係）と**直線加速度**は，卵形嚢・球形嚢の**平衡斑**により感受される〔2-32参照〕．
3. 体の回転運動（**回転加速度**）は，半規管の膨大部稜の**有毛細胞**により感受される．
4. 耳石は前庭の卵形嚢と球形嚢の内腔にある小さな粒子であり，**頭の向き**や**直線加速度**に反

応する平衡斑の一部である〔2-32 参照〕.
5. 前庭は内耳（または骨迷路）の一部を構成する．内耳は ① **前庭**, ② **(三)半規管**, ③ **蝸牛** からなる．前庭には**卵形嚢**と**球形嚢**がある．

> **!ここがポイント**
> 聴覚と平衡覚は別々の受容器によって感受されます．聴覚は**蝸牛管**内の**コルチ器**（ラセン器ともいう）により感受され，平衡覚は前庭器にある受容器により感受されます．平衡覚のうち，**重力**と**直線加速度**は卵形嚢・球形嚢の**平衡斑**により感受され，**回転加速度**は半規管の**膨大部稜の有毛細胞**により感受されます．
>
> | 感覚 | 有毛細胞（感覚細胞）のある部位 | 感受するもの |
> |---|---|---|
> | 聴覚 | 蝸牛管の基底部上にあるコルチ器 | 音 |
> | 平衡覚 | 卵形嚢・球形嚢の平衡斑 | 直線加速度と重力 |
> | | 半規管の膨大部稜の有毛細胞 | 回転加速度 |
>
> 骨半規管内には3つの半規管（**前・後・外側**）があるため，**三半規管**と総称されます．それぞれの半規管は両脚で卵形嚢に連なっています．各半規管の基部には**膨大部**という膨らみがあり，その内面に感覚上皮が集まってできる**膨大部稜**という隆起があり，膨大部稜の中に**有毛細胞**が並んでいます．頭部の屈曲伸展，側屈，回旋時には，それぞれ前半規管，後半規管，外側半規管の有毛細胞が刺激されます．

解答…5

問題-3 誤っているのはどれか．
1. 内耳神経は平衡感覚に関与する．
2. 第8脳神経核は延髄にある．
3. 卵形嚢や球形嚢から前庭神経が出ている．
4. 球形嚢は卵形嚢とともに水平方向の加速度や傾きに反応する．
5. 聴覚は蝸牛神経により伝えられる．

解法ポイント

内耳①

1. 内耳神経（の枝である前庭神経）は**平衡感覚**に関与する．
2. 第8脳神経（内耳神経）核は**橋**にある．
3. 卵形嚢や球形嚢から**前庭神経**（内耳神経の枝）が出ている．
4. 球形嚢・卵形嚢の平衡斑には**耳石**があり，水平方向の加速度（直線加速度）や頭の傾き（重力）を感受する〔2-33 参照〕．
5. 蝸牛管のコルチ器からの聴覚情報は**蝸牛神経**により伝えられる．

> **!ここがポイント**
> 前庭にある卵形嚢・球形嚢の平衡斑（重力と直線加速度の感受に関与）や半規管の膨大部稜（回転加速度の感受に関与）からの平衡感覚に関する情報は**前庭神経**により伝えられ，蝸牛管のコルチ器からの聴覚情報は**蝸牛神経**により伝えられます．どちらの神経も内耳神経の枝です．
>
> | 関与する神経 | | |
> |---|---|---|
> | 聴覚 | 蝸牛神経 | 内耳神経 |
> | 平衡覚 | 前庭神経 | |
>
> **蝸牛神経**と**前庭神経**は合流して**内耳神経(Ⅷ)**となり，蝸牛神経は延髄の**蝸牛神経節**でシナプスを形成して聴覚に関与し，前庭神経は橋と延髄の境にある**前庭神経節**でシナプスを形成して平衡覚に関与します．

解答…2

問題-4 正しいのはどれか.

1. コルチ器には有毛細胞がある.
2. 耳小骨は鼓膜の音振動を減弱させる.
3. 耳小骨に付着する筋が収縮すると音の伝達は増幅される.
4. 音に対する蝸牛の基底膜の反応は周波数によらず一定である.
5. 有毛細胞の不動毛はどの方向に動いても有毛細胞を脱分極させる.

解法ポイント

1. コルチ器には2種類の有毛細胞(内有毛細胞と外有毛細胞)が蝸牛管に沿って配列している.
2. 耳小骨は鼓膜の音振動を**増幅**する.
3. 耳小骨に付着する筋が収縮すると音の伝達は**抑制**される.
4. 音に対する蝸牛の基底膜の反応は**周波数**によって変化する.
5. 有毛細胞の**不動毛**が一定の方向に動いたときに有毛細胞が脱分極する.

解答…1

CHECK LIST

- □ 平衡覚と聴覚の受容器が両方あるのはどこ？
  - A. 内耳(外耳, 中耳に平衡覚の受容器はない)
- □ 蝸牛管にある聴覚受容器を何という？
  - A. コルチ器
- □ 平衡覚に関与する感覚細胞がある部位は？
  - A. 卵形嚢・球形嚢と半規管
- □ 卵形嚢・球形嚢の平衡斑にあり，水平方向の加速度(直線加速度)や頭の傾き(重力)を感受するのは？
  - A. 耳石
- □ 半規管の内部は何で満たされている？
  - A. 内リンパ
- □ 半規管の膨大部稜にある細胞は？
  - A. 有毛細胞
- □ 前庭器から出る前庭神経(内耳神経の枝)はどんな感覚を伝える？
  - A. 平衡覚
- □ 前庭神経はどこでシナプスを形成する？
  - A. 前庭神経核
- □ 卵形嚢・球形嚢の平衡斑はどんな感覚を感知する？
  - A. 直線加速度と重力(頭の傾き)
- □ 内耳神経(第Ⅷ脳神経)の核はどこにある？
  - A. 橋
- □ 半規管の膨大部稜はどんな感覚を感知する？
  - A. 回転加速度(頭の回転)
- □ 蝸牛管の基底部上にあるコルチ器(ラセン器)はどんな感覚を感知する？
  - A. 音

Summaries …要点を覚えよう！

2-32 平衡斑の構造と機能

前庭の卵形嚢と球形嚢の中には平衡斑という特殊な感覚装置があり，垂直あるいは水平方向の直線加速度を感知します．

卵形嚢と球形嚢には有毛細胞と呼ばれる感覚細胞が存在し，その上を耳石（平衡砂）を乗せたゼラチン様の膜が覆っています．

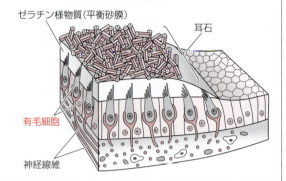

2-33 頭の傾きと平衡斑

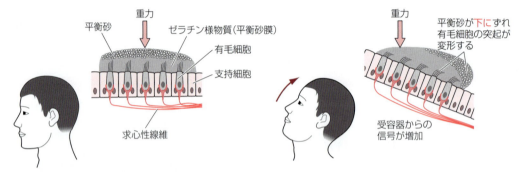

顔が前方を向いてるとき　　　　顔が上方を向いてるとき

加速度が加わると，耳石を乗せたゼラチン様の膜が有毛細胞に対してずれを生じさせ，それを有毛細胞の感覚毛が感受し，頭部が傾いていることを中枢に伝えます．

D 感覚

52 嗅覚・味覚

問題-1 嗅覚について誤っているのはどれか．
1. 嗅細胞は鼻粘膜に散在している．
2. 嗅球は前頭葉の腹側にある．
3. 嗅球には二次感覚細胞がある．
4. 嗅球には4種類の細胞がある．
5. 顆粒細胞は中枢へ投射している．

嗅覚

❗ここがポイント
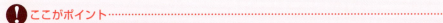

嗅細胞は**鼻粘膜(上鼻甲介)**に散在しています．嗅細胞の絨毛にある**G蛋白共役受容体**が化学物質と結合します．前頭葉の腹側にある**嗅球**には二次感覚細胞が存在し，嗅細胞からの情報を中枢に伝えています．嗅球を構成する4種類の細胞のうち中枢へ投射して情報を伝えるのは**僧帽細胞**と**房飾細胞**であり，残りの2つ(顆粒細胞，糸球体周辺細胞)は局所回路の中で上記2つの細胞の活動を修飾しています〔 2-34 ▶ 参照〕．

解答…5

問題-2 味覚について誤っているのはどれか．
1. 味覚は化学感覚である．
2. 味細胞は味蕾の中にある．
3. 味細胞は再生が遅い．
4. 味細胞の受容体は5つに大別される．
5. 味細胞の微絨毛にある受容体に化学物質が作用する．

味覚

❗ここがポイント
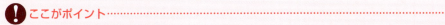

味覚と嗅覚は，特殊な受容体によって外界に存在する化学物質を感知するので**化学感覚**といわれます．味覚の感覚細胞である**味細胞**は，舌，口蓋，咽頭，喉頭，食道の上1/3に存在する**味蕾**の中にあります．味細胞は再生が**速く**，4日で新しい細胞になります．

味細胞の舌表面に出ている微絨毛にある受容体は，**塩味，酸味，甘味，苦味，うま味(味の5原則)**に分けられます．これらの受容体に化学物質が作用します．このうち塩味，酸味には**イオンチャネル**が，その他の味には**G蛋白共役受容体**が関与しますが，いずれも味細胞から神経伝達物質が遊離され，感覚神経へと情報が伝わります．

解答…3

CHECK LIST

- 嗅細胞はどこに散在している？
  A. 鼻粘膜（上鼻甲介）
- 嗅細胞の嗅毛にある化学物質と結合する受容体は？
  A. G 蛋白共役受容体
- 嗅細胞からの情報を中枢に伝えているのは？
  A. 嗅球
- 嗅球はどこにある？
  A. 前頭葉の腹側
- 嗅球の細胞のうち中枢へ投射して情報を伝えるのは？
  A. 僧帽細胞と房飾細胞
- 味細胞はどこに存在している？
  A. 舌，口蓋，咽頭，喉頭，食道の上 1/3 に存在する味蕾の中
- 舌表面の微絨毛にある受容体はどんな味を感知する？
  A. 塩味，酸味，甘味，苦味，うま味（味の 5 原則）
- 塩味，酸味に関与するのは？
  A. イオンチャネル
- 塩味，酸味以外に関与するのは？
  A. G 蛋白共役受容体

Summaries …要点を覚えよう！

2-34 嗅球を構成する細胞

嗅球を構成する4種類の細胞のうち中枢へ投射して情報を伝えるのは僧帽細胞(M)と房飾細胞(T)であり，顆粒細胞(G)，糸球体周辺細胞(PG)は局所回路の中で上記2つの細胞の活動を修飾しています．

ON ：嗅神経線維
PG ：糸球体周辺細胞
T ：房飾細胞
M ：僧帽細胞
G ：顆粒細胞
AON：前嗅核
AC ：対側嗅球からの遠心性線維
CF ：高位中枢からの遠心性線維
LOT：外側嗅索

E 発声・構音・言語

53 発声器官

問題-1 声門を開く主動筋はどれか. 〔43PM017〕
1. 顎二腹筋
2. 甲状舌骨筋
3. 輪状甲状筋
4. 後輪状披裂筋
5. 外側輪状披裂筋

声門の主動筋

 ここがポイント

左右の声帯縁に囲まれる空間を**声門**といいます．声門は内喉頭筋群によりコントロールされています．内喉頭筋群は声門を閉じる内転筋(① **甲状披裂筋**, ② **外側輪状披裂筋**, ③ **披裂筋**)と声門を開く外転筋(**後輪状披裂筋**)に分けられます〔 2-35 ▶ 2-36 ▶ 2-37 参照〕．
注)この問題は難しすぎるとして，不正解者のみ採点対象から除外されています．

解答…4

CHECK LIST

☐ 左右の声帯縁に囲まれる空間を何という？
 A. **声門**

☐ 声門をコントロールしている筋群は？
 A. **内喉頭筋群(内転筋と外転筋)**

☐ 声門を閉じる3つの内転筋は？
 A. **甲状披裂筋，外側輪状披裂筋，披裂筋**

☐ 声門を開く筋(外転筋)は？
 A. **後輪状披裂筋**

Summaries …要点を覚えよう！

2-35 音声生成器官の構成

音声生成器官は，① **発声器官(肺，喉頭)** と ② **構音器官(下顎，舌，口唇，軟口蓋，咽頭壁)** に分けられます．
発声器官は**音源の生成**に関与し，構音器官は**発話動作の設定**に関与します．

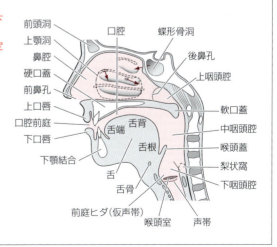

Summaries …要点を覚えよう!

2-36 喉頭の構造

喉頭は気管の上端に位置し、① **輪状軟骨**、② **甲状軟骨**、③ **披裂軟骨**[注]、④ **喉頭蓋軟骨**からなります。

喉頭は外からの異物に対して下気道を保護しています。喉頭の内腔(喉頭腔)には声門下腔、声門、喉頭室、喉頭前庭があります。

注) 披裂軟骨:輪状軟骨上に位置する左右一対の小さな軟骨〔 2-37 参照〕

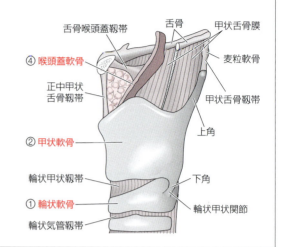

2-37 声帯の構造

声帯は、披裂軟骨の声帯突起から甲状軟骨内面に至る左右一対のヒダであり、① **甲状披裂筋**、② **声帯靱帯**、③ 粘膜層からなります。左右の声帯縁に挟まれる間隙を**声門**といいます。

披裂軟骨に付着する**内喉頭筋群**により声帯の内転と外転が生じ、声門の面積が変化します。内喉頭筋は**内転筋**(① 甲状披裂筋、② 外側輪状披裂筋、③ 披裂筋)と**外転筋**(後輪状披裂筋)に分けられ、それぞれ声門の動きをコントロールしています。

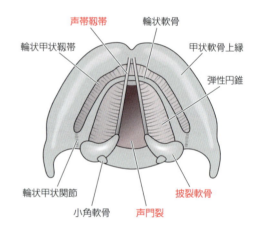

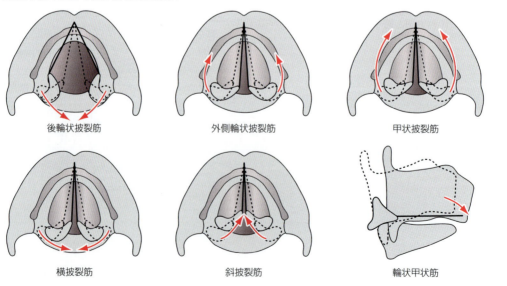

点線が通常の位置。矢印は筋の作用を示す。

F 運動

54 運動における生体の生理的変化

問題-1 運動時の呼吸で誤っているのはどれか．

1. 1回換気量は増加する．
2. 呼吸数は増加する．
3. 分時換気量は増加する．
4. 肺拡散能は増大する．
5. 動脈血の酸素分圧は上昇する．

運動時の呼吸①

ここがポイント

運動により**1回換気量**，**呼吸数**，**分時換気量**，**肺拡散能**，**酸素消費量**は増加しますが，動脈血酸素分圧（PaO_2）は中等度運動まではほとんど変化せず，激しい運動でわずかに低下します．

解答…5

問題-2 健常成人男性の運動による呼吸変化の例を表に示す．変化の傾向として誤っているのはどれか．
〔43PM028〕

		安静	最大運動強度
1	呼吸数(回/分)	10	50
2	1回換気量(L)	0.6	3.2
3	分時換気量(L/分)	6	160
4	酸素摂取量(L/分)	0.25	4.57
5	呼吸商(RQ)	0.75	0.42

運動時の呼吸②

ここがポイント

呼吸商は呼吸時に排出される二酸化炭素（CO_2）量と摂取した酸素（O_2）量の比であり，換気が増大してCO_2呼出量が増加すると上昇します．表では換気が増大しているにもかかわらず，呼吸商が低下しているため，運動時の呼吸商の数値が誤っています〔呼吸商については **2-38** を参照〕．

解答…5

問題-3 運動に対する生体の生理的変化で誤っているのはどれか．

1. 骨格筋の血流は増加する．
2. 消化器系の血流は増加する．
3. 運動開始時に皮膚血流量は低下する．
4. 肺胞でのガス交換が活発となる．
5. 酸素摂取量が増加する．

運動時の生体の生理的変化①

1. 激しい運動時には骨格筋の血流量は**20倍に増加**する〔**2-39** 参照〕．
2. 交感神経の働きで消化器系や腎臓などの**血管が収縮**するため，これらの臓器への血流は減

少する〔 2-39 参照〕．
3. 皮膚血流量は運動開始時には交感神経の作用により低下するが，体温が上昇し，発汗が始まると血管が拡張し，皮膚血流量が増加する．
4. 肺血流量の増加と換気量の増大により，肺胞における拡散が行いやすくなり，ガス交換が活発となる．
5. 安静時の酸素摂取量は 4 mL/分/kg であるが，激しい運動時には約 50 mL/分/kg に達する．これを最大酸素摂取量という．

! ここがポイント

運動時に交感神経が刺激されると心拍数が増加し，心拍出量が増加します．増加した心拍出量の大部分は活動中の筋に流れます．このとき筋では代謝性因子により細動脈や毛細血管括約筋が弛緩し，毛細血管が全開となり血流が増大します．

解答…2

問題-4 図は多段階的運動負荷時の心肺系の生理的変化を表す．正しいのはどれか．〔43PM035〕

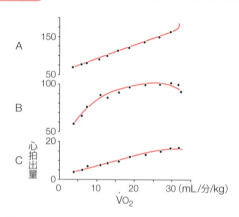

1. A：心拍数
2. A：平均血圧
3. B：末梢血管抵抗
4. B：拡張期血圧
5. C：リットル（単位）

解法ポイント

運動時の生体の生理的変化 ②

! ここがポイント

この問題では，縦軸の数値と変化（直線または曲線）に注目します．

Aは縦軸の数値と直線的な変化から運動負荷時の心拍数の変化であることがわかります．成人の心拍数の基準値は 50〜100 拍/分で，運動強度の増加に伴って直線的に増加し，最大 200 拍/分程度になります．

Bは縦軸の数値と特徴的なカーブから1回拍出量(mL)の変化を示していることがわかります．安静時の1回拍出量は約 70 mL であり，運動負荷によりある程度増加しますが，1回拍出量は心室の容積に依存するため，あるポイントで限界に達して増加しなくなります．

Cの心拍出量の単位はリットル(L)/分であり，心拍数と1回拍出量の積で表されます．成人男性の安静時心拍出量は約 5 L/分で，激しい運動時には 20 L/分 に達します．運動負荷が増加すると，心拍数を増加させて心拍出量を増やすことで，筋組織などへの酸素を供給しています〔 2-39 参照〕．

なお，運動時には骨格筋の血管が拡張するため，末梢血管抵抗は低下します．また，運動負荷時の拡張期血圧は不変あるいは低下します．

解答…1

問題-5 自転車エルゴメータ運動負荷による反応で誤っているのはどれか．

1. 収縮期血圧の上昇
2. 心拍数の増加
3. 冠血流量の増加
4. 静脈還流の減少
5. 下肢筋群の血流増加

運動時の生体の生理的変化 ③

1. 運動時に収縮期血圧は**上昇**する．
2. 運動時には心拍数が**増加**し，最大心拍数は若年者では約 **200 拍/分**に達する（予測最大心拍数＝220－年齢）．また，1回拍出量は安静時（約 70 mL）の**約2倍**に増加し，心拍出量は安静時の **5～7 倍**に増加する．
3. 運動に伴う血流増加を支えるために心臓の働きが活発になるので，心臓を養う**冠状動脈の血流（冠血流量）**が**増加**する．
4. 静脈還流（量）は**増加**する．
5. 運動時には骨格筋の代謝活動が**増加**するため，骨格筋血流量が**増加**する〔 2-39 参照〕．

❗ここがポイント

運動負荷によりほとんどのパラメータは増加しますが，**運動開始時の皮膚血流量**，**末梢血管抵抗**，**消化器系・腎臓の血流量**は低下します．なお，**動脈血酸素分圧（PaO₂）**，**動脈血二酸化炭素分圧（PaCO₂）**，**拡張期血圧**はほとんど変化しません．

解答…4

問題-6 運動時の生体反応で正しいのはどれか．

1. 腎血流は増加する．
2. 脳血流は増加する．
3. 冠血流は増加する．
4. 拡張期血圧は低下する．
5. 酸素含有量の動静脈較差は減少する．

運動時の生体反応

1. 交感神経の働きで血管が**収縮**するため，腎臓への血流（腎血流）は**減少**する．
2. 運動時は脳全体の血流量は**維持**される．
3. 運動時に冠血流は**増加**する．
4. 拡張期血圧は**ほとんど変化しない**．
5. 酸素含有量の動静脈較差は**増加**する．

ここがポイント

血圧は**血流量**と**末梢血管抵抗**に影響を受けます．運動時には心拍出量が増加するため，収縮期血圧は運動負荷量に比例して直線的に増加しますが，拡張期血圧は末梢の血管抵抗に依存する部分が多く，血流量が増加しても，末梢血管が開き，血管抵抗が低下するため，運動時の拡張期血圧はほとんど上昇しません．

動脈血に含まれる酸素量と静脈血に含まれる酸素量の差のことを**動静脈酸素較差**と呼んでいます．運動時の動静脈酸素較差は，筋で取り込まれた酸素の量を表しています．

解答…3

問題-7 長期安静臥床によって生じる変化で誤っているのはどれか.

1. 起立性低血圧
2. 血清蛋白増加
3. 血清インスリン増加
4. 基礎代謝率低下
5. 循環血液量減少

長期安静臥床による生体の変化

 ここがポイント

長期安静臥床により**血清蛋白**は減少します.

解答…2

 CHECK LIST

□ 運動により呼吸数はどう変化する？
　A. 増加する
□ 運動により1回換気量はどう変化する？
　A. 増加する
□ 運動により分時換気量はどう変化する？
　A. 増加する
□ 運動により酸素消費量はどう変化する？
　A. 増加する
□ 運動により肺拡散能はどう変化する？
　A. 増加する
□ 運動により骨格筋の血流はどう変化する？
　A. 増加する
□ 運動により肺胞でのガス交換はどう変化する？
　A. 増加する
□ 運動により心拍数はどう変化する？
　A. 増加する
□ 運動により冠血流量はどう変化する？
　A. 増加する
□ 運動により静脈還流はどう変化する？
　A. 増加する
□ 運動により消化器系や腎臓の血流量はどう変化する？
　A. 減少する
□ 運動により動脈血酸素分圧はどう変化する？
　A. 中等度運動まではほとんど変化せず，激しい運動でわずかに低下する
□ 呼吸商を式で表すと？
　A. $RQ = \dot{V}_{CO_2}/\dot{V}_{O_2}$
□ 換気が増大してCO_2呼出量が増えると呼吸商はどうなる？
　A. 上昇する
□ 低換気や代謝性アルカローシスでは呼吸商はどうなる？
　A. 低下する
□ 運動負荷時に収縮期血圧はどう変化する？
　A. 上昇する
□ 運動負荷時の拡張期血圧はどう変化する？
　A. 不変あるいは低下する
□ 安静時と激しい運動時の酸素摂取量はそれぞれどれくらい？
　A. 安静時：4 mL/分/kg，激しい運動時：約50 mL/分/kg
□ 運動により末梢血管抵抗はどう変化する？
　A. 低下する
□ 長期安静臥床により血清蛋白はどう変化する？
　A. 減少する

Summaries …要点を覚えよう！

2-38 呼吸商 (respiratory quotient; RQ)

呼吸商は**呼吸交換比〔respiratory exchange ratio (R)〕**とも呼ばれ，$\dot{V}_{CO_2}$ と $\dot{V}_{O_2}$ の比で表します．

$$RQ = \dot{V}_{CO_2} / \dot{V}_{O_2}$$

$\dot{V}_{CO_2}$：単位時間あたりの CO_2 排出量
$\dot{V}_{O_2}$：単位時間あたりの O_2 摂取量

- RQ は**基質により異なり**，糖質：1.00，蛋白質：0.80，脂質：0.70 です．生体ではこれら 3 種類のエネルギー基質が混合して燃焼するため，安静時の RQ は **0.83〜0.85** となります．
- RQ は生体の換気状態により変化します．運動による乳酸の蓄積などの代謝性アシドーシスが起こると，呼吸性に CO_2 呼出量が増加するため RQ が**上昇**し，逆に低換気や代謝性アルカローシスでは**低下**します．

2-39 運動時の血流配分

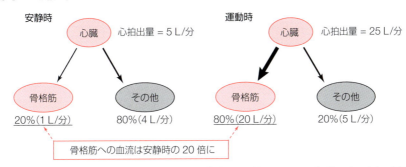

安静時に比べて，運動時には心拍出量は **5 倍 (5 L/分→25 L/分)** にまで増加することが可能です．また，運動時には増加した血流量のうちの **80% (20 L/分)** が骨格筋に流れるため，骨格筋への血流量は最大で **20 倍**に増加します．一方，運動時には交感神経の働きで消化器系や腎臓の血管が収縮するため，骨格筋以外への血流量は相対的に減少します．

2-40 骨格筋のエネルギー代謝

骨格筋のエネルギー代謝には運動の時期，強度，筋の働かせ方によって **ATP-CP 系**，**解糖系**，**有酸素系**の 3 つの代謝経路が働きます．

代謝経路	特徴	反応
ATP-CP 系	筋収縮の開始時に働く．	クレアチンリン酸 (CP) + ADP → ATP + クレアチン ※ ATP が 1 分子産生され，クレアチンキナーゼ (CK) が必要
解糖系	ATP-CP 系が働いた後の運動初期に酸素供給がない場合に働く．	グルコース → 2 ATP + 2 乳酸 ※ ATP が 2 分子産生される．グリコーゲンが使われる場合，ATP は 3 分子産生される．
有酸素系	運動開始の初期以降，酸素供給がある場合に持続的に働く．	グリコーゲン + O_2 → 36 ATP + CO_2 + H_2O ※ ATP が 36 分子産生される．酸化酵素が必要 脂肪酸 + O_2 → 130 ATP + CO_2 + H_2O ※ ATP が 130 分子産生される．酸化酵素が必要

G 自律神経

自律神経系（交感神経と副交感神経）

問題-1 交感神経の作用について正しい組み合わせはどれか．

1. 瞳孔 —— 散大
2. 気管支 —— 収縮
3. 皮膚血管 —— 拡張
4. 消化腺 —— 分泌亢進
5. 内尿道括約筋 —— 弛緩

交感神経の作用

1. 交感神経が作用すると瞳孔は**散大**（散瞳）する．
2. 交感神経が作用すると気管支が**弛緩（拡張）**し（気管支を広げ），空気がたくさん取り込まれる．
3. 交感神経が作用すると皮膚血管は**収縮**する．
4. 交感神経が作用すると消化腺の分泌は**抑制**される．
5. 交感神経が作用すると内尿道括約筋は**収縮**する．

ここがポイント

交感神経と副交感神経の作用は拮抗しています（作用が逆になります）．交感神経は精神的な興奮や不安があるときに活発になる神経で，副交感神経は身体がリラックスしているときに働く神経です〔2-41 参照〕．血管に対する作用には注意が必要です．交感神経により皮膚血管は**収縮**しますが，筋血管は**拡張**します．

解答…1

問題-2 副交感神経が優位に働いたときの反応はどれか．

1. 散瞳
2. 心拍数増加
3. 気管支収縮
4. 皮膚血管収縮
5. 膀胱括約筋弛緩（緊張低下）

副交感神経の作用

ここがポイント

副交感神経が働くと気管支は**収縮**します．それ以外の選択肢は**交感神経**が優位に働いたときの反応です．交感神経と副交感神経の作用は拮抗していますので，それぞれの作用について覚えておきましょう〔2-41 参照〕．

解答…3

問題-3 交感神経の機能で正しいのはどれか． 〔54AM064〕

1. 膵液分泌を促進する．
2. 心収縮力を減少させる．
3. 直腸平滑筋を収縮させる．
4. 水晶体の厚さを減少させる．
5. 肝臓でのグリコーゲン合成を促進する．

交感神経の機能

1. 膵液分泌を促進するのは，**副交感神経**である．
2. 心収縮力を減少させるのは，**副交感神経**である．

3. 直腸平滑筋を収縮させるのは，**副交感神経**である．
4. 水晶体の厚さを減少させるのは，**交感神経**である．
5. 肝臓でのグリコーゲン合成を促進するのは，**副交感神経**である．

解答…4

CHECK LIST

- ☐ 交感神経が作用すると瞳孔はどうなる？
  - A. 散大
- ☐ 交感神経が作用すると気管支はどうなる？
  - A. 弛緩（拡張）
- ☐ 交感神経が作用すると皮膚血管はどうなる？
  - A. 収縮
- ☐ 交感神経が作用すると消化腺の分泌はどうなる？
  - A. 抑制
- ☐ 交感神経が作用すると内尿道括約筋はどうなる？
  - A. 収縮
- ☐ 副交感神経が作用すると気管支はどうなる？
  - A. 収縮

Summaries …要点を覚えよう！

2-41 交感神経系と副交感神経系の比較

	交感神経	副交感神経
神経伝達物質	アセチルコリン（節前線維） ノルアドレナリン（節後線維）	アセチルコリン（節前・節後線維）
瞳孔	散大（散瞳）	縮小（縮瞳）
毛様体	水晶体の厚さを減少させ，遠くを見るようにレンズを調節	水晶体の厚さを増加させ，近くを見るようにレンズを調節
涙腺	血管収縮	血管拡張と分泌亢進
唾液腺	血管収縮と酵素の少ないムチン産生	血管拡張と酵素に富んだ水分の多い分泌亢進
消化腺	分泌抑制	分泌亢進
気管・消化管平滑筋	弛緩	収縮
心洞結節	心拍数増加	心拍数減少
心房室結節および伝導系	伝導速度増加	伝導速度低下
心筋	収縮力増加	収縮力低下
皮膚血管	収縮	拡張
脳血管	拡張	収縮
汗腺	発汗亢進	（神経支配なし）
立毛筋	収縮	（神経支配なし）
膀胱直腸平滑筋	筋緊張低下	収縮
膀胱肛門括約筋	筋緊張増加	弛緩

Summaries …要点を覚えよう！

2-42 自律神経系の分布

多くの臓器は交感神経と副交感神経の両方に二重支配されています（例外的に，汗腺や多くの血管など，交感神経の単独支配を受けるものもあります）．中枢神経から出る自律神経系のニューロンは節前ニューロンと呼び，そこからシナプスを介してつながるニューロンを節後ニューロンと呼びます．

また，交感神経，副交感神経はそれぞれに異なる神経伝達物質によって効果器（臓器）の働きを調節しています．

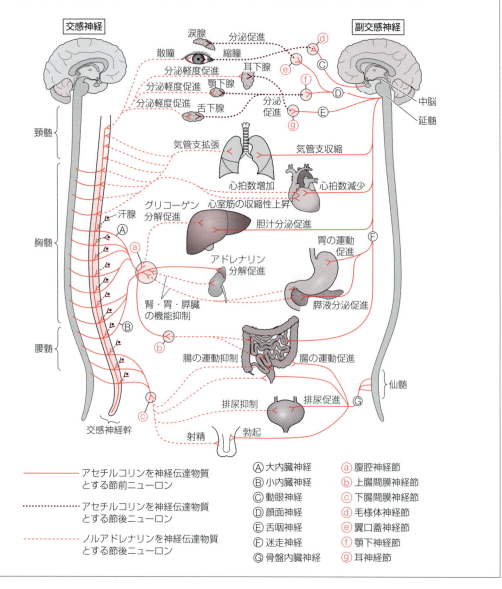

H 呼吸

56 呼吸運動

問題-1 誤っているのはどれか．
1. 全肺気量＝残気量＋肺活量
2. 肺活量＝予備呼気量＋最大吸気量
3. 予備吸気量＝最大吸気量－1回換気量
4. 予備呼気量＝全肺気量－最大吸気量
5. 機能的残気量＝予備呼気量＋残気量

呼吸気量①

 4．正しくは，予備呼気量＝全肺気量－最大吸気量－残気量

⚠ **ここがポイント**

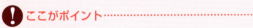 の関係を覚えましょう．

解答…4

問題-2 誤っているのはどれか．
1. 安静時の1回換気量は1,000 mL 前後である．
2. 成人男子の肺活量は 3,500〜4,500 mL である．
3. 予備吸気量は 1,500〜3,000 mL である．
4. 予備呼気量は 1,100〜1,500 mL である．
5. 残気量は 1,000〜1,200 mL である．

呼吸気量②

⚠ **ここがポイント**

成人の1回換気量は **約 500 mL** であり，死腔（ガス交換が行われない導管部分）の容積は **150 mL 前後** です．

解答…1

問題-3 誤っているのはどれか．
1. 外呼吸とは肺胞と毛細血管の間のガス交換をいう．
2. 1分間の呼吸数は 16〜20 回である．
3. 1秒率は約 50％ である．
4. 胸腔内は吸息時に陰圧となる．
5. 呼息運動は受動的に行われる．

呼吸運動

⚠ **ここがポイント**

1秒率の基準値は **70％ 以上** であり，**閉塞性換気不全** で低下します〔 参照〕．
外呼吸は **肺呼吸** ともいわれます．

解答…3

問題-4 誤っているのはどれか．

1. 横隔膜と外肋間筋は吸気筋である．
2. 横隔膜は横隔神経に支配される．
3. 吸気時に横隔膜は上昇する．
4. 強制呼気では腹筋群が活動する．
5. 吸気時に胸腔内は陰圧となる．

呼吸のメカニズム

!ここがポイント

上に凸の横隔膜は，吸気時に約 1.5 cm 下降します．その結果，胸腔内が陰圧となり空気が肺内に入ります．

解答…3

問題-5 正しいのはどれか．2つ選べ．

1. 呼吸中枢は視床下部にある．
2. 中枢性化学受容野は O_2 センサーとして働く．
3. 末梢性化学受容器は頸動脈にある．
4. $PaCO_2$ が上昇すると換気が増大する．
5. 肺伸展受容器刺激は吸気促進に作用する．

呼吸運動の調節

1. 呼吸中枢（吸息・呼息中枢）は**延髄**にある．
2. 中枢性化学受容野は**延髄**にあり，**CO_2** や **pH** の変化に反応する．
3. 末梢性化学受容器は**頸動脈**にあり，主に **O_2** の変化に反応する．
4. $PaCO_2$（動脈血二酸化炭素分圧）が上昇すると呼吸運動が**促進**され，**換気**が増大する．
5. 肺伸展受容器刺激は呼吸中枢の**呼息ニューロン**を促通し，**呼息促進**に作用する．

!ここがポイント

動脈血の PaO_2，$PaCO_2$，pH を正常範囲に保ち，生体の内部環境を維持するように呼吸が調節されます．

解答…3，4

CHECK LIST

- ☐ 安静呼気後に肺内にある肺気量を何という？
  A. **機能的残気量**
- ☐ 成人の1回換気量はどのくらい？
  A. **約 500 mL**
- ☐ 肺胞と毛細血管との間のガス交換を何という？
  A. **外呼吸（肺呼吸）**
- ☐ 呼吸数は1分間にどれくらい？
  A. **16～20 回**
- ☐ 1秒率の基準値はどれくらい？
  A. **70% 以上**
- ☐ 呼吸中枢はどこにある？
  A. **延髄**
- ☐ 中枢性化学受容野はどこにある？
  A. **延髄の呼吸中枢の近傍**
- ☐ 中枢性化学受容野は動脈血の何の変化に反応する？
  A. **CO_2 や pH の変化**
- ☐ 末梢性化学受容器は動脈血の何の変化に反応する？
  A. **O_2**
- ☐ $PaCO_2$ が上昇すると身体はどのような反応を示す？
  A. **呼吸運動が促進され，換気が増大する**

Summaries …要点を覚えよう！

2-43 呼吸気量の関係

以下の関係をしっかりと覚えましょう．

全肺気量			
機能的残気量		最大吸気量	
残気量	予備呼気量	1回換気量	予備吸気量
残気量	肺活量		

肺活量＝予備呼気量＋1回換気量＋予備吸気量
　　　＝予備呼気量＋最大吸気量
全肺気量＝残気量＋肺活量

2-44 肺気量分画

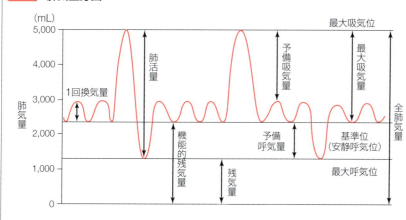

機能的残気量：安静呼気後に肺内に残っている空気量
残気量：最大呼気後に肺内に残っている空気量

　残気量は通常のスパイロメータでは測定できないため，閉鎖回路ガス希釈法や開放回路ガス希釈法で測定します．

2-45 努力肺活量と1秒率

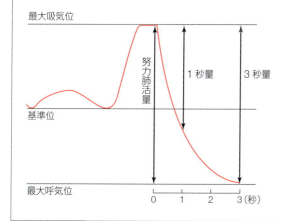

　息を可能なかぎり吸い込んで（最大吸気位），そこから息を吐ききった状態（最大呼気位）にしてもらったときに描かれる曲線が左の**努力呼出曲線**です．この曲線から**努力肺活量**や**時間肺活量**（1秒量，3秒量）が求められます．
　1秒率とは，努力肺活量のうち1秒量がどれだけの割合を占めたかによって決定されます．

$$1秒率(\%) = \frac{1秒量}{努力肺活量} \times 100$$

1秒率の基準値は **70%** 以上とされています．

H 呼吸

57 酸塩基平衡

問題-1 正しいのはどれか．2つ選べ．
1. 血液のpHは約7.0に維持されている．
2. PaO_2は約50 mmHgに維持されている．
3. $PaCO_2$は約60 mmHgに維持されている．
4. O_2の運搬はヘモグロビンが行う．
5. 嚥下反射が起こっているときは呼吸が一時止まる．

解法ポイント

酸塩基平衡

 ここがポイント

血中のPaO_2(動脈血酸素分圧)，$PaCO_2$(動脈血二酸化炭素分圧)，pHは以下のように維持されています．

PaO_2(動脈血酸素分圧)	80〜100 mmHg
$PaCO_2$(動脈血二酸化炭素分圧)	35〜45 mmHg
血液のpH(血漿pH)	7.35〜7.45

解答…4, 5

問題-2 誤っているのはどれか．
1. 血液中のpHが低くなった状態をアシドーシスという．
2. 換気低下で呼吸性アシドーシスを生じる．
3. 呼吸性アルカローシスでは$PaCO_2$が低下する．
4. 代謝性アシドーシスでは換気が減少する．
5. 下痢が続くと代謝性アシドーシスになる．

解法ポイント

アシドーシスとアルカローシス①

1. 血液中のpHの低くなった状態を**アシドーシス**，高くなった状態を**アルカローシス**という．
2. 呼吸器疾患や呼吸筋麻痺などで換気が低下し，$PaCO_2$が上昇すると**呼吸性アシドーシス**を生じる．
3. 過換気症候群などで呼吸が促進され，$PaCO_2$が低下すると**呼吸性アルカローシス**を生じる．
4. 代謝性アシドーシスでは過剰なH^+を消費するために代償的に呼吸が促進される(**呼吸性代償**)．その結果，$PaCO_2$，HCO_3^-(重炭酸イオン)濃度が低下し，pHは正常に近づく．
5. 下痢によって多量の塩基(HCO_3^-)が失われると**代謝性アシドーシス**になる．

 ここがポイント

血液中のpH(血漿pH)は7.35〜7.45に保たれています(酸塩基平衡)〔2-46 参照〕．この範囲より数値が低くなる(H^+が増加する)状態を**アシドーシス**，高くなる(H^+が減少する)状態を**アルカローシス**といいます〔2-47 参照〕．

アシドーシスを引き起こす原因が$PaCO_2$上昇の場合を**呼吸性アシドーシス**，HCO_3^-低下の場合を**代謝性アシドーシス**といい，アルカローシスを引き起こす原因が$PaCO_2$低下の場合を**呼吸性アルカローシス**，HCO_3^-上昇の場合を**代謝性アルカローシス**といいます〔2-47 参照〕．

解答…4

問題-3 CO_2 と換気の関係で正しいのはどれか．

1. 換気が低下すると呼吸性アルカローシスを生じる．
2. 代謝性アシドーシスでは換気が増加する．
3. $PaCO_2$ は通常 24 mmHg に維持されている．
4. $PaCO_2$ は呼吸性アルカローシスで上昇する．
5. $PaCO_2$ が低下すると換気が増加する．

> 解法ポイント

アシドーシスとアルカローシス ②

1. 換気が低下すると $PaCO_2$ が上昇するため**呼吸性アシドーシス**を生じる．
2. 代謝性アシドーシスでは代償性に CO_2 排泄を増加しようとして，呼吸が**促進**され，換気が**増加**する．
3. $PaCO_2$ は通常 **35～45 mmHg** に維持されている．
4. $PaCO_2$ は呼吸性アルカローシスで**低下**する．
5. $PaCO_2$ が**増加**すると換気が増加する．

解答…2

CHECK LIST

- □ 血中の PaO_2(動脈血酸素分圧)の基準値は？
  - A. 80～100 mmHg
- □ 血中の $PaCO_2$(動脈血二酸化炭素分圧)の基準値は？
  - A. 35～45 mmHg
- □ 血液の pH 値はどれくらいに維持されている？
  - A. 7.35～7.45
- □ O_2 の運搬は何が行っている？
  - A. ヘモグロビン

- □ 血液中の pH が低くなった状態を何という？
  - A. アシドーシス
- □ 血液中の pH が高くなった状態を何という？
  - A. アルカローシス
- □ 呼吸性アシドーシスはどのように発生する？
  - A. 換気低下により $PaCO_2$ が上昇することにより生じる
- □ 呼吸性アルカローシスはどのように発生する？
  - A. 換気増加により $PaCO_2$ が低下することにより生じる

Summaries …要点を覚えよう！

2-46 酸塩基平衡

血漿の pH は下のように重炭酸イオン濃度(HCO_3^-)と動脈血二酸化炭素分圧($PaCO_2$)によって決まります．

$$CO_2 + H_2O \rightleftharpoons H_2CO_3 \rightleftharpoons H^+ + HCO_3^-$$

血中に塩基(HCO_3^-)が増加し，反応が左向きに進めば H^+ が消費されて pH は**アルカリ性**に振れ，逆に血液中に CO_2(酸)が増加し，反応が右向きに進めば H^+ が増加して**酸性**に振れます．

Summaries …要点を覚えよう！

2-47 酸塩基平衡異常

呼吸や代謝の異常により酸塩基平衡が乱れると，代償機構を働かせてpHを一定に保とうとします．呼吸性の酸塩基平衡異常の場合は**腎性代償**が，代謝性の酸塩基平衡異常の場合は**呼吸性代償**が起こり，血漿pHを正常域に近づけようとします．

酸塩基平衡の異常		異常のメカニズム	代償
呼吸性	アシドーシス	原因：呼吸器疾患や呼吸筋麻痺などでCO_2の呼出（排出）が低下し**$PaCO_2$ が上昇** 結果：2-46 の式は右に進み，H^+が産生され，血液が**酸性**に傾く．	**腎性代償** 腎臓はHCO_3^-の再吸収を促し，アシドーシスを代償しよう（正常に近づけよう）とする．
	アルカローシス	原因：過換気症候群や激しい痛みで呼吸が促進され，CO_2が正常以上に呼出（排出）され**$PaCO_2$ が低下** 結果：2-46 の式は左に進み，H^+が減少し，血液は**アルカリ性**に傾く．	**腎性代償** 腎臓はHCO_3^-の排出を促し，アルカローシスを代償しよう（正常に近づけよう）とする．
代謝性	アシドーシス	原因：腎不全によるH^+の排泄障害やHCO_3^-の喪失，糖尿病によるケトン体の増加，循環不全による乳酸の蓄積など 結果：H^+が体内で異常に**増加**する．	**呼吸性代償** 過剰なH^+を消費する（ 2-46 の式を左に進める）ために**呼吸が促進**される．その結果，$PaCO_2$が低下し，HCO_3^-が減少してpHは正常域に近づく．
	アルカローシス	原因：頻回の嘔吐による胃液（H^+）の喪失や低カリウム血症など 結果：H^+が体内で異常に**減少**する．	**呼吸性代償** 減少したH^+を補充（ 2-46 の式を右へ進める）ために**呼吸が抑制**される．その結果，$PaCO_2$が上昇し，HCO_3^-が増加してpHは正常域に近づく．

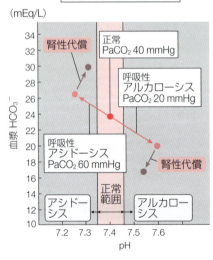

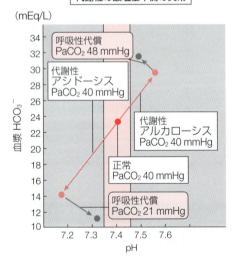

H 呼吸

58 呼吸の調節

問題-1 正しいのはどれか.
1. 呼吸中枢は中脳にある.
2. 中枢性化学受容野は橋にある.
3. 中枢性受容野は O_2 センサーとして働く.
4. $PaCO_2$ が上昇すると換気が増大する.
5. 肺伸展受容器刺激は吸気促進に作用する.

解法ポイント

呼吸中枢の働き

1. 呼吸中枢は**延髄**にある.
2. 中枢性化学受容野は**延髄**にあり，CO_2 や pH の変化に反応する.
3. 主に O_2 の変化に反応するのは**頸動脈**と**大動脈**にある**末梢性化学受容器**である.
4. $PaCO_2$（動脈血二酸化炭素分圧）が上昇すると**呼吸運動**が促進され，**換気**が増大する.
5. 肺伸展受容器刺激は呼吸中枢（橋）の**呼息ニューロン**を促通し，**呼息促進**に作用する.

 ここがポイント

呼吸中枢は**延髄**にあり，**吸息中枢**と**呼息中枢**に分かれています．吸気筋（横隔膜，外肋間筋など）は**吸息中枢**によって支配され，呼気筋（腹筋群，内肋間筋）は**呼息中枢**に支配されます〔**2-48** 参照〕.

呼吸には"生きるための呼吸"と"行動としての呼吸"があります．"生きるための呼吸"は自律的・不随意的に調節され，**延髄**の呼吸中枢が中心的な役割を果たします．その機能は動脈血の**酸素分圧(PaO₂)**，**二酸化炭素分圧(PaCO₂)**のホメオスタシスおよび**酸塩基平衡**（二酸化炭素は水と反応して水素イオンと重炭酸イオンに解離する）の維持です．

これに対して"行動としての呼吸"は，言語による会話や笑い・泣きなどの情動性発声であり，**大脳皮質**や**大脳辺縁系**などの上位脳からの下行性指令によって調節されます．"行動としての呼吸"は，"生きるための呼吸"を一時中断して挿入されます．たとえば，嚥下反射が起こっているときは呼吸が一時止まります．また，情動性に出現する**過呼吸(過呼吸症候群)**は，"生きるための呼吸"を一時中断して挿入され，動脈血のホメオスタシスを乱します（呼吸性アルカローシス）．

解答…4

CHECK LIST

- □ 呼吸中枢はどこにある？
   A. **延髄**
- □ 呼吸中枢は何と何に分かれる？
   A. **吸息中枢と呼息中枢**
- □ 中枢性化学受容野はどこにある？
   A. **延髄**
- □ 中枢性化学受容野は何の変化に反応する？
   A. **CO_2 や pH の変化**
- □ 末梢性化学受容器はどこにある？
   A. **頸動脈と大動脈**
- □ 末梢性化学受容器は何の変化に反応する？
   A. **O_2 の変化**
- □ $PaCO_2$ が上昇すると呼吸運動はどのように変化する？
   A. **呼吸運動が促進され，換気が増大する**

Summaries …要点を覚えよう！

2-48 呼吸の調節

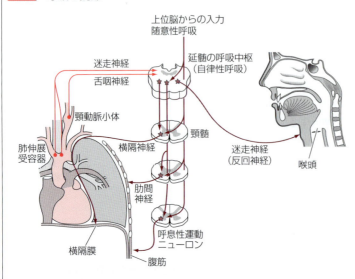

- **安静時の換気運動**：延髄の吸息性ニューロンが支配（横隔膜の収縮, 外肋間筋の補助）
- **運動時の換気運動**：延髄の呼息性ニューロンが支配〔呼息筋による調節（腹筋群, 内肋間筋）〕
- **上気道の開通性**：迷走神経の一枝である反回神経が咽頭筋を支配

▶ 呼吸運動の調節

呼吸の神経性調節		特徴	中枢がある場所
呼吸中枢		吸息中枢と呼息中枢があり，これらによって呼吸の基本的リズムが形成される．	延髄の背側部
持続性吸息中枢	吸息を促進	肺や気道の伸展や血中の$PaCO_2$濃度の変化の情報によって，呼吸の速さ，深さが調節される．	橋の背側部
呼吸調節中枢	呼息を促進		

- **神経性調節**：吸息によって肺や気道が伸展→伸展受容器→迷走神経の求心性線維→呼吸中枢→吸息ニューロンを抑制→呼息ニューロンが優位に働く→吸息が呼息に変わる（ヘーリング・ブロイエル反射）
- **化学性調節**
  ① 末梢化学受容器：末梢血中の$PaCO_2$の上昇（PaO_2の減少）→頸動脈・大動脈小体の末梢化学受容体が感知→求心性線維→呼吸中枢→呼吸を促進
  ② 中枢化学受容野：脳の血中$PaCO_2$の上昇，pHの低下→呼吸中枢近傍の中枢化学受容野が感知→呼吸中枢→呼吸を促進

血液ガスの変化	受容器		伝達する神経
PaO_2の低下	末梢性化学受容器	頸動脈小体	舌咽神経→中枢
		大動脈小体	迷走神経→中枢
$PaCO_2$の上昇（pHの低下）	中枢性化学受容器		呼吸中枢を刺激

I 循環

59 循環の調節

問題-1 血圧について誤っているのはどれか．
1. 一般には動脈血圧のことである．
2. 間接法で測定されることが多い．
3. 測定時には上腕動脈の血流を遮断する．
4. マンシェットの圧が下がり，コロトコフ音が聞こえ始めたときの圧が最低血圧である．
5. 触診法では最低血圧を測定することができない．

解法ポイント

血圧の測定

1. 血圧は血液が血管壁に及ぼす圧力のことであり，一般に動脈血圧を指す．
2. 通常，聴診法（間接法）を用いて測定される．
3. 上腕に巻いたマンシェットで上腕動脈を圧迫し，血流を遮断する．
4. 乱流により生じる血管音（コロトコフ音）が聞こえ始めたときの圧が最高血圧であり，コロトコフ音が聞こえなくなったときの圧が最低血圧である．
5. 触診法では最低血圧を測定することはできない．

❗ここがポイント
血圧測定には，動脈内にカテーテルを挿入して測定する直接法と，聴診器などを用いて測定する間接法があります．間接法には聴診器を用いる聴診法と，触診を用いる触診法があります〔2-49 参照〕．

解答…4

問題-2 血圧について誤っているのはどれか．
1. 測定する血管によって異なる．
2. 最小血圧は心臓収縮期の血圧である．
3. 立位での測定では静水圧の影響を受ける．
4. 体位により異なる．
5. 大動脈以外の動脈の平均血圧は最小血圧に脈圧の1/3を加えた値である．

解法ポイント

血圧

1. 血圧は測定部位または測定する血管により異なる．血圧は太い動脈を流れている間はあまり変化しないが，細動脈を通過する間にかなり低下する〔2-50 参照〕．
2. 最小血圧は心臓拡張期の血圧である．
3. 立位で血圧を測定する際，静水圧による誤差が生じるため，心臓と同じ高さで測定する〔2-51 参照〕．
4. 血圧は重力の影響を受けるため体位により異なる．最大血圧は立位＞座位＞臥位の順で，最小血圧は臥位＞座位＞立位の順となる．
5. 大動脈以外の動脈の平均血圧は最低血圧に脈圧の1/3を加えた値であるが，大動脈では最低血圧に脈圧の1/2を加えた値となる．

> **❗ ここがポイント**
> 収縮期に心室から動脈に血液が拍出されると血圧が**上昇**し，拡張期に拍出が止まると血圧が**低下**します．収縮期に最高値に達したときの血圧を**最高血圧(収縮期血圧)**，拡張期に最低値となったときの血圧を**最低血圧(拡張期血圧)**といい，両者の差を**脈圧**といいます(**最高血圧－最低血圧＝脈圧**).

解答…2

問題-3 脈波について誤っているのはどれか．
1. 心臓の拍動による動脈の伸展と復元が末梢に伝わる波動である．
2. 内圧の波動を圧脈波という．
3. 血管径の波動を容積脈波という．
4. 脈波の伝播速度は血液が流れる速度より遅い．
5. 大動脈と大腿動脈の間の脈波の伝播速度は約5 m/秒である．

解法ポイント

脈波

> **❗ ここがポイント**
> 心臓の鼓動により生じる動脈内圧の上昇や動脈壁の伸展が波動となって末梢に伝わるものを**脈波**といい，内圧の波動を**圧脈波**，血管径(壁の伸展)の波動を**容積脈波**といいます．
> 脈波の伝播速度は実際に血液が流れる速度(血流速度)よりも**10～100倍速く**，大動脈と大腿動脈の間では**5 m/秒**程度です．

解答…4

問題-4 血圧調節機構について誤っているのはどれか．
1. 血圧調節に関与する圧受容体は頸動脈洞にある．
2. 心臓の血管運動中枢は延髄にある．
3. 気温が低くなると血圧が上昇する．
4. 等尺性収縮は血圧を上昇させる．
5. 血管抵抗は血圧に影響しない．

解法ポイント

血圧調節機構①

1. 動脈圧の圧受容器(圧受容体)は**頸動脈洞**と**大動脈弓**にあり，血圧の変化を感知して**血圧を調節**する〔**2-52** 参照〕．
2. 圧受容器からの求心性情報は**頸動脈洞神経**と**迷走神経(求心性線維)**を介して延髄の**心臓抑制中枢**を刺激し，**迷走神経(遠心性線維)**を介して心臓と呼吸を**抑制**する．
3. 気温が低いと血圧が**上昇**し，気温が高いと血圧が**下降**する．
4. 筋の等尺性収縮により血圧が**上昇**する．
5. 血圧＝**血流量**×**血管抵抗**であり，血管抵抗が増加すると血圧が増加する．

> **❗ ここがポイント**
> 血圧，血流量，血管抵抗の間には，電気のオームの法則(電圧＝電流×電気抵抗)と同じ関係(すなわち，血圧＝血流量×血管抵抗)が成り立ちます．これを体循環全体に当てはめて考えると，**血圧＝心拍出量×総末梢血管抵抗**という関係になります．

解答…5

問題-5 血圧調節機構について誤っているのはどれか．
1. 血圧は心拍出量と末梢血管抵抗により決まる．
2. 血圧が上昇すると圧受容体の興奮性が高くなる．
3. 血圧が上昇すると圧受容体反射により心拍数が増加する．
4. 血圧が下降するとただちに四肢の細動脈収縮が生じる．
5. 血圧が下降すると副腎からカテコールアミンが分泌される．

血圧調節機構②

1. 前述したように，血圧＝**心拍出量×総末梢血管抵抗**である．
2. 血圧が上昇すると**頸動脈洞**や**大動脈弓**にある圧受容体の興奮性が高くなる．
3. 血圧が上昇すると**圧受容体反射（減圧反射）**が生じ，**迷走神経**によって心臓が**抑制**され，心拍数と心拍出量が**減少**する．
4. 血圧が下降すると交感神経の興奮によって**末梢血管の収縮**が起こる．
5. 血圧が下降すると副腎髄質から**カテコールアミン**，脳下垂体後葉から**バソプレシン**が分泌され，血管平滑筋を収縮させて血圧を**上昇**させる．

❗ここがポイント
神経性血圧調節は血圧変化から数秒〜数分以内に起こり，①**圧受容器反射**，②**化学受容器反射**，③**中枢神経系虚血反応**などがあります．その他の血圧調節機構としては，液性調節，腎による調節があります〔**2-52** 参照〕．

解答…3

問題-6 安静時とジョギング開始30分後の生理的変化を比較したとき，誤っているのはどれか．
1. 心拍数の増加　　2. 収縮期血圧の上昇　　3. 予備呼気量の増加
4. 1回心拍出量の増加　　5. 脈圧の増加

運動による変化

ここがポイント
運動により予備呼気量は**減少**します．その他，運動により増加するもの，減少するもの，変化しないものを以下に示します．

運動により増加するもの	運動により減少するもの	変化しないもの
呼吸数 心拍数 心収縮性 毎分心拍出量（5→30 L/分） 筋血流（20倍以上） 酸素摂取量 筋によるエネルギー産生	予備呼気量	動脈血酸素分圧 動脈血二酸化炭素分圧

解答…3

問題 - 7 循環について**誤っている**のはどれか．

1. 1回心拍出量は心室の拡張終期容積に依存する．
2. 冠動脈には心収縮期に血液が流入する．
3. 静脈圧は心臓から遠いほど低い．
4. 運動により皮膚血流量が増加する．
5. 肺循環の血管抵抗は体循環の血管抵抗より小さい．

循環

1. 1回心拍出量は心室の**拡張終期容積**に依存する．
2. 冠動脈には**心拡張期**に多くの血液が流入する．冠血流量は心拡張期のほうが心収縮期より約 **2.5 倍**多くなる．
3. 静脈圧は心臓から遠いほど**低下**し，大静脈ではほぼ 0 mmHg（大気圧と等しい圧）まで低下する．この圧のことを**中心静脈圧**という．
4. 筋収縮に伴って熱産生が増加するので，熱の放散を増加させるために皮膚血流量は安静時の **2 倍に増加**する．さらに，激しい運動では**発汗**が生じる．
5. 肺循環の血管抵抗は体循環の血管抵抗の **1/5〜1/8** 程度であり，肺動脈の平均血圧は **13 mmHg** 程度である．

！ここがポイント
肺動脈は右心室から流出し，肺静脈は左心房に流入します．肺循環は体循環と直列に配置されているため，右心室からの心拍出量は左心室からの心拍出量と同じ約 5 L/分となります．

解答…2

問題 - 8 正しいのはどれか．

1. バルサルバ（Valsalva）試験中は 1 回心拍出量が増加する．
2. アシュネル（Aschner）試験では心拍数が増加する．
3. 頸動脈洞マッサージでは心拍数が増加する．
4. 右心房への静脈還流は吸気時に増加する．
5. 臥位と立位では静脈還流に大きな変化はない．

循環の調整

1. バルサルバ試験中に"いきむ"ことで胸腔内圧が上昇し，静脈還流が減少して 1 回心拍出量が**低下**する．
2. アシュネル試験で"眼球を強く圧迫する"と心拍数は**減少**する．
3. 頸動脈洞マッサージにより**ツェルマーク反射（ツェルマーク・ヘーリング反射）**が誘発されて心拍数が**減少**する．
4. 吸気時に右心房への静脈還流が**増加**する．
5. 臥位から立位に体位を変換すると，重力の影響により下肢の血液が貯留し，右心房への静脈還流量が**減少**する．

ここがポイント
バルサルバ試験は 40 mmHg 以上の呼気圧を持続して血圧・脈拍数の変化をみるもので，副交感神経が障害されると**バルサルバ比（最大心拍数÷最小心拍数）**が低下し，交感神経が障害されると血圧上昇率

が低下します．アシュネル試験は**アシュネルの反射**を誘発して副交感神経の機能をみるもので，正常では眼球を圧迫することによって眼窩の三叉神経が刺激され，これが迷走神経（副交感神経）の興奮となって心拍数が抑制されます．

　頸動脈洞マッサージにより**頸動脈洞反射**が誘発されます．これは喉頭隆起の外方にある頸動脈洞部の皮膚を指で押さえて圧迫することにより，心拍数低下（徐脈），血圧低下が起こる反射で，**ツェルマーク反射（ツェルマーク・ヘーリング反射）**とも呼ばれ，検査法としては**頸動脈洞試験**とも呼ばれます．

解答…4

問題-9 頸動脈洞反射で正しいのはどれか．〔54PM060〕
1. 血圧が上昇する．
2. 心拍数が増加する．
3. 求心路は舌下神経を介する．
4. 遠心路は迷走神経を介する．
5. 血中酸素濃度の上昇によって生じる．

頸動脈洞反射

1. 血圧が**低下**する．
2. 心拍数が**減少**する．
3. 求心路は**舌咽神経**である．
4. 遠心路は**迷走神経**である．
5. 頸動脈洞への**圧迫**や**血圧上昇**によって生じる．

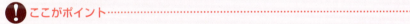
　頸動脈洞反射は，頸動脈洞の**圧迫**や**血圧上昇**による圧変化を**頸動脈洞圧受容器**が感知し，**舌咽神経**を介して**延髄孤束核**に伝え，孤束核から迷走神経背側核に伝わり，**迷走神経**を介して心臓の洞房結節や房室結節が抑制され，徐脈となり，血圧が低下する反射です．このとき脳幹へ行く血液が少なくなり脳幹での酸素量減少で失神することもあります（**頸動脈洞性失神**）．

解答…4

CHECK LIST

- □ コロトコフ音が聞こえ始めたときの圧は？
  A. 最高血圧
- □ 血圧が最小となるのはいつ？
  A. 心臓拡張期
- □ 血圧を求める式は？
  A. 血圧＝心拍出量×総末梢血管抵抗
- □ 脈圧とは何か？
  A. 最高血圧と最低血圧の差（脈圧＝最高血圧－最低血圧）
- □ 平均血圧を求める式は？
  A. 平均血圧＝最小血圧＋（脈圧×1/3）
- □ 動脈内圧上昇や動脈壁伸展が波動となって末梢に伝わるものを何という？
  A. 脈波
- □ 脈波のうち，内圧の波動を何という？
  A. 圧脈波
- □ 脈波のうち，血管径（壁の伸展）の波動を何という？
  A. 容積脈波
- □ 脈波の伝播速度は血流速度の何倍の速さ？
  A. 10〜100倍
- □ 動脈圧の圧受容器はどこにある？
  A. 頸動脈洞と大動脈弓
- □ 心臓の血管運動中枢はどこにある？
  A. 延髄
- □ 等尺性収縮によって血圧はどう変化する？
  A. 上昇する
- □ 血圧が上昇すると心拍数と心拍出量はどう変化する？
  A. 減少する
- □ 血圧が下降すると末梢血管はどのようになる？
  A. 収縮する
- □ 血圧下降時に副腎髄質から分泌されるのは？
  A. カテコールアミン
- □ 血圧下降時に脳下垂体後葉から分泌されるのは？
  A. バソプレシン
- □ カテコールアミンやバソプレシンは生体にどのような変化をもたらす？
  A. 血管平滑筋を収縮させて血圧を上昇させる
- □ 運動により予備呼気量はどう変化する？
  A. 減少する
- □ 心収縮期と心拡張期で冠血流量はどれくらい違う？
  A. 心拡張期のほうが約2.5倍多くなる
- □ 肺循環の血管抵抗は体循環の血管抵抗のおよそどれくらい？
  A. 1/5〜1/8程度

Summaries …要点を覚えよう！

2-49 血圧測定 ①

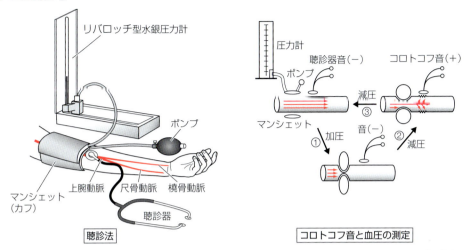

聴診法　　　コロトコフ音と血圧の測定

聴診法では上腕にマンシェットを巻き，圧迫により上腕動脈の血流を遮断します．マンシェット内の圧力が最高血圧まで下がると血管が開いて血流が再開します．このときの乱流により生じる血管音をコロトコフ音といいます．マンシェット内圧を徐々に下げていき，最低血圧以下になると乱流が消失するのでコロトコフ音が聞こえなくなります．このときのマンシェット内圧が最低血圧です．

触診法ではコロトコフ音の代わりに橈骨動脈の脈拍を利用します．聴診法と同様にマンシェットで血流を遮断したのち，その内圧を最高血圧まで下げると，血流が再開して橈骨動脈の脈拍が触れるようになります．このときのマンシェット内圧を水銀マノメータで読み取って最高血圧を測定します．ただし，この方法では最低血圧は測定できません．

2-50 部位別の血圧

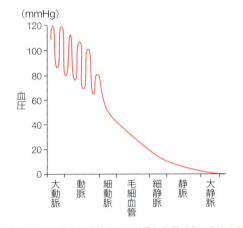

図に示したとおり，身体のなかで最も血圧が高いのは大動脈です．末梢に向かうほど血圧は低下し，細動脈の通過中からかなり低下し，大静脈ではほぼ 0 mmHg となります．

2-51 血圧測定 ②

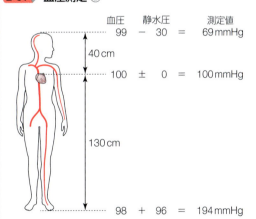

立位で血圧を測定した場合，重力の影響を受けて誤差を生じます（図では頭部で 30 mmHg 低く，足部で 96 mmHg 高く血圧が測定されることになります）．このような誤差を静水圧[注]と呼び，この影響を防ぐために，血圧は心臓と同じ高さで測ります．

注）静止している液体中において作用する圧力のこと．静水圧の大きさは液体の密度・重力加速度・深さの積で計算される．流体の密度を ρ，重力加速度を g，高さを h とすると，違う2点の圧力差は $\rho g h$ となる．

Summaries …要点を覚えよう！

2-52 血圧調節

血圧の調整は心収縮機能による調節のほかに，① 自律神経による血管収縮の調節（**神経性調節**），② ホルモンなどの液性因子による血管収縮の調整（**液性調節**），③ **腎臓**による**体液量の調整**という3つの調節システムがあります．

神経性調節	**頸動脈洞**や**大動脈弓**にある圧受容器が血圧の変化を感知し，その情報が迷走神経（求心性線維）と舌咽神経を経て血管運動中枢と心臓抑制中枢に伝えられ，**減圧反射**と**昇圧反射**を引き起こして血圧を調整する． 〔減圧反射〕 血圧が上昇している場合 → 交感神経の緊張が緩和 → 血管が拡張 → 血圧低下 　　　　　　　　　　　　→ 迷走神経の緊張が亢進 → 脈拍数と心拍出量が減少 〔昇圧反射〕 血圧が低下している場合 → 交感神経の緊張が亢進 → 血管が収縮 → 血圧上昇 　　　　　　　　　　　　→ 迷走神経の緊張が緩和 → 脈拍数と心拍出量が増加
液性調節	ホルモンなどの働きにより血圧を調整する． ● 血管収縮物質：**カテコールアミン，レニン-アンジオテンシン系**，トロンボキサン A_2，エンドセリン ● 血管拡張物質：**一酸化窒素，ヒスタミン，プロスタグランジン**
腎による調節	尿を生成することで体液量（≒循環血液量）を調節．これにより血圧を調節する．

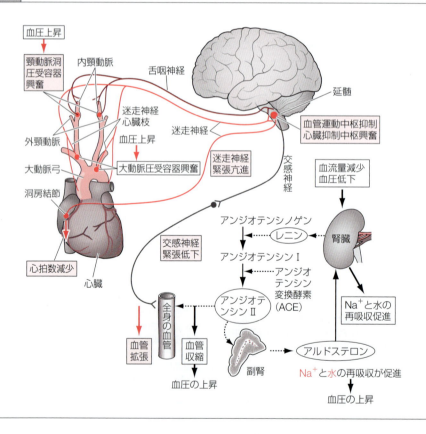

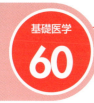

I 循環

心筋の特性

問題-1　心筋について誤っているのはどれか．

1. 固有心筋と特殊心筋に分けられる．
2. 固有心筋は刺激伝導系を構成する．
3. 単核細胞が介在板を介して接合している．
4. 介在板には多くのギャップ結合がみられる．
5. 機能的合胞体として機能する．

解法ポイント

心筋①

1. 心筋は**固有心筋**と**特殊心筋**に分けられ，固有心筋は**心房筋**と**心室筋**に分けられる．
2. 固有心筋は収縮・弛緩を繰り返してポンプ機能の原動力として機能する．**刺激伝導系**を構成するのは特殊心筋である．
3. 心筋は**横紋筋**であるが，同じ横紋筋に分類される骨格筋とは異なり，単核細胞が**介在板**を介して接合している〔 2-53 参照〕．
4. 介在板には多数の**ギャップ結合**があり，興奮（活動電位）は細胞から細胞へと遅延なく伝わる．
5. 心筋はギャップ結合の働きによりすべての細胞が同期的に興奮するので，**機能的合胞体**と呼ばれる．

解答…2

問題-2　心筋について誤っているのはどれか．

1. 筋小胞体がよく発達している．
2. 細胞内 Ca^{2+} 濃度が上昇し，筋収縮が生じる．
3. 絶対不応期が長い．
4. 強縮が起こらない．
5. Z線の位置に一致してT管が存在する．

解法ポイント

心筋②

1. **筋小胞体**は骨格筋と比べ発達していない．筋小胞体は Ca^{2+}（カルシウムイオン）の貯蔵庫である〔 2-54 参照〕．
2. 心筋細胞が興奮すると細胞内 Ca^{2+} 濃度が上昇して筋収縮が生じる．これを**興奮-収縮連関**と呼ぶ〔 2-55 参照〕．
3. 心筋は**絶対不応期**が長いため，骨格筋にみられるような加重が起こらない〔 2-56 参照〕．
4. 筋収縮パターンは骨格筋が**強縮**であるのに対し，心筋は**単収縮**である．
5. **T管（横行小管）**は細胞膜の一部が細胞内に陥入してできた管状の構造である．

解答…1

問題-3　心臓について正しいのはどれか．

1. 心臓の収縮は主に水素イオンの細胞内流入によって生じる．
2. 通常，心筋は伸張されると収縮力が低下する．
3. ノルアドレナリンは心筋収縮力を増加する．
4. 左心室と左心房は同時に収縮が始まる．
5. 収縮期に冠血管の血流は増加する．

解法ポイント

心筋③

1. 心臓の収縮は細胞内に Ca^{2+} が流入して生じる〔 2-55 参照〕.
2. 心筋は伸張されると収縮力が**増加**する.
3. ノルアドレナリンは心筋の収縮力を高め，心拍数を**増加**し，興奮伝導速度を**速く**する.
4. **左心房**が収縮してから**左心室**が収縮する.
5. 収縮期には冠血管の血流は**低下**する.

解答…3

CHECK LIST

- □ 心筋はどのように分類できる？
  - A. **固有心筋（心房筋，心室筋）と特殊心筋（刺激伝導系）**
- □ 心筋と骨格筋の構造上の違いは？
  - A. **単核細胞が介在板を介して接合している.**
- □ ギャップ結合の働きによりすべての細胞が同期的に興奮することから，心筋は何と呼ばれている？
  - A. **機能的合胞体**
- □ 心筋において骨格筋と比べて発達していないのは？
  - A. **筋小胞体**
- □ 心筋細胞が興奮し，細胞内 Ca^{2+} 濃度が上昇して筋収縮が生じることを何という？
  - A. **興奮−収縮連関**
- □ 心筋には骨格筋にみられるような加重や強縮はどうしてみられない？
  - A. **絶対不応期が長いため**
- □ 心筋の細胞膜の一部が細胞内に陥入してできた管状の構造を何という？
  - A. **T管（横行小管）**

Summaries …要点を覚えよう！

2-53 心筋線維（心筋細胞）の結合

心筋線維（心筋細胞）は**介在板**によって結合しています．ここでは6個の**コネキシン**で構成される**コネクソン**が**ギャップ結合**を形成し，興奮は細胞から細胞へと遅延なく伝わるようになっています．心筋は**ギャップ結合**の働きによりすべての細胞が同期的に興奮するので，**機能的合胞体**と呼ばれます．

2-54 筋の構造

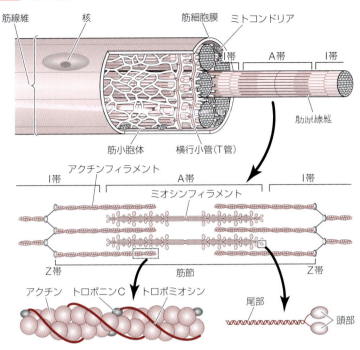

- A帯にはミオシンフィラメントとアクチンフィラメントが重なって存在します。I帯には**アクチンフィラメント**のみが存在しており，A帯の中央部には**ミオシンフィラメント**のみが存在する部位（H帯ともいう）が存在しています〔 1-10 ▶ 1-11 ▶ 1-12 ▶参照(p.??)〕．
- アクチンフィラメントには，**トロポニンC**が存在し，細胞質内の Ca^{2+} の濃度が上昇する〔 2-12 ▶ 参照(p.194)〕とトロポニンCと Ca^{2+} が結合する仕組みになっています．

2-55 滑走説

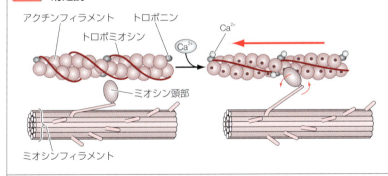

- 筋弛緩時には**トロポミオシン**によってアクチンとミオシンは連結を抑制されていますが，トロポニンCと Ca^{2+} が結合すると，トロポミオシンが抑制を解除するため，**アクチン**と**ミオシン頭部**が架橋され，ATPが分解されたエネルギーでミオシンとアクチンが滑り合うようにして筋が収縮します．これを**滑走説**と呼びます〔 1-12 ▶ 参照(p.22)〕．

2-56 心筋と骨格筋の活動電位と収縮

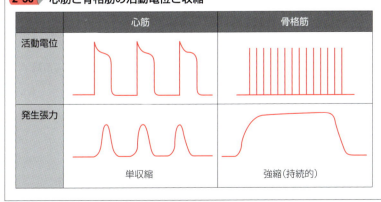

- **骨格筋**：筋が連続して刺激され，単収縮が重なって（**加重**）より大きな収縮となる**強縮**を引き起こすことが可能です．
- **心筋**：心筋の収縮パターンは1回の刺激によって起こる一過性の収縮（**単収縮**）です．

I 循環

心臓拍動の自動性と心拍出量

問題-1 心拍数を増加させる要因でないのはどれか．

1. 発熱
2. 吸気
3. 血圧の上昇
4. 心筋酸素消費量の増加
5. 甲状腺ホルモンの増加

心拍数の増減①

⚠ ここがポイント

動脈血圧が上昇すると頸動脈洞や大動脈弓にある血圧を感知する圧受容器が興奮し，心臓が**抑制**され，心拍数・心拍出量が**減少**します．同時に**血管拡張**が生じ，血圧は**下降**します〔 2-57 参照〕．

血圧の上昇→圧受容器の興奮→心臓抑制（**心拍数・心拍出量↓**）・血管拡張→血圧の低下

解答…3

問題-2 脈拍数を減少させる要因はどれか．

1. 貧血
2. 精神的興奮
3. 激しい疼痛
4. 迷走神経の刺激
5. 静脈還流量増加

心拍数の増減②

⚠ ここがポイント

心臓を支配する**迷走神経（副交感神経）**は，**アセチルコリン**を神経伝達物質として，心筋のムスカリン受容体に作用して心臓の働きを**抑制**するため，心拍数が**減少**します〔 2-57 参照〕．

解答…4

問題-3 脈拍数を減少させる要因はどれか．

1. 怒り
2. 羞恥
3. 体温低下
4. 全身運動
5. 交感神経活動の亢進

心拍数の増減③

⚠ ここがポイント

著しく体温が低下し，体温調節限界を超えると代謝や各臓器の生理機能が低下し，呼吸数や心拍数が**減少**します〔 2-57 参照〕．

解答…3

問題-4 心拍出量を増加させる原因として正しいのはどれか．2つ選べ．

1. 吸息
2. 頭蓋内圧亢進
3. 動脈血圧上昇
4. アセチルコリン
5. 甲状腺ホルモン増加

心拍出量の増減

 ここがポイント

心拍出量は1分間に心室から拍出される血液量のことであり，心拍出量＝心拍数×1回拍出量で表されます．成人の安静時心拍出量は約5 L/分ですが，運動時には心拍数，1回拍出量とも増加し，心拍出量は25〜30 L/分に達します〔 2-58 参照〕．

1．吸息と5．甲状腺ホルモン増加は心拍数を増加させる要因であり，2．頭蓋内圧亢進，3．動脈血圧上昇は心拍数を減少させる要因です．4．アセチルコリンは心臓迷走神経の神経伝達物質であり，心臓の働きを抑制し，心拍数の減少，興奮伝導速度の低下をもたらします〔 2-57 参照〕．

解答…1, 5

問題-5 心拍出量を決定する因子でないのはどれか．
1. 心拍数　　　2. 1回拍出量　　　3. 静脈還流量
4. 心室弛緩の程度　　　5. 冠動脈圧

心拍出量の決定因子

 ここがポイント

問題4で述べたように，心拍出量＝心拍数×1回拍出量であるため，「心拍数」と「1回拍出量」は心拍出量を決定する要因となります．

心拍出量は静脈還流量の増加とともに自動的に増加します(この現象をフランク・スターリングの法則といいます)．これは心筋自体に備わった性質〔 2-59 参照〕であるため，この機構による心拍出量の調整を内因性調節といいます．心室弛緩の程度も長さ-張力曲線に影響を与えるため，心拍出量に影響を与えますが，冠動脈圧は心拍出量には影響を与えません．

このほか，心臓のリズムや収縮力は自律神経系やホルモンにより調節されています．このような調節を外因性調節といいます〔 2-60 参照〕．

解答…5

 CHECK LIST

- □ 血圧が上昇すると心拍数はどのように変化する？
  A. 減少する
- □ 心筋のムスカリン受容体に作用して心臓の働きを抑制する心臓迷走神経の神経伝達物質は？
  A. アセチルコリン
- □ 体温調節限界を超えて体温が低下すると心拍数はどう変化する？
  A. 減少する
- □ 心拍出量を式で表すと？
  A. 心拍出量＝心拍数×1回拍出量
- □ 成人の安静時心拍出量はどれくらい？
  A. 約5 L/分
- □ 成人の運動時の心拍出量はどれくらい？
  A. 25〜30 L/分
- □ 心拍出量は静脈還流量の増加とともに増加するという法則を何という？
  A. フランク・スターリングの法則

Summaries …要点を覚えよう！

2-57 心拍数を増減させる要因

心拍数を増加させる要因と減少させる要因を以下に示します．

心拍数の増加要因	心拍数の減少要因
発熱(体温上昇)，**甲状腺ホルモン(サイロキシン)増加**，心筋酸素消費量増加，動脈血圧下降，吸気，**静脈還流増加**，循環血液量増加，精神的興奮(怒り・羞恥)，貧血，激しい疼痛，全身運動，筋運動，交感神経活動の亢進	動脈血圧上昇，**迷走神経の刺激**，**体温低下**，**頸動脈刺激**，呼気，悲しみ，恐怖，脳圧(頭蓋内圧)上昇

2-58 心拍出量

心拍出量：**1分間に心室から拍出される血液量**
安静時：約5 L/分
運動時：約25〜30 L/分

心拍出量＝心拍数×1回拍出量

心拍出量を決定する要因は以下のとおりです．
1. 心室弛緩の程度
2. 心拍数
3. 1回拍出量
4. 静脈還流量
5. 心室内残留血液量
6. 左室収縮終期容量

2-59 フランク・スターリングの法則

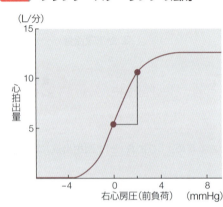

　心室の拍出能力を前負荷との関係で表した曲線を心機能曲線といい，代表的な心機能曲線が左図の**心拍出量曲線**です．
　この心拍出量曲線を見てみると，心房圧が0 mmHgから2 mmHgに増加した場合(すなわち，**静脈還流量**が増え，**前負荷**が増した場合)に，**心拍出量**が5 L/分から10 L/分と2倍に増加していることがわかります．
　このように「**前負荷が大きいほど心拍出量が増す関係**」を**フランク・スターリングの法則**と呼びます．

2-60 外因性調節機構

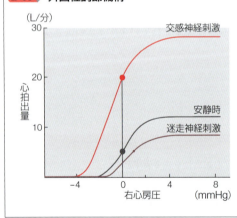

　心臓の拍動リズムや収縮力を調節する外因性の調節機構としては以下のようなものがあります．
- **自律神経による調節**
  交感神経　：心筋全体に分布し，心機能を**促進**する．
  副交感神経：迷走神経が洞結節と房室結節に作用し，心機能を**抑制**する．
  ※心臓の神経支配については 2-62 を参照(p.269)．
- **ホルモンによる調節(心機能を促進するホルモン)**
  ⇒**アドレナリン**，**サイロキシン**

I 循環

心臓の刺激伝導系

問題-1 心臓の刺激伝導系でないのはどれか． 〔54PM063〕

1. 固有心筋
2. 洞房結節
3. プルキンエ線維
4. 房室結節
5. 房室束

心臓の刺激伝導系①

> **！ここがポイント**
> 心筋は**固有心筋（心房筋，心室筋）**と**特殊心筋（心臓の刺激伝導系）**に区分されます．刺激伝導系は，①**洞結節（洞房結節）**，②**房室結節**，③**ヒス束（房室束）**，④**プルキンエ（Purkinje）線維**からなります．

解答…1

問題-2 心臓の刺激伝導系について正しいのはどれか．2つ選べ． 〔44PM013（類似問題 50AM056）〕

1. 左脚と右脚は房室束へ興奮を伝える．
2. 洞房結節はペースメーカーと呼ばれる．
3. 房室結節は上大静脈口のすぐ右側に位置する．
4. 房室系は洞房結節と房室束とからなる．
5. プルキンエ線維は心室壁に放散している．

心臓の刺激伝導系②

1. 興奮は，房室束（ヒス束）から左脚と右脚のプルキンエ線維へ伝わる．
2. 洞房結節（キース-フラック結節）は，**上大静脈口**のすぐ右側に位置し，**ペースメーカー**と呼ばれる．
3. 房室結節（田原結節，AV結節）は，右心房の後壁で，**冠状静脈洞口**の近くに位置する．
4. 房室系は**房室結節（田原結節，AV結節）とヒス束（房室束）**からなる．
5. プルキンエ線維は**心室壁**に放散している．

> **！ここがポイント**
> 刺激伝導系は**洞結節（洞房結節）**で発生した心拍のリズムを心臓全体の心筋に伝えるシステムです．洞結節で発生した刺激は，心房→房室結節→ヒス束（房室束）→心室中隔→左脚・右脚に伝えられます．ヒス束に始まる線維を**プルキンエ線維**といい，このプルキンエ線維が心室内膜下に至り，心室心筋に刺激を伝えます．
> 房室結節は洞結節より，太く，密な特殊心筋線維からなり，心室中隔を下行し，左右の脚に分かれ，プルキンエ線維となり心室壁に放散して終わります．

解答…2, 5

問題-3 刺激伝導系について誤っているのはどれか．

1. 洞結節は右心房にある．
2. 洞結節は心臓のペースメーカーである．
3. 房室結節は右心房にある．
4. 心房の興奮は心電図上 QRS 波として示される．
5. 迷走神経は抑制性に働く．

心臓の刺激伝導系③

 1. 洞結節(洞房結節ともいう)は**右心房の静脈洞**にある.
2. 洞結節の特殊心筋細胞は自ら興奮する性質(自動性)を有し,60～90回/分の頻度で興奮し,心臓の拍動リズムを決定するペースメーカーとなっている.
3. 房室結節は**右心房の房室境界部**近くにある〔 2-61 参照〕.
4. 心房の興奮は心電図の**P波**として示され,心室の興奮は**QRS波**として示される.
5. **迷走神経**は心臓に対して抑制性に作用する〔 2-62 参照〕.

！ここがポイント
心筋の興奮は右心房の**洞結節**で発生し,はじめに**心房筋**に伝わったのち,**房室結節**,心房から心室を貫く**ヒス束**,左脚および右脚の**プルキンエ線維**を経て**心室筋**に伝わります.

解答…4

問題-4 刺激伝導系について誤っているのはどれか.
1. 房室結節の刺激は心房筋を興奮させる.　2. 房室結節の興奮伝導速度は遅い.
3. 心房から心室への刺激はヒス束を経由する.　4. プルキンエ線維は刺激を心室筋に伝える.
5. プルキンエ線維の興奮伝導速度は速い.

心臓の刺激伝導系④

！ここがポイント
房室結節の刺激は**ヒス束**,右脚・左脚の**プルキンエ線維**を経て**心室筋**を興奮させます.房室結節の特殊心筋は**細く**,興奮伝導速度が**遅い**ため,心房筋が興奮してから心室筋が興奮するまでに0.12～0.18秒の遅延(**房室遅延**)が生じます.一方,プルキンエ線維の興奮伝導速度は**速く**,すべての心室筋が同期して収縮します.

解答…1

問題-5 刺激の伝わる方向で正しいのはどれか.　〔48PM057〕
1. 左脚→ヒス束　　　　　　　　2. 右脚→房室結節
3. 洞房結節→房室結節　　　　　4. 心室心外膜側→心室心内膜側
5. 心室中隔右室側→心室中隔左室側

心臓の刺激伝導系⑤

 1. ヒス束→左脚
2. 房室結節→右脚
3. 洞房結節→房室結節
4. 心室心**内**膜側→心室心**外**膜側
5. 心室中隔の右室側と左室側には刺激が同時に伝わる.

解答…3

問題-6 心電図について正しいのはどれか.
1. 通常，横軸の1 mm は 0.5 秒に相当する.
2. 第Ⅰ誘導は左足と右手の電位差を導出している.
3. 胸部誘導は心筋の前額面における脱分極を導出している.
4. QRS 波は心室全体への興奮の広がりを意味している.
5. T 波は心房の脱分極によって生じる.

心電図①

1. 通常，心電図の横軸の1 mm は **0.04 秒** に相当する.
2. 第Ⅰ誘導は**左手**と**右手**の電位差を導出する.
3. 胸部誘導は心筋の**水平面**における脱分極を導出している.
4. QRS 波は**心室**全体への興奮の広がりを意味している.
5. T 波は**心室**の再分極(興奮の回復)によって生じる.

❗ ここがポイント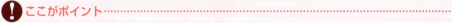

心電図の基本的な知識をおさえておきましょう！ 心電図の横軸は時間経過を表しています．通常 25 mm/秒の速さで進みますので，1 mm は 0.04 秒 (＝1 秒÷25 mm) に相当します．心電図の誘導方法には，①**胸部誘導**と②**肢誘導**の2つがあります．胸部誘導は心筋の**水平面**における脱分極を導出し，肢誘導は心筋の**前額面**における脱分極を誘導する方法です．第Ⅰ誘導は左手と右手間，第Ⅱ誘導は右手と左足間，第Ⅲ誘導は左足と左手間の電位差を導出します．心電図の波形の表す意味については 2-63 ▶ を参照してください．

解答…4

問題-7 心電図について正しいのはどれか.
1. P 波は洞結節の興奮に対応する.
2. PQ 間隔は心房内の興奮伝導時間である.
3. QRS 間隔は心室全体への興奮伝導時間である.
4. ST 部分は心室の再分極する過程を示す.
5. T 波はプルキンエ線維の再分極に対応する.

心電図②

1. P 波は**心房**の興奮(脱分極)に対応する〔 2-63 ▶ 参照〕.
2. PQ 間隔は**房室興奮伝導時間**である.
3. QRS 間隔は**心室全体への興奮伝導時間**である.
4. ST 部分は**心室全体が興奮している時間**を示す.
5. T 波は**心室**の興奮の回復(再分極)に対応する.

解答…3

問題-8 心筋の再分極に最も影響するのはどれか. 〔54AM065〕
1. Ca^{2+} 電流
2. K^+ 電流
3. Na^+ 電流
4. 細胞外電流
5. ペースメーカー電流

心筋の再分極

> **❗ ここがポイント**
>
> 最初に，心臓における興奮伝導は，右心房にある洞結節で Ca^{2+} の流入によって**脱分極**が起こります．この刺激が心房筋へと伝わり，Na^+**チャネル**が一時的に開口して脱分極し，これにより細胞内電位が上がり，Ca^{2+} が流入し，心筋収縮が起こります．その後，Na^+ はすぐに Na-K ポンプによって K^+ と交換で細胞外へと汲み出されます．しばらくは，Ca^{2+} 流入と K^+ 流出とが均衡するため，電位はややプラスで推移しますが，引き続き流出する K^+ により再び静止膜電位へと戻ります（再分極）．
>
> 以下のように，4相に区分して，心筋細胞の活動電位に影響するイオンを整理することができます．

0相	Na^+ の内向き電流による急速脱分極
1相	一過性の外向き K^+ 電流による初期再分極
2相	内向き Ca^{2+} 電流と外向き K 電流のバランスによるプラトー相
3相	外向き K^+ 電流による再分極

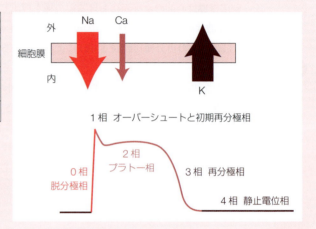

解答…2

CHECK LIST

- □ 洞結節はどこにある？
  - A. 右心房の上大静脈の開口部近くの静脈洞
- □ 洞結節は心臓でどのような役割をしている？
  - A. ペースメーカー
- □ 房室結節はどこにある？
  - A. 右心房の房室境界部近く
- □ 心電図の P 波は何の興奮（活動電位）を示す？
  - A. 心房
- □ 心電図の QRS は何の興奮（活動電位）を示す？
  - A. 心室
- □ 心臓に対して抑制性に作用する神経は？
  - A. 迷走神経
- □ 洞結節からの刺激はどのように伝導される？
  - A. 洞結節→心房筋→房室結節→ヒス束→左脚・右脚のプルキンエ線維→心室筋
- □ 房室結節の刺激はどの筋を興奮させる？
  - A. 心室筋
- □ 心房筋の興奮から心室筋の興奮までの時間差（遅延）を何という？
  - A. 房室遅延

Summaries …要点を覚えよう！

2-61 心臓の刺激伝導

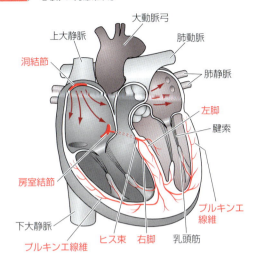

心筋の興奮が伝わる順番を覚えましょう．

洞結節（洞房結節）→（心房筋）→房室結節→ヒス束→
右脚・左脚→プルキンエ線維→（心室筋）

2-62 心臓の神経支配

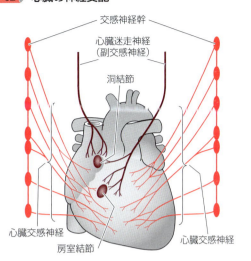

心臓は心臓交感神経と心臓迷走神経（副交感神経）によって支配されています．

- **心臓交感神経**
神経終末からノルアドレナリンを分泌→心臓のβ受容体に結合→心筋の収縮力の上昇，心拍数の増加，興奮伝導速度の上昇

- **心臓迷走神経**
神経終末からアセチルコリンを分泌→心筋のムスカリン受容体に結合→心拍数の減少，興奮伝導速度を遅らせる．

2-63 心電図の波形と意味

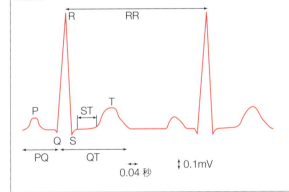

名称	電位(mV)	持続時間(秒)	意味
P 波	≦ 0.2	0.08～0.1	心房の興奮
QRS 波	0.5～1.5	0.08～0.1	心室全体への興奮の広がり
T 波	≦ 0.2	0.2～0.6	心室の興奮回復（再分極）
ST 部分	−0.1～0.1	0.1～0.12	心室全体の興奮
PQ 時間		0.12～0.20	房室間伝導時間
QT 間隔		0.3～0.46	電気的収縮時間

J 血液・免疫

血液の成分

問題-1 誤っているのはどれか.
1. エリスロポエチンは赤血球の産生を促す.
2. 赤血球は細網内皮系の器官で捕捉される.
3. 白血球で最も多いのは好塩基球である.
4. 血小板は骨髄でつくられる.
5. 血漿成分にはフィブリノゲンが含まれる.

血液の成分

1. 腎臓は血中の**酸素分圧**を感知し,酸素圧が低下すると**エリスロポエチン**(注)を放出する.エリスロポエチンは**赤血球コロニー形成細胞**に作用して**赤血球**の増殖と成熟(ヘモグロビン合成も)を促進し,赤血球を増加させる.
2. 老化した赤血球は**脾臓**内部の網目構造(細網内皮系)を通過できず捕捉される.捕捉された赤血球は溶血または貪食によって破壊される.
3. 白血球で最も多いのは**好中球**である.
4. 血小板の前駆細胞である巨核芽球は**骨髄**で分化して巨核球になり,巨核球の細胞質がちぎれるようにして**血小板**がつくられる.
5. 血漿成分には**フィブリノゲン(線維素原)**が含まれる.
注)ホルモンの一種. 166個のアミノ酸からなるポリペプチド(分子量18,399)で,糖含量が多く全体としては分子量約35,000の糖蛋白. 血中での寿命は4～5時間である.

ここがポイント

血液は体重の約**1/13**を占め,**細胞成分**(45%)と**液体成分**(55%)からなります.細胞成分(または有形成分)は**赤血球**, **白血球**, **血小板**であり,液体成分は**血漿**です.血清は血液を凝固させて生じた血餅を除いて得られる黄色透明な液体であり,血漿から**線維素原**と**凝固因子**を除いたものです.

血液の成分については 2-64 を参照してください.

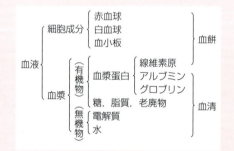

解答…3

問題-2 血球とその働きの組み合わせで誤っているのはどれか.
1. 赤血球 —— 酸素運搬　2. 顆粒球 —— 栄養素運搬　3. 単球 —— 病原体貪食
4. リンパ球 —— 抗体産生　5. 血小板 —— 止血

血球の働き

1. 赤血球は**ガス交換**に関与し,**ヘモグロビン**が酸素と結合することにより酸素を組織に供給している.

2. 栄養素の運搬に関与しているのは液体成分である血漿である．顆粒球は白血球のうちの好中球，好酸球，好塩基球の総称である．これらの細胞は生体防御に関与する．
3. 単球は好中球と同様に細菌を貪食して殺菌することができる．また，G-CSFなどのサイトカインを産生し，生体防御や免疫機能を制御している．
4. リンパ球にはT細胞，B細胞，NK細胞などがある．T細胞は主として胸腺で分化し，B細胞とNK細胞は骨髄で分化する．抗原刺激を受けて活性化されたB細胞は分化・成熟して形質細胞になり，抗体である免疫グロブリンを産生する．形質細胞への分化にはインターロイキン-6(IL-6)が関与している．抗体にはIgG，IgA，IgM，IgD，IgEの5種類がある．血漿中で最も多い抗体はIgGである．
5. 血液凝固は血小板の凝固因子により行われる．凝固した塊を血栓という．

❗ここがポイント

白血球は好中球，好酸球，好塩基球，単球，リンパ球からなります．このうち好中球，好酸球，好塩基球は，細胞質内に顆粒があるので，顆粒球(注)と呼ばれます．これらの細胞はいずれも生体防御に関与します〔**2-65** 参照〕．

注）好中球の数が最も多いため，顆粒球と好中球を同義に用いることがある．

解答…2

問題-3 ヘモグロビンの酸素解離曲線を図に示す．矢印の方向に曲線を移動させる状態はどれか．2つ選べ．

〔48PM065〕

1. 体温の下降
2. 激しい運動
3. 代謝性アルカローシス
4. 動脈血の二酸化炭素分圧の上昇
5. 血中2,3-DPG（ジフォスフォグリセリン酸）の濃度低下

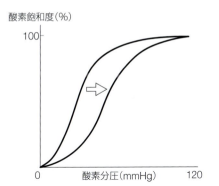

解法ポイント

ヘモグロビンの酸素解離曲線

❗ここがポイント

図のように酸素解離曲線が右に移動するとヘモグロビンから酸素が解離しやすくなり，末梢組織への酸素供給が増加します．このような状態は，①激しい運動，②動脈血の二酸化炭素分圧(PCO$_2$)上昇，③体温上昇，④アシドーシス(pH低下)，⑤血中2,3-DPGの濃度上昇により起こります．

解答…2，4

問題-4 末梢組織への酸素供給を増やすのはどれか． 〔54AM066〕

1. pHの低下
2. 体温の低下
3. PCO$_2$の低下
4. 赤血球数減少
5. ヘモグロビン濃度減少

末梢組織への酸素供給

解法ポイント

1. pHが低下すると，ヘモグロビンの酸素解離曲線は右方向に移動し，末梢組織への酸素供給が増加する．
2. 体温が上昇すると，ヘモグロビンの酸素解離曲線は右方向に移動し，末梢組織への酸素供給が増加する．
3. PCO_2が上昇すると，ヘモグロビンの酸素解離曲線は右方向に移動し，末梢組織への酸素供給が増加する．
4. 赤血球数が増加すると，末梢組織への酸素供給が増加する．
5. ヘモグロビン濃度が増加すると，末梢組織への酸素供給が増加する．

解答…1

CHECK LIST

- □ 血液は体重全体のどれくらいを占める？
  A. 約 1/13（約 8％）
- □ 血液を構成する細胞成分と液体成分の割合は？
  A. 細胞成分：45％，液体成分：55％
- □ 血液の細胞成分には何が含まれる？
  A. 赤血球，白血球，血小板
- □ 血漿はどのような働きをしている？
  A. 栄養素の運搬
- □ 赤血球はどのような働きをしている？
  A. 酸素の運搬
- □ 赤血球の産生を促すホルモンは？
  A. エリスロポエチン
- □ 老化した赤血球はどこで捕捉される？
  A. 脾臓内部の細網内皮系
- □ 血小板はどこでつくられる？
  A. 骨髄
- □ 血小板はどのような働きをする？
  A. 凝固因子による血液凝固
- □ 白血球のうち顆粒球と呼ばれるものは？
  A. 好中球，好酸球，好塩基球
- □ リンパ球にはどのような細胞が含まれている？
  A. T細胞，B細胞，NK細胞など
- □ T細胞は主にどこで分化する？
  A. 胸腺
- □ B細胞とNK細胞はどこで分化する？
  A. 骨髄
- □ B細胞から分化・成熟した形質細胞はどんな抗体を産生する？
  A. 免疫グロブリン

Summaries …要点を覚えよう！

2-64 血液の成分

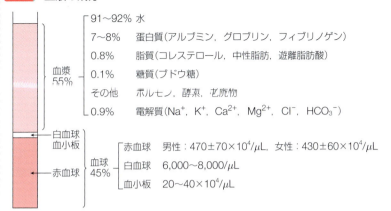

血液に凝固阻止薬を加えて遠心すると，図のように**血漿**と**血球成分**に分離されます．
また，遠心を行わずにそのまま放置すると，10分ほどで血液は凝固し，**血餅**と**血清**に分離します．**フィブリノゲン**などの凝固因子はすべて血餅に含まれるため，血清は**血漿**からこれらの凝固因子を除いたものといえます．

2-65 血液の機能

運搬作用	O_2の運搬　　　：肺→組織：赤血球 CO_2の運搬　　：組織→肺：赤血球，血漿 栄養素の運搬　：腸管→肝臓→組織：血漿 ホルモンの運搬：内分泌腺→組織：血漿 代謝物の運搬　：肝臓→腎臓：血漿
体温調節作用	体熱の運搬：内臓，筋肉→皮膚
内部環境の恒常性維持	pH：7.4：血液緩衝系（赤血球，血漿） 浸透圧：280～300 mOsm/L：電解質（Na，Cl） 膠質浸透圧：25～35 mmHg：血漿蛋白（アルブミン）
生体防御作用	細菌やウイルスから生体を守る：白血球（食作用），B細胞（抗体産生）
止血作用	血小板の凝固因子（血漿）

血液には，**運搬作用，体温調節作用，内部環境の恒常性を維持する作用，生体防御作用，止血作用**などの働きがあります．
赤血球，血小板，血漿など，それぞれに役割が異なるため，何がどのような働きをしているかを整理して覚えましょう．

J 血液・免疫

血液細胞の生成と分化

問題-1 骨髄系幹細胞から分化しないのはどれか.

1. 赤血球　2. 血小板　3. 単球　4. 好中球　5. B 細胞

解法ポイント

骨髄系幹細胞

❗ ここがポイント

　血液中の細胞(赤血球や白血球など)や細胞質断片(血小板)はすべて骨髄(赤色骨髄)の**多能性幹細胞**から分化，増殖します．多能性幹細胞は① **骨髄系幹細胞**と② **リンパ球系幹細胞**を経て，いくつかの前駆細胞へと分化，成熟します．骨髄系幹細胞からは骨髄系の細胞(**赤血球**，**血小板**，**単球**，**好中球**，**好酸球**，**好塩基球**)が分化し，リンパ球系幹細胞からはリンパ系の細胞〔**B 細胞**，**T 細胞**，**NK 細胞**[注]〕が分化します〔 参照〕．

注) NK 細胞：ナチュラルキラー細胞の略

解答…5

問題-2 赤血球について誤っているのはどれか.

1. 骨髄系幹細胞から分化する．
2. エリスロポエチンは赤血球の産生を促す．
3. 赤血球の寿命は 30 日である．
4. 寿命が近づくと赤血球の変形能が低下する．
5. 破裂した赤血球はマクロファージによって貪食される．

解法ポイント

赤血球

❗ ここがポイント

　赤血球は**骨髄系幹細胞**から分化します．骨髄系幹細胞は**赤芽球コロニー群形成細胞(BFU-E)**を経て**赤芽球コロニー形成細胞(CFU-E)**に分化します．赤芽球コロニー形成細胞は**エリスロポエチン**の作用を受けて**赤芽球**になり，**網状球**を経て**赤血球**へと成熟します〔 参照〕．骨髄中で赤芽球から網状球，赤血球となって末梢血中に放出されるまで **4～6 日**かかります．

　赤血球の寿命はおよそ **120 日**で，寿命が近づくと代謝酵素が減少して変形能が低下し，脾臓の赤脾髄に存在する網の目のような脾索をくぐり抜けることができず破裂します．破裂した赤血球は同じ部位に存在する**マクロファージ**によって貪食され，血液中から取り除かれます．

解答…3

J 血液・免疫

CHECK LIST

- □ 赤血球，白血球，血小板などはどんな細胞から分化，増殖する？
  A. 赤色骨髄の多能性幹細胞
- □ 多能性幹細胞は何と何に分化する？
  A. 骨髄系幹細胞とリンパ球系幹細胞
- □ 骨髄系幹細胞から分化する血液細胞は？
  A. 赤血球，血小板，単球，好中球，好酸球，好塩基球
- □ リンパ球系幹細胞から分化するリンパ系の細胞は？
  A. B細胞，T細胞，NK細胞
- □ 赤芽球コロニー形成細胞は何の作用で赤芽球になる？
  A. エリスロポエチン
- □ 赤血球の寿命はどれくらい？
  A. およそ120日
- □ 破裂した赤血球は何により貪食される？
  A. マクロファージ

Summaries …要点を覚えよう！

2-66 血液細胞の分化

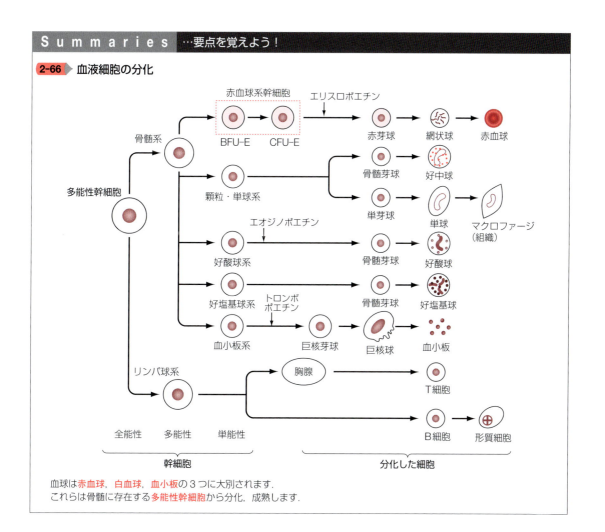

血球は赤血球，白血球，血小板の3つに大別されます．
これらは骨髄に存在する多能性幹細胞から分化，成熟します．

J 血液・免疫

血液凝固と線溶現象

問題-1 凝固系について誤っているのはどれか．
1. 出血を阻止する生理的反応を凝固系という．
2. 内因系凝固は血管内で反応が進行する．
3. 凝固系を促進する物質を凝固因子という．
4. 内因系凝固では最初に第Ⅶ因子が活性化される．
5. フィブリノゲンがフィブリンに変換される．

内因系凝固

 ここがポイント

血液を凝固させて血管や組織の損傷に伴う出血を阻止する生理的反応を**凝固系**といいます．凝固系は主に血管内で反応が進行する**内因系凝固**と，血液が血管外に流出して反応が開始する**外因系凝固**に分けられます．凝固系を促進する物質を**凝固因子**，凝固因子の活性を抑制する物質を**凝固抑制物質**といい，両者のバランスにより凝固系の活性が決定されます．

内因系凝固では，血液が異物と接触すると**第Ⅻ因子**が活性化され，次いで各凝固因子が次々と活性化され，最終的に活性化された第Ⅹ因子（Xa）の働きで**プロトロンビン**が**トロンビン**となり，このトロンビンが可溶性の**フィブリノゲン**を不溶性の**フィブリン**に変換します．さらに，トロンビンは**第ⅩⅢ因子**を活性化させて**活性化ⅩⅢ因子（ⅩⅢa）**にし，フィブリン分子を架橋結合して強固な**フィブリン塊**を形成します．このような反応の進行にはカルシウムイオンやリン脂質が必要となります〔**2-67** 参照〕．

解答…4

問題-2 誤っているのはどれか．
1. 外因系凝固では血液中の第Ⅶ因子が損傷組織の組織因子と結合する．
2. トロンビンはフィブリン分子を架橋結合してフィブリン塊を形成する．
3. 血栓を溶解する生理的反応を線溶系という．
4. 血栓の主要成分を分解するのはプラスミンである．
5. プラスミンはプラスミノゲンとして膵臓で産生される．

外因系凝固と線溶現象

 ここがポイント

血液が血管外へ流出したときの凝固反応を**外因系凝固**といいます．外因系凝固では，血液中に含まれる**第Ⅶ因子**が損傷組織に存在する組織因子と結合して血液凝固反応が始まります．次いで活性化第Ⅶ因子（Ⅶa）・組織因子・カルシウムイオン・リン脂質複合体が形成され，各凝固因子を次々と活性化させます．その後の反応は内因系凝固反応と同様です〔**2-67** 参照〕．

血栓を溶解する生理的反応を**線溶系**といいます．この反応では**プラスミン**が血栓の主要成分である**フィブリン**を分解し，血栓を溶解します〔54PM064〕．プラスミンは**プラスミノゲン**として**肝臓**で産生されます．

解答…5

J 血液・免疫

CHECK LIST

- □ 血液を凝固させて出血を阻止する生理的反応は？
  A. 凝固系
- □ 内因系凝固はどこで反応が進行する？
  A. 血管内
- □ 外因系凝固はどこで反応が進行する？
  A. 血管外（血管外に血液が流出したときに反応）
- □ 凝固系を促進する物質を何という？
  A. 凝固因子
- □ 凝固因子の活性を抑制する物質を何という？
  A. 凝固抑制物質
- □ 内因系凝固で最初に活性化される凝固因子は？
  A. 第XII因子
- □ フィブリノゲンをフィブリンに変換するのは？
  A. トロンビン
- □ トロンビンがフィブリン分子を結合して形成するのは？
  A. フィブリン塊
- □ 外因系凝固では損傷組織の組織因子とどの凝固因子が結合して始まる？
  A. 第VII因子
- □ 血栓を溶解する生理的反応を何という？
  A. 線溶系
- □ 血栓の主要成分を分解する物質は？
  A. プラスミン
- □ プラスミノゲンが産生される臓器は？
  A. 肝臓

Summaries …要点を覚えよう！

2-67 凝固反応

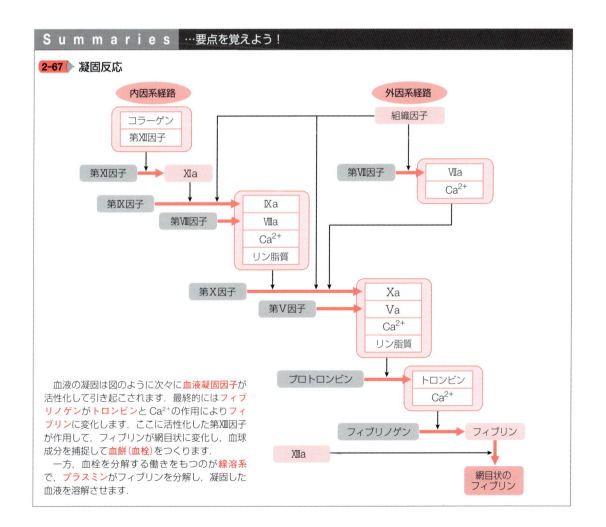

血液の凝固は図のように次々に**血液凝固因子**が活性化して引き起こされます．最終的には**フィブリノゲン**が**トロンビン**と Ca^{2+} の作用により**フィブリン**に変化します．ここに活性化した第XIII因子が作用して，フィブリンが網目状に変化し，血球成分を捕捉して**血餅（血栓）**をつくります．
一方，血栓を分解する働きをもつのが**線溶系**で，**プラスミン**がフィブリンを分解し，凝固した血液を溶解させます．

J 血液・免疫

免疫機能

問題-1 免疫系に関与しないのはどれか．〔42PM036を改変〕
1. 胸腺　　2. 脾臓　　3. 骨髄　　4. 扁桃　　5. 膵臓

免疫系

> **！ここがポイント**
> 免疫系は**胸腺**，**脾臓**，**骨髄**，**リンパ節**，**扁桃**，**腸管**のリンパ組織，全身に存在する**免疫細胞**からなります．膵臓は免疫系ではありません．

解答…5

問題-2 免疫応答に関与しない細胞はどれか．
1. リンパ球　　2. 顆粒球　　3. 血小板　　4. 形質細胞　　5. 食細胞

免疫応答に関与する細胞

> **！ここがポイント**
> 免疫応答に関与する細胞は，① 骨髄系幹細胞から分化する**顆粒球（好中球，好酸球，好塩基球）**，単球，マクロファージ（大食細胞）と，② リンパ球系幹細胞から分化する **T細胞（Tリンパ球）**，**B細胞（Bリンパ球）**です．
> B細胞は活性化を受けると**形質細胞**に分化し，**抗体**を形成します〔 2-66 参照(p.275)〕．
> 血小板は直径2〜5μmの核をもたない細胞で，骨髄にある巨核球の細胞体が分裂し，血中に放出されることによって生成されます．血管壁が損傷されると血小板が粘着・凝集して血栓を形成し，機械的に止血します〔 2-67 参照(p.277)〕．

解答…3

問題-3 ヒトの免疫機構で正しいのはどれか．2つ選べ．〔43PM036を改変〕
1. ヘルパーT細胞は免疫反応の抑制に働く．
2. キラーT細胞は他の免疫細胞を破壊する．
3. 好中球はサイトカインを産生する．
4. B細胞は抗体を産生する．
5. 副腎皮質ホルモンは免疫機能を亢進させる．

免疫機構①

 1. ヘルパーT細胞は免疫伝達物質を分泌し，**B細胞**，**キラーT細胞**，**マクロファージ**を活性化し，免疫反応を**促進**する．
2. キラーT細胞は標的細胞（ウイルスに感染した体細胞，移植細胞，腫瘍細胞）を特異的に攻撃するが，他の免疫細胞を破壊することはない．
3. サイトカインは免疫担当細胞（リンパ球，マクロファージ）が，抗原に反応して産生する生理活性物質である．好中球は細胞の**貪食**作用が強く，アメーバ様の運動をして毛細血管から組織中へ遊出する．なお，好中球もサイトカインを産生する．

4. B細胞は**形質細胞**に分化し，**抗体**を産生・分泌する．
5. 副腎皮質ホルモンの**糖質コルチコイド**は，末梢血中の好酸球やT細胞の減少作用をもち，免疫系の**抑制**に作用する．

> ⚠️ **ここがポイント**
>
> 免疫系は，非自己の細胞に対して攻撃・排除する系で，主に**B細胞**による**体液性免疫**と，**T細胞**による**細胞性免疫**に分類されます〔**2-68** 参照〕．両者は侵入した異物を協働して排除します．
> 微生物が侵入すると，**マクロファージ**，**樹状細胞**，**B細胞**が，侵入した微生物を貪食し，**ヘルパーT細胞**を活性化します．活性化ヘルパーT細胞は**インターロイキン-4，5，6，10**を放出し**B細胞**を刺激します．サイトカイン刺激を受けたB細胞は分裂し，抗体産生・分泌能をもった**形質細胞**になります．形質細胞から分泌された抗体は**抗原抗体反応**によって抗原を排除します．このように，抗体が主役になり抗原を排除する反応を**体液性免疫**といいます〔**2-69** 参照〕．
> 一方，活性化ヘルパーT細胞はインターフェロン-γを放出し，**マクロファージ**の貪食能を高め，インターロイキン-2を放出し，**キラーT細胞**の細胞傷害活性を高めます．このように，マクロファージやキラーT細胞などの活性を高めて抗原を排除する反応を**細胞性免疫**といいます．

解答…3，4

問題-5 ヒトの免疫機構で正しいのはどれか．〔45PM065〕

1. B細胞は細胞性免疫を担当する．
2. T細胞は活性化して形質細胞となる．
3. マクロファージはT細胞から分化する．
4. ナチュラルキラー細胞は体液性免疫を担当する．
5. ヘルパーT細胞はB細胞を活性化する．

解法ポイント

免疫機構②

🔍 選択肢マル覚え
1. B細胞は**体液性免疫**を担当する．細胞性免疫を担当するのは**T細胞**である〔**2-68** 参照〕．
2. 活性化して形質細胞になるのは**B細胞**である．
3. マクロファージは血液中の白血球の5%を占める**単球**（単核白血球）から分化する．
4. ナチュラルキラー細胞は**細胞性免疫**を担当する．
5. ヘルパーT細胞は**B細胞**，**キラーT細胞**，**マクロファージ**を活性化し，免疫反応を活性化する．

> ⚠️ **ここがポイント**
>
> ナチュラルキラー(NK)細胞は，生まれながらに殺傷能力を備えている免疫細胞(リンパ球)の1つで，リンパ球の**15〜20%**程度を占めます．他の白血球はサイトカインや補体の指示により活性化しますが，NK細胞は命令を受けずに身体の中を巡回し，単独で癌細胞やウイルス感染細胞を発見し，攻撃する殺傷力の強い細胞です．NK細胞は感染から約1日で活性化されます．

解答…5

問題-5 移植免疫について正しいのはどれか．〔40PM034〕

1. 即時型アレルギー反応である．
2. 自家移植で生じる．
3. 抗体が移植片の細胞を損傷する．
4. T細胞が活性化される．
5. 宿主と移植片のHLAが一致すると起こりやすい．

移植免疫

1. 移植免疫は遅延型アレルギー反応に分類される．即時型アレルギー反応には気管支喘息，アレルギー性鼻炎，全身性アナフィラキシーなどがある．
2. 移植片に対する免疫反応は個体間で移植した場合に生じ，自分の組織を移植する自家移植では起こらない．
3. 移植免疫では細胞性免疫が起こり，キラー T 細胞が組織片の細胞を破壊する．抗体が関与する免疫は体液性免疫である．
4. 活性化ヘルパー T 細胞は，マクロファージの貪食能を高め，キラー T 細胞の細胞傷害活性を高める．
5. 宿主（移植を受けるヒト）と移植片の HLA（ヒトの主要組織適合抗原）が一致する場合，免疫反応は起こらない．

!ここがポイント
移植免疫は主として T 細胞が関与する細胞性免疫です．体液性免疫では主として B 細胞が関与します〔 2-68 参照〕．

解答…4

問題-6 免疫グロブリンについて正しいのはどれか．〔44PM036〕
1. 唾液中には含まれない．
2. T 細胞が抗原の刺激を受けて産生する．
3. IgG は血漿中に占める割合が最も少ない．
4. IgE はアレルギー反応に関与する．
5. IgM は胎盤透過性がある．

免疫グロブリン①

1. 免疫グロブリン（IgA）は唾液中にも存在する．
2. 免疫グロブリン（抗体）はリンパ球の B 細胞の産生する糖蛋白分子である．
3. IgG は血漿中に最も多い抗体である．
4. IgE は気管支喘息やアレルギーに関与する．
5. 胎盤透過性があるのは IgG のみである．

!ここがポイント
免疫グロブリン[注]（抗体）は血液中や体液中に存在し，体内に侵入してきた細菌・ウイルスなどの微生物や，微生物に感染した細胞を抗原として認識して結合します．免疫グロブリンには 5 種類のクラス（アイソタイプ）があります〔 2-70 参照〕．
注）免疫グロブリンは「Ig（アイジー）」と略される．

解答…4

問題-7 IgE が関与しないのはどれか．〔46PM065〕
1. 気管支喘息
2. ツベルクリン反応
3. アトピー性皮膚炎
4. アレルギー性鼻炎
5. アナフィラキシーショック

免疫グロブリン②

 ここがポイント

IgEはヒスタミンなどと並んでアレルギー反応において中心的な役割を果たし,アレルギー性気管支喘息,アトピー性皮膚炎,アレルギー性鼻炎,寄生虫感染症,全身性エリテマトーデス,関節リウマチなどで高値を示します.アレルギー反応は,原因になる抗体の種類やリンパ球により **2-71** の4つの型に分類されます.

解答…2

 CHECK LIST

- □ 免疫系はどのような組織,細胞からなる？
  A. 胸腺,脾臓,骨髄,リンパ節,扁桃,腸管のリンパ組織,全身に存在する免疫細胞
- □ 免疫応答に関与する細胞は？
  A. 骨髄系幹細胞：顆粒球,単球,マクロファージ
  リンパ球系幹細胞：T細胞,B細胞
- □ B細胞は活性化を受けるとどうなる？
  A. 形質細胞に分化し,抗体分子を形成する
- □ 標的細胞(癌細胞やウイルス細菌細胞など)を特異的に傷害するリンパ球は？
  A. キラーT細胞
- □ 免疫担当細胞は抗原に反応して何を産生する？
  A. サイトカイン
- □ 副腎皮質ホルモンは免疫系にどのように作用する？
  A. 末梢血中の好酸球やTリンパ球を減少させ,免疫系を抑制する
- □ B細胞から分泌された抗体により抗原を排除する反応を何という？
  A. 体液性免疫
- □ 活性化ヘルパーT細胞がマクロファージやキラーT細胞などの活性を高めて抗原を排除する反応を何という？
  A. 細胞性免疫
- □ 遅延型アレルギー反応にはどのようなものがある？
  A. 移植免疫
- □ 即時型アレルギー反応にはどのようなものがある？
  A. 気管支喘息,アレルギー性鼻炎,全身性アナフィラキシーなど

Summaries …要点を覚えよう！

2-68 免疫応答に関与する細胞

免疫に関与する細胞			働き
骨髄系	顆粒球	好中球	細菌の毒素や組織の破壊産物の濃度が高いほうに遊走し,異物,組織破壊産物を貪食する(貪食作用).
		好酸球	寄生虫を傷害.ヒスタミンを中和してアレルギーを抑制する.
		好塩基球	顆粒の中にヒスタミンとヘパリンを含む.血管を拡張させて炎症反応を引き起こす.
	単球	マクロファージ	貪食作用.抗原の情報をリンパ球に伝える(抗原提示).
リンパ球系	T細胞		抗原に感染した細胞や奇形細胞,移植細胞などを発見して細胞ごと破壊する(細胞性免疫).
	B細胞		ヘルパーT細胞により刺激され,分化して形質細胞となる.形質細胞は抗体を産生し,侵入してきた抗原を破壊する(体液性免疫).

Summaries …要点を覚えよう！

2-69 体液性免疫

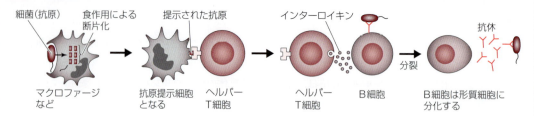

抗体産生の一連の流れを覚えましょう．
抗原の貪食→抗原提示→免疫伝達物質（インターロイキン）の放出→B細胞の分化→抗体の産生

2-70 免疫グロブリン

クラス	ヒト免疫グロブリンに占める割合	特徴
IgG	70〜75%	血漿中に最も多い抗体．血液，組織液に存在．唯一，胎盤を通過でき，免疫系が確立される生後1週間までの間，胎児を守る．食物アレルギーの原因にもなり，IgEの引き起こす即効性の食物アレルギーと比べると遅発性である．
IgM	10%	通常血中のみに存在．感染の初期に発現し，症状が進むと再び発現する．
IgA	10〜15%	血清，鼻汁，唾液，母乳，腸液に存在する．
IgD	1%以下	B細胞表面に存在し，抗体産生の誘導に関与する．
IgE	0.001%以下	寄生虫に対する免疫反応に関与．気管支喘息やアレルギーに関与する．

2-71 アレルギー反応の種類

アレルギー反応の型	例	説明
Ⅰ型 即時型，アナフィラキシー型	アレルギー疾患	IgE抗体が組織中のマスト細胞や血液中の好塩基球の表面に固着し，そこでアレルゲンと結合すると細胞内のCa^{2+}が増え，さまざまな化学伝達物質（ヒスタミン，ロイコトリエン，プロスタグランジンなど）を放出する．これらの化学伝達物質は，気管支の平滑筋を収縮させて粘膜の浮腫や喘息発作を起こし，鼻粘膜に作用して鼻水やくしゃみを生じさせ，皮膚の毛細血管の透過性を増して蕁麻疹を起こす．これらの変化はアレルゲンとの反応直後から起こるために即時型反応と呼ばれるが，その後は好酸球が作用して炎症を局所に起こす遅発型反応が生じる．
Ⅱ型 細胞傷害型，細胞溶解型	後天性溶血性貧血	末梢血液成分などの細胞膜に結合した薬物などが抗原になり，IgG・IgM抗体が補体の活性化を介して細胞傷害を起こす（補体とは血清中にある蛋白質で，免疫や炎症などに関係して生物活性を示し，抗体の作用を補完する）．
Ⅲ型 免疫複合体型，アルサス型	血清病	血中のIgG抗体と抗原が免疫複合体をつくり血管内膜などに付着し，補体を活性化して好中球などを集め，局所の炎症を起こす．
Ⅳ型 遅延型，細胞免疫型	ツベルクリン反応	抗体は関係せず，抗原は感作リンパ球からサイトカインを遊離させ，局所にマクロファージなどの炎症細胞を集め，遅延型炎症を起こす．

K 咀嚼・嚥下，消化，吸収

67 唾液分泌の機序

問題-1 正しいのはどれか．2つ選べ．
1. 1日の唾液分泌量は1〜1.5Lである．
2. 唾液の分泌速度が増すと口腔内pHは低下する．
3. 唾液にはムチンが含まれる．
4. 唾液は蛋白質を分解する．
5. 唾液は食物を溶かして味覚受容体を刺激する．

唾液の成分と働き ①

1. 成人の唾液分泌量は1日あたり**約1L (0.5〜1.5L)** である．
2. 唾液の組成やpHは**分泌速度**により変化する〔2-72 参照〕．分泌速度が遅いとき唾液中の HCO_3^- 濃度が減少するためpH 5.46〜6.06 (酸性) であるが，分泌速度が増すと HCO_3^- 濃度が上昇するためpHは7.8 (アルカリ性) に達する．
3. ムチンは唾液の**粘稠性**を高め，食塊の通過，咀嚼運動，発声などを円滑にする〔2-73 参照〕．また，ムチンには**粘膜表面を保護**する働きがある．
4. 蛋白質を分解するのは**胃液**，**膵液**，**腸液**である．唾液に含まれる**α-アミラーゼ**は多糖類のデンプンを二糖類の麦芽糖に分解する〔2-73 参照〕．
5. 味覚受容体を刺激するのは唾液ではなく，唾液中に溶け出した成分 (ナトリウムイオン，酸など) である．

！ここがポイント
口腔内に取り入れられた食物は**咀嚼**によって噛み砕かれ，唾液と混合されて飲み込みやすい形にされます．唾液には**α-アミラーゼ** (**唾液アミラーゼ**または**プチアリン**) が含まれます．摂食するデンプンの75%はα-アミラーゼにより二炭糖の**麦芽糖 (マルトース)** に分解され，残りの25%は小腸内で**膵アミラーゼ**により分解されます〔2-80 参照 (p.306)〕．

解答…1, 3

問題-2 唾液の分泌について正しいのはどれか．2つ選べ．
1. 唾液分泌中枢は中脳にある．
2. 耳下腺から分泌される．
3. 交感神経の興奮で分泌が抑制される．
4. 副交感神経の興奮で分泌が促進される．
5. 唾液分泌は舌下神経によって調節される．

唾液の成分と働き ②

1. 唾液分泌中枢は**胸髄 (T1〜T4)** と**延髄 (孤束核の上・下唾液神経核)** にある．
2. 口腔粘膜に開口する分泌腺を**唾液腺**といい，**大唾液腺** (耳下腺，顎下腺，舌下腺) と**小唾液腺**に分類される．唾液の大部分は**大唾液腺**から分泌される．小唾液腺は口腔内に多数存在するが分泌量は少ない．

3. 交感神経は唾液分泌を促進する．
4. 副交感神経は唾液分泌を促進する．
5. 舌下神経は唾液分泌に関与していない．脳神経で唾液分泌に関与しているのは顔面神経（顎下腺と舌下腺を支配）と舌咽神経（耳下腺を支配）である．

❗ ここがポイント
唾液は唾液腺から分泌され，自律神経の活動によって調節されています．交感神経と副交感神経の両者が唾液分泌を促すことに注意してください．唾液腺の神経支配については 2-74 を参照してください．

解答…2, 4

問題-3 唾液について正しいのはどれか．〔43PM030〕
1. 唾液分泌中枢は中脳にある．
2. 交感神経の興奮で分泌する．
3. 1日の分泌量は1〜1.5リットルである．
4. 蛋白質を分解する．
5. 分泌が増すと口腔内pHは低下する．

唾液の成分と働き③

1. 唾液分泌中枢はT1〜T4（交感神経系）と延髄の孤束核の上・下唾液神経核（副交感神経系）にある．
2. 交感神経と副交感神経の興奮で分泌する．
3. 1日の分泌量は1〜1.5 Lである．
4. デンプン（と中性脂肪）を分解する．
5. 分泌が増すと口腔内pHは上昇する．

解答…3

CHECK LIST

☐ 唾液分泌量は1日にどれくらい？
　A. 1〜1.5 L
☐ 唾液の分泌速度が増すと口腔内pHはどう変化する？
　A. pHの値が上昇し，アルカリ性に振れる
☐ ムチンはどのような働きをしている？
　A. 唾液の粘稠性を高め，食塊の通過，咀嚼運動，発声などを円滑にし，粘膜表面を保護する
☐ α-アミラーゼはどのような働きをしている？
　A. 多糖類のデンプンを二糖類の麦芽糖に分解する
☐ α-アミラーゼの別名は？
　A. 唾液アミラーゼ，プチアリン
☐ デンプンの75%は何によって分解される？
　A. 唾液アミラーゼ

☐ デンプンの25%は何によって分解される？
　A. 膵アミラーゼ
☐ 蛋白質は何により分解される？
　A. 胃液，膵液，腸液
☐ 唾液分泌中枢はどこにある？
　A. 胸髄（T1〜T4）と延髄
☐ 唾液の大部分はどこから分泌される？
　A. 大唾液腺（耳下腺，顎下腺，舌下腺）
☐ 唾液分泌を促進する神経は？
　A. 交感神経と副交感神経
☐ 顎下腺と舌下腺を支配する神経は？
　A. 顔面神経
☐ 耳下腺を支配する神経は？
　A. 舌咽神経

Summaries …要点を覚えよう！

2-72 唾液分泌速度と電解質組成の変化

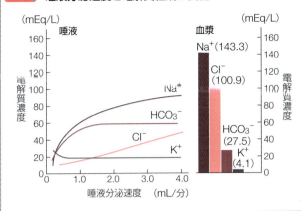

- 口腔内の唾液の電解質組成をみてみると，Na^+ と Cl^- の濃度は血漿値よりも低く，HCO_3^- と K^+ の濃度は血漿値よりも高いことがわかります．
- 電解質組成は唾液の分泌速度により変化し，分泌速度が速くなると Na^+，HCO_3^-，Cl^- の濃度が上昇し，逆に K^+ の濃度は減少して血漿値の組成に近づきます．また，分泌速度が増すと HCO_3^- の濃度も上昇するため，pH値が上がり，唾液はアルカリ性に振れます．

2-73 唾液中に含まれる成分

唾液中に含まれる成分には以下のものがあります．それぞれの働きを覚えましょう．

唾液中の成分	働き
α-アミラーゼ	唾液アミラーゼは主に耳下腺から分泌され，デンプンおよびグリコーゲンのα-1,4-グリコシド結合を加水分解する．
ムチン	糖蛋白の一種で，粘液の主成分である．顎下腺，舌下腺から分泌される唾液に多く含まれる．
リゾチーム	溶菌作用を有する．
カリクレイン	血漿および組織液内のα₂-グロブリン分画中に存在するキニノゲンに作用して，強力な血管拡張作用を有するカリジンを生成する．
その他	免疫グロブリンであるIgA，血液型物質(A，B，AB，O)，ラクトフェリン，血液凝固物質なども唾液中に存在する．

2-74 唾液腺の神経支配

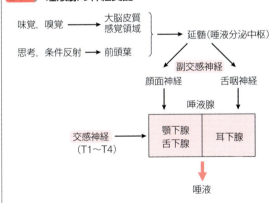

唾液腺は自律神経の二重支配を受けています．交感神経と副交感神経の両者が唾液分泌を促すことに注意しましょう．

1) 交感神経系：T1～T4 から発し，上顎神経節でニューロンを変えて大唾液腺に分布します．
2) 副交感神経系：次の2つの経路があります．
   ① 延髄の上唾液神経核→顔面神経(鼓索神経)→舌神経を経て，腺の近くでニューロンを変えて顎下腺と舌下腺を支配する．
   ② 延髄の下唾液神経核→舌咽神経を経て，耳神経節でニューロンを変えて耳下腺を支配する．

基礎医学 68 嚥下運動と嚥下反射中枢

K 咀嚼・嚥下, 消化, 吸収

問題-1 嚥下運動について誤っているのはどれか.
1. 先行期は認知機能の影響を受ける.
2. 準備期には咀嚼によって食塊を形成する.
3. 口腔期は不随意的に食塊が咽頭へ送られる.
4. 咽頭期は反射的な運動である.
5. 食道期では蠕動運動によって食塊を移送する.

嚥下運動

⚠ ここがポイント

食物を認知するところから胃に運ぶまでの摂食・嚥下過程は, 以下の5段階に分類されます〔2-75 参照〕.

① 先行期:食物を認知する. ──── 高次脳機能
② 準備期:咀嚼により食塊を形成する. ┐
③ 口腔期:食塊を口腔から咽頭まで移送する. ┘随意運動
④ 咽頭期:食塊を咽頭から食道入口まで送る. ┐
⑤ 食道期:食塊を食道から胃に送る. ┘不随意運動

準備期と口腔期では**随意運動**が行われ, 咽頭期と食道期では**不随意運動**(咽頭期:**嚥下反射**, 食道期:**蠕動運動**)が行われます.

解答…3

問題-2 口腔期について誤っているのはどれか.
1. 食塊は舌によって硬口蓋に押し付けられる.
2. 軟口蓋が挙上する.
3. 後鼻腔が閉鎖される.
4. 舌運動が主体である.
5. 咽頭期に比べ経過時間が短い.

口腔期

⚠ ここがポイント

口腔期は**随意運動**が行われるため, 反射的に行われる咽頭期よりも経過時間が**長く**なります. 口腔期では舌が後方に引き下がり食塊を咽頭に送り込みます. このとき**軟口蓋**が挙上して**咽頭鼻部**が閉鎖され, 鼻腔への食物の逆流が防がれます. 口腔期では**舌運動**が主体となるため, 口腔期障害では**舌機能**が問題となります〔2-75 参照〕.

解答…5

問題-3 咽頭期について誤っているのはどれか.
1. 喉頭蓋が上方へ回転して始まる.
2. 舌骨が挙上する.
3. 成人では声門が閉鎖する.
4. 輪状咽頭筋部を通り食塊が食道に移動する.
5. 咽頭期障害ではむせの有無を観察する.

K 咀嚼・嚥下，消化，吸収

咽頭期

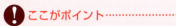

　咽頭期は**喉頭**が前上方に挙上し，**喉頭蓋**が下方（または後方）へ倒れ，喉頭（口）をふさいで食塊が気管に入るのを防ぎます．**輪状咽頭筋**の弛緩により食塊が食道へ移動します．
　咽頭期障害では**むせの有無**を観察するため選択肢の5.は正しいのですが，喉頭の知覚が低下している場合（高度の誤嚥を呈する例や高齢者）ではむせない誤嚥（**不顕性誤嚥**）がみられることも多いため，臨床では注意が必要です．

解答…1

問題-4　食道期について正しいのはどれか．2つ選べ．
1. 食塊が食道に入るとき輪状咽頭筋は弛緩する．
2. 食道は蠕動運動によって食塊を胃に送る．
3. 嚥下開始時に上部食道括約筋は緊張する．
4. 食道上部の筋層は平滑筋で構成される．
5. 下部食道括約筋は随意筋である．

食道期

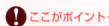

　食道の筋層は上1/3が**横紋筋（随意筋）**であり，横紋筋と平滑筋が混在する移行部を経て，下1/2〜1/3は**平滑筋（不随意筋）**となります．食塊が咽頭に達すると**上部食道括約筋**が反射的に弛緩し，食道内に食塊が入り，その後は**蠕動運動**によって送られます．胃の噴門部の上部にある**下部食道括約筋**は嚥下時には弛緩していますが，食塊がここを通過して胃に達すると収縮して，胃からの逆流を防ぎます．下部食道括約筋は**迷走神経（抑制）**と**内臓神経（興奮）**による支配を受けます．

解答…1, 2

問題-5　嚥下反射について誤っているのはどれか．
1. 食塊が咽頭粘膜に触れると嚥下反射が起こる．
2. 嚥下反射の中枢は延髄にある．
3. 嚥下反射時にも呼吸は継続して行われる．
4. 嚥下反射では喉頭は挙上する．
5. 嚥下反射のとき喉頭蓋は下方に倒れる．

嚥下反射

ここがポイント
　咽頭期に食塊が**咽頭粘膜**に触れると嚥下反射が起こります．食塊が咽頭に入ると咽頭と口腔の境，咽頭から鼻腔への通路が遮断されます．同時に**喉頭**が引き上げられて**気道**が閉鎖し，食道の入口が開き，食塊が食道内へ吸い込まれます．食塊は食道の**蠕動運動**により胃に運ばれ，この間，**呼吸**は抑制されます．咽頭期では喉頭全体が反射的に挙上します〔**2-75** 参照〕．

解答…3

問題-6 正常の摂食・嚥下の過程で誤っているのはどれか．〔41PM019〕
1. 食塊は舌によって硬口蓋に押し付けられる．
2. 舌が後ろに引き下がり食塊を咽頭に送り込む．
3. 軟口蓋が下降し咽頭鼻部が開く．
4. 喉頭が前上方に挙上する．
5. 輪状咽頭部を通り食塊が食道に移動する．

摂食・嚥下過程①

ここがポイント
咽頭期に**軟口蓋**が挙上し，**咽頭鼻部**が閉鎖されます．

解答…3

問題-7 嚥下で誤っているのはどれか．〔47PM067〕
1. 食塊が舌によって咽頭に送られる過程を口腔期という．
2. 食塊が咽頭粘膜に触れると，嚥下反射が誘発される．
3. 嚥下反射のときに喉頭蓋が後方に倒れる．
4. 輪状咽頭筋が収縮すると，食塊が食道に入る．
5. 食塊が食道に達すると，食道の蠕動運動が生じる．

摂食・嚥下過程②

ここがポイント
食塊が食道に入るときには，輪状咽頭筋は**弛緩**します．

解答…4

問題-8 嚥下で正しいのはどれか．〔46AM066〕
1. 口腔内の食塊は反射運動で咽頭へ送られる．
2. 軟口蓋が挙上すると咽頭と鼻腔の通路が開く．
3. 喉頭蓋が引き上げられて気道が閉鎖される．
4. 食塊が食道に入る時期に呼吸が促進される．
5. 食道期の食塊移動は蠕動運動による．

摂食・嚥下過程③

1. 口腔内の食塊は**随意運動**で咽頭へ送られる．
2. 軟口蓋が挙上すると咽頭と鼻腔の通路が**閉じる**．
3. 喉頭蓋が**後方に倒れて**気道が閉鎖される．
4. 食塊が食道に入る時期に呼吸は**停止**する．
5. 食道期の食塊移動は**蠕動運動**(不随意運動)による．

解答…5

問題-9 嚥下で正しいのはどれか．2つ選べ．〔45AM066〕

1. 嚥下反射の中枢は橋にある．
2. 口腔期に軟口蓋は上方移動する．
3. 咽頭期に喉頭が反射的に挙上する．
4. 嚥下反射時に呼吸は継続して行われる．
5. 食塊が食道に入るときに輪状咽頭筋は緊張する．

摂食・嚥下過程 ④

1. 嚥下反射の中枢は**延髄**にある〔◯ 64PM065〕
2. 口腔期に軟口蓋は**上方**移動する．
3. 咽頭期に喉頭が反射的に**挙上**する．
4. 嚥下反射時には呼吸は**停止**する．
5. 食塊が食道に入るときに輪状咽頭筋は**弛緩**する．

解答…2，3

問題-10 摂食嚥下の際の運動で正しいのはどれか．〔53AM068〕

1. 嚥下後の呼吸は吸気から再開される．
2. 口腔内の食塊は反射運動で咽頭へ送られる．
3. 嚥下反射が起こると舌骨は下方に移動する．
4. 食塊の咽頭への送り込み時に口蓋帆張筋が緊張する．
5. 食塊の食道への送り込み時に輪状咽頭筋が収縮する．

摂食・嚥下過程 ⑤

1. 嚥下後の呼吸は**呼気**から再開される．
2. 口腔内の食塊は**随意運動**で咽頭へ送られる．
3. 嚥下反射が起こると舌骨は**上方**に移動する．
4. 食塊の咽頭への送り込み時に口蓋帆張筋が**緊張**する．
5. 食塊の食道への送り込み時に輪状咽頭筋が**弛緩**する．

解答…4

問題-11 摂食嚥下の咽頭期に生じる現象で正しいのはどれか．〔54AM067〕

1. 吸気
2. 咀嚼
3. 喉頭蓋反転
4. 鼻咽腔開放
5. 輪状咽頭筋収縮

摂食嚥下の咽頭期に生じる現象

1. 呼吸(吸気)は**抑制**される．
2. 咀嚼は咽頭期ではなく，**準備期**である．
3. 喉頭蓋反転が起こり，**喉頭**を塞いで，食物が**気道**に入るのを防ぐ．
4. 鼻腔は**閉鎖**される．
5. 輪状咽頭筋は**弛緩**する．

解答…3

CHECK LIST

- ☐ 摂食・嚥下過程を5段階に区切るとどのようになる？
  - A. 先行期(認知期)→準備期→口腔期→咽頭期→食道期
- ☐ 先行期にはどのようなことが行われる？
  - A. 食物を認知する
- ☐ 準備期にはどのようなことが行われる？
  - A. 咀嚼により食塊が形成される
- ☐ 口腔期にはどのようなことが行われる？
  - A. 随意運動により食塊が口腔から咽頭まで移送される
- ☐ 咽頭期にはどのようなことが行われる？
  - A. 反射運動(嚥下反射)で食塊が咽頭から食道入口まで送られる
- ☐ 食道期にはどのようなことが行われる？
  - A. 蠕動運動(不随意運動)で食塊が食道から胃に送られる
- ☐ 準備期から口腔期に行われる嚥下運動は随意運動，不随意運動のどちら？
  - A. 随意運動
- ☐ 咽頭期から食道期に行われる嚥下運動は随意運動，不随意運動のどちら？
  - A. 不随意運動

〔口腔期〕
- ☐ 食塊は舌によってどこに押し付けられる？
  - A. 硬口蓋
- ☐ 鼻腔への食物の逆流はどのように防がれる？
  - A. 軟口蓋が挙上し，咽頭鼻部が閉鎖される
- ☐ 口腔期に食塊を咽頭へ運ぶ主体となるのは？
  - A. 舌運動
- ☐ 口腔期障害で問題となる機能は？
  - A. 舌機能

〔咽頭期〕
- ☐ 咽頭期はどのように始まる？
  - A. 喉頭が挙上し，喉頭蓋が下方へ倒れる
- ☐ 咽頭期に舌骨はどうなる？
  - A. 挙上する
- ☐ 成人では咽頭期に声門はどうなる？
  - A. 閉鎖する
- ☐ 食塊が食道へ移動するために弛緩する筋は？
  - A. 輪状咽頭筋
- ☐ 咽頭期障害で観察するポイントは？
  - A. むせの有無

〔食道期〕
- ☐ 食道はどのように食塊を胃に送る？
  - A. 蠕動運動
- ☐ 嚥下開始時に弛緩する筋は？
  - A. 食道括約筋
- ☐ 食道上部の筋層は何？
  - A. 横紋筋
- ☐ 食道下部の筋層は何？
  - A. 平滑筋(不随意筋)

〔嚥下反射〕
- ☐ 食塊が咽頭粘膜に触れると起こる反射を何という？
  - A. 嚥下反射
- ☐ 嚥下反射の中枢はどこにある？
  - A. 延髄
- ☐ 嚥下反射時にはどのようなことが起こる？
  - A. 呼吸が抑制され，喉頭全体が反射的に挙上し，喉頭蓋は下方に倒れる

K 咀嚼・嚥下，消化，吸収

Summaries …要点を覚えよう！

2-75 摂食・嚥下過程

摂食・嚥下過程は次の5期(相)に分けられます．このうち③〜⑤にみられる一連の運動を嚥下といいます．

① 先行期 （認知期）	食物を口に入れる前の段階で，食物を認知し，何をどのくらい，どのように食べるかを判断・決定する時期（高次脳機能が関与）．
② 準備期	食物を口唇で取り込み，臼歯と舌を用いて咀嚼し，飲み込みやすい大きさに食塊を形成する時期（随意運動）．
③ 口腔期 （嚥下1相）	舌運動により食塊が口腔から咽頭腔に送られる時期（随意運動）．口蓋の前方から奥のほうへ舌を徐々に硬口蓋に押し付けて，食塊を口腔から咽頭へ送る時期． 障害されると食塊の口腔内貯留が起こる．
④ 咽頭期 （嚥下2相）	・嚥下反射により食塊が咽頭から食道入口に送られる時期（不随意運動）． ・喉頭挙上と喉頭蓋下降による嚥下反射（不随意運動）が起こる． ・障害されると誤嚥・むせが起こる． ・嚥下反射が起こる際は呼吸が抑制され，呼気から呼吸が再開される．
⑤ 食道期 （嚥下3相）	食道の蠕動運動により食塊が食道から胃に送られる時期（不随意運動）． 障害されると食物のつかえ感，嘔吐が生じる．

K 咀嚼・嚥下，消化，吸収

胃内消化

問題 - 1 胃液の分泌について誤っているのはどれか．〔類似問題 42PM031〕
1. 胃液分泌の過程は 3 相に分かれる．
2. 食物が口腔内に入ると胃液分泌が起こる．
3. 食物の視覚刺激によって胃液分泌が起こる．
4. 副交感神経は胃液分泌を促進する．
5. ガストリンによって胃液分泌が抑制される．

胃液の分泌 ①

1. 胃液分泌の過程は**頭相**，**胃相**，**腸相**の 3 相に分かれる．
2. 食物が口腔内に入ると胃液が分泌される（頭相に相当）．
3. 視覚・嗅覚・味覚などの刺激により胃液分泌が起こる（頭相に相当）．
4. 副交感神経（**迷走神経**）は胃液分泌を**促進**する．
5. **ガストリン**は胃液の分泌を**促進**する消化管ホルモンである．胃液の分泌を抑制するホルモンは**エンテロガストロン**と呼ばれる．

❗ ここがポイント

　胃液分泌の過程は ① **頭相**，② **胃相**，③ **腸相**の 3 相に分かれます．頭相では**視覚・嗅覚・味覚**などが刺激となり，**迷走神経**を介して胃液の分泌が**促進**されます．胃に食塊が入ると**胃相**が始まり，幽門腺の **G 細胞**から分泌される**ガストリン**によって胃酸分泌が**促進**されます．腸相は胃から排出された粥状液が**十二指腸**に入ることで始まります．十二指腸からは**エンテロガストロン**と呼ばれるいくつかのホルモン（セクレチン，胃抑制ペプチド）が放出され，胃酸分泌が抑制されます〔 2-76 ▶参照〕．
　このほか，**カフェイン**は胃液分泌を**促進**しますが，不快感や恐怖感などのストレスは**内臓神経**を介して胃液分泌を**抑制**します．

解答…5

問題 - 2 胃液の分泌を促進するのはどれか．2 つ選べ．〔52AM066〕
1. 胃壁の伸展　　2. 胃内 pH の低下　　3. 交感神経の緊張
4. ガストリンの分泌　　5. 十二指腸内への酸性内容物の流入

胃液の分泌 ②

1. 胃壁が伸展されると胃液分泌が**促進**される．
2. 胃内 pH が**上昇**すると胃液分泌が**促進**される．
3. **副交感神経（迷走神経）**の緊張により胃液分泌が**促進**される．
4. ガストリンの分泌により胃液分泌が**促進**される．
5. 十二指腸内へ酸性内容物が流入すると胃液分泌が**抑制**される．

解答…1，4

問題 - 3 胃の蠕動運動で誤っているのはどれか．
1. 胃壁の筋層部の作用による．
2. 食塊を粥状にする．
3. 胃内容物を十二指腸へ送る．
4. 胃内圧を上昇させる．
5. 副交感神経によって抑制される．

胃の蠕動運動

1. 大彎上部に**筋原性のペースメーカー**があり，毎分3回程度の興奮を発し，蠕動波となって幽門方向へ伝わる．
2. 胃は食塊を受け入れ，蠕動運動によって食塊を粉砕し，胃液と混ぜて**粥状液**にする．
3. 胃内容物(粥状液)は蠕動運動によって**十二指腸**方向に移送される．
4. 大彎上部で発生した蠕動波が到達すると，**下部食道括約筋**と**幽門括約筋**が収縮するため**胃内圧**は上昇し，消化が促進される．
5. 蠕動は**アウエルバッハ神経叢**にあるニューロンによって調節されるが，このニューロンは**副交感神経(迷走神経)**による調節を受けている．副交感神経(迷走神経)は胃の運動を**促進**する．

解答…5

問題 - 4 胃液について誤っているのはどれか．
1. 胃液は壁細胞から分泌される．
2. ペプシノゲンは主細胞から分泌される．
3. 胃酸はペプシノゲンをペプシンに変換する．
4. 胃酸は蛋白質を変性させる．
5. ペプシンは脂肪を分解する．

胃液

!ここがポイント

胃腺は**壁細胞**，**主細胞**，**副細胞**から構成されます．壁細胞からは**胃液(胃酸)**が分泌され，**主細胞**からは**ペプシノゲン**が分泌されます．壁細胞から分泌された胃酸は**ペプシノゲン**を**ペプシン**に変換するとともに，蛋白質を変性させ，ペプシンの作用を受けやすくします〔**2-81** 参照(p.306)〕．
蛋白質分解酵素である**ペプシン**によって蛋白質は**ポリペプチド**まで分解されます．脂肪を分解するのは**胃リパーゼ**ですが，胃リパーゼによる脂肪の分解は全体の10%にも満たないとされています．

解答…5

問題 - 5 正しいのはどれか．2つ選べ．
1. セクレチンはガストリン分泌を促進する．
2. 迷走神経刺激によりペプシンの分泌が促進される．
3. 胃でほとんどの蛋白質が分解される．
4. 噴門腺は胃粘膜を保護する粘液を分泌する．
5. トリプシンは脂肪を分解する．

胃の機能に関与する物質

1. 小腸から分泌される セクレチン は血流を介して胃に作用し，ペプシン の分泌を促進する．
2. 迷走神経刺激により ペプシン の分泌が促進される．
3. 胃でのペプシンによる蛋白質消化はわずかであり，全体の 10〜15% 程度である．分解作用は pH 1.0〜3.0 で最大となる．
4. 表層粘液細胞(副細胞)は ムチン を含む粘液性の高い粘液を分泌し，胃粘膜上皮細胞が 胃酸 や ペプシン で傷害されるのを防いでいる．
5. トリプシンは 蛋白消化酵素 である．

解答…2，4

問題-6 胃での栄養素の消化・吸収で正しいのはどれか． 〔53PM064〕

1. ペプシンは脂質を分解する．
2. セクレチンは胃液分泌を促進する．
3. 内因子はビタミン B_6 の吸収に関与する．
4. 胃内の停滞時期は糖類より脂質のほうが長い．
5. 胃液分泌の増加は食物が胃に到達してから起こる．

胃での栄養素の消化・吸収

1. ペプシンは 蛋白質 を分解する．
2. 小腸 から分泌されるセクレチンは胃液分泌を 抑制 する．セクレチンはペプシンの分泌を促進する．
3. 内因子は ビタミン B_{12} の吸収に関与する．
4. 胃内の停滞時期は糖類より脂質のほうが長い．
5. 胃液の分泌の増加は食物が胃に到達する 前 から起こる．

❗ ここがポイント

脂質性の食品(肉・揚げ物・バターなど)は胃内の停滞時間が 長く，消化に約 4〜5 時間かかります．

ビタミン B_{12} は，胃の壁細胞から分泌される糖蛋白である 内因子 と十二指腸内で結合して複合体となり，回腸 から吸収されます．

胃液分泌過程は頭相，胃相，腸相の 3 相に分かれ，各相で胃液の分泌が促進されます．頭相では視覚・嗅覚・味覚などが刺激となり，迷走神経 を介して胃液の分泌が 促進 されます．

解答…4

K 咀嚼・嚥下，消化，吸収

CHECK LIST

- □ 胃液分泌の過程を3相に分けると？
  - A. 頭相，胃相，腸相
- □ 胃液分泌を促進する神経は？
  - A. 副交感神経（迷走神経）
- □ 胃液の分泌を促す消化管ホルモンは？
  - A. ガストリン
- □ ガストリンはどこから分泌される？
  - A. 幽門腺のG細胞
- □ 蠕動運動は胃壁のどの部分の作用による？
  - A. 筋層部
- □ 蠕動運動時に胃内圧はどうなる？
  - A. 上昇する
- □ 胃の蠕動運動を促進する神経は？
  - A. 副交感神経（迷走神経）
- □ 胃腺はどんな細胞から構成されている？
  - A. 壁細胞，主細胞，副細胞
- □ 壁細胞から分泌されるのは？
  - A. 胃液（胃酸）
- □ 主細胞から分泌されるのは？
  - A. ペプシノゲン
- □ 胃酸はペプシノゲンを何に変換する？
  - A. ペプシン
- □ 胃内で蛋白質を分解する分解酵素は？
  - A. ペプシン
- □ 胃酸がペプシンの作用を受けやすく変性させるのは？
  - A. 蛋白質
- □ 胃内でペプシンにより消化される蛋白質は全体のどれくらい？
  - A. 10～15％程度
- □ ペプシンが蛋白質を分解してできる物質は？
  - A. ポリペプチド
- □ 胃リパーゼは何を分解する？
  - A. 脂肪（ただし，分解できる量は全体の10％未満）
- □ ペプシン分泌を促進する小腸から分泌されるホルモンは？
  - A. セクレチン
- □ 噴門腺はどのような働きをしている？
  - A. 胃粘膜を保護する粘液を分泌する

Summaries …要点を覚えよう！

2-76 胃液分泌の仕組み

① 頭相
- 視覚，嗅覚，条件反射
- 無条件反射（味覚，咀嚼，嚥下）
→ 迷走神経（副交感神経）→ 胃液の分泌を促進

② 胃相
- 胃の伸展（物理的刺激）
- 化学物質，蛋白分解産物
→ G細胞 → ガストリン → 胃液の分泌を促進

③ 腸相
- 胃の内容物が十二指腸に入る
- 酸性の内容物が腸内に入る → S細胞 → セクレチン
- 脂肪性の内容物が腸内に入る → K細胞 → 胃抑制ペプチド
→ 胃液の分泌を抑制

- 胃液の分泌は**頭相，胃相，腸相**の3相に区分されます．
- このうち，頭相から胃相にかけて胃液の分泌が**促進**されます．頭相では**迷走神経**を介して胃液の分泌が促進されます．胃相になるとこれに加えて**G細胞**から放出される**ガストリン**の作用により，胃液の分泌が活発になります．
- 一方，腸相では，胃から**酸性の粥状液**が十二指腸に入ったことをきっかけに胃液分泌の**抑制**が起こります．酸性の内容物が腸内に入ったことが刺激となり放出される**セクレチン**や，脂肪性の内容物が腸内に入った刺激で分泌される**胃抑制ペプチド**などが胃液分泌の抑制に作用します．

K 咀嚼・嚥下, 消化, 吸収

70 腸内消化吸収

問題-1 消化について誤っているのはどれか.
1. 管腔内に分泌される消化酵素によって行われる消化を管腔内消化という.
2. 管腔内消化は膜消化とも呼ばれる.
3. 小腸上皮細胞に存在する消化酵素で行われる消化を終末消化という.
4. ポリマーは消化酵素によりオリゴマーやダイマーに消化される.
5. ダイマーをモノマーに加水分解する過程が終末消化である.

管腔内消化と終末消化

 ここがポイント

消化は管腔内に分泌される消化酵素によって行われる**管腔内消化(中間消化)**と, 小腸上皮細胞に存在する消化酵素によって行われる**膜消化(終末消化)**に分けられます. 唾液, 胃液, 膵液中の消化酵素によりポリマー(粥状液)が**オリゴマー**や**ダイマー**まで消化される過程が**管腔内消化**であり, 刷子縁や細胞内にある消化酵素によってダイマーを**モノマー**に加水分解する過程が**終末消化**です.

解答…2

問題-2 糖質の消化と吸収について誤っているのはどれか.
1. α-アミラーゼは唾液と胃液中に含まれる.
2. デンプンはα-アミラーゼによってオリゴ糖類に分解される.
3. オリゴ糖類はオリゴ糖分解酵素によって単糖に分解される.
4. グルコース, ガラクトース, フルクトースは単糖である.
5. 単糖は小腸上皮細胞から吸収される.

糖質の消化と吸収

 ここがポイント

食物として摂取された**デンプン**は, **唾液**と**膵液**中に含まれる**α-アミラーゼ**によって**オリゴ糖類**(限界デキストリン, マルトトリオース, イソマルトース, マルトース)に分解されます(**管腔内消化**). この過程は**空腸**までで終了します.
　さらに, オリゴ糖類は食物中の二糖類(ラクトース, スクロース)とともに**小腸上皮細胞**の微絨毛膜表面の各種オリゴ糖分解酵素によって**単糖類**(グルコース, ガラクトース, フルクトース)に分解されます(**終末消化**). 単糖類は食物中の単糖とともに**小腸上皮細胞**から吸収されます〔 2-79 ▶ 2-80 ▶ 参照(pp. 305, 306)〕.

解答…1

K 咀嚼・嚥下，消化，吸収

問題-3 蛋白質の消化と吸収について誤っているのはどれか．
1. 食物中の蛋白質のほとんどは胃内のペプシンによって消化される．
2. 蛋白質は遊離アミノ酸，オリゴペプチドに分解される．
3. 膵液中にはトリプシン，キモトリプシン，エラスターゼなどが含まれる．
4. オリゴペプチドはカルボキシペプチダーゼなどによって加水分解される．
5. 蛋白質は腸上皮細胞より吸収される．

蛋白質の消化と吸収

❗**ここがポイント**

胃内での**ペプシン**による蛋白質の消化は全体の 10〜15% 程度です．その後，蛋白質は**十二指腸**で**膵液**中の消化酵素(トリプシン，キモトリプシン，エラスターゼ，カルボキシペプチダーゼ)により遊離アミノ酸，オリゴペプチドに分解されます(**管腔内消化**)．

管腔内で消化しきれなかった**オリゴペプチド**は，微絨毛刷子縁の**カルボキシペプチダーゼ，アミノペプチダーゼ**によって**トリペプチド，ジペプチド，遊離アミノ酸**に加水分解され(**終末消化**)，腸上皮細胞より吸収されます〔 2-79 ▶ 2-81 ▶ 参照(pp.305, 306)〕．

解答…1

問題-4 脂質の消化と吸収について誤っているのはどれか．
1. 脂質は十二指腸で膵リパーゼ，胆汁酸の作用によってエマルジョンとなる．
2. エマルジョンは胆囊から分泌された脂質分解酵素によって分解される．
3. 胆汁中の胆汁酸によって混合ミセルを形成する．
4. 混合ミセル中にはモノグリセリド，脂肪酸，コレステロールが含まれる．
5. 脂質は上皮細胞内に入る．

脂質の消化と吸収

❗**ここがポイント**

脂質は水に溶けず，胃や腸で撹拌されて**油滴**となります．油滴は**十二指腸**で**膵リパーゼ**，**胆汁酸**の作用によって乳化されて**エマルジョン**となります．エマルジョンはさらに膵臓から分泌された**脂質分解酵素**(膵リパーゼ，ホスホリパーゼ A_2，コレステロールエステラーゼ)によって分解され，胆汁中の胆汁酸によって**混合ミセル**を形成します．

混合ミセル中には**モノグリセリド，脂肪酸，コレステロール，脂溶性ビタミン**が含まれます．混合ミセルの形で小腸上皮細胞に達し，微絨毛でミセルが解裂して脂質が吸収されます〔 2-79 ▶ 参照(p.305)〕．

解答…2

CHECK LIST

- □ 唾液，胃液，膵液中の消化酵素によりポリマー（粥状液）がオリゴマーやダイマーに消化される過程は？
  A. 管腔内消化（中間消化）
- □ 刷子縁や細胞内にある消化酵素によってダイマーをモノマーに加水分解する過程は？
  A. 終末消化（膜消化）
- □ デンプンをオリゴ糖類に分解する消化酵素は？
  A. α-アミラーゼ
- □ α-アミラーゼが含まれている消化液は？
  A. 唾液，膵液
- □ オリゴ糖類はオリゴ糖分解酵素により何に分解される？
  A. 単糖類（グルコース，ガラクトース，フルクトース）
- □ 単糖はどこで吸収される？
  A. 小腸上皮細胞
- □ 十二指腸の膵液中に含まれる蛋白質分解酵素は？
  A. トリプシン，キモトリプシン，エラスターゼ，カルボキシペプチダーゼ
- □ 蛋白質はどこで吸収される？
  A. 腸上皮細胞
- □ 膵リパーゼは何を分解する？
  A. 脂質（中性脂肪）
- □ 脂質はどこに吸収される？
  A. 小腸上皮細胞内

K 咀嚼・嚥下，消化，吸収

基礎医学 **71**

肝臓・胆嚢・膵臓の機能

問題−1 肝臓の機能について誤っているのはどれか．
1. 胆汁の生成・分泌　　2. 蛋白質の合成　　3. グルカゴンの分泌
4. グリコーゲンの合成・貯蔵　　5. 血糖の調節

肝臓の機能 ①

1. 胆汁は**肝臓**で生成され（**肝臓胆汁**），肝管を経て**胆嚢**で貯蔵される（**胆嚢胆汁**）．胆汁は，必要に応じて胆嚢の収縮により**胆嚢管**および**総胆管**を経て**十二指腸**へ排出される．
2. 肝臓ではγ-グロブリン以外の**血漿蛋白質**の大部分が合成される．
3. グルカゴンは**膵臓（ランゲルハンス島A細胞）**で分泌される．
4. 肝臓は腸管で吸収された**フルクトース**と**ガラクトース**を**グルコース**に変換し，血糖値が**高いとき**に**グルコース**を取り込み，**グリコーゲン**を合成して貯蔵する．
5. 肝臓は血糖値が高いときは**グリコーゲン**を合成して貯蔵するが，血糖値が低いときは**グリコーゲン**を分解して**グルコース**を他臓器に供給し，**血糖の調節**に関与する．

❗ **ここがポイント**
肝臓は**三大栄養素（糖質，蛋白質，脂質）**の中間代謝に関与するほか，**胆汁**を合成し**十二指腸**内へ分泌し，**ビタミン**，**鉄**，**血液**などを貯蔵します〔 2-77 参照〕．

解答…3

問題−2 肝臓の機能について誤っているのはどれか．
1. 尿素の合成と排泄　　2. 血液の貯蔵　　3. 栄養素の貯蔵
4. 解毒作用　　5. 中性脂肪の合成

肝臓の機能 ②

1. 肝臓は尿素の**合成**に関与するが，排泄には関与しない．尿素は肝臓で産生される**蛋白質代謝**の主要産物である．役割を終えた蛋白質は**アミノ酸**に分解され，最終的に**アンモニア**まで分解される．有害なアンモニアは肝臓で無毒化されて**尿素**となり，**腎臓**から排出される〔 2-77 参照〕．
2. 肝臓の血流量は非常に大きい（門脈：**1,000 mL/分**，肝動脈：**400 mL/分**）が，**循環駆動圧**が低いため血液の貯蔵庫として機能している．
3. 肝臓は**糖質**，**蛋白質**，**脂質**の合成と貯蔵を行う．
4. 肝臓には解毒作用があり，**脂溶性有機物質**を毒性の低い物質に変換する．
5. カイロミクロンとして血中に入った**トリグリセリド（血液中に含まれる中性脂肪）**，**コレステロール**，**リン脂質**は肝臓で**リポ蛋白質**に組み込まれ，血中に出て，全身の脂肪細胞で蓄えられる．

解答…1

問題-3 肝臓の機能でないのはどれか. 〔45PM066〕
1. レニンの分泌　　2. 蛋白質の合成　　3. ビタミンの貯蔵
4. アルブミンの生成　　5. グリコーゲンの合成

肝臓の機能③

> **❗ここがポイント**
> レニンは腎皮質から分泌されるホルモンで，血圧上昇や腎臓でのナトリウム，水の再吸収を促進します．

解答…1

問題-4 胆汁について正しいのはどれか. 〔類似問題 53AM065, 51AM066, 44PM030〕
1. 胆嚢で産生される．
2. 食物の摂取によって分泌が増加する．
3. 消化酵素が含まれる．
4. 脂肪の吸収を抑制する．
5. 胆汁酸塩の大部分は大腸で再吸収される．

胆汁①

1. 胆汁は肝臓で産生されて，胆嚢に蓄えられ，十二指腸内へ排出される．
2. 胆汁は食物を摂取することによって分泌が増加する．
3. 胆汁には消化酵素が含まれていない．
4. 胆汁は脂肪の消化と吸収を助け，胆汁色素，コレステロールやホルモンの代謝物，薬物・毒物などを排出する．
5. 胆汁酸塩の 90〜95% は小腸で再吸収され，門脈を経て肝臓に戻り，再び胆汁として分泌される．

> **❗ここがポイント**
> 胆汁は肝臓(肝細胞)で生成される黄褐色の液体です．胆汁は胆嚢で，水分が吸収され，5〜10 倍に濃縮されて蓄えられます．胆汁はアルカリ性で，水，電解質，胆汁酸，胆汁色素(直接ビリルビン)，コレステロール，リン脂質を含みますが，消化酵素は含まれません．胆汁のほとんど(97%)は水ですが，電解質(Na^+，Cl^-，HCO_3^-)，胆汁酸，胆汁色素，コレステロール，リン脂質(レシチン)などが含まれます．
> 　胆嚢に蓄えられた胆汁は，胆嚢管，総胆管を経て膵管と合流し，大十二指腸乳頭で十二指腸に送られます．胆汁は，脂肪を乳化し，リパーゼの作用を受けやすくし，小腸における脂肪の消化と吸収を促進し，肝臓内の老廃物(不要となったビリルビン，コレステロールやホルモンの代謝物，薬物，毒素など)を肝臓外に排出します．
> 　胆汁酸は脂肪の消化・吸収を助けた後，一部は排泄されますが，ほとんどが小腸(回腸)で再吸収され，門脈を経由して肝臓に戻り，胆汁として再び分泌されます．このようなしくみを腸肝循環といいます．失われた胆汁酸は，肝臓でコレステロールから合成され，一定量が保たれます．
> 　回腸で再吸収されない胆汁酸(一次胆汁酸)は，腸内細菌によって分解され，二次胆汁酸(デオキシコール酸とリトコール酸)になります．デオキシコール酸は結腸で吸収された後，再び，胆汁として排出されますが，リトコール酸の多くは便中に排出されます．

解答…2

K 咀嚼・嚥下，消化，吸収

CHECK LIST

- □ 胆汁はどこで生成・分泌される？
  - A. 肝臓（肝細胞）
- □ 肝臓は主に何の合成に関与する？
  - A. γ-グロブリン以外の血漿蛋白質，中性脂肪
- □ グルカゴンはどこで分泌される？
  - A. 膵臓（ランゲルハンス島A細胞）
- □ 肝臓はどのように血糖の調整に関与している？
  - A. グリコーゲンの合成，貯蔵，分解
- □ 肝臓はグリコーゲンのほか，何を貯蔵している？
  - A. ビタミン，鉄，血液など
- □ 肝臓で産生される蛋白質代謝の主要産物は？
  - A. 尿素
- □ 肝臓はどのような物質を解毒する作用がある？
  - A. 脂溶性有機物質
- □ 血液中に含まれる中性脂肪，コレステロール，リン脂質は肝臓で何に組み込まれる？
  - A. リポ蛋白質
- □ リポ蛋白質は血中に出て，どこに蓄えられる？
  - A. 全身の脂肪細胞
- □ 胆汁分泌はどのような刺激で増加する？
  - A. 食物摂取
- □ 肝臓で産生された胆汁はどこに蓄えられる？
  - A. 胆囊
- □ 胆汁はどのような働きをする？
  - A. 脂肪の消化と吸収を助け，胆汁色素，コレステロールやホルモンの代謝物，薬物・毒物などを排出する
- □ 胆汁酸塩の多くはどこで再吸収される？
  - A. 小腸

Summaries …要点を覚えよう！

2-77 肝臓の機能

肝臓には以下のような働きがあります．

機能	解説
グリコーゲンの合成・分解	インスリン，グルカゴンに反応してグルコースからグリコーゲンを合成したり，グリコーゲンを分解してグルコースを生成したりする．
血漿蛋白の生成	アルブミン，グロブリン，フィブリノゲンなどの血漿蛋白や種々の凝固因子を合成する．
ホルモン代謝	性ホルモン，バソプレシンなどを不活化する．
解毒機能	アンモニアを尿素に変換したり，脂溶性有機物質を毒性の低い物質に変換する（アルコール→アセトアルデヒドなど）．
排泄機能	解毒した物質を血液から尿へ，あるいは胆汁として腸管内に排泄する．
胆汁の産生	胆汁酸，リン脂質，コレステロール，胆汁色素から胆汁を産生する．
鉄，ビタミンの貯蔵	造血に必須の鉄やビタミン（A, D, B_{12}）を貯蔵する．
血液の貯蔵	肝臓内には多量の血液が貯蔵され，循環血液量の調節に関与する．
血液浄化作用	クッパー（Kupffer）細胞は老化した赤血球や腸管から侵入した異物を貪食・消化して血液を浄化する．
造血機能	胎児期には赤血球産生の場として機能する．出生後は造血機能を失う．

2-78 膵臓の機能

膵臓は**外分泌腺**としての役割と**内分泌腺**としての役割があります．

- **外分泌腺**：主に腺房からの消化酵素の分泌と，導管からの水および電解質の分泌を行います．腺房および導管からの分泌液は導管内で膵液となります．

	膵液		機能
外分泌腺	消化酵素の分泌	糖質分解酵素	α-アミラーゼを分泌し，デンプンをマルトースやオリゴ糖に分解する〔 2-79 　2-80 （pp.305, 306）〕．
		蛋白質分解酵素	トリプシン，キモトリプシン，カルボキシペプチダーゼといった消化酵素の前駆物質を分泌する〔 2-79 　2-81 （pp.305, 306）〕．
		脂質分解酵素	膵リパーゼを分泌し，トリグリセリドをモノグリセリドに分解する〔 2-79 （p.305）〕．
	電解質の分泌		アルカリ性の膵電解質液（HCO_3^-, Cl^-）を分泌し，以下の機能を果たす． ① 十二指腸内に流入する胃酸とペプシンによる小腸粘膜の腐食を防止する． ② 膵臓からの消化酵素の活性を高める．

- **内分泌腺**：膵臓はグルカゴン，インスリン，ソマトスタチンといったホルモンを分泌し，糖代謝の調節を行っています〔 1-85 参照（p.138）〕．

K 咀嚼・嚥下，消化，吸収

消化酵素

問題-1 正しい組み合わせはどれか． 〔43PM032〕

1. ペプシン ── 口腔
2. プチアリン ── 胃
3. マルターゼ ── 胃
4. ラクターゼ ── 小腸
5. リパーゼ ── 小腸

消化酵素

1. ペプシンは**胃液**に含まれる消化酵素である．
2. プチアリン(唾液アミラーゼ，α-アミラーゼ)は**唾液**に含まれる消化酵素である．
3. マルターゼは**腸液**に含まれる消化酵素である．
4. ラクターゼは**腸液**に含まれる消化酵素である．
5. リパーゼは**胃液**と**膵液**に含まれる消化酵素である．

ここがポイント
主な消化酵素とその作用を覚えましょう！〔2-79 ▶参照〕

解答…4

問題-2 誤っている組み合わせはどれか． 〔41PM031を改変(類似問題 46PM066)〕

1. リパーゼ ── 蛋白質
2. ペプシン ── 蛋白質
3. マルターゼ ── 麦芽糖
4. アミラーゼ ── デンプン
5. ラクターゼ ── 乳糖

消化酵素の働き①

1. リパーゼは**胃液**と**膵液**に含まれる消化酵素で，**脂肪**に作用する．
2. ペプシンは**胃液**に含まれる消化酵素で，**蛋白質**に作用する．蛋白質に作用する消化酵素は，ペプシンのほかに膵液に含まれる**トリプシン**，**キモトリプシン**，腸液に含まれる**アミノペプチダーゼ**などがある〔2-81 ▶参照〕．
3. マルターゼは**腸液**に含まれる消化酵素で，**マルトース(麦芽糖)**を**グルコース(ブドウ糖)**に分解する〔2-80 ▶参照〕．
4. アミラーゼは**唾液**と**膵液**に含まれる消化酵素で，**デンプン**に作用する．
5. ラクターゼは**腸液**に含まれる消化酵素で，**ラクトース(乳糖)**を**グルコース(ブドウ糖)**と**ガラクトース(果糖)**に分解する．

解答…1

問題 - 3 消化酵素について正しいのはどれか．2つ選べ．〔52PM066〕

1. α-アミラーゼはマルトースをブドウ糖に分解する．
2. トリプシンはトリペプチドをアミノ酸に分解する．
3. ペプシンは蛋白質をポリペプチドに分解する．
4. マルターゼはデンプンをデキストリンに分解する．
5. リパーゼは脂肪を脂肪酸とグリセリンに分解する．

> **解法ポイント**

消化酵素の働き ②

1. α-アミラーゼ(唾液と膵液に含まれる)は，**デンプン**を**麦芽糖**(二糖)に分解する．
2. トリプシン(膵液に含まれる)は，**ポリペプチドをオリゴペプチド**に分解する．
3. ペプシン(胃液に含まれる)は，蛋白質を**ポリペプチド**に分解する．
4. マルターゼ(腸液に含まれる)は，マルトトリオース(三糖)を**ブドウ糖**(単糖)に分解する．
5. リパーゼは脂肪を**脂肪酸**と**グリセリン**に分解する．

解答…**3，5**

CHECK LIST

- □ 唾液と膵液に含まれる消化酵素でデンプンに作用するのは？
  A. **α-アミラーゼ**
- □ 胃液に含まれる消化酵素で蛋白質に作用するのは？
  A. **ペプシン**
- □ 膵液に含まれる消化酵素で蛋白質に作用するのは？
  A. **トリプシン**
- □ 胃液と膵液に含まれる消化酵素で脂肪に作用するのは？
  A. **リパーゼ**
- □ 腸液に含まれる消化酵素でラクトースに作用するのは？
  A. **ラクターゼ**
- □ ラクターゼはラクトース(乳糖)を何に分解する？
  A. **ブドウ糖(グルコース)と果糖(ガラクトース)**
- □ 腸液に含まれる消化酵素でマルトトリオースに作用するのは？
  A. **マルターゼ**
- □ マルターゼはマルトトリオースを何に分解する？
  A. **ブドウ糖(グルコース)**
- □ 膵液に含まれる消化酵素には何がある？
  A. **α-アミラーゼ，トリプシン，キモトリプシン，リパーゼなど**
- □ 蛋白質に作用する消化酵素には何がある？
  A. **ペプシン，トリプシン，キモトリプシンなど**

Summaries …要点を覚えよう！

2-79 主な消化酵素

それぞれの消化液にどんな消化酵素が含まれ，どのような働きがあるかを理解しましょう．

分泌部位	消化液	栄養	消化酵素	消化前の物質（基質）	消化後の物質（生成物）
大唾液腺	唾液	糖質	α-アミラーゼ（プチアリン）	デンプン（多糖）	デキストリン
胃	胃液	蛋白質	ペプシン	蛋白質	ポリペプチド
		脂質	リパーゼ	トリグリセリド	グリセリン，脂肪酸
膵臓	膵液	糖質	α-アミラーゼ	デンプン（多糖）	スクロース（ショ糖），マルトース（麦芽糖），イソマルトース，マルトトリオース
		蛋白質	トリプシン	蛋白質，ポリペプチド	オリゴペプチド
			キモトリプシン		
			カルボキシプロテアーゼ A		C末端から酸性，中性アミノ酸を切断
			カルボキシプロテアーゼ B		C末端から Lys, Arg を切断
			エンテロキナーゼ	トリプシノゲン	トリプシン
			プロエステラーゼ	エラスチン	脂肪族アミノ酸とつながっている結合を切断
		脂質	リパーゼ	トリグリセリド	モノグリセリド，脂肪酸
			ホスホリパーゼ A_2	リン脂質	脂肪酸，リゾリン脂質
			コリパーゼ	脂肪滴	脂肪滴にリパーゼを結合
			α-限界デキストリナーゼ	コレステロールエステル	コレステロール
		その他	リボヌクレアーゼ	RNA	ヌクレオチド
			デオキシリボヌクレアーゼ	DNA	
小腸	腸液	糖質	α-限界デキストリナーゼ	α-限界デキストリン（多糖）	ブドウ糖（単糖）
			イソマルターゼ	イソマルトース（三糖）	
			マルターゼ	マルトトリオース（三糖）	
			ラクターゼ	ラクトース（乳糖：二糖）	ブドウ糖（単糖），ガラクトース（単糖）
			スクラーゼ	ショ糖（二糖）	ブドウ糖（単糖），果糖（単糖）
		蛋白質	ジペプチダーゼ	ジペプチド	アミノ酸2分子
			アミノペプチダーゼ	ポリペプチド	N末端からアミノ酸を切断
			エンテロキナーゼ	トリプシノゲン	トリプシン
			ヌクレアーゼ	核酸	五炭糖，塩基

Summaries …要点を覚えよう！

2-80 糖質の分解

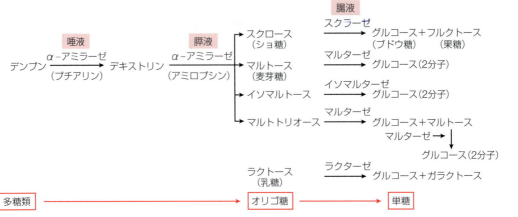

体内に取り込まれたデンプンは，唾液，膵液の**α-アミラーゼ**によって**オリゴ糖**に分解され，その後，腸液に含まれる**スクラーゼ**，**マルターゼ**，**イソマルターゼ**，**ラクターゼ**など，各種の分解酵素により単糖類にまで分解されます。

2-81 蛋白質の分解

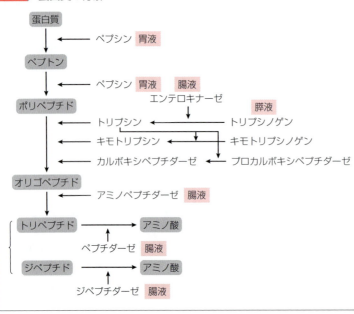

蛋白質は胃液に含まれる**ペプシン**の作用で**ポリペプチド**に分解されます。

次に膵液に含まれる前駆物質が活性化し，**トリプシン**，**キモトリプシン**，**カルボキシペプチダーゼ**となり，ポリペプチドを**オリゴペプチド**にまで分解します。

さらに，腸液に含まれる**アミノペプチダーゼ**がオリゴペプチドをトリペプチドとジペプチドに分解し，それぞれペプチダーゼとジペプチダーゼの作用で**アミノ酸**に分解します。

蛋白質→ポリペプチド→オリゴペプチド→アミノ酸という蛋白質分解の過程で，どの分泌液のどんな分解酵素が働くかを整理して覚えましょう。

K 咀嚼・嚥下，消化，吸収

栄養素と吸収部位

問題-1 栄養素と吸収部位の組み合わせで正しいのはどれか．〔50AM066〕

1. 糖 ―― 空腸
2. 鉄 ―― 結腸
3. 脂肪 ―― 十二指腸
4. 蛋白質 ―― 胃
5. ビタミン B_{12} ―― 空腸

栄養素と吸収部位

1. 糖質は**十二指腸〜空腸**で吸収される．
2. 鉄は**十二指腸〜空腸**で吸収される．
3. 脂肪は**小腸中部**で吸収される．
4. 蛋白質は**小腸中部**で吸収される．
5. ビタミン B_{12} は**回腸**で吸収される．

❗ **ここがポイント**

消化された栄養素，ビタミン，水分のほとんどは**小腸**で吸収され，水分の約10％と一部の電解質のみが**大腸**で吸収されます．小腸の各部位では以下のものが吸収されます．

部位	吸収される物質
十二指腸〜空腸	カルシウム，マグネシウム，鉄，糖質，水溶性ビタミンなど
小腸中部	蛋白質，脂肪，脂溶性ビタミン（A，D，E，K）
回腸	胆汁酸，ビタミン B_{12} など

解答…1

問題-2 必須アミノ酸はどれか．2つ選べ．

1. アラニン
2. グリシン
3. グルタミン酸
4. トリプトファン
5. フェニルアラニン

必須アミノ酸

❗ **ここがポイント**

必須アミノ酸とは，蛋白質を形成している20種類のアミノ酸のうち，体内で合成することができず，食物から摂取する必要がある**9種類のアミノ酸**（イソロイシン，ロイシン，リジン，メチオニン，フェニルアラニン，スレオニン，トリプトファン，バリン，ヒスチジン）をいいます．

9種類の必須アミノ酸のうち，どれか1つが欠けても筋肉，血液，骨などの合成ができなくなります．

解答…4，5

CHECK LIST

- □ 消化された栄養素，ビタミン，水分のほとんどはどこで吸収される？
  - A. 小腸
- □ 十二指腸〜空腸で吸収されるものは？
  - A. カルシウム，マグネシウム，鉄，糖質，水溶性ビタミンなど
- □ 小腸中部で吸収されるものは？
  - A. 蛋白質，脂肪，脂溶性ビタミン
- □ 回腸で吸収されるものは？
  - A. 胆汁酸，ビタミンB_{12}など
- □ 体内で合成することができないアミノ酸を何という？
  - A. 必須アミノ酸
- □ 9種類の必須アミノ酸は？
  - A. イソロイシン，ロイシン，リジン，メチオニン，フェニルアラニン，スレオニン，トリプトファン，バリン，ヒスチジン

L 排尿・排便

尿の性状

問題-1 成人の尿の性状で誤っているのはどれか.

1. 尿量：1.0～1.8 L/日
2. pH：4.5～8.0
3. 尿比重：1.008～1.040
4. 尿蛋白量：1.0 g/日
5. 固形成分：50～70 g/日

成人の尿の性状

 ここがポイント

尿はヘモグロビンの分解産物である**ウロクローム**によって琥珀(コハク)色を呈しています．1日の尿量は **1.0～1.8 L(1,000～1,800 mL)** です〔 2-82 参照〕．尿中の固形物質はほぼ一定なので，乏尿(500 mL/日以下)では比重が増加し，多尿(2,000～3,000 mL/日以上)では比重が減少します．

尿蛋白量は約 **50 mg/日**(20～60 mg/日)です．

尿成分は水が **95%**，固形物が **5%** を占めます．固形物中には有機物(尿素，尿酸，クレアチン，馬尿酸など)と無機物(塩化ナトリウム，アンモニア，ナトリウム，カリウム，マグネシウム，硫酸塩，リン酸塩など)が含まれます〔 2-83 参照〕．1日の尿中の固形成分は **50～70 g/日** で，そのうち **約 50%** は尿素です．

解答…4

 CHECK LIST

- □ 成人の1日の尿量は？
  A. 1.0～1.8 L(1,000～1,800 mL)
- □ 成人の尿のpHはどのくらい？
  A. 4.5～8.0
- □ 成人の尿の尿比重はどのくらい？
  A. 1.008～1.040
- □ 成人の尿，1日に含まれる尿蛋白量は？
  A. 約 50 mg/日
- □ 尿成分に水と固形物が占める割合は？
  A. 水：95%，固形物：5%
- □ 尿に含まれる有機物は？
  A. 尿素，尿酸，クレアチン，馬尿酸など
- □ 尿に含まれる無機物は？
  A. 塩化ナトリウム，アンモニア，ナトリウム，カリウム，マグネシウム，硫酸塩，リン酸塩など
- □ 尿の固形成分の量は1日どれくらい？
  A. 50～70 g
- □ 尿の固形成分の約50%を占めるのは？
  A. 尿素

Summaries …要点を覚えよう！

2-82 成人の尿の性状

量	1.0～1.8 L/日
pH	4.5～8.0(平均 6.0)
比重	1.008～1.040
濁度	透明(放置すると混濁)
色	琥珀色
固形成分	50～70 g/日

2-83 尿に含まれる固形物

尿の成分は95%が水で，残りの5%が固形物です．尿に含まれている固形物は以下のように有機物と無機物に区分されます．

有機物	尿素，尿酸，クレアチン，馬尿酸など
無機物	塩化ナトリウム，アンモニア，ナトリウム，カリウム，マグネシウム，硫酸塩，リン酸塩など

L 排尿・排便

腎臓

問題-1 腎臓について誤っているのはどれか.
1. 腎臓の血流量は毎分心拍出量の20〜25%に相当する.
2. 腎血流量は運動時に減少する.
3. 糸球体で血漿成分の濾過が行われる.
4. 糸球体濾過量は1日に約1.5 Lである.
5. 成人の1日の尿量は約1.5 Lである.

腎臓と尿

❗ ここがポイント

腎臓には 800〜1,000 mL/分(1,200〜1,500 L/日)の血液が供給されます. これは心拍出量の **20〜25%** に相当します. 糸球体では血漿成分が1日に **160〜180 L** 濾過されます. 濾液(原尿)は, 尿細管(近位尿細管→ヘンレ係蹄→遠位尿細管→集合管)を通過する間に水と必要な成分が再吸収され, 不要な成分が尿として排出されます〔 参照〕. 原尿の **99%** は尿細管で再吸収され, 最終的には **1〜1.5 L/日** の尿が排泄されます.

解答…4

問題-2 腎臓の機能について誤っているのはどれか.
1. 近位尿細管ではグルコースやアミノ酸の大部分が再吸収される.
2. ナトリウムは主に近位尿細管で再吸収される.
3. カリウムは主に近位尿細管で再吸収される.
4. 水は近位尿細管で能動的に再吸収される.
5. 抗利尿ホルモンによって水の再吸収が促進される.

尿細管での再吸収①

❗ ここがポイント

近位尿細管ではグルコースやアミノ酸がほぼ100%再吸収され, 水, Na^+, K^+, Ca^{2+}, HCO_3^-, PO_4^{2-} などのイオンの **70〜80%** が再吸収されます. 水は浸透圧により近位尿細管で再吸収され, **抗利尿ホルモン(ADH)** により集合管での再吸収が促進されます〔 参照〕.

解答…4

問題-3 腎臓でアミノ酸の大部分が再吸収されるのはどれか. 〔45AM067(類似問題 50PM066)〕
1. ボウマン嚢
2. 近位尿細管
3. ヘンレ係蹄
4. 遠位尿細管
5. 集合管

尿細管での再吸収②

❗ ここがポイント

ブドウ糖(グルコース), **アミノ酸**, ビタミンの大部分は, **近位尿細管**で再吸収されます.

解答…2

L 排尿・排便

問題-4 腎臓の尿細管で再吸収されないのはどれか．
1. アミノ酸　2. ナトリウム　3. 尿酸　4. リン　5. ブドウ糖

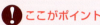

尿の生成

❗ **ここがポイント**

尿は<u>濾過</u>，<u>再吸収</u>，<u>分泌</u>の3段階によって生成されます．濾過は<u>糸球体</u>で行われます．糸球体で濾過された原尿は，<u>尿細管を取り巻く血管</u>から生体に必要な成分が再吸収され，代謝産物である<u>尿酸</u>が分泌されます．再吸収，老廃物の分泌を受けたのち，尿として排出されます〔 2-85 ▶ 参照〕．

解答…3

問題-5 腎臓に関与するホルモンの作用で誤っているのはどれか．
1. 抗利尿ホルモンは水の再吸収に関与する．
2. アルドステロンはNa⁺の再吸収とK⁺の分泌に関与する．
3. 心房性ナトリウムは腎臓でのNa⁺の再吸収に関与する．
4. レニンは傍糸球体細胞から分泌される．
5. エリスロポエチンは間質細胞から分泌される．

腎臓に関与するホルモン

1. 血漿浸透圧が上昇すると，脳下垂体後葉から<u>抗利尿ホルモン</u>が分泌され，集合管に作用して水の<u>再吸収</u>を促進する．
2. アルドステロンによって集合管でのNa⁺の<u>再吸収</u>とK⁺の分泌が促進される．
3. 心房の容量受容器が体液量の増加を感知すると，心房から<u>心房性ナトリウム利尿ペプチド</u>が分泌され，腎臓からのNa⁺の<u>排出量</u>が<u>増加</u>する．
4. 輸入細動脈が腎血流量の低下を感知すると，<u>傍糸球体装置</u>によって<u>レニン</u>が産生され，<u>アンジオテンシン</u>の生成を促進する．<u>アンジオテンシンⅡ</u>は副腎皮質に作用し，<u>アルドステロン</u>の分泌を刺激する．
5. エリスロポエチンは<u>皮質</u>で合成され，<u>間質細胞</u>から分泌される．

❗ **ここがポイント**

詳細は 2-85 ▶ 2-86 ▶ を参照してください．

解答…3

問題-6 正しいのはどれか．2つ選べ．
1. 腎臓は免疫の調節に関与する．
2. 尿量の増加の原因として浸透圧利尿がある．
3. 糸球体濾過膜は血漿アルブミンを濾過しない．
4. 尿濃縮の原動力は浸透圧である．
5. クリアランスは尿量の増加とともに増加する．

腎臓の機能①

1. 免疫の調節に関与するのは<u>血液</u>である．

2. 浸透圧物質により尿細管内の浸透圧が上昇し，これを等張に保つためにナトリウムと水の再吸収が減少する結果として生じる利尿作用のことを<u>浸透圧利尿</u>という．
3. 糸球体毛細血管内皮細胞と基底膜のプロテオグリカンは陰性に帯電しているため，アルブミンなど陰性電荷をもつ物質はほとんど<u>透過しない</u>．すなわち，濾過される．
4. 浸透圧勾配の形成にはヘンレ係蹄の<u>対向流増幅系</u>が関与し，この浸透圧勾配によって<u>尿濃縮</u>が起こる．
5. クリアランスとは，ある物質の尿中排泄量（＝ある物質の糸球体濾過量－再吸収量＋分泌量）をもたらすために必要な1分間あたりの血流量であり，以下の式から求められる．
　　　　クリアランス＝（ある物質の尿中濃度×尿生成速度）÷ある物質の血漿濃度
この式から，ある物質の尿中濃度と血漿濃度を一定にしたとき，クリアランスは尿生成速度に<u>比例</u>することがわかる．つまり，尿生成速度が増加し，尿量が増加するとクリアランスは<u>増加する</u>．しかし，尿生成速度には限界があり，クリアランスは限度以上には増加しない．

解答…2，4

問題-7 腎臓の機能で誤っているのはどれか．〔43PM031〕
1. 原尿の99％は尿細管で再吸収される．
2. ナトリウムは主に近位尿細管で再吸収される．
3. カリウムは主に遠位尿細管で再吸収される．
4. 傍糸球体細胞からレニンを分泌する．
5. 間質細胞からエリスロポエチンを分泌する．

解法ポイント

腎臓の機能 ②

 ここがポイント

前述したように，カリウム（K^+）は主に<u>近位尿細管</u>で再吸収されます．遠位尿細管では，水，Na^+，HCO_3^- が再吸収されます．

解答…3

問題-8 尿の生成について正しいのはどれか．〔52AM067〕
1. 集合管では尿の希釈を行う．
2. 血漿蛋白は糸球体を透過する．
3. 血液の濾過は腎小体で行われる．
4. 近位尿細管ではアンモニアの再吸収を行う．
5. 抗利尿ホルモンは水の再吸収量を減少させる．

解法ポイント

腎臓の機能 ③

 1. 集合管では尿の<u>濃縮</u>を行う．
2. ほとんどの血漿蛋白は糸球体を<u>透過しない</u>．一部の低蛋白は透過（濾過）される．
3. 血液の濾過は<u>腎小体</u>で行われる．
4. 近位尿細管では Na^+，K^+ などの再吸収を行う．アンモニアは有用な物質ではないため，再

吸収されない．
5. 抗利尿ホルモン（バソプレシン）は水の再吸収量を増加させる．

解答…3

問題-9 腎臓の機能で誤っているのはどれか．
1. 血液の浸透圧調節
2. 血液の pH 調節
3. 循環血液量の調節
4. 血漿組成の調節
5. 赤血球の破壊

腎臓の機能④
ここがポイント
赤血球は肝臓および脾臓で，食作用の盛んな細網内皮系の細胞によって破壊されます．血液の浸透圧調節，pH の調節，循環血液量の調節，血漿組成の調節は腎臓が担っている機能です．このほかの腎臓の機能としては，代謝産物の排泄，血中の有害物の除去，細胞外液量調節があります．

解答…5

問題-10 腎臓の機能で正しいのはどれか．**2つ選べ**．〔49AM067〕
1. 体温の調節
2. 尿量の調節
3. 血漿量の調節
4. 白血球数の調節
5. 概日リズムの調節

腎臓の機能⑤
1. 体温の調節は視床下部（視交叉上核）の機能である．
2. 腎臓は尿量を調節している．
3. 腎臓は血漿量の調節をしている．
4. 腎臓は白血球数の調節はしていない．炎症があると造血幹細胞による産生が増加し，白血球数が増加する．
5. 概日リズムの調節は視床下部（視交叉上核）の機能である．

解答…2, 3

問題-11 集合管における尿の濃縮にかかわるホルモンはどれか．〔54AM068〕
1. グルカゴン
2. メラトニン
3. オキシトシン
4. パラトルモン
5. アルドステロン

集合管における尿の濃縮にかかわるホルモン
ここがポイント
腎臓は尿の量と濃度（浸透圧）を変化させることにより，体液の浸透圧が一定になるように調節しています．糸球体でつくられた原尿は，次第に物質の再吸収が行われ，濃度の薄い液体となって集合管に達します．この液体からアルドステロンの作用によってナトリウムイオンが再吸収されれば薄い尿（低張尿）となり，バソプレシンの作用により水の再吸収が行われれば濃い尿（高張尿）となります．

解答…5

CHECK LIST

- □ 腎臓に供給される血液の量は？
  A. **毎分 800〜1,000 mL，1 日あたり 1,200〜1,500 L**
- □ 腎臓の血流量は毎分心拍出量の何％に相当する？
  A. **20〜25％**
- □ 糸球体では何が行われる？
  A. **血漿成分の濾過**
- □ 糸球体濾過量は 1 日にどれくらい？
  A. **160〜180 L**
- □ 原尿の何％が尿細管で再吸収される？
  A. **99％**
- □ 1 日の尿の排泄量は？
  A. **1〜1.5 L**
- □ 近位尿細管でグルコースやアミノ酸はどれくらい再吸収される？
  A. **ほぼ 100％**
- □ 近位尿細管で水，Na^+，K^+，Ca^{2+}，HCO_3^-，PO_4^{2-} などのイオンはどれくらい再吸収される？
  A. **70〜80％**
- □ アルドステロンは腎臓のどのような働きに関与する？
  A. **Na^+ の再吸収，K^+ の分泌**
- □ 傍糸球体細胞から分泌されるホルモンは？
  A. **レニン**
- □ エリスロポエチンはどこから分泌される？
  A. **間質細胞**
- □ 尿細管内の浸透圧が上昇し，Na^+ と水の再吸収が減少する結果として生じる利尿作用のことを何という？
  A. **浸透圧利尿**
- □ 腎臓は何を調節している？
  A. **浸透圧，血液の pH，循環血液量，血漿組成，細胞外液量**

Summaries …要点を覚えよう！

2-84 尿細管各部における再吸収と分泌

▶ 近位尿細管
- 水，Na^+，K^+，Ca^{2+}，HCO_3^-，PO_4^{2-} は，70〜80％ が再吸収される．
- グルコース，アミノ酸，ビタミンは，ほぼ 100％ 再吸収される．
- 尿酸，アンモニア，パラアミノ馬尿酸(PAH)，H^+ は，周囲の毛細血管から尿細管中へ分泌される．
- 再吸収は担体(輸送体)によって行われ，再吸収量には閾値(尿細管最大輸送量)があるため，閾値を超える量は再吸収されずに尿中に排泄される．
- 近位尿細管における再吸収は等張性再吸収で，**尿の濃縮**は行われない．

▶ ヘンレ係蹄
- ヘンレ係蹄の下行脚は水と窒素の透過性が高く，上行脚は Na^+ の透過性が高いため，間質との濃度差によって**受動的**に **Na^+ が再吸収**される．
- 上行脚での Na^+ の再吸収によって間質の浸透圧は上昇し，水は下行脚から間質に出て，尿素は濃度差によって下行脚管腔内に入るため，濾液と間質の浸透圧は**髄質**に近づくにつれて上昇する．

▶ 遠位尿細管・集合管
- この部位における再吸収は各種ホルモンの影響を受け，再吸収量を調節することでホメオスタシスの維持に関与している．
- 遠位尿細管では**アルドステロン**によって **Na^+ の再吸収**と **K^+ の分泌**が促進され，集合管では**抗利尿ホルモン(ADH)**によって**水の再吸収**が促進される．

2-85 再吸収に関与するホルモン

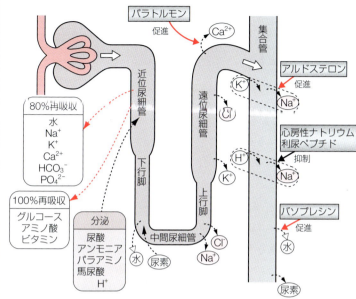

- **アルドステロン**
  - アンジオテンシンⅡの刺激によって副腎皮質から分泌される．
  - 遠位尿細管から集合管主細胞に作用してNa^+の再吸収とK^+の分泌を促進する．

- **パラトルモン(PTH)**
  - 血漿Ca^{2+}濃度の低下を感知すると副甲状腺から分泌される．
  - 遠位尿細管におけるCa^{2+}の再吸収を促進する．

- **バソプレシン〔抗利尿ホルモン(ADH)〕**
  - 血漿浸透圧が上昇すると，脳下垂体後葉から分泌される．
  - 集合管に作用し，管腔側の水チャネル〔アクアポリン(AQP)〕を増加させ，水の再吸収を促進する．

■はホルモンを示しており，→は促進を，→は抑制を表している

水と必要な成分の多くは，近位尿細管で再吸収される．遠位尿細管と集合管では，ホルモンにより尿の組成が調整される．

2-86 腎臓に関係するホルモンなど

腎臓に関係するホルモンを以下に示します．

バソプレシン〔抗利尿ホルモン(ADH)〕	視床下部の浸透圧受容器が血漿浸透圧の増加を感知すると脳下垂体後葉から分泌され，水の再吸収を促進する．
アルドステロン	血圧低下によって副腎皮質から分泌されるステロイドホルモンで，集合管でのNa^+再吸収，K^+排泄を促進する．
心房性ナトリウム利尿ペプチド(ANP)	心房の容量受容器が体液量の増加を感知すると心房から分泌され，腎臓からのNa^+の排出量が増加する．
レニン	輸入細動脈が腎血流量の低下を感知すると傍糸球体細胞によって産生され，アンジオテンシンの生成を促進する．アンジオテンシンⅡは副腎皮質に作用し，アルドステロンの分泌を刺激する．
エリスロポエチン	皮質で合成されて間質細胞から分泌され，赤血球産生を刺激する．
ビタミンD_3	腎臓で活性型ビタミンD_3に代謝され，Ca^{2+}とリン酸の調節に関与する．
プロスタグランジン類	腎臓で産生され，血管の緊張性を調節する．

L 排尿・排便

76 排尿

問題-1 膀胱の神経支配について誤っているのはどれか．
1. 下腹神経は交感神経である．
2. 骨盤神経は副交感神経である．
3. 排尿に関与する交感神経はT8〜T10にある．
4. 排尿に関与する副交感神経はS2〜S4にある．
5. 膀胱体部からの求心性神経は骨盤神経である．

解法ポイント

膀胱の神経支配①

!ここがポイント

膀胱は交感神経である**下腹神経**と副交感神経である**骨盤神経**に支配されています（二重神経支配）．排尿に関する交感神経は **T11〜L2** から，副交感神経は **S2〜S4** から起こります〔 2-87 ▶ 参照〕．**交感神経は主として膀胱の血管神経**であり，**副交感神経は主として膀胱壁の筋層の平滑筋（排尿筋）**注 に分布し，その緊張を高め，排尿に関与します．

注）膀胱の筋層は平滑筋からなる．平滑筋は収縮によって膀胱内腔を圧し，排尿に関与するため**排尿筋**と呼ばれる．

解答…3

問題-2 誤っているのはどれか．
1. 内尿道括約筋は下腹神経の支配を受ける．
2. 外尿道括約筋は陰部神経の支配を受ける．
3. 副交感神経は排尿筋を収縮させる．
4. 排尿筋は随意的に収縮する．
5. αアドレナリン受容体は膀胱底部に多い．

解法ポイント

膀胱の神経支配②

!ここがポイント

膀胱の出口には**内・外尿道括約筋**があり，排尿をコントロールしています〔 2-87 ▶ 参照〕．内尿道括約筋は**交感神経である下腹神経**の支配を受け，外尿道括約筋は**体性神経である陰部神経**の支配を受けます．**副交感神経である骨盤神経**は膀胱の平滑筋である排尿筋を**不随意的**に収縮させ，排尿に関与します．膀胱には**αアドレナリン受容体**と**βアドレナリン受容体**が存在し，前者は**膀胱底部**に多く，交感神経の興奮を高め，内尿道括約筋を**収縮**させます．一方，後者は**膀胱体部**に多く，排尿筋を**弛緩**させます．

解答…4

問題-3 排尿について誤っているのはどれか．
1. 交感神経は蓄尿に作用する．
2. 膀胱内の尿量が200〜300 mLになると尿意を感じるようになる．
3. 腹圧は排尿に関与する．
4. 骨盤底筋群は括約筋の働きをする．
5. 尿管は体性感覚支配である．

蓄尿と排尿

 1. 交感神経は**蓄尿**に関与し，膀胱を**弛緩**させ，内尿道括約筋を**収縮**させる．
2. 膀胱内尿量が 200〜300 mL（膀胱内圧：20〜30 cmH$_2$O に相当）に達すると初発尿意を感じるようになる．排尿時の膀胱内圧は 100〜150 cmH$_2$O に達する．
3. 腹圧は膀胱内圧を高め，尿を内尿道口の方向へ移動させる．
4. 骨盤底筋群は括約筋として機能する．機能しないと尿もれが起こる．
5. 尿管は**内臓感覚支配**である．

❗ ここがポイント

膀胱に尿が貯留し始めると膀胱内壁が伸張され，この情報は主として**骨盤神経（副交感神経）**によって**腰仙髄**の排尿中枢に伝えられます．その結果，膀胱を支配する**下腹神経（交感神経）**が膀胱を弛緩させ，**内尿道括約筋**を収縮させて，膀胱内圧をあまり高めずに尿を貯留します（**蓄尿性反射**）．同時に，**陰部神経（体性神経）**が外尿道括約筋（随意筋）の緊張を高め，尿の漏出を抑えます．

膀胱内の尿量が限界（成人で 400〜500 mL）に達すると内圧が急激に上昇し，**排尿反射**が出現します．この場合，膀胱伸張による求心性情報は大脳皮質感覚野に伝えられて尿意を起こし，一方で，**脳幹（橋）**の排尿中枢に達します．脳幹の排尿中枢の興奮は脊髄内を下行し，骨盤神経遠心路の活動を亢進させます．その結果，膀胱は**収縮**し，内尿道括約筋は**弛緩**します．また，大脳皮質運動野からの下行性情報は，外尿道括約筋を**弛緩**させて排尿を可能にします．

解答…5

問題-4 排尿機構で誤っているのはどれか．〔47AM067 を改変〕
1. 外尿道括約筋は陰部神経支配である．
2. 内尿道括約筋は交感神経と副交感神経に支配される．
3. 脊髄排尿中枢は第 2〜4 仙髄節にある．
4. 副交感神経を刺激すると膀胱は弛緩する．
5. 膀胱体部からの求心性神経は骨盤神経である．

排尿機構①

❗ ここがポイント

副交感神経（骨盤神経）を刺激すると膀胱（排尿筋）は**収縮**します．

解答…4

問題-5 排尿で正しいのはどれか．2つ選べ．〔50AM067〕
1. 排尿反射の中枢は腰髄にある．
2. 外尿道括約筋は随意制御できる．
3. 膀胱は副交感神経活動で収縮する．
4. 外尿道括約筋は陰部神経活動で弛緩する．
5. 内尿道括約筋は副交感神経活動で収縮する．

排尿機構②

 1. 排尿反射の中枢は**仙髄（S2〜S4）**にある．

2. 外尿道括約筋は随意筋（骨格筋）であり，随意制御できる．
3. 膀胱(排尿筋)は副交感神経活動で収縮し，交感神経活動で弛緩する．
4. 外尿道括約筋は陰部神経活動で収縮する．
5. 内尿道括約筋は骨盤神経（副交感神経）活動で弛緩し，下腹神経（交感神経）活動で収縮する．

解答…2，3

問題-6 排尿機構で正しいのはどれか．〔51PM067（類似問題 44PM031）〕
1. 排尿筋は平滑筋である．
2. 排尿の一次中枢は腰髄にある．
3. 外尿道括約筋は陰部神経活動で弛緩する．
4. 副交感神経を刺激すると排尿筋は弛緩する．
5. 排尿を我慢するときは副交感神経優位となる．

排尿機構③

1. 排尿筋は平滑筋である．
2. 排尿の一次中枢は仙髄にある．
3. 外尿道括約筋は陰部神経活動で随意的に収縮する．
4. 副交感神経(骨盤神経)を刺激すると排尿筋は収縮する．
5. 排尿を我慢するときは交感神経優位となる．

ここがポイント
排尿を我慢するとき（蓄尿時）は，膀胱を支配する交感神経（下腹神経）が膀胱を弛緩させ，内尿道括約筋を収縮させるとともに，陰部神経（体性神経）が外尿道括約筋（随意筋）を収縮させ，尿の漏出を抑えます．

解答…1

問題-7 排尿機構について正しいのはどれか．〔53AM066 を改変〕
1. 排尿時には内尿道括約筋が収縮する．
2. 膀胱に尿が溜まり始めるとすぐに尿意を感じる．
3. 尿道を尿が通る知覚は排尿筋の収縮を抑制する．
4. 排尿筋はノルアドレナリンの作用で収縮する．
5. 排尿を我慢するときには大脳皮質から抑制がかかる．

排尿機構④

1. 排尿時には内尿道括約筋が弛緩する．
2. 膀胱内尿量200～300 mL（膀胱内圧：20～30 cmH$_2$O）に達すると初発尿意を感じる．
3. 尿道を尿が通る知覚は排尿筋の収縮を促通する．
4. 排尿筋はアセチルコリンの作用で収縮する．
5. 排尿を我慢するときには大脳皮質から抑制がかかる．

解答…5

問題-8 正しいのはどれか. 〔41PM032を改変〕

1. 排尿は内尿道括約筋が収縮することで生じる.
2. 膀胱内圧が 50 cmH₂O に達すると初発尿意が生じる.
3. 膀胱の容量は 800〜1,000 mL である.
4. 排尿に関する交感神経は第 8〜10 胸髄(T8〜T10)にある.
5. 排尿に関する副交感神経は第 2〜4 仙髄(S2〜S4)にある.

解法ポイント

排尿機構⑤

1. 排尿は副交感神経(骨盤神経)の活動により,膀胱の内尿道括約筋が**弛緩**し,排尿筋が**収縮**することにより生じる.
2. 膀胱内圧が **20〜30 cmH₂O**(膀胱内尿量:200〜300 mL)に達すると**初発尿意**が生じる.
3. 膀胱の容量は **500〜600 mL** である.
4. 排尿に関する交感神経は**第 11 胸髄〜第 2 腰髄(T11〜L2)**にあり,排尿筋を**弛緩**し,内尿道括約筋を**収縮**させる.
5. 排尿に関する副交感神経は **S2〜S4** にある.

解答…5

CHECK LIST

- □ 下腹神経(交感神経)はどこにある?
  A. T11〜L2
- □ 骨盤神経(副交感神経)はどこにある?
  A. S2〜S4
- □ 膀胱体部からの求心路は?
  A. 骨盤神経(副交感神経)
- □ 排尿筋を収縮させ,内尿道括約筋を弛緩させる神経は?
  A. 骨盤神経(副交感神経)
- □ 外尿道括約筋を支配する神経は?
  A. 陰部神経(体性神経)
- □ 排尿筋の弛緩(β作用)と内尿道括約筋の収縮(α作用)に関与する神経は?
  A. 下腹神経(交感神経)
- □ αアドレナリン受容体はどこに多く分布する?
  A. 膀胱底部
- □ βアドレナリン受容体はどこに多く分布する?
  A. 膀胱体部
- □ 脊髄排尿中枢はどこにある?
  A. S2〜S4
- □ 排尿にかかわる筋で随意に収縮できないのは?
  A. 排尿筋,内尿道括約筋
- □ 蓄尿に作用する神経は?
  A. 下腹神経(交感神経)
- □ 下腹神経(交感神経)の働きで,膀胱内圧をあまり高めずに尿を貯留することを何という?
  A. 蓄尿反射
- □ 膀胱内の尿量がどのくらいで尿意を感じる?
  A. 200〜300 mL(150〜200 mL とする教科書もある)
- □ 排尿時の膀胱内圧は?
  A. 100〜150 cmH₂O

Summaries …要点を覚えよう！

2-87 排尿反射の神経回路

▶ **求心性神経**
- **骨盤神経（副交感神経）：S2〜S4**
  →膀胱の伸展・収縮を中枢に伝える．

▶ **遠心性神経**
〔蓄尿時〕
- **下腹神経（交感神経）：T11〜L2**
  →排尿筋を弛緩，内尿道括約筋を収縮

〔排尿時〕
- **骨盤神経（副交感神経）：S2〜S4**
  →**不随意の排尿**，排尿筋を収縮，内尿道括約筋を弛緩
- **陰部神経（体性神経）：S3〜S4**
  →**随意の排尿**，外尿道括約筋を収縮・弛緩

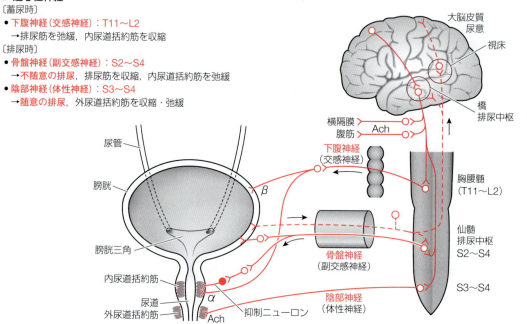

2-88 蓄尿・排尿に関与する筋

蓄尿・排尿に関与する筋（**排尿筋**，**内尿道括約筋**，**外尿道括約筋**）は，**下腹神経**（交感神経），**骨盤神経**（副交感神経），**陰部神経**（体性神経）のいずれかに支配されています．排尿筋と内尿道括約筋は**不随意筋（平滑筋）**ですが，外尿道括約筋は**随意筋（骨格筋）**です．

	筋の種類	蓄尿			排尿		
		状態	支配神経	神経伝達物質	状態	支配神経	神経伝達物質
排尿筋	不随意筋（平滑筋）	弛緩	下腹神経（交感神経）	ノルアドレナリン（アドレナリンβ_3受容体）	収縮	骨盤神経（副交感神経）	アセチルコリン（ムスカリン受容体）
内尿道括約筋	不随意筋（平滑筋）	収縮	下腹神経（交感神経）	ノルアドレナリン（アドレナリンα_1受容体）	弛緩	骨盤神経（副交感神経）	一酸化窒素
外尿道括約筋	随意筋（骨格筋）	収縮	陰部神経（体性神経）	アセチルコリン（ニコチン受容体）	弛緩	（陰部神経）*	

*橋排尿中枢から仙髄のオヌフ核に信号が入り，陰部神経は抑制され，外尿道括約筋は弛緩する．

基礎医学 77 排便

問題-1 排便について誤っているのはどれか. 〔42PM032〕
1. 直腸壁が便で伸展されると便意を生じる.
2. 食事の摂取が結腸の蠕動運動を誘発する.
3. 排便反射では外肛門括約筋が収縮する.
4. 排便には横隔膜が関与する.
5. 排便中枢は仙髄にある.

解法ポイント

排便機構①

1. 直腸壁が便で伸展され，その情報が骨盤神経（副交感神経）から大脳に伝わり便意を生じる.
2. 食事摂取で回腸から盲腸への流入量が増加すると，蠕動運動が誘発されて便の移動が起こる.
3. 排便反射では内肛門括約筋と外肛門括約筋が弛緩して排便が起こる.
4. 横隔膜や腹筋群は排便時に必要な腹腔圧の上昇に関与する.
5. 排便中枢は第2～4仙髄（S2～S4）にあり，排便時以外は上位中枢（大脳皮質，視床下部，延髄）から抑制されている.

ここがポイント

便が直腸の内壁を伸展すると，その刺激が骨盤神経（副交感神経）から仙髄の排便中枢（S2～S4）を介して大脳皮質へと送られて便意を生じます.
また直腸が伸展されると，直腸の収縮，内・外肛門括約筋の弛緩が起こって排便が起こります（排便反射）. 排便運動はS状結腸・直腸の収縮，腹圧によって行われ，内・外肛門括約筋の弛緩と肛門挙筋の収縮を伴います〔 2-89 参照〕.

解答…3

問題-2 排便について誤っているのはどれか.
1. 排便反射の中枢は第2～4仙髄にある.
2. 大脳皮質，視床下部，延髄にある高位中枢により調節される.
3. 排便反射の遠心路は交感神経である.
4. 直腸壁の伸展により誘発される.
5. 下痢には腸管運動異常によるものがある.

解法ポイント

排便機構②

ここがポイント

肛門は内肛門括約筋と外肛門括約筋の2種類の括約筋の収縮により閉じています. 内肛門括約筋は骨盤神経（副交感神経）と下腹神経（交感神経）により支配され，外肛門括約筋は陰部神経（体性神経）により支配されます〔 2-89 参照〕. 排便反射の遠心路は骨盤神経（副交感神経）である. 排便は大脳皮質，視床下部の前部，延髄から抑制されています.

解答…3

問題 - 3 排便機構で正しいのはどれか. 〔50PM067, 48AM067〕

1. 排便中枢は第 10～12 胸髄に存在する.
2. 排便反射では外肛門括約筋が収縮する.
3. 下行結腸に便が貯留すると便意を生じる.
4. 胃結腸反射により結腸の蠕動運動が亢進する.
5. 副交感神経系は消化管運動に抑制的に作用する.

排便機構③

1. 排便中枢は第 2～4 仙髄（S2～S4）に存在する.
2. 排便反射では外肛門括約筋は弛緩する.
3. 直腸壁が伸張されると骨盤神経を介して便意を生じる.
4. 胃結腸反射（蠕動反射）により結腸の蠕動運動が亢進し，便の移動が起こる.
5. 副交感神経系は消化管運動を促進する.

解答…4

問題 - 4 排便機構について正しいのはどれか. 〔52PM067（類似問題 45PM067）〕

1. 外肛門括約筋は平滑筋である.
2. 結腸壁が伸展されることで便意が生じる.
3. 内肛門括約筋を収縮させることで排便する.
4. 排便中枢は大脳皮質からの抑制を受けている.
5. 食物で胃が伸展されると大腸の蠕動運動が抑制される.

排便機構④

1. 外肛門括約筋は横紋筋である.
2. 直腸壁が伸展されることで便意が生じる.
3. 内肛門括約筋を弛緩させることで排便する.
4. 排便中枢は大脳皮質からの抑制を受けている.
5. 食物で胃が伸展されると大腸の蠕動運動が促進される（蠕動反射）.

❗ ここがポイント
排便時は副交感神経の興奮により直腸の蠕動運動が亢進します.

解答…4

問題 - 5 排便機構について正しいのはどれか. 〔53PM065（類似問題 49PM067）〕

1. 排便時には横隔膜が弛緩する.
2. 排便に関与する神経は下殿神経である.
3. 直腸平滑筋と内肛門括約筋は同時に収縮する.
4. 直腸壁が加圧されると骨盤神経が刺激される.
5. 直腸の収縮を促す神経伝達物質はアドレナリンである.

排便機構⑤

1. 排便時には横隔膜が**収縮**する．横隔膜や腹筋群の収縮により排便に必要な腹腔圧の上昇が起こる．
2. 排便に関与する神経は**骨盤神経**と**陰部神経**である．
3. 直腸平滑筋と内肛門括約筋は同時に収縮するのではなく，直腸平滑筋の**収縮**と内・外肛門括約筋の**弛緩**によって排便が起こる（排便反射）．
4. 直腸壁が加圧されると**骨盤神経**が刺激される．直腸壁が便で伸展されると，その情報が骨盤神経から大脳に伝わり便意を感じる．
5. 直腸の収縮を促す神経伝達物質は**アセチルコリン**である．直腸筋の収縮は骨盤神経（副交感神経）に支配されているため，神経伝達物質はアセチルコリンである．

解答…4

CHECK LIST

- □ 便意はどのように伝わって発生する？
  A. 直腸壁の伸展→骨盤神経→仙髄の排便中枢→大脳皮質
- □ 排便反射では何が起こる？
  A. 直腸の収縮，内・外肛門括約筋の弛緩
- □ 排便時に必要な腹腔圧の上昇に関与するのは？
  A. 横隔膜，腹筋群
- □ 排便中枢はどこにある？
  A. S2〜S4
- □ 排便反射の遠心路・求心路は？
  A. 骨盤神経（副交感神経）
- □ 随意性排便の遠心路は？
  A. 陰部神経（体性神経）
- □ 排便を抑制している上位中枢は？
  A. 大脳皮質，視床下部の前部，延髄
- □ 内肛門括約筋を支配している神経は？
  A. 骨盤神経（副交感神経）
- □ 外肛門括約筋を支配している神経は？
  A. 陰部神経（体性神経）

Summaries …要点を覚えよう！

2-89 排便調節の機序

▶ **求心性神経**
- **骨盤神経（副交感神経）**：S2〜S4
  →直腸壁の加圧・伸展を伝え，
  　① 排便反射を起こす．
  　② 後索を上行して高次中枢へ→便意をもよおす．

▶ **遠心性神経**
- **下腹神経（交感神経）**：L1〜L2
  →内肛門括約筋を収縮〔通常〕
- **骨盤神経（副交感神経）**：S2〜S4
  →内肛門括約筋を弛緩〔排便時〕
- **陰部神経（体性神経）**：S2〜S4
  →外肛門括約筋を収縮〔通常〕，弛緩〔排便時〕

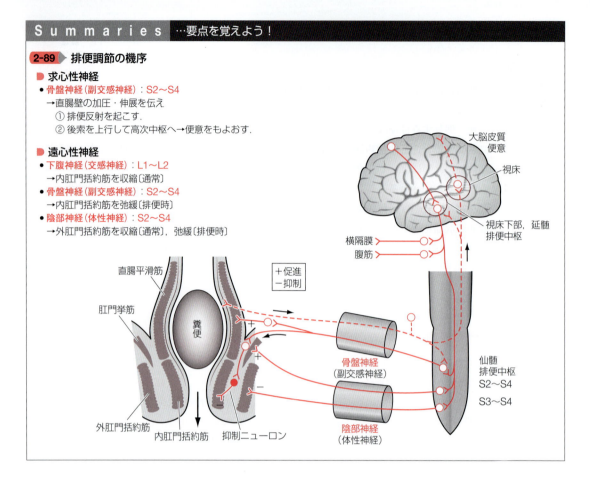

78 ホルモン

M 内分泌・栄養・代謝

問題-1 下垂体前葉のホルモンでないのはどれか．

1. 甲状腺刺激ホルモン
2. 副腎皮質刺激ホルモン
3. 卵胞刺激ホルモン
4. メラノサイト刺激ホルモン
5. 黄体形成ホルモン

下垂体前葉のホルモン

❗ ここがポイント

下垂体は**前葉**，**中間部**，**後葉**に区分され，それぞれから異なったホルモンが分泌されます〔 2-90 ▶ 参照〕．

下垂体前葉から分泌されるホルモンは，① **成長ホルモン(GH)**，② **甲状腺刺激ホルモン(TSH)**，③ **副腎皮質刺激ホルモン(ACTH)**，④ **プロラクチン(PRL)**，⑤ **卵胞刺激ホルモン(FSH)**，⑥ **黄体形成ホルモン(LH)** の 6 種類です．

メラノサイト刺激ホルモンは下垂体中間部から分泌されるホルモンです．このホルモンは**胎児期**，**乳児期**，**妊娠中**，ある種の病的状態で分泌されるホルモンで，皮膚のメラノサイトを刺激して**メラニン**産生を促します．下垂体中間部からは，① メラニン細胞刺激ホルモンと，② βエンドルフィンが分泌されます．

解答…4

問題-2 下垂体後葉のホルモンはどれか．**2つ選べ**． 〔類似問題 49AM068, 42PM033〕

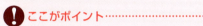

1. プロラクチン
2. 抗利尿ホルモン
3. 成長ホルモン
4. オキシトシン
5. インヒビン

下垂体後葉のホルモン

❗ ここがポイント

下垂体後葉から分泌されるホルモンは，① **抗利尿ホルモン(ADH，バソプレシン)** と ② **オキシトシン**の 2 つです〔 2-90 ▶ 参照〕．下垂体後葉ホルモン(抗利尿ホルモンとオキシトシン)は，**神経核**の**神経細胞**でつくられ，軸索の中を運ばれて後葉に達し，ここで貯蔵され，必要に応じて神経線維の末端から直接血液中に分泌されます．このようなホルモン分泌を**神経内分泌**といい，分泌されたホルモンは毛細血管を経て全身循環に入ります．

プロラクチンは分娩後の乳腺の発育と乳汁分泌に作用するホルモンです〔 52PM068〕．

解答…2, 4

問題-3 下垂体から分泌されないものはどれか．

1. 成長ホルモン
2. 黄体ホルモン
3. メラニン細胞刺激ホルモン
4. 抗利尿ホルモン
5. 甲状腺刺激ホルモン

下垂体から分泌されるホルモン

! ここがポイント
黄体形成ホルモンは下垂体前葉から分泌されますが，黄体ホルモンは卵巣から分泌されます．

解答…2

問題-4 副腎皮質ホルモンはどれか．2つ選べ．
1. アドレナリン　　2. コルチゾン　　3. アルドステロン
4. ドーパミン　　5. ノルアドレナリン

副腎皮質ホルモン

! ここがポイント
副腎の皮質と髄質からは異なったホルモンが分泌されます〔2-94 参照〕．副腎皮質からは，① アルドステロンなどのミネラルコルチコイド，② コルチゾール（コルチゾン），コルチコステロンなどのグルココルチコイド，③ 男性ホルモンが分泌され，副腎髄質からはアドレナリンとノルアドレナリンが分泌されます．

解答…2，3

問題-5 ホルモンの作用について誤っているのはどれか．
1. グルカゴン ── 血糖上昇
2. インスリン ── 血糖低下
3. ソマトスタチン ── インスリン，グルカゴンの分泌促通
4. テストステロン ── 精子形成の促進
5. エストロゲン ── 女性の第二次性徴の発現

ホルモンの作用 ①

1. グルカゴンは膵臓のA細胞から分泌される．肝細胞に作用してグリコーゲンを分解し，グルコースを放出させ，血糖を上昇させる．
2. インスリンは膵臓のB細胞から分泌される．全身のほとんどの細胞においてグルコースの取り込みと使用を促進することにより血糖を低下させる．
3. ソマトスタチンは膵臓のD細胞から分泌される．グルカゴンとインスリンの産生と分泌を抑制するほか，消化管における栄養の吸収や消化液の分泌を抑える．
4. テストステロンは男性の第二次性徴の発現や精子形成を促進し，前立腺や精嚢などの付属性腺の分泌能を維持する．
5. エストロゲンは女性の第二次性徴の発現を促し，成熟女性では月経で剥脱した子宮内膜を再生させる．

! ここがポイント
膵臓には消化酵素を分泌する外分泌部と，ホルモンを分泌する内分泌部があります．膵臓の内分泌部を膵島（ランゲルハンス島）といい，膵島にはA細胞，B細胞，D細胞があり，それぞれの細胞から異

なったホルモンが分泌されます〔 2-92 参照〕.

解答…3

問題-6 正しいのはどれか.〔53PM067, 44PM032〕
1. プロラクチンは乳腺から分泌される.
2. 卵胞刺激ホルモンは視床下部から分泌される.
3. エストロゲンは下垂体ホルモン分泌を促進する.
4. 黄体化ホルモンはプロゲステロンの分泌を促進する.
5. 性腺刺激ホルモン放出ホルモンは下垂体から分泌される.

解法ポイント

ホルモンの作用②

1. プロラクチンは**下垂体前葉**から分泌され，乳腺の発育と乳汁の産生を促す.
2. 卵胞刺激ホルモンは**下垂体前葉**から分泌される.
3. エストロゲンは**女性の第二次性徴の発現**を促し，成熟女性では**月経で剥脱した子宮内膜を再生**させる.
4. 黄体化ホルモン（黄体形成ホルモン）は，黄体の形成と黄体からの**プロゲステロン**の分泌を促進する〔 2-90 参照〕.
5. 性腺刺激ホルモン放出ホルモンは**視床下部**から分泌される.

❗**ここがポイント**
内分泌器官とホルモンに関しては，生理学の問題としても出題されますが〔 50AM068, 46AM067, 45AM068, 41PM053〕，解剖学と重複するので解剖学の章にまとめました〔 1-85 参照(p.138)〕.

解答…4

問題-7 正しいのはどれか.〔44PM033〕
1. レプチンは摂食行動を促進する.
2. インスリンは血糖値を上昇させる.
3. バソプレシンは尿量を増加させる.
4. 甲状腺ホルモンは体温を上昇させる.
5. 上皮小体ホルモンは骨塩量を増加させる.

解法ポイント

ホルモンの作用③

1. レプチンは脂肪組織によってつくられ，**食欲を抑える**働きをする.
2. インスリンは**血糖値を低下**させる〔 2-92 参照〕.
3. バソプレシンは脳下垂体後葉から分泌され，腎臓での再吸収を**促進**する（→尿量が**減少**する）〔 2-90 参照〕.
4. 甲状腺ホルモンはエネルギー代謝を**促進**し，二次的に体温を**上昇**させる〔 2-91 参照〕.
5. 上皮小体ホルモン（パラトルモン）は骨塩量を**減少**させる〔 2-91 参照〕.

解答…4

問題-8 内分泌物質の作用で正しいのはどれか. 〔48PM067〕
1. バソプレシンは尿量増加に働く.
2. 上皮小体ホルモンは血中 Ca を増加させる.
3. 甲状腺ホルモンは基礎代謝率を低下させる.
4. インスリンはグルコースの細胞内取り込みを阻害する.
5. 副腎皮質ホルモンは糖新生（グルコース産生）を阻害する.

解法ポイント

ホルモンの作用④

1. バソプレシンは抗利尿ホルモンであり尿量**減少**に働く.
2. 上皮小体ホルモン（パラトルモン）は血中 Ca を**増加**させる.
3. 甲状腺ホルモンは基礎代謝率を**高める**.
4. インスリンはグルコースの細胞内取り込みを**促進**する（血糖値を低下させる）.
5. 副腎皮質ホルモンは糖新生（グルコース産生）を**促進**する（血糖値を上昇させる）.

解答…2

問題-9 副甲状腺ホルモンで正しいのはどれか. 〔53AM067〕
1. 骨吸収を促進する.
2. 好酸性細胞で分泌される.
3. リンの再吸収を促進する.
4. 重炭酸イオンの再吸収を促進する.
5. 遠位尿細管でのカルシウム再吸収を抑制する.

解法ポイント

副甲状腺ホルモン

1. 副甲状腺ホルモンは，骨吸収を**促進**する.
2. 副甲状腺ホルモンは，**主細胞**で分泌される.
3. 副甲状腺ホルモンは，腎臓（近位尿細管）からのリンの**排泄**を促進する.
4. 副甲状腺ホルモンは，腎臓（近位尿細管）からの重炭酸イオンの**排泄**を促進する.
5. 副甲状腺ホルモンは，腎臓（遠位尿細管）でのカルシウム再吸収を**促進**する.

解答…1

問題-10 各組織とインスリンの作用との組み合わせで誤っているのはどれか. 〔41PM036〕
1. 筋肉 ── 膜電位の上昇
2. 筋肉 ── 蛋白合成の促進
3. 脂肪組織 ── 糖の取り込み抑制
4. 肝臓 ── グリコーゲン分解の抑制
5. 皮膚 ── 傷の治癒促進

解法ポイント

インスリンの作用

 ここがポイント
膵臓から分泌されるインスリンの標的器官は，骨格筋，脂肪組織，肝臓であり，血中グルコースの利

用を促進することにより血糖値を低下させます．

解答…3

問題-11 成長ホルモンについて誤っているのはどれか．〔47AM068〕
1. 蛋白質である．
2. 下垂体前葉で合成される．
3. 下垂体前葉から分泌される．
4. 成人になると分泌が停止する．
5. 小児期の分泌不全によって低身長をきたす．

成長ホルモン

 ここがポイント

成長ホルモンは成人になっても分泌されます．

解答…4

問題-12 エリスロポエチンの産生を促進するのはどれか．〔53PM066〕
1. 血圧の低下
2. 血糖値の低下
3. 腎機能の低下
4. 動脈血酸素分圧の低下
5. 血中カルシウム濃度の低下

エリスロポエチンの産生を促進する要因

 ここがポイント

エリスロポエチンは腎臓で産生される糖蛋白質で，低酸素（動脈血酸素分圧の低下）に反応して生成が増加します．エリスロポエチンは赤血球産生を促進する作用があります．

解答…4

問題-13 血糖を上昇させる作用のあるホルモンはどれか．〔54PM067〕
1. アドレナリン
2. アルドステロン
3. カルシトニン
4. パラトルモン
5. プロラクチン

血糖を上昇させるホルモン

 ここがポイント

血糖値を下げるホルモンはインスリンしかありませんが，血糖値を上げる作用があるホルモンは多数あり，成長ホルモン，副腎皮質ホルモン（コルチゾール，アルドステロン），副腎髄質ホルモン（カテコールアミン），甲状腺ホルモン，グルカゴン，ソマトスタチンなどがあります．空腹時血糖値の正常値は 60～100 mg/dL で，126 mg/dL 以上は糖尿病が疑われます．

カテコールアミンはアドレナリン，ノルアドレナリン，ドーパミンの3種類からなります．このうち血糖値の上昇に関与するのはアドレナリンです．アドレナリンは主として副腎髄質から放出されます．選択肢のなかでは，アルドステロンも血糖を上昇させる作用がありますが，厚生労働省が発表した正解ではアドレナリンのみとなっています．

解答…1

第2章 生理学

CHECK LIST

- □ 下垂体前葉から分泌される6つのホルモンは？
  - A. **成長ホルモン，甲状腺刺激ホルモン，副腎皮質刺激ホルモン，プロラクチン，卵胞刺激ホルモン，黄体形成ホルモン**
- □ 下垂体後葉から分泌されるホルモンは？
  - A. **オキシトシン，バソプレシン**
- □ 下垂体中間部から分泌されるホルモンは？
  - A. **メラニン細胞刺激ホルモン，βエンドルフィン**
- □ 黄体ホルモンはどこから分泌される？
  - A. **卵巣**
- □ グルカゴンはどこから分泌される？
  - A. **膵臓のランゲルハンス島（A細胞）**
- □ 副腎髄質から分泌されるホルモンは？
  - A. **アドレナリン，ノルアドレナリン**
- □ 副腎皮質から分泌されるホルモンは？
  - A. **電解質コルチコイド，グルココルチコイド，ミネラルコルチコイドなど**
- □ 松果体から分泌されるホルモンは？
  - A. **メラトニン**
- □ 甲状腺から分泌されるホルモンは？
  - A. **サイロキシン，トリヨードサイロニン，カルシトニン**
- □ 上皮小体から分泌されるホルモンは？
  - A. **パラトルモン**
- □ 膵臓から分泌されるホルモンは？
  - A. **グルカゴン，インスリン，ソマトスタチン**
- □ 精巣から分泌されるホルモンは？
  - A. **テストステロン，インヒビンなど**
- □ 卵巣から分泌されるホルモンは？
  - A. **インヒビン，エストロゲン（特にエストラジオール）など**

Summaries …要点を覚えよう！

2-90 下垂体のホルモン

下垂体は，前葉，中間部，後葉の3部からなります．ここでは前葉と後葉から分泌されるホルモンを覚えましょう．

部位	ホルモン		標的	作用
前葉	成長ホルモン		全細胞（特に骨格と筋組織）	蛋白質合成を促して**細胞の成長と増殖**を促進
	甲状腺刺激ホルモン		甲状腺	甲状腺の濾胞上皮細胞を刺激し，**甲状腺ホルモン**の分泌を促す．
	副腎皮質刺激ホルモン		副腎皮質	副腎皮質の束状帯細胞を刺激して糖代謝に関与する**グルココルチコイド**の分泌を促す．
	乳腺刺激ホルモン（プロラクチン）		乳腺	**乳腺の発育と乳汁の産生**を促す．
	性腺刺激ホルモン（**ゴナドトロピン**）	卵胞刺激ホルモン	卵巣の卵胞上皮細胞	成熟女性では卵巣における卵胞の発育を促進し，卵胞からの**エストロゲン**の分泌を刺激する．
			精巣のセルトリ細胞	精巣における**精子の産生・成熟**
		黄体形成ホルモン	卵巣の内卵胞膜細胞	成熟卵を排卵させ，黄体の形成とそこからの**プロゲステロン**の分泌を促す．プロゲステロンは子宮粘膜を受精卵の着床に備えた状態に変化させ，着床後は妊娠の維持に働く．
			精巣の間細胞（ライディッヒ細胞）	男性ホルモン（**テストステロン**）の分泌を促す．
後葉	抗利尿ホルモン（**バソプレシン**）		腎臓	**水分の再吸収** **血液量の増加と血圧の上昇**
	オキシトシン		子宮，乳腺	子宮平滑筋の収縮（陣痛），射乳
			精管，前立腺	精管・前立腺の平滑筋の収縮，分泌物の射出

2-91 甲状腺・上皮小体・胸腺のホルモン

		ホルモン	標的	作用
甲状腺	濾胞細胞	サイロキシン	全身の細胞	エネルギー消費の増加，酸素消費の増加・成長
		トリヨードサイロニン		
	濾胞傍細胞	カルシトニン	骨と腎臓	血中カルシウム濃度の低下
上皮小体（主細胞）		パラトルモン	骨と腎臓	血中カルシウム濃度の上昇
胸腺		サイモシン	リンパ球	免疫系の成熟

2-92 膵島（ランゲルハンス島）のホルモン

膵島は膵臓にある内分泌腺で，A 細胞，B 細胞，D 細胞の3種類の細胞で構成されています．それぞれの細胞からは標的・作用が異なるホルモンが分泌されます．

細胞	ホルモン	直接の標的	作用
A 細胞	グルカゴン	肝臓，脂肪組織	血糖の上昇
B 細胞	インスリン	全身のほとんどの細胞（脳，腎臓，消化管上皮の細胞，赤血球を除く）	血糖の低下
D 細胞	ソマトスタチン	A 細胞，B 細胞，消化管上皮細胞	インスリン・グルカゴン分泌抑制，消化管における栄養吸収・消化液分泌の抑制

2-93 性腺のホルモン

内分泌腺		ホルモン	直接の標的	作用
精巣（間細胞）		テストステロン	全身のほとんどの細胞	精子成熟，骨格筋での蛋白合成の促進，男性の第二次性徴の発現
		インヒビン	下垂体前葉	卵胞刺激ホルモン分泌の抑制
卵巣	卵胞上皮細胞	エストロゲン（特にエストラジオール）	全身のほとんどの細胞	女性の第二次性徴の発現，卵胞発育の促進
	黄体	インヒビン	下垂体前葉	卵胞刺激ホルモン分泌の抑制
		プロゲステロン	子宮，乳腺	子宮内膜を受精卵の着床に備えた状態にする，子宮頸部の平滑筋弛緩，乳腺の発育を刺激
			恥骨結合，子宮，乳腺	恥骨結合を緩める

2-94 副腎のホルモン

部位		ホルモン	標的	作用
皮質	球状帯	ミネラルコルチコイド（アルドステロンが代表）	腎臓	ナトリウムイオン・水分の再吸収とカリウムイオン排泄の促進
	束状帯	グルココルチコイド（コルチゾール，コルチコステロンが代表）	ほとんどの細胞	骨格筋からアミノ酸，脂肪組織から脂肪を遊離させて肝細胞での糖新生を促進，脂肪消費の促進，抗炎症作用
	網状帯	男性ホルモン		正常状態での意義は不明
髄質		アドレナリン ノルアドレナリン	ほとんどの細胞	心臓活動の促進，血圧上昇，グリコーゲンの分解，血糖の上昇，脂肪組織からの脂肪の遊離

M 内分泌・栄養・代謝

79 ビタミン

 問題-1 水溶性のビタミンはどれか.
1. ビタミンA
2. ビタミンC
3. ビタミンD
4. ビタミンE
5. ビタミンK

解法ポイント

ビタミン

⚠️ **ここがポイント**

必須な栄養素であるビタミンは，**脂溶性ビタミン**（ビタミンA，D，E，Kの4種類）と**水溶性ビタミン**（ビタミンB群やCなど9種類）に分けられます．水溶性ビタミンを覚えるのは大変なので，「脂溶性ビタミンは4種類だけ（D，A，K，E）」と覚えましょう．

解答…2

 問題-2 ビタミンとその作用との組み合わせで正しいのはどれか.
1. ビタミンA ── 糖質代謝
2. ビタミンB₁ ── ムコ多糖類の生成代謝
3. ビタミンC ── 視紅（ロドプシン）代謝
4. ビタミンD ── 鉄代謝
5. ビタミンK ── 血液凝固の促進

解法ポイント

ビタミンの作用

⚠️ **ここがポイント**

主なビタミンの作用と欠乏症（欠乏すると起こる疾患）を **2-95** に示します．

解答…5

 問題-3 ビタミン欠乏症で誤っているのはどれか.
1. ビタミンA ── 夜盲症
2. ビタミンB₁ ── 末梢神経障害
3. ビタミンC ── 壊血病
4. ビタミンD ── くる病
5. ビタミンK ── テタニー

解法ポイント

ビタミン欠乏症①

⚠️ **ここがポイント**

ビタミンKが欠乏すると**血液凝固障害**が起こります．その結果，出血傾向となり，歯肉，皮膚，鼻，消化管などから出血します．テタニーは**代謝性アルカローシス**や**低カルシウム血症**などで起こり，主に四肢遠位筋で部分的な強い攣縮がみられます．

解答…5

問題 - 4 ビタミンと欠乏症との組み合わせで誤っているのはどれか．

1. ビタミン A ── 夜盲症
2. ビタミン B_1 ── 浮腫
3. ビタミン B_6 ── ペラグラ
4. ビタミン D ── 骨軟化症
5. ビタミン K ── 血液凝固障害

ビタミン欠乏症 ②

ここがポイント

ビタミン B_6 の欠乏症はヒトでは起こりません．ペラグラ（地方病性紅斑）は，ビタミン B 群の 1 つである**ニコチン酸（ナイアシン）**が欠乏する疾患であり，日光照射が誘因となって ① 皮膚症状，② 胃腸症状，③ 神経症状の三徴候がみられます．

解答…3

問題 - 5 ビタミン D について誤っているのはどれか．

1. 水溶性ビタミンである．
2. カルシウムの吸収を促進する．
3. 欠乏すると骨軟化症になる．
4. バターのなかに多く含まれている．
5. 日光の照射により生成される．

ビタミン D ①

ここがポイント

前述したように，ビタミン D は**脂溶性ビタミン**です．

解答…1

問題 - 6 正しいのはどれか．2 つ選べ．〔43PM033〕

1. 成人では体内のカルシウムの 60％ が骨に貯えられている．
2. 副甲状腺ホルモンは腎のカルシウム再吸収を増加させる．
3. ビタミン D は腸管からのカルシウム吸収を減少させる．
4. 食後の血中カルシウム濃度は空腹時の約 2 倍になる．
5. カルシウムは興奮-収縮連関に関与する．

ビタミン D ②

1. 体内のカルシウムの **99％** が骨や歯などに貯えられている．
2. 副甲状腺ホルモンは腎のカルシウム再吸収を**増加**させる．
3. ビタミン D は**小腸**におけるカルシウムとリンの吸収を促し，骨の形成に関与する．
4. カルシウムの血中濃度はカルシウム摂取量にかかわらず常に **9〜11 mg/dL** に保たれている．
5. カルシウムは**興奮-収縮連関**に関与する．

ここがポイント

カルシウムは体内で，① **身体を支持する骨の材料となる**，② **血液凝固因子として作用する**，③ **神経筋接合部で神経刺激伝達を助ける**，という 3 つの働きがあります．カルシウムの血中濃度は**カルシトニン**や**パラトルモン**によって一定に保たれています．

解答…2, 5

CHECK LIST

- ☐ ビタミン A の欠乏症は？
  A. 夜盲症
- ☐ ビタミン B₁ の欠乏症は？
  A. 末梢神経障害，浮腫
- ☐ ビタミン C の欠乏症は？
  A. 壊血病
- ☐ ビタミン D の欠乏症は？
  A. くる病，骨軟化症
- ☐ ビタミン E の欠乏症は？
  A. 運動失調，筋力低下，感覚異常などの神経・筋症状
- ☐ ビタミン K の欠乏症は？
  A. 血液凝固障害

Summaries …要点を覚えよう！

2-95 ビタミンの作用と欠乏症

主なビタミンの作用と欠乏症を示します．

ビタミン	作用	欠乏症
A	視紅（ロドプシン）代謝	夜盲症
B₁	糖質代謝	末梢神経障害，浮腫
C	ムコ多糖類の生成代謝	壊血病
D	リン酸・カルシウムの蓄積	くる病，骨軟化症
E	鉄代謝	運動失調，筋力低下，感覚異常などの神経・筋症状
K	血液凝固の促進	血液凝固障害

M 内分泌・栄養・代謝

代謝

問題-1 基礎代謝量について誤っているのはどれか．
1. 安静背臥位で測定する．
2. 覚醒時の代謝量である．
3. 環境温約23℃で測定する．
4. 精神的緊張によって低下する．
5. 成人では1,500〜2,000 kcal/日である．

基礎代謝量①

 ここがポイント

生体が正常に生命を維持するために必要な覚醒時の代謝量を，基礎代謝量または基礎代謝率（basal metabolic rate；BMR）といいます．BMRは食後12時間以上経過後（通常，午前中），2時間以上前から運動せず，安静背臥位で，骨格筋に緊張がなく，精神的に安静を保ち，中性温度域下（着衣で環境温約23℃）で，薬物使用のない，覚醒状態で測定します．精神的緊張によりBMRは上昇します〔2-96 参照〕．

成人のBMRは1,500〜2,000 kcal/日であり，そのうち肝臓を含めた消化器系が30％，骨格筋が25％，中枢神経系が20％，呼吸・循環系が16％を消費します．

解答…4

問題-2 基礎代謝量について誤っているのはどれか．
1. 体温上昇により上昇する．
2. 20℃以下の環境温度で低下する．
3. 女性は男性よりも低い．
4. 高齢期になると低下する．
5. 食物摂取により上昇する．

基礎代謝量②

 選択肢マル覚え

1. 発熱などで体温が1℃上昇すると代謝は約13〜14％上昇する．逆に体温が低下すると代謝は低下する．
2. 環境温度が低下すると体温調整メカニズム（震えなど）により熱産生が起こり，代謝量が増加する．
3. 女性の基礎代謝は男性より6〜10％低い．
4. 基礎代謝は乳幼児期と思春期で高く，20〜45歳でほぼ一定値となり，それ以降やや減少する．
5. 基礎代謝量は食物摂取後に増加する（食物の特異動的作用）．

 ここがポイント

環境温の変化が代謝に及ぼす影響を混同しないようにしましょう．

ある程度の環境温の低下に対しては，代謝を高め，体温を維持しようとする生体反応が起こりますが，著しく環境温が低下し，体温維持ができなくなると，体温は低下して代謝も低下します．環境温の低い寒冷地の人は環境温の高い熱帯地方の人よりも1割程度基礎代謝量が高いといわれています．

乳幼児期，思春期に基礎代謝量が高いのは，細胞自体の活性が高いことや成長にエネルギーが必要であることなどによります．一方，老齢期に基礎代謝量が低下するのは，脂肪組織以外の体質量が減少す

ることが一因と考えられています．

通常，性ホルモンの影響により女性は男性より基礎代謝量が低くなっていますが，妊娠後期の女性では，胎児や胎盤などの代謝活性の高い組織量の増加や循環血流量の増加に伴う循環系の仕事量の増加により，基礎代謝量が 増加 します．

解答…2

問題-3 基礎代謝量について誤っているのはどれか．
1. 同性，同年齢ならば体表面積に比例する．
2. サイロキシンは基礎代謝量を低下させる．
3. 筋骨型の人は肥満型の人よりも高い．
4. 睡眠により低下する．
5. 血中アドレナリンが減少すると代謝が低下する．

基礎代謝量③

1. 基礎代謝量は同性，同年齢ならば 体表面積 に比例する．
2. サイロキシンは 甲状腺 から分泌されるホルモン（甲状腺ホルモン）で，全身の組織（骨格筋，心臓，腎臓，肝臓など）における糖，蛋白質，脂質の代謝を 促進 し，酸素消費量を高めるため，基礎代謝量が 上昇 する．
3. トレーニングにより筋肉量が増加すると代謝が 高く なる．逆に，脂肪組織の代謝はかなり低いため，脂肪組織の量が多い肥満型の人では代謝は 低く なる．
4. 睡眠状態では代謝量が 6〜10% 低下 する．
5. 血中アドレナリンは代謝の 上昇 を引き起こすため，血中アドレナリンが減少すると代謝が 低下 する．

❗ここがポイント

基礎代謝量は人種，性別，年齢，身長，体重，食事，運動，気候などにより変化します．基礎代謝量は同性，同年齢であれば 体表面積注 に比例するため，基礎代謝量を体表面積あたりで表した場合（kcal/m²/時）は，体格が大きく異なる場合でもほぼ同じ値となります．

注）ヒトの体表面積を求めるには，デュボア（DuBois）の式を日本人に適用した 高比良の変法 が用いられる．

男性：体表面積(m²) = 0.007246 × 体重(kg)$^{0.424}$ × 身長(cm)$^{0.725}$
女性：体表面積(m²) = 0.007249 × 体重(kg)$^{0.427}$ × 身長(cm)$^{0.718}$

解答…2

問題-4 基礎代謝量を上昇させる要因でないのはどれか．
1. 骨格筋の運動　　2. 食物の摂取　　3. 栄養不良
4. 交感神経の興奮　5. 妊娠

基礎代謝量を上昇させる要因

❗ここがポイント

栄養不良は代謝を 低下 させる要因です．食物を摂取すると食後1時間から数時間にわたり代謝が 亢進 します．このことを食物の 特異動的作用 といいます．食物の特異動的作用は 肝臓 におけるアミノ酸の

酸化的脱アミノ基反応や**グリコーゲンの合成**などによるといわれています．
基礎代謝量を変化させる要因については 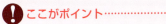 を参照してください．

解答…3

問題-5 誤っている組み合わせはどれか．
1. 基礎代謝量（BMR）── 同性，同年齢ならば体重に比例する．
2. 呼吸商（RQ）── 栄養素によって異なる．
3. 特異動的作用（SDA）── 食物摂取後に体温が上昇する．
4. エネルギー代謝率（RMR）── 基礎代謝量を基準とした運動強度
5. 代謝当量（METs）── 安静座位時の代謝量を基準とした運動強度

代謝に関する用語

❗ ここがポイント

一般に基礎代謝量は体重が重いほど**高く**なりますが，同じ体重でも脂肪組織の量が多いと代謝は**低く**なります．脂肪組織の重量を引いた**除脂肪体重**（lean body mass; LBM）あたりで基礎代謝量を表せば，体重，性差，年齢差の影響をほぼ解消することができます．基礎代謝量は同性，同年齢ならば**体表面積に比例**します．

基礎代謝量，安静時代謝量，エネルギー代謝率，代謝当量，呼吸商については 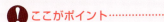 を参照してください．

解答…1

問題-6 エネルギー代謝で誤っているのはどれか．
1. ブドウ糖は筋で大量に消費される．
2. 糖は肝臓や脂肪組織で脂肪へ変換される．
3. 蛋白質は予備的なエネルギーとして使われる．
4. 貯蔵エネルギーの大部分はグリコーゲンである．
5. グリコーゲンは肝臓と筋に貯蔵される．

エネルギー代謝

❗ ここがポイント

貯蔵エネルギーの大部分は**脂肪**です．摂取した糖質，脂質，蛋白質の化学エネルギーのうち，それぞれ 6％，4％，30％ は熱として失われるため，生体では利用できません．蛋白質に富む食事で身体が温まるのは蛋白質の**特異動的作用**が大きいためです．日本人の平均的な食事での**特異動的作用**は 10〜20％ とされますが，その値は食事内容により変化します．

解答…4

問題-7 基礎代謝について正しいのはどれか． 〔49PM068〕
1. 男性は女性より低い．
2. 過食によって低下する．
3. 老化に伴い上昇する．
4. 寒冷の環境に慣れた人は低下する．
5. 副腎髄質ホルモンによって上昇する．

基礎代謝

 1. 基礎代謝は，男性より女性のほうが低い．
2. 基礎代謝は，過食により上昇し，飢餓により低下する．
3. 基礎代謝は，老化に伴い低下する．
4. 基礎代謝は，寒い地方に住む人(寒冷の環境に慣れた人)は上昇し，熱帯に住む人は低下する．
5. 基礎代謝は，甲状腺ホルモン，下垂体前葉ホルモン，副腎皮質ホルモン，副腎髄質ホルモンの分泌によって上昇する．

解答…5

問題-8 基礎代謝率について正しいのはどれか．〔48AM068〕
1. 発熱時には増大する．
2. 食物摂取後減少する．
3. 男性よりも女性で高い．
4. 加齢とともに増大する．
5. 不安感があると減少する．

基礎代謝率

 1. 基礎代謝率は，発熱時に増大する．
2. 基礎代謝率は，食物摂取後に増大する．
3. 基礎代謝率は，女性よりも男性で高い．
4. 基礎代謝率は，加齢とともに低下する．1～3歳で最も増大する．
5. 基礎代謝率は，不安感があると増大する．

❗ ここがポイント……
基礎代謝率は身体的，精神的ストレスにより増大します．

解答…1

問題-9 代謝について正しいのはどれか．〔52PM069（類似問題 54AM069）〕
1. エネルギー代謝率(RMR)は基礎代謝量を基準とした運動強度である．
2. 基礎代謝量(BM)は同性で同年齢ならば体重に比例する．
3. 呼吸商(RQ)は摂取する栄養素によらず一定である．
4. 代謝当量(MET)は安静臥位時の代謝量を基準とした運動強度である．
5. 特異動的作用(SDA)とは食物摂取後の消費エネルギーの減少である．

代謝

 1. エネルギー代謝率(RMR)は基礎代謝量を基準とした運動強度である．
2. 基礎代謝量〔BM(R)〕は同性で同年齢ならば体表面積に比例する．
3. 呼吸商(RQ)は摂取する栄養素により異なる(糖1.0，蛋白質0.8，脂肪0.7)．
4. 代謝当量(MET)は安静座位時の代謝量を基準とした運動強度である．
5. 特異動的作用(SDA)とは食物摂取後の消費エネルギーの増加である．

M 内分泌・栄養・代謝

> **! ここがポイント**
> 基礎代謝量や代謝に関する問題は，過去にもよく出題されていますが，ここまでの問題が解ければ類題をすべて解くことができます。
> 📞 50PM068, 45PM069, 44PM034, 42PM034, 41PM034

解答…1

問題-10 糖質代謝について正しいのはどれか．〔49PM066〕
1. ビタミンCが補酵素として関与する．
2. 酸化的リン酸化によって乳酸を生じる．
3. 中枢神経は脂肪酸をエネルギー源とする．
4. グルカゴンは糖新生系の生合成を促進する．
5. 甲状腺ホルモンは糖質代謝には関係しない．

糖質代謝

1. 糖質代謝の過程で酵素の働きを助ける補酵素は**ビタミンB_1**である．
2. **嫌気的解糖**によって乳酸が生じる．酸化的リン酸化は，ミトコンドリアの内膜にある電子伝達系で起こる一連のリン酸化反応であり，この過程で**ATP**が合成される．
3. 中枢神経は**グルコース**をエネルギー源とする．脳や成熟赤血球（ミトコンドリアに乏しい細胞）では，単糖であるグルコースは最も利用しやすいエネルギー源である．
4. **グルカゴン**は糖新生系の生合成（ピルビン酸，乳酸，糖原性アミノ酸，プロピオン酸，グリセロールなどからグルコースを生成する系）を促進する．
5. 甲状腺ホルモンは糖質代謝に関係する．糖質代謝において，消化された栄養素が吸収される吸収期には**インスリン**が関与し，空腹期にはアドレナリン，グルカゴン，成長ホルモン，**甲状腺ホルモン**，副腎皮質ホルモンなどが関与する．

解答…4

問題-11 通常歩行(4 km/h)の代謝当量(METs)はどれか．〔54PM069〕
1. 1～2 METs
2. 3～4 METs
3. 5～6 METs
4. 7～8 METs
5. 9～10 METs

通常歩行の代謝当量

> **ここがポイント**
> 通常歩行(4 km/時)の代謝当量(METs)は，**3～4 METs**である．

解答…2

CHECK LIST

- □ 生命を維持するために必要な覚醒時の代謝量は？
  - A. 基礎代謝量
- □ 基礎代謝量はどのような体位で測定する？
  - A. 安静背臥位
- □ 成人の基礎代謝量はおよそどれくらい？
  - A. 1,500〜2,000 kcal/日
- □ 基礎代謝量は男性と女性でどちらが高い？
  - A. 男性
- □ 妊娠中の女性の基礎代謝量はどう変化する？
  - A. 高くなる
- □ 食後，安静にしていても基礎代謝量が増加する現象は？
  - A. 食物の特異動的作用
- □ 同性，同年齢ならば基礎代謝量は何に比例する？
  - A. 体表面積
- □ 基礎代謝量を上昇させるホルモンは？
  - A. 甲状腺ホルモン（サイロキシン）
- □ 筋骨型の人と肥満型の人はどちらが基礎代謝が高い？
  - A. 筋骨型
- □ 軽食2〜4時間後，椅座位で30分安静を保ったときの代謝量を何という？
  - A. 安静時代謝量
- □ エネルギー代謝率を求める式は？
  - A. エネルギー代謝率＝（身体活動時の代謝量－安静時代謝量）÷基礎代謝量
- □ 代謝当量（METs）を求める式は？
  - A. 代謝当量（METs）＝運動・作業時代謝量÷安静時代謝量
- □ 貯蔵エネルギーの大部分を占めるのは？
  - A. 脂肪
- □ 食後の消費エネルギー増加が大きいエネルギー源は？
  - A. 蛋白質

Summaries …要点を覚えよう！

2-96 基礎代謝量を変化させる要因

上昇させる要因	低下させる要因
体温上昇(発熱), 甲状腺ホルモン(サイロキシン), 食物摂取(食後), 精神的緊張, 体型(筋骨型), 体表面積(身長・体重), 性別(男＞女), 年齢(乳児期・思春期), 交感神経の興奮, 妊娠(後期), 血中アドレナリンの増加	睡眠, 栄養不良, 加齢, 肥満, 血中アドレナリンの減少

2-97 用語の整理

1. **基礎代謝量(basal metabolic rate; BMR)**：生体が正常に生命を維持するために必要な覚醒時の代謝量をいいます．

2. **安静時代謝量(resting metabolic rate; RMR)**：測定が煩雑なBMRの代用として用います．軽食2～4時間後，椅座位で30分安静を保ったときの安静時代謝量を測定します．RMRはBMRより10～20％高くなります．

3. **エネルギー代謝率(relative metabolic rate; RMR)**：運動や身体活動の強度を示す指標として，活動による代謝量の増加がBMRの何倍であるかを表すエネルギー代謝率が用いられます．RMRは以下の式で計算されます．

$$RMR = \frac{身体活動時の代謝量 - 安静時代謝量}{BMR}$$

RMRは作業や運動の習熟度が増すと低下します．また，身体活動時の総エネルギー量を得る場合には，その身体活動の持続時間を考慮する必要があります．

主な活動のRMR	
入浴	0.7
歩行(50 m/分)	1.6
マラソン	14.3
100 m自由型水泳	41.4
バスケットボール	12.0

注) 安静時代謝量(resting metabolic rate)もエネルギー代謝率と同じRMRと略されるので注意が必要です．

4. **代謝当量(METs)**：以下の式で表されます．

$$METs = \frac{運動・作業時代謝量}{安静時代謝量}$$

注) 代謝当量(METs)は，運動・作業時代謝量÷基礎代謝量ではないので注意が必要です．

5. **呼吸商(RQ, 呼吸率, 呼吸係数)**：生体が呼吸をするときに排出される二酸化炭素と消費される酸素の体積の比(CO_2/O_2)のことで，以下の式で表されます〔 2-38 参照(p.239)〕．

$$呼吸商 = \frac{単位時間あたりのCO_2排出量}{単位時間あたりのO_2消費量}$$

呼吸基質の違いにより異なった値を示すため，呼吸商から消費された栄養物の種類を知ることができます(ブドウ糖：1.0, 蛋白質：0.8, 脂質：0.7)．体内では，糖質, 蛋白質, 脂質がともに燃焼するので通常1.0～0.7の間で変動します．生体の通常のRQは1.0以下ですが，激しい肉体労働の際には1.0を超えます．

N 体温調節

81 体温調節

問題-1 体温について誤っているのはどれか.
1. 一般に女性は男性より皮膚温が高い.
2. 小児は成人や高齢者より高い.
3. 直腸温は口腔温より高い.
4. 体温は早朝に低く, 夕方に高くなる.
5. 深部体温は腋窩温より高い.

解法ポイント

体温

1. 女性は男性より皮膚温が**低い**.
2. 幼児・小児の体温は成人の体温より**約0.5℃高い**. また, 高齢者では代謝機能が低下するため体温が低くなる.
3. 直腸温は口腔温よりも**高い**. 温度は, 直腸温＞口腔温＞腋窩温となる.
4. 体温には日内変動がみられ, **午前5～6時ころ**が最も低く, **午後3～6時ころ**が最も高い.
5. 深部体温は腋窩温よりも**高い**. 臨床的には腋窩温が測定されるが, 測定開始から10分以上経たないと深部体温にならない.

⚠️ **ここがポイント**

体温は身体部位によって異なります. 体の中心部の温度(核心部温, 深部温)は環境温にかかわらず**約37℃**に保たれていますが, 体表面の温度(外殻部温)は環境温度によって変化します. 核心部温(深部温)として実験的には鼓膜温, 食道温, 直腸温が測定されます.

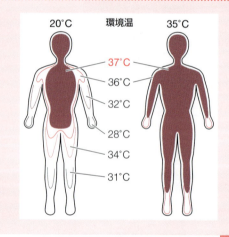

解答…1

問題-2 体温について誤っているのはどれか.
1. 交感神経活動は放熱を防止する.
2. 体温調節中枢は視床下部にある.
3. 甲状腺ホルモンは体温を上昇させる.
4. 骨格筋の熱産生量は肝臓より多い.
5. アポクリン腺は体温調節に関与する.

解法ポイント

体温の調節

1. 交感神経が活動すると**皮膚血管**と**立毛筋**が収縮し, 熱放散が**抑制**される.
2. 体温調節中枢は**視床下部**にあり, 熱の産生と放熱が調節され, 体温が一定に保たれている.
3. 甲状腺ホルモンは脳, 生殖器, 脾臓以外のエネルギー代謝を高め, 二次的に**体温上昇**, **酸素消費量増加**を促す.

4. 1日の熱産生量の割合は，骨格筋：約59%，肝臓：約22%，心臓・腎臓：約4%である．
5. アポクリン腺は体温調節に関与しない．体温調節に関与するのはエクリン腺である．

❗ ここがポイント

交感神経は血管収縮，立毛筋収縮に関与し，熱放散を抑制しますが，一方で，汗腺の分泌(発汗)を促進して熱放散を促通します．したがって，交感神経は放熱の防止と促進の両方に関与しています．なお，血管収縮や立毛筋収縮に関与するのはノルアドレナリン作動性の交感神経で，汗腺を支配している交感神経はアセチルコリン作動性の交感神経です．

解答…5

問題-3 誤っているのはどれか．
1. 震えは熱産生を増加させる．
2. 熱産生は主として骨格筋で行われる．
3. 皮膚血管の収縮で熱放散が低下する．
4. 呼気は熱放散に関与する．
5. 安静時には不感蒸泄は生じない．

熱放散反応

1. 寒いときに発熱する際は，震え(身震い)の反応が起こる．
2. 体温が低いと筋肉を収縮させ，熱を発生させる．また，運動時には骨格筋での熱産生が大きくなる．
3. 皮膚血管が収縮すると皮膚血流量が低下するため，熱放散が低下する．
4. 呼気から150〜450 mL/日の水分蒸発があり，水が蒸発するときの気化熱により熱が放散される．
5. 皮膚や呼吸気道での水分の蒸発を不感蒸泄(不感蒸散)と呼び，安静時にもみられる．

❗ ここがポイント

熱は熱発生部位である体の深部(筋，内臓)から血流によって体表面へ運ばれ，水分蒸発，伝導，放射，対流によって熱が放散されます(熱放散反応という)．このうち，水分蒸発による熱放散のことを蒸散性熱放散，水分蒸発以外による熱放散のことを非蒸散性熱放散といいます．

不感蒸泄は1日約1Lで，皮膚から600 mL，肺から400 mLの水分蒸発がみられます．水1gが蒸発すると約0.58 kcalの気化熱が使われるため，これらの不感蒸泄で1日約580 kcalの熱が放散されます．

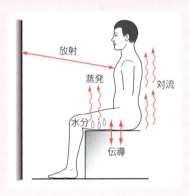

解答…5

問題-4 体温上昇を引き起こすのはどれか．2つ選べ．
1. 皮膚血流増加
2. 震え
3. 食物摂取
4. 発汗
5. 浅速呼吸

体温の上昇と低下

1. 皮膚血流量が増加すると体温は<u>低下</u>する．
2. 震えが起こると体温が<u>上昇</u>する．
3. 食後には<u>消化管</u>や<u>肝臓</u>での熱産生が増加し，体温が<u>上昇</u>する．
4. <u>発汗</u>が増加すると気化熱により熱が放散され，体温が<u>低下</u>する．
5. 浅速呼吸により呼気中からの<u>水分蒸発</u>が増加すると，気化熱により体温は<u>低下</u>する．

❗ ここがポイント

<u>皮膚</u>，<u>脊髄</u>，<u>視床下部</u>にある温度受容器からの情報が，<u>視床下部</u>の体温調節中枢に伝えられ，熱の産生と放散のバランスにより体温が一定に保たれています．気温が高い場合は，<u>皮膚血管拡張</u>，<u>血流量増加</u>，<u>発汗増大</u>，<u>呼吸促進</u>などにより熱放散が増大して，体温の上昇を防ぎます．逆に，気温が低い場合は，<u>代謝促進</u>，<u>筋収縮</u>による体熱の産生，<u>皮膚血管収縮</u>，<u>立毛筋収縮</u>，<u>発汗の抑制</u>などにより，体温の低下を防ぎます．

安静時の熱産生は55%が<u>胸腹腔臓器</u>に，20%が<u>骨格筋</u>に，15%が<u>脳</u>に由来します．身体活動を行うと<u>骨格筋</u>による熱産生が増加し，激しい労作時には全身の熱産生量は安静時の3倍以上になります．

解答…2, 3

問題-5 体温上昇による生体反応で誤っているのはどれか．

1. 皮膚血管は拡張する．
2. 熱放散は増加する．
3. 血液の粘性は低くなる．
4. 代謝は促進する．
5. 発汗は増加する．

体温上昇に対する生体反応

1. 皮膚血管を拡張し，体温を下げようとする．
2. 熱放散を増加させ，体温を下げようとする．
3. 血液の粘性は<u>赤血球量（ヘマトクリット）</u>，<u>血漿粘性</u>，<u>赤血球の集合形成（低流速）</u>および<u>変形能（高流速）</u>によって決まる．血液の粘性は体温上昇により<u>低下</u>し，体温低下により<u>増加</u>する．
4. 環境温度が高く体温が上昇すると，代謝過程の全般的な促進がみられるので，生体反応としては熱平衡を維持するために代謝を抑制しようとする．
5. 発汗を増加させ，体温を低下させようとする．

❗ ここがポイント

環境温度が変化すると，以下のようなメカニズムが作用し，体温を維持しようとします．

① 環境温度が上昇し，体温上昇がみられるとき→体熱産生を抑制する（<u>代謝抑制</u>）→熱放散の促進（<u>立毛筋の弛緩</u>，<u>発汗</u>，<u>浅速呼吸</u>，<u>皮膚血管の弛緩</u>→<u>皮膚血流増加</u>）

② 環境温度が低下し，体温低下がみられるとき→体熱産生を増大させる（<u>震え</u>，<u>食物摂取</u>，<u>代謝亢進</u>）→熱放散の抑制（<u>立毛筋の収縮</u>，<u>皮膚血管の収縮</u>）

解答…4

問題-6 体温について正しいのはどれか．〔51AM067〕

1. 甲状腺ホルモンは熱産生を減少させる．
2. 末梢血管収縮で熱放散が低下する．
3. 体温調節中枢は小脳にある．
4. 食物摂取により低下する．
5. 夜間睡眠時に上昇する．

体温の変化

1. 甲状腺ホルモンは熱産生を増加させる．
2. 末梢血管収縮で熱放散が低下する．
3. 体温調節中枢は視床下部にある．
4. 体温は食物摂取により上昇する．
5. 体温は夜間睡眠時に低下する．

解答…2

問題-7 体温上昇に伴う生体反応について正しいのはどれか．〔47PM068〕

1. 発汗増加
2. 呼吸抑制
3. 気管支収縮
4. 立毛筋収縮
5. 皮膚血管収縮

体温上昇に伴う生体反応

1. 体温が上昇すると，発汗を増加させ，体温を下げようとする．
2. 体温が上昇すると，呼吸を促進させ，体温を下げようとする．
3. 体温が上昇すると，気管支を拡張し，体温を下げようとする．
4. 体温が上昇すると，立毛筋を弛緩させ，体温を下げようとする．
5. 体温が上昇すると，皮膚血管を拡張し，体温を下げようとする．

❗ ここがポイント

体温が上昇したとき，恒常性を保つために体温を下げようとする生体反応が起こります．
体温および体温調節に関する問題は，多く出題されていますが，ここまでの問題が解ければ，類題をすべて解くことができます．

46PM067, 45PM068, 44PM035, 42PM035, 41PM035

解答…1

問題-8 発汗について正しいのはどれか．2つ選べ．〔43PM034〕

1. 汗には約3%の塩化ナトリウムが含まれる．
2. 蒸発熱は汗1gあたり約580 calである．
3. 精神性発汗はアポクリン腺から分泌される．
4. 副交感神経が発汗を促す．
5. 汗腺は足底部には少ない．

発汗

1. 汗に含まれる塩化ナトリウム（NaCl）は 0.6〜0.9% 程度である．汗の大部分は水分であり，NaClは0.65%，尿素は0.08%，乳酸は0.03%ほど含まれている．運動により発汗が増加す

ると濃度が増加し，NaCl は 0.9 % に近づく．
2. 水 1 g が蒸発すると**約 580 cal（0.58 kcal）**の気化熱が使われる．
3. 緊張したときに起こる**精神性発汗**は**アポクリン腺**から分泌される．
4. 汗腺は**交感神経**の支配を受ける．
5. 汗腺は**腋窩**，**手掌**，**足底部**に多く分布する．

!ここがポイント
詳細は 2-98 ▶ 2-99 ▶ を参照してください．

解答…2，3

CHECK LIST

□ 体温は一般的に男性と女性でどちらが高い？
　A. 男性
□ 小児，成人，高齢者を体温が高い順に並べると？
　A. 小児＞成人＞高齢者
□ 体温は日内でどのように変化する？
　A. 朝方は低く，夕方に高くなる
□ 体温調節中枢はどこにある？
　A. 視床下部
□ 骨格筋の産生する熱が 1 日の熱産生量に占める割合は？
　A. 約 59 %
□ 肝臓の産生する熱が 1 日の熱産生量に占める割合は？
　A. 約 22 %
□ 体温調節に関与する汗腺は？
　A. エクリン腺
□ 精神性発汗に関与する汗腺は？
　A. アポクリン腺
□ 皮膚や呼吸気道での水分の蒸発を何という？
　A. 不感蒸泄（不感蒸散）
□ 不感蒸泄で 1 日にどれくらいの熱が放散される？
　A. 約 580 kcal

□ 熱放散を増大する機序としてどのようなものがある？
　A. 皮膚血管拡張，血流量増加，発汗増大，呼吸促進 など
□ 体熱産生を増大する機序としてどのようなものがある？
　A. 立毛筋収縮，震え，食物摂取，代謝亢進 など
□ 放射・伝導による熱の放散が最も大きい身体の部位は？
　A. 皮膚表面
□ 汗に含まれる塩化ナトリウムの割合は？
　A. 0.6～0.9 % 程度
□ 汗腺を支配している神経は？
　A. 交感神経
□ 水 1 g が蒸発した際に使われる熱量はどれくらい？
　A. 約 580 cal（0.58 kcal）
□ 汗腺が多く分布している部位は？
　A. 腋窩，手掌，足底部
□ 腋窩温，口腔温，直腸温の関係は？
　A. 直腸温＞口腔温＞腋窩温

Summaries …要点を覚えよう！

2-98 エクリン腺とアポクリン腺

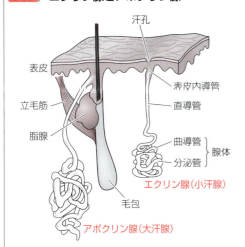

汗腺には**エクリン腺**と**アポクリン腺**の2種類があります。
エクリン腺(小汗腺)は、全身の皮膚に分布し、**体温調節**に関与しています。腺部分は真皮深層にあり、血液から汗がつくられ、表皮を貫く導管によって体表に分布され、汗が蒸発するときの気化熱によって体が冷却されます。

これに対して**アポクリン腺(大汗腺)**は、腋窩、鼻翼、乳輪、外陰部、肛門周囲などの特定の部位にあり、体温調節には関与せず、精神性発汗や性機能との関連が推定されています。**乳腺**はアポクリン腺が特殊化したものです。

エクリン腺	全身に分布し、毛根に関係なく体表面に開口し、**体温調節に関与**している。
アポクリン腺	腋窩、乳頭、外陰部にあり、毛包に開口し、体温調節に関与しない。

2-99 発汗の種類

発汗には以下の3種類の発汗があります。

① 温熱性発汗	高温によって起こる手掌・足底を除く**エクリン腺**からの発汗
② 精神性発汗	精神的緊張による手掌、足底、腋窩の**アポクリン腺**からの発汗
③ 味覚性発汗	トウガラシなどの味覚刺激による前額部、唇、鼻翼の発汗

82 勃起，射精

O 生殖

問題-1 勃起に関して誤っているのはどれか．
1. 勃起は陰茎および尿道海綿体に血液が充満した状態である．
2. 精神性勃起と反射性勃起がある．
3. 触受容器からの興奮は陰部神経を経て仙髄の勃起中枢に伝えられる．
4. 仙髄の勃起中枢から出た勃起神経は骨盤神経叢とシナプスを形成する．
5. 内陰部動脈の血管拡張により陰茎と尿道海綿体に血液が充満する．

勃起

❗ ここがポイント

仙髄の勃起中枢から出るのは遠心性の副交感神経である **骨盤神経** です．勃起には脳の高次中枢からの下行性神経線維による **精神性勃起** と陰部の皮膚刺激による **反射性勃起** があります．陰部の触受容器からの興奮は **陰部神経→仙髄の勃起中枢（S2～S4）→骨盤神経（遠心性の副交感神経）→骨盤神経叢→勃起神経（陰茎海綿体神経）** へと伝えられます．勃起神経の末端からはアセチルコリンと血管作動性腸管ペプチド（VIP）が分泌され，それらの作用によって内陰部動脈の血管拡張が起こり，陰茎および尿道海綿体に血液が充満すると同時に，静脈血流が閉鎖されて勃起が維持されます．

解答…4

問題-2 射精について誤っているのはどれか．
1. 射出と射精からなる脊髄反射である．
2. 射出には交感神経が関与する．
3. 仙髄にある射精中枢が関与する．
4. 精液は精子と精嚢からの分泌液からなる．
5. 精子は果糖をエネルギーとしている．

射精と射出

1. 射精は **射出** と **射精** からなる脊髄反射である．
2. 尿道への射出は **上部腰髄** での交感神経性反応で，**下腹神経** を介して精管と精嚢の平滑筋が収縮することで起こる．
3. 尿道からの射精は，**下部腰髄から仙髄** にある射精中枢の興奮による **陰部神経** を介した球海綿体筋と坐骨海綿体筋の収縮により起こる．
4. 射精に際して，**精嚢**，**前立腺**，**尿道球腺** からの分泌液と精子が混合して，**精液** として体外に射精される．
5. 精子は主として精嚢から分泌される **果糖** をエネルギー源としている．

❗ ここがポイント
尿道への射出と尿道からの射精を区別してください．

解答…4

○ 生殖

CHECK LIST

- □ 陰茎と尿道海綿体に血液が充満した状態を何という？
  - A. 勃起
- □ 勃起にはどのような種類がある？
  - A. 精神性勃起と反射性勃起
- □ 触受容器からの興奮はどの神経を経て仙髄の勃起中枢に伝えられる？
  - A. 陰部神経
- □ 仙髄の勃起中枢から出る遠心性の副交感神経は？
  - A. 骨盤神経
- □ 精管と精嚢の平滑筋が収縮することで起こるのは？
  - A. 尿道への射出
- □ 球海綿体筋と坐骨海綿体筋の収縮により起こるのは？
  - A. 尿道からの射精
- □ 射精中枢はどこにある？
  - A. 下部腰髄から仙髄
- □ 精液はどこからの分泌液と精子が混合したもの？
  - A. 精嚢，前立腺，尿道球腺
- □ 精子が主にエネルギー源としているのは？
  - A. 精嚢から分泌される果糖

83 排卵，月経，妊娠，出産

O 生殖

問題-1 卵巣周期について誤っているのはどれか．
1. 月経周期のはじめに 15～20 個の原始卵胞が発育を始める．
2. 一側の卵巣の1つの卵胞のみが成熟卵胞まで発育する．
3. 成熟卵胞が破れて卵子が腹腔内に出される現象を排卵という．
4. 卵子は卵管内壁の蠕動運動により子宮へ運ばれる．
5. 顆粒細胞と内卵胞細胞から黄体が形成される．

卵巣周期
❗ここがポイント

卵子は卵管采内面の**線毛運動**により卵管内に入り，子宮に送られます．**卵巣周期**は**卵胞期**，**排卵期**，**黄体期**の3期に区分されます〔 参照〕．

卵胞期	月経周期のはじめに 15～20 個の原始卵胞が発育を始め，一次卵胞，二次卵胞へと発育する．月経周期第6日ころには一側の卵巣の1つの卵胞のみが胞状卵胞を経て成熟卵胞（グラーフ卵胞）まで発育する．
排卵期	月経周期第14日ころ，成熟卵胞が破れて卵子が腹腔内に出される排卵が起こる．
黄体期	排卵後，卵胞で顆粒細胞と内卵胞細胞から黄体が形成される．黄体は 14±2 日後に退化して白体となる．排卵した卵子が受精して着床すると，妊娠黄体となって妊娠を維持する．

解答…4

問題-2 排卵を誘発するのはどれか．〔51AM068〕
1. 黄体ホルモン上昇
2. オキシトシン上昇
3. 卵巣ホルモン低下
4. 黄体形成ホルモン上昇
5. 卵胞刺激ホルモン低下

排卵を誘発するホルモン
ここがポイント

黄体形成ホルモン（LH）は，排卵を促し，**エストロゲンとプロゲステロン**（黄体ホルモン）の分泌を促進します．脳下垂体から分泌された**黄体形成ホルモン**は**卵巣**に送られ，**卵胞刺激ホルモン（FSH）**が成熟させた卵胞の排卵を促します．卵巣から排出された卵胞は**黄体**を形成し，黄体から分泌される**プロゲステロン**は，受精卵が着床しやすいように厚くなった子宮内膜を維持します．

解答…4

問題-3 月経周期について誤っているのはどれか．
1. 増殖期には基底層から機能層が再生増殖する．
2. 分泌期に内膜腺は粘液を分泌する．
3. 月経期に黄体からのプロゲステロンとエストロゲンの分泌が増加する．
4. 月経期には機能層の壊死がみられる．
5. 月経周期は月経開始日を第1日とする．

月経周期

 ここがポイント

月経周期は**増殖期**，**分泌期**，**月経期**に区分されます〔2-100 参照〕．

増殖期	月経後，エストロゲンの影響により残った基底層から機能層が再生増殖し，厚みを増して内膜腺が形成される．
分泌期	排卵後，黄体から分泌されるプロゲステロンとエストロゲンの影響により，肥厚した機能層は浮腫状となり，内膜腺はらせん状となって粘液の分泌を開始し，受精卵が着床しやすい状態となる．
月経期	月経周期第25日ころ，黄体からのプロゲステロンとエストロゲンの分泌が少なくなり，内膜中のらせん状動脈が収縮して機能層が壊死し，月経が始まる．月経周期は月経開始日を第1日とする．妊娠が確立すれば黄体は退行せず，プロゲステロン分泌が維持されるために月経はみられない．

解答…3

問題-4 受精に関して誤っているのはどれか．
1. 射精直後の精子には受精能力がない．
2. 受精は卵管膨大部で起こる．
3. 精子頭部が二次卵母細胞に接触すると他の精子が進入できなくなる．
4. 受精卵は卵管の蠕動運動により子宮腔内に到達する．
5. 受精後，約6日で子宮内膜に着床する．

受精

1. 精子が卵子と受精するためには，女性器内で精子表面の細胞膜の変化や精子頭部からの透明体溶解酵素の分泌が必要である．このような受精能獲得は Ca^{2+} 依存性の反応で，完了まで5〜6時間を要する．
2. **卵管膨大部**で受精能を獲得した精子と卵子が結合して**受精**が起こる．受精可能な期間は排卵後の**2日間**である．
3. 精子頭部が透明体を通過して**二次卵母細胞**に接触すると，透明体が瞬時に変化して他の精子の進入を妨ぐ．
4. 受精卵は**卵割**を繰り返しながら卵管の**線毛運動**により**子宮腔**へ移送される．受精後4〜5日で子宮腔内に達する．
5. 受精後，約6日で胞胚期(胚盤胞期)に至り**子宮内膜**に着床する．

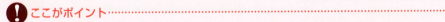 **ここがポイント**

腹腔内に排卵された卵子は卵管采を経て卵管に取り込まれます．受精から着床までの経過は 2-102 を参照してください．

解答…4

問題-5 胎盤について誤っているのはどれか.

1. 母体と胎児血液が混ざり合う.
2. ガス交換は拡散により行われる.
3. 母親の血液よりグルコース，アミノ酸，脂肪酸が摂取される.
4. 母親の血液へ尿素やビリルビンが排泄される.
5. 免疫グロブリンG(IgG)には胎盤透過性がみられる.

解法ポイント

胎盤の機能

1. 母体胎児間の物質交換は胎児の**絨毛**と**胎盤腔内**での母体胎児間の血液を介して行われ，母体と胎児の血液が混ざり合うことはない.
2. ガス交換は拡散により CO_2 が排出され，母親の血液より O_2 が吸収される.
3. 母親の血液の促通拡散により**グルコース**，**アミノ酸**が摂取され，拡散により**脂肪酸**が摂取される.
4. 尿素やビリルビンの老廃物は拡散により母親の血液へ排出される.
5. 免疫グロブリンG(IgG)には**胎盤透過性**があり，新生児期に高い受動免疫を与えている.

⚠ ここがポイント
着床した受精卵の周囲の子宮内膜は**脱落膜**に変化し，胎児由来の**絨毛膜有毛部**とともに**胎盤**を形成します．胎盤は母体胎児間の物質交換とホルモンの産生・分泌を行います．

解答…1

問題-6 胎盤で産生されるホルモンの作用で誤っているのはどれか.

1. ヒト絨毛性ゴナドトロピン ── 妊娠黄体機能の促進
2. ヒト絨毛性ソマトマンモトロピン ── 胎児の発育促進
3. ヒト胎盤性ラクトゲン ── 乳腺の発育
4. エストロゲン ── 子宮のオキシトシン感受性の低下
5. プロゲステロン ── 妊娠の維持

解法ポイント

胎盤とホルモン

⚠ ここがポイント
胎盤由来のステロイドホルモン（**エストロゲン**，**プロゲステロン**）は妊娠を維持するうえで重要なホルモンです．胎盤で産生されるホルモンの作用を 2-103 に示します．

解答…4

問題-7 妊娠中の生理学的変化について誤っているのはどれか.

1. 妊娠中は無月経となる.
2. 正期産の胎盤は妊娠1か月末には完成する.
3. 妊娠の継続にはプロゲステロン濃度が重要である.
4. 母体の循環血液量が増加する.
5. 羊水はほとんど胎児尿から産生される.

○ 生殖

妊娠中の生理学的変化

1. 妊娠中は無月経となり，妊娠 4 週には妊娠反応が陽性になる．
2. 胎盤は妊娠 **4 か月末**には完成し，正期産での重量は**約 500 g** である．
3. 妊娠の継続にはホルモン調節，特に適切な**プロゲステロン濃度**が必要である〔**2-103** 参照〕．
4. 母体の循環血液量は妊娠 8〜9 か月をピークに約 50% 増加する．
5. 羊水は妊娠中期以降，ほとんど胎児尿から産生され，妊娠 7〜8 か月ころに最も多くなる．

解答…2

問題 - 8　分娩について誤っているのはどれか．

1. 受精日から 38 週後に開始される．
2. 子宮の収縮により胎児が子宮頸部に下行する．
3. オキシトシンの分泌が増加する．
4. 胎児副腎皮質からのコルチゾールは胎盤からのエストロゲン産生を抑制する．
5. プロスタグランジンは子宮筋層の収縮を起こす．

分娩

1. 分娩は受胎前の最終月経開始日より 40 週間後，受精日から **38 週間後**に子宮の収縮により開始される．
2. 子宮の収縮により胎児が子宮頸部に押し出され，子宮頸部が伸展される．
3. 子宮頸部の伸展は求心性インパルスを介して視床下部に伝えられ，**オキシトシン**の分泌を促す．オキシトシンは直接**子宮収縮**を促すとともに，脱落膜からプロスタグランジン（$PGF_{2\alpha}$ および PGE_2）の合成を刺激する．
4. 胎児副腎皮質からの**コルチゾール**は胎盤からのエストロゲンの産生を**刺激**する．エストロゲンは子宮のオキシトシンの受容体発現を高めるとともに $PGF_{2\alpha}$ の合成を刺激する．
5. PG は細胞内 Ca^{2+} の上昇を介して子宮筋層の収縮を起こす．

! ここがポイント
受胎前の最終月経の第 1 日より平均 280 日前後に**分娩**が発来します．**オキシトシン**やプロスタグランジン $F_{2\alpha}$，E_2 が子宮筋の収縮性を亢進させ，分娩を起こします〔**2-104** 参照〕．

解答…4

問題 - 9　妊娠，出産で正しいのはどれか．〔54PM068 を改変〕

1. 受精卵は着床してから分裂を開始する．
2. 胎盤は着床前から形成が開始される．
3. 妊娠中は，妊婦と胎児の血液の混合が起こる．
4. 妊娠中は，プロラクチンの乳汁分泌作用が抑制されている．
5. 分娩が始まるとオキシトシン分泌が減少する．

妊娠，出産

解法ポイント

1. 受精卵は着床する前から分裂を開始する．
2. 胎盤は着床後から形成が開始される．
3. 妊娠中は，妊婦と胎児の血液が混合することはない．
4. 妊娠中は，エストロゲン，プロゲステロンによりプロラクチンの乳汁分泌作用は抑制されている．
5. 子宮頸部が伸張(伸展)されるとオキシトシン分泌が促進される．

解答…4

CHECK LIST

- □ 月経周期のはじめに15〜20個が発育を始めるのは？
  A. 原始卵胞
- □ 成熟卵胞まで発育するのは？
  A. 一側の卵巣の1つの卵胞のみ
- □ 成熟卵胞が破れて卵子が腹腔内に出される現象は？
  A. 排卵
- □ 卵子はどのように子宮に運ばれる？
  A. 卵管采に拾われ，卵管内壁の線毛運動で運ばれる
- □ 顆粒細胞と内卵胞細胞から何が形成される？
  A. 黄体
- □ 黄体は14±2日後に退化して何になる？
  A. 白体
- □ 月経後，増殖期に再生増殖するのは？
  A. 基底層から機能層
- □ 排卵を誘発するホルモンは？
  A. 黄体形成ホルモン
- □ 排卵後，黄体から分泌されるホルモンは？
  A. プロゲステロン，エストロゲン
- □ 分泌期に受精卵が着床しやすいよう粘液を分泌するのは？
  A. 内膜腺
- □ 月経期に機能層はどうなる？
  A. 壊死がみられるようになる
- □ 月経周期の第1日はいつとする？
  A. 月経開始日
- □ 受精はどこで起こる？
  A. 卵管膨大部
- □ 胎盤は母体胎児間でどのような働きをしている？
  A. 物質交換とホルモンの産生・分泌
- □ 胎盤でガス交換はどのように行われる？
  A. 拡散
- □ 胎盤はいつごろ完成する？
  A. 妊娠4か月末ころ
- □ 母体の循環血液量はどれくらい増加する？
  A. 妊娠8〜9か月をピークに約50％増加する
- □ 分娩は受精日からどれくらいで開始される？
  A. 38週後
- □ 子宮頸部の伸展により分泌されるホルモンは？
  A. オキシトシン
- □ 胎児副腎皮質から分泌され，胎盤からのエストロゲンの産生を刺激するのは？
  A. コルチゾール
- □ 子宮筋層の収縮を起こすホルモンは？
  A. プロスタグランジン

Summaries …要点を覚えよう！

2-100 女性の性周期

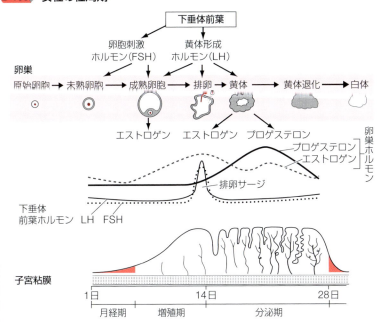

月経周期は約28日を1周期としており，卵巣で周期的に起こる**卵巣周期**と，卵巣から分泌されるホルモン量の周期的変化に伴って起こる**月経周期（子宮周期）**があります．

卵巣周期と分泌されるホルモン，月経周期の関係を覚えましょう．

2-101 卵巣周期とホルモンの働き

卵胞期	月経期中に**卵胞刺激ホルモン（FSH）**分泌の上昇により**卵胞**の発育が始まり，卵胞からの**エストラジオール**分泌が高まる．卵胞期の**プロゲステロン**分泌は低レベルである．
排卵期	**エストロゲン**の分泌増加は，月経周期の中間期（第14〜15日ころ）に1〜2日持続する**黄体形成ホルモン（LH）**と **FSH** の急激な分泌増加を起こす．この LH の一過性の大量分泌はエストロゲンの正のフィードバック作用によるもので，**排卵サージ（LHサージ）**と呼ばれる．このころ，成熟卵胞表面は LH 受容体発現が高まっており，排卵サージ発生36〜38時間後に卵胞が破裂して排卵を起こす．
黄体期	**顆粒細胞**と**内卵膜細胞**の黄体化が起こり，黄体から**プロゲステロン**の分泌が始まる．黄体の退化とともに卵巣ホルモンの分泌も低下する．

2-102 排卵から着床までの経過

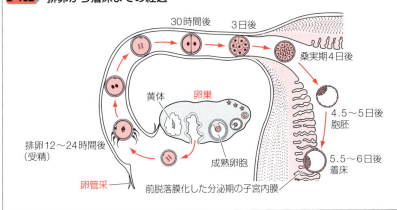

卵巣から排出された卵子は卵管采内面の**線毛運動**により卵管内に入り，**子宮**に送られます．

卵子が卵管膨大部で精子と出会い**受精**が成立すると，受精卵は分裂をしながら3〜4日をかけて**子宮内膜**に達します．そこで受精卵が子宮内膜に着床すると**妊娠**が成立します．

Summaries …要点を覚えよう！

2-103 胎盤で産生されるホルモンの作用

■ ペプチドホルモン

ヒト絨毛性ゴナドトロピン(hCG)	妊娠黄体機能の促進．絨毛のステロイドホルモン産生の促進．妊娠第8〜10週をピークに尿中にも排泄されるため，妊娠の早期診断に使用される．
ヒト絨毛性ソマトマンモトロピン(hCS)	胎児の発育促進作用(母体の脂質分解の促進による遊離脂肪酸とグルコースの胎盤への転送促進)，乳腺組織の増殖促進作用
ヒト胎盤性ラクトゲン(hPL)	妊娠母体での糖・脂質代謝を介して胎児発育に促進的に関与．乳腺の発育を増強

■ ステロイドホルモン

エストロゲン	胎児の発育作用(蛋白質の同化作用)，子宮のオキシトシン感受性の**増強**
プロゲステロン	妊娠の維持(子宮のオキシトシン感受性減弱，子宮内膜の維持，排卵の抑制，胎児に対する免疫拒絶反応の抑制)，乳腺の発達

2-104 分娩の機序

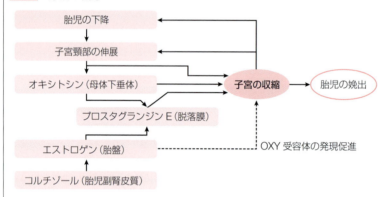

子宮体部の収縮と子宮頸部の伸展によりオキシトシンの分泌が増加し，さらに子宮粘膜から**プロスタグランジン**が分泌されると子宮の収縮が増強され，胎児が娩出されます．

基礎医学 84 P 老化

問題-1
加齢に伴う身体変化で誤っているのはどれか.
1. 臓器の細胞数の減少
2. 視覚・聴覚機能の低下
3. 脈圧の減少
4. 運動ニューロン数の減少
5. 骨格筋のミトコンドリアの減少

加齢に伴う身体変化
1. 加齢に伴い皮膚・頭髪・体型の変化と臓器の**細胞数減少**が認められる.
2. 加齢に伴い**視覚**,**聴覚**,**心肺機能**,**腎機能**の低下が著しい.
3. 加齢に伴って収縮期血圧は**上昇する**が,拡張期血圧は60歳代をピークに70歳代より**下降する**ため,脈圧(＝収縮期血圧－拡張期血圧)は**増加する**.
4. 加齢に伴い**運動ニューロン数**の減少,**伝導速度**の低下が認められる.
5. 加齢に伴い**骨格筋のミトコンドリア数**は減少する.

ここがポイント
そのほか,代謝量の低下や環境温に対する体温調節機能の低下により,高齢者の体温は成人より低くなります〔2-105 参照〕.

解答…3

問題-2
加齢によって増加するものはどれか.
1. 夜間尿量
2. 腰椎骨密度
3. 左室駆出率
4. 動脈血酸素分圧
5. 最大酸素摂取量

加齢によって増加するもの
ここがポイント
加齢により心臓の機能が低下すると,日中に腎臓に達する血液(腎血流量)が**低下**して日中の尿量が**低下**します.また,心臓のポンプ機能が低下することにより,日中に心臓に戻るはずの血液が戻らず,下半身に溜まったままになり,この血液が就寝して横になることにより心臓に戻り,腎臓に送られるため夜間尿量が増加します.

解答…1

問題-3
高齢者で減少するのはどれか. 2つ選べ. 〔46PM068〕
1. 心拍出量
2. 腎血流量
3. 体脂肪率
4. 末梢血管抵抗
5. 機能的残気量

高齢者で減少するもの
1. 高齢者では,心拍出量は**減少**する.
2. 高齢者では,腎血流量は**減少**する.

3. 高齢者では，体脂肪率は増加する．
4. 高齢者では，末梢血管抵抗は増加する．
5. 高齢者では，機能的残気量は増加する．

解答…1，2

問題-4 脳の加齢変化で誤っているのはどれか．
1. 脳重量の減少　　2. 脳室の拡大　　3. 神経細胞数の減少
4. 脳溝の狭小化　　5. α波の徐波化

脳の加齢変化
！ここがポイント
加齢に伴い脳溝は拡大します．また，α波は徐波化する傾向があります．

解答…4

問題-5 老化に伴う生理機能の変化で正しいのはどれか．〔52AM068を改変〕
1. 血管抵抗は低下する．　　2. 心拍出量は増加する．
3. 肺活量は増加する．　　　4. 残気量は減少する．
5. 予備呼気量は減少する．

老化に伴う生理機能

1. 老化に伴い，血管抵抗は増加する．
2. 老化に伴い，心拍出量は減少する．
3. 老化に伴い，肺活量は減少する．
4. 老化に伴い，残気量は増加する．
5. 老化に伴い，予備呼気量は減少する．

解答…5

問題-6 生理的老化について誤っているのはどれか．〔48PM068〕
1. 残気量が増加する．　　　　2. 骨塩量が減少する．
3. 水晶体の蛋白変性が起こる．　4. 筋持久力より瞬発力が先に低下する．
5. 低い声より高い声のほうが聞き取りやすい．

生理的老化

1. 老化に伴い，残気量が増加する．
2. 老化に伴い，骨塩量が減少する．
3. 老化に伴い，水晶体の蛋白変性が起こる．
4. 老化に伴い，筋持久力より瞬発力が先に低下する．
5. 低い声より高い声のほうが聞き取りにくい．

解答…5

問題-7 高齢者にみられる変化で正しいのはどれか．〔51PM068〕

1. 骨吸収は停止する．
2. 残気量は減少する．
3. 収縮期血圧は下降する．
4. 水晶体は蛋白変性する．
5. 皮膚の痛みの閾値は低下する．

高齢者にみられる変化

1. 老化に伴い，骨吸収は停止しない．
2. 老化に伴い，残気量は増加する．
3. 老化に伴い，収縮期血圧は上昇する．
4. 老化に伴い，水晶体の蛋白変性が起こる．
5. 老化に伴い，皮膚の痛みの閾値は上昇する．

解答…4

CHECK LIST

- □ 加齢に伴って収縮期血圧，脈圧はどのように変化する？
  A. 上昇・増加する
- □ 加齢に伴って脳溝はどう変化する？
  A. 拡大する
- □ 加齢によって夜間尿量はどう変化する？
  A. 増加する
- □ 加齢に伴ってα波はどう変化する？
  A. 徐波化する

Summaries …要点を覚えよう！

2-105 加齢による影響

加齢により増加(上昇)するものと，減少(低下)するものがあります．前者のほうが少ないので，最初に加齢により増加(上昇)するものを頭に入れましょう！

増加(上昇)するもの	脈圧，末梢血管抵抗，収縮期血圧，機能的残気量，残気量，夜間尿量，体脂肪率，痛みの閾値
減少(低下)するもの	左室駆出率，動脈血酸素分圧，最大酸素摂取量，心拍出量，肺活量，予備呼気量，拡張期血圧，糸球体数，糸球体濾過率，視覚機能，聴覚機能(低音より高音が聞き取りにくい)，臓器の細胞数，腎血流量，運動ニューロン，神経伝導速度，骨密度，骨塩量，筋肉量，筋力(持久力より瞬発力が先に低下)，細胞機能(骨格筋のミトコンドリア，基礎代謝量)，代謝量，体温調節機能，体温など

Q 睡眠

基礎医学 85 睡眠・脳波

問題-1 脳波について誤っているのはどれか.
1. 周波数によってα波, β波, θ波, δ波に分けられる.
2. α波を速波という.
3. 脳が活動しているときはβ波がみられる.
4. 脳の活動が低下すると高振幅徐波がみられる.
5. 安静閉眼時には後頭部を中心にα波がみられる.

脳波 ①

❗ここがポイント

脳波の成分は周波数によってδ波(4 Hz 未満), θ波(4～8 Hz), α波(8～13 Hz), β波(13 Hz 以上)に分けられます(β波よりかなり高い成分をγ波ということもあります). δ波とθ波を**徐波**, β波を**速波**といいます.

大脳が盛んに活動しているときは**低振幅速波(β波成分が中心になる)**がみられ, 活動が低下しているときは**高振幅徐波(δ波成分が混在する)**がみられます. 安静状態で閉眼中は後頭部を中心に**α波**がみられますが, 開眼や暗算などの脳活動によって**低振幅速波**に置き換えられます(**α-blocking** という).

解答…2

問題-2 脳波について誤っているのはどれか.
1. α波は後頭部に多く出現する.
2. α波の振幅は優位半球で大きいことが多い.
3. 緊張するとα波は抑制される.
4. 眠りが深くなると徐波が増える.
5. 乳幼児では徐波が多い.

脳波 ②

1. α波は**後頭部**に多く出現する.
2. 多くの場合, α波は左右大脳半球でみられ, 周波数・振幅・位相などは左右で**等しい**.
3. 開眼や精神活動により**α波**が抑制されて**β波**が多くなる.
4. 睡眠が深くなると**徐波**が増加する.
5. 乳幼児では**徐波**が多く, 左右差を示す傾向がある.

❗ここがポイント

学童期には**α波**が増加し, 14～20 歳ころにかけて成人の脳波となります. 高齢者になると**α波**はやや減少し, **徐波**成分が少し混入することもあります.

解答…2

Q 睡眠

問題-3 健常者の安静覚醒時の脳波で正しいのはどれか．
1. 振幅はα波よりもβ波のほうが大きい．
2. α波は精神活動によって増加する．
3. 成人型になるのは6歳ころである．
4. 開眼によってβ波は抑制される．
5. 成人ではδ波は出現しない．

脳波③

1. 振幅はβ波よりもα波のほうが**大きい**．
2. 精神活動によって増加するのは**β波**である．
3. 成人型になるのは**14〜20歳ころ**である．
4. 開眼や精神活動により抑制されるのは**α波**であり，**β波**は多くなる．
5. 活動が低下しているときは**高振幅徐波（δ波成分が混在する）**がみられる．

解答…5

問題-4 レム睡眠の特徴で誤っているのはどれか．
1. 脳波で低振幅速波がみられる．
2. 四肢の筋緊張は低下する．
3. 眼球の急激な動きが観察される．
4. 自律神経系のコントロールが崩れる．
5. 一晩の睡眠の大部分を占める．

レム睡眠①

 ここがポイント

睡眠が深くなると脳波の**徐波化**がみられ，睡眠が最も深くなると**高振幅徐波（δ波）**が現れます（**徐波睡眠**）．また，徐波睡眠中に覚醒時のような速波化した脳波が現れることがあります（**レム睡眠**）[注]．一晩の睡眠に2つの睡眠パターンが繰り返し出現し，徐波睡眠が全体の**75〜80％**，レム睡眠が**20〜25％**を占めます．

徐波睡眠とレム睡眠の特徴を以下に示します．

徐波睡眠	自律神経系の活動は全体的に低下するが，バランスは保たれる．**成長ホルモン**や**性腺刺激ホルモン**の分泌亢進が起こり，**筋緊張**は保たれる．
レム睡眠	**低振幅速波**を特徴とし，**四肢の筋緊張**は低下し，**眼球の急激な動き**が観察される．自律神経系のコントロールが大きく崩れ，呼吸リズム，心拍，血圧が乱れる．

注）REM：rapid eye movement

解答…5

問題-5 レム睡眠について正しいのはどれか．〔50PM064〕
1. 筋緊張が亢進する．
2. 脳波は高振幅である．
3. 入眠直後に多く出現する．
4. 急速眼球運動がみられる．
5. 一晩に20回程度みられる．

レム睡眠②

1. レム睡眠では筋緊張が**低下**する．
2. レム睡眠では**低振幅徐波**がみられる．

3. 入眠直後は**ノンレム睡眠**がみられ，その後に**レム睡眠**がみられる．
4. レム睡眠では急激な眼球運動がみられる．
5. ノンレム睡眠とレム睡眠は約1時間半の周期で交互に出現するので，一晩に**4～5**回程度みられる．

解答…4

CHECK LIST

☐ 脳波を周波数の小さいほうから並べると？
　A. δ波＜θ波＜α波＜β波＜（γ波）

☐ 脳波のうち徐波に分類されるのは？
　A. δ波，θ波

☐ 脳波のうち速波に分類されるのは？
　A. β波

☐ 脳が活動しているときはどのような脳波がみられる？
　A. 低振幅速波

☐ 脳の活動が低下するとどのような脳波がみられる？
　A. 高振幅徐波

☐ 安静閉眼時に後頭部を中心にみられる脳波は？
　A. α波

☐ どのようなときα波が抑制されてβ波が多くなる？
　A. 開眼時や精神活動時

☐ 乳幼児で多くみられる脳波と，その特徴は？
　A. 徐波が多く，左右差を示す

☐ 睡眠が最も深くなるとどのような脳波がみられる？
　A. 高振幅徐波（δ波）

☐ 一晩で徐波睡眠とレム睡眠が占める割合はどれくらい？
　A. 徐波睡眠：75～80％，レム睡眠：20～25％

☐ 徐波睡眠の特徴は？
　A. 自律神経系の活動が低下するが，バランスは保たれる

☐ レム睡眠の特徴は？
　A. 低振幅速波，四肢の筋緊張低下，眼球の急激な動き，自律神経系のコントロールの低下がみられる

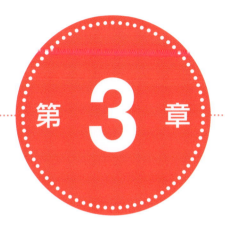

運動学

A 総論 …………………… 86〜90
B 四肢と体幹の運動 …… 91〜108
C 運動分析・動作分析 … 109〜110
D 姿勢 …………………… 111〜112
E 歩行 …………………… 113〜121
F 運動制御と運動学習 … 122

A 総論

バイオメカニクス(生体力学)

問題-1 誤っているのはどれか．
1. 速度を時間で積分すると加速度になる．
2. 静止または運動の状態を保ち続けようとする性質を物体の慣性という．
3. 力は質量と加速度の積である．
4. 一定の力を物体に加えたとき，加速度は物体の質量に反比例する．
5. 運動量は質量と速度の積である．

解法ポイント

運動の法則

1. 単位時間あたりの速度の変化を**加速度**という．加速度は速度変化を時間で割ったものであり，速度を時間で**微分**すると加速度になる．加速度の単位は **m/sec²**（メートル・パー・セコンドの2乗）である〔 3-3 参照〕．
2. 静止または運動の状態を維持しようとする性質を**物体の慣性**という．したがって，物体に外力が働かなければ静止している物体は静止したままであり，運動している物体は**等速運動**を続ける（**運動の第1法則**または**慣性の法則**）．
3. 質量 m の物体に力 F が作用するとき，F と生じる加速度 a の関係は $F=ma$ で表される．これを**運動方程式**という（**運動の第2法則**または**加速度の法則**）〔 3-3 参照〕．1 kg の物体に 1 m/sec² の加速度を生じさせる力を **1 ニュートン(N)** という．加速度は力の働く方向と**同一方向**に作用する．
4. 運動方程式 ($F=ma$) を変形して $a=F/m$ とすると，加速度は，力の大きさに**正比例**し（力が大きくなれば，加速度も大きくなる），物体の質量に**反比例**する（質量が大きくなれば，加速度は小さくなる）ことがわかる〔 3-3 参照〕．
5. 物体の質量を m，速度を v とすると，その積（かけること；$m×v$）をその物体の**運動量**(p)という〔 3-3 参照〕．

> **! ここがポイント**
> 3つの運動法則（ニュートンの運動法則）があります．運動の第1法則は**慣性の法則**，第2法則は**加速度の法則**，第3法則は**作用・反作用の法則**です．慣性の法則と加速度の法則についてはすでに説明しました．作用・反作用の法則は，物体Aが物体Bに力を作用させるとき，物体Aは物体Bから大きさが等しく，向きが反対の力（反作用）を受けるという法則です．

解答…1

問題-2 質量 4 kg の物体が直線上を 8 m/sec² の加速度で動いているとき，どれだけの力が働いているか．
1. 4 N 　 2. 8 N 　 3. 16 N 　 4. 32 N 　 5. 64 N

解法ポイント

質量，力，加速度の関係

> **! ここがポイント**
> 問題1の3.で説明したように，物体に作用する力 F(N) と生じる加速度 a(m/sec²) の関係は $F=ma$ （運動方程式）で表されます（**運動の第2法則**または**加速度の法則**）〔 3-3 参照〕．この運動方程式に物

体の質量と加速度の値を代入すると，物体に働いている力を求めることができます．
　　物体に作用する力 F(N)＝質量(m)×加速度(a)＝4 kg×8 m/sec² ＝32 N

解答…4

問題-3 正しいのはどれか．
1．ニュートンは仕事の単位である．
2．仕事は運動量と時間の積である．
3．仕事率は単位時間に行われる仕事のことである．
4．ジュールは仕事率の単位である．
5．ワットは運動量の単位である．

解法ポイント

力，仕事，仕事率，運動量の関係

1. ニュートン(N)は**力の単位**である．
2. 仕事は**力**と**距離**の積である．物体に力(F)が働いて，その物体が力の方向に距離(s)だけ移動した場合の仕事(W)は，仕事(W)＝力(F)×距離(s)である〔 3-3 参照〕．
3. 仕事率(パワーともいう)は，**単位時間に行われる仕事**のことであり，以下の式で求められる．
　仕事率(P)＝**仕事**(W)÷**時間**(t)＝力(F)×距離(s)/時間(t)＝力(F)×速度(v)〔 3-3 参照〕
4. ジュール(J)は**仕事**の単位である．1 N の力が物体に働いて，その方向に物体が1 m 移動したときの仕事を1 J という．すなわち，1 J＝**1 N×1 m** である〔 3-3 参照〕．
5. ワット(W)は**仕事率**の単位である．**1秒間に1Jの仕事**をするときの仕事率を1 W という〔 3-3 参照〕．1馬力は約735.5 W に相当する．

解答…3

問題-4 誤っているのはどれか．
1．エネルギーとは物体が仕事をする能力である．
2．位置エネルギーは物体が位置を占めているだけで仕事のできる能力である．
3．運動エネルギーは運動している物体がもつ仕事をする能力である．
4．運動エネルギーは速度に比例する．
5．力学的エネルギーは位置エネルギーと運動エネルギーの和で表される．

解法ポイント

エネルギー

1. エネルギーとは力学的，熱的，電気的，化学的に**物体が仕事をする能力**である．
2. 位置エネルギーは**物体が位置を占めているだけで仕事のできる能力**である〔 3-3 参照〕．質量 m(kg)の物体が地面から h(m)の高さにあるときの位置エネルギーは **mgh(J)** で表す(g：重力加速度，9.8 m/sec²)．
3. 運動エネルギーは**運動している物体がもつ仕事をする能力**である．
4. 質量 m(kg)の物体が速さ v(m/s)で運動をしているときの運動エネルギーは **$1/2\ mv^2$** で表す〔 3-3 参照〕．すなわち，運動エネルギーは**速度**の**2乗**に比例する．
5. 力学的エネルギーは位置エネルギー(mgh)と運動エネルギー($1/2\ mv^2$)の**和**であり，常に一定に保たれる．これを**力学的エネルギー保存の法則**という．

解答…4

問題-5 体重65 kgの人が垂直上方に3.0 m/secの速さでジャンプすると地上約何mの高さまで到達するか．ただし，重力加速度は9.8 m/sec² とし，身長は考慮しないものとする．

1. 0.28 m　　2. 0.34 m　　3. 0.40 m　　4. 0.46 m　　5. 0.52 m

解法ポイント

力学的エネルギー保存の法則

⚠️ **ここがポイント**

問題4の5で説明したように，位置エネルギーと運動エネルギーを足した力学的エネルギーは**常に一定**に保たれます（力学的エネルギー保存の法則）．ジャンプの最高到達地点では運動エネルギーが完全に位置エネルギーに変換されるので，以下の等式が成り立ちます．

運動エネルギー（$1/2 mv^2$）＝位置エネルギー（mgh）

それぞれに値を代入すると

$1/2 × 65\text{ kg} × (3.0\text{ m/sec})^2 = 65\text{ kg} × 9.8\text{ m/sec}^2 × h\text{(m)}$

$1/2 × 65 × 9 = 65 × 9.8 × h$

$h = \dfrac{65 × 9}{2 × 65 × 9.8}$

$= \dfrac{9}{2 × 9.8}$

$= 0.45918367$

$≒ 0.46\text{ (m)}$

〈別法〉
実際に値を代入する前に，等式を簡略化しておくと計算が簡単になります．

$\dfrac{1}{2}mv^2 = mgh$

$h = \dfrac{mv^2}{2mg}$

$= \dfrac{v^2}{2g}$

解答…4

問題-6 図のような人体の重心位置の直接測定法において，身長150 cm，体重40 kg，足底から体重計までの距離120 cm，体重計の目盛り30 kgのとき，重心の位置は足底から何％の位置となるか．

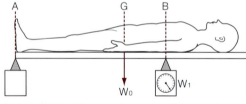

〔Fukuda T：Statokinetic Reflexes in Equilibrium and Movement. Univ Tokyo Press, 1984 より引用〕

1. 55%
2. 58%
3. 60%
4. 62%
5. 65%

解法ポイント

重心位置の直接測定法

⚠️ **ここがポイント**

人体の重心位置の直接測定法において，支持台の位置をA，支持台Aから体重計までの距離をAB，測定される重心位置をG，体重計の目盛りをW_1，体重をW_0とすると，つり合っている状態（静止状態）なのでAを支点とする**左回りのモーメント**と**右回りのモーメント**が等しく，以下の式が成り立ちます〔モーメントについては 参照〕．

$AB × W_1 = AG × W_0$

この式に数値を当てはめ，足底から重心までの距離AG（cm）を求めます．

$120\text{ cm} × 30\text{ kg} = AG\text{(cm)} × 40\text{ kg}$　（注：正確には単位をcmからmに変換する必要がありますが，変換しなくても結果は同じです）

$AG\text{(cm)} = (120 × 30) ÷ 40 = 90\text{ cm}$ となります．

次に，足底からの重心位置までの距離が身長(150 cm)の何％にあたるかを計算します．
(90 cm÷150 cm)×100％＝60％

解答…3

CHECK LIST

- □ 力，質量，加速度の関係を式にすると？
  A. 力(F)＝質量(m)×加速度(a)
- □ 運動量を求める式は？
  A. 運動量(p)＝質量(m)×速度(v)
- □ 仕事を求める式は？
  A. 仕事(W)＝力(F)×移動距離(s)
- □ 仕事率(パワー)とは何？
  A. 単位時間に行われる仕事のこと
- □ 加速度は速度を時間でどうすると求められる？
  A. 微分する
- □ 加速度と力の大きさの関係はどうなっている？
  A. 正比例している
- □ 加速度と物体の質量の関係はどうなっている？
  A. 反比例している
- □ 加速度の単位は？
  A. m/sec^2
- □ 力の単位は？
  A. N(ニュートン)または kgm/sec^2
- □ 仕事の単位は？
  A. J(ジュール)
- □ 仕事率の単位は？
  A. W(ワット)
- □ 位置エネルギーは数式でどのように表される？
  A. 質量(m)×重力加速度(g)×高さ(h)
- □ 運動エネルギーは数式でどのように表される？
  A. 1/2×質量(m)×速度(v)の2乗
- □ 運動エネルギーは質量と何に比例する？
  A. 速度の2乗
- □ 力学的エネルギー，位置エネルギー，運動エネルギーの関係を式にすると？
  A. 力学的エネルギー＝位置エネルギー＋運動エネルギー
- □ 力学的エネルギーが一定に保たれることを何という？
  A. 力学的エネルギー保存の法則

Summaries …要点を覚えよう！

3-1 ▶ モーメント(トルク)

物体をある支点を中心に回転させる力を，その支点に関する力のモーメント(回転能)またはトルクといいます．モーメントは，力×支点から作用線まで距離(力の腕，アームともいう)で表されます．力の作用線がアームの方向と直交しない場合は，支点から力の作用線に下ろした垂線の距離が有効アームとなります．なお，左回り(反時計回り)を正，右回り(時計回り)を負の向きとします．

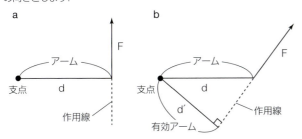

a：力(F)の作用線とアーム(d)が直交する場合
→モーメント(M)＝d×F

b：力(F)の作用線とアーム(d)が直交しない場合
→モーメント(M)＝d´×F

▶ モーメントの単位
- 力を kgw，距離を m で表せば，kgwm
- 力をニュートン(N)で表せば，Nm

Summaries …要点を覚えよう！

3-2 ベクトル量とスカラー量

力，速度，加速度，運動量など，<u>大きさと方向</u>をもつ量を<u>ベクトル量</u>といいます．ベクトルは有向線分（矢印）で表示されます．大きさは<u>線分の長さ</u>に比例し，方向は<u>矢印の向き</u>で示されます．

これに対して，長さ，温度，質量など，方向をもたず，<u>大きさだけ</u>で表される量を<u>スカラー量</u>といいます．

3-3 バイオメカニクスで用いられる用語

	定義	式	単位
加速度(a)	速度変化(Δv)を時間間隔(Δt)で割ったもの	$a=\Delta v/\Delta t$	m/sec^2
	力(F)を質量(m)で割ったもの	$a=F/m$	
力(F)	質量(m)と加速度(a)の積	$F=ma$	N（ニュートン），kgm/sec^2
運動量(p)	質量(m)と速度(v)の積	$p=mv$	
仕事，仕事量(W)	力(F)と移動距離(s)の積	$W=Fs$	J（ジュール）
仕事率(P)	仕事(W)を時間(t)で割ったもの	$P=W/t$	W（ワット）
	力(F)と距離(s)の積を時間(t)で割ったもの	$P=Fs/t$	
位置エネルギー(Ep)	質量(m)と重力加速度(g)と物体の地面からの高さ(h)の積	$Ep=mgh$	
運動エネルギー(Ev)	1/2×質量(m)×速度(v)の2乗	$Ev=1/2mv^2$	

3-4 質量(kg)と重量(kgw)

質量は物体に<u>固有な物質量</u>のことであり，天秤を用いて基準質量物質とのつり合いから測定します．質量は，同じ物質であれば物質の量に比例しますが，それ以外の条件では変化しません（<u>質量保存の法則</u>）．

質量は運動とは無関係なものでしたが，<u>ニュートンの運動法則（$F=ma$）</u>の発見により，運動における力と加速度を結びつける比例定数 m と同じものとされました．両者とも単に質量と呼び，単位は kg で表します．

質量保存の法則により，物体の質量は一定ですが，物体の重さ（重量）は変化します．地球上の物体には，<u>質量(kg)×重力加速度(m/sec^2)</u>の力が加わり，それが「物体の重さ」として感じられます．通常，「物の重さ」とか「体重」というときの重量は，実際には重力の大きさを指しています．したがって，厳密には質量と重量は別のものとなります．重量の単位は正確には <u>kg重(kgw)</u> ですが，単に kg で表すことが多くなっています．

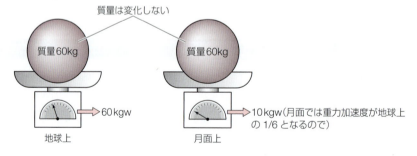

87 てこ

問題-1 てこについて正しいのはどれか. 〔44PM037〕
1. 第1のてこは荷重点が支点と力点の間にある.
2. 第2のてこは第3のてこに比べ力学的に有利である.
3. 第2のてこは人体にあるてこの大部分である.
4. 第3のてこは支点が力点と荷重点の間にある.
5. 第3のてこは運動の速さに対して不利である.

解法ポイント

てこの特徴

1. 第1のてこは**支点**が**力点**と**荷重点**の間にある. 荷重点が支点と力点の間にあるのは**第2のてこ**である.
2. 第2のてこは**力学的**に有利なてこである.
3. 第2のてこは人体ではむしろ少ない.
4. 第3のてこは**力点**が**支点**と**荷重点**の間にある.
5. 第3のてこは運動の**速さ**に対して有利である.

!ここがポイント
3種類の「てこ」があります. 第2のてこと第3のてこの違いは**荷重点と力点の位置**です. それぞれのてこの特徴を理解しておきましょう〔**3-5** 参照〕.

解答…2

問題-2 第2のてこの組み合わせで正しいのはどれか. 2つ選べ. 〔作成問題〕
1. 腕橈骨筋 —— 肘関節　2. 上腕二頭筋 —— 肘関節　3. 頸部伸筋群 —— 椎間関節
4. 大腿二頭筋 —— 膝関節　5. 舌骨上筋群 —— 顎関節

解法ポイント

てこ①

多くの場合, 支点は関節, 荷重点は四肢の重心に加わる重力, 力点は筋の停止部に作用する筋の力になります.

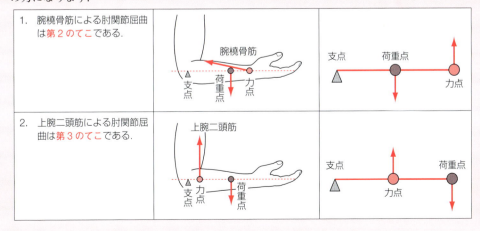

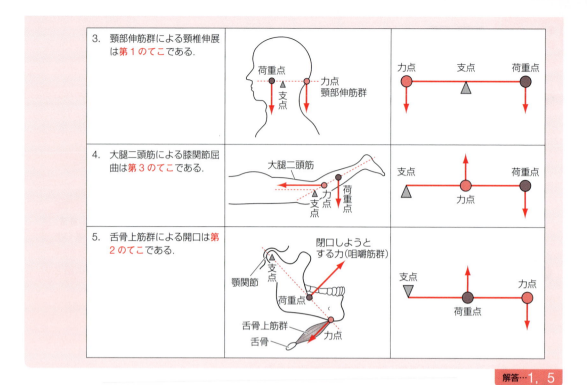

解答…1, 5

問題-3 生体運動とてこの種類の組み合わせで誤っているのはどれか.

1. 片足で立ったときの骨盤に対する中殿筋の作用 —— 第1のてこ
2. 基本的立位姿勢から肘を90°屈曲するときの上腕二頭筋の作用 —— 第3のてこ
3. プッシュアップにおける肘伸展運動の上腕三頭筋の作用 —— 第1のてこ
4. 基本的立位姿勢で上肢全体を前方挙上するときの三角筋の作用 —— 第3のてこ
5. 椅座位で膝を伸展するときの大腿四頭筋の作用 —— 第2のてこ

解法ポイント

てこ②

選択肢マル覚え 5. 椅座位で膝を伸展するときの大腿四頭筋の作用は第3のてこである.

A 総論

❗ ここがポイント

このような問題では簡単な図を描いて，支点，力点，荷重点の位置関係から，てこの種類を判断しましょう．

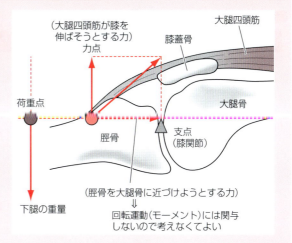

解答…5

CHECK LIST

- □「第1のてこ」の特徴は？
  - A. シーソーのように支点が力点と荷重点の間にある安定性を特徴とするてこ
- □「第2のてこ」の特徴は？
  - A. 荷重点が支点と力点の間にある力に有利なてこ
- □「第3のてこ」の特徴は？
  - A. 力点が支点と荷重点の間にある運動の速さに有利なてこ

- □「第1のてこ」の具体例は？
  - A. 頸部伸筋群による頸椎伸展，中殿筋による片足立位時の骨盤保持，上腕三頭筋による肘伸展など
- □「第2のてこ」の具体例は？
  - A. 腕橈骨筋による肘関節屈曲，舌骨上筋群による開口，下腿三頭筋によるつま先立ちなど
- □「第3のてこ」の具体例は？
  - A. 三角筋による肩屈曲，上腕二頭筋による肘屈曲，大腿四頭筋による膝伸展，ハムストリングスによる膝屈曲など

Summaries …要点を覚えよう！

3-5 てこの種類

種類	支点・力点・荷重点の位置	特徴	支点・力点・荷重点の関係
第1のてこ （安定性のてこ）	支点が力点と荷重点の間にある（シーソー型）.	安定性	力点　支点　荷重点
第2のてこ （力のてこ）	荷重点が支点と力点の間にある. 力の腕の長さ ＞ 荷重の腕の長さ	力に有利	支点　荷重点　力点
第3のてこ （運動のてこ）	力点が支点と荷重点の間にある. 力の腕の長さ ＜ 荷重の腕の長さ	運動の速さに有利 （力に不利）	支点　力点　荷重点

　第2のてこと第3のてこの違いは荷重点と力点の位置です.
　第2のてこは力に有利（力学的有利性といいます）で，工事現場などでこの原理が利用されて重い物が動かされていますが，人体内ではあまり多くみられません. 第3のてこは物を動かすときに大きな力を必要としますが，力点をわずかに動かすと荷重点は大きく動くため，力では不利ですが，運動に有利なてこです. また, 荷重点が一定の時間に大きく動くので運動の速さに有利なてこといえます.

A 総論

88 筋の作用

問題-1 筋の反作用(リバースアクション)で誤っているのはどれか.
1. 上腕二頭筋による鉄棒の懸垂
2. 腸腰筋による骨盤の前傾
3. 中殿筋による遊脚側下肢の外転
4. 大腿四頭筋によるいすからの立ち上がり
5. 下腿三頭筋によるつま先立ち

解法ポイント

筋の反作用(リバースアクション)

 3. 中殿筋による遊脚側下肢の外転は,近位側が固定され,遠位側が動く運動なので**筋の正作用**であり,反作用(リバースアクション,逆作用)ではない.そのほかは,すべて筋の反作用である(図の色で示した部分が固定されている).

1. 上腕二頭筋による鉄棒の懸垂

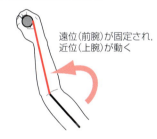

遠位(前腕)が固定され,近位(上腕)が動く

2. 腸腰筋による骨盤の前傾

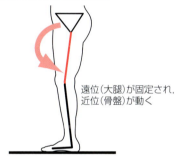

遠位(大腿)が固定され,近位(骨盤)が動く

4. 大腿四頭筋によるいすからの立ち上がり

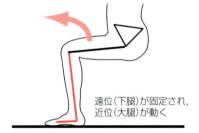

遠位(下腿)が固定され,近位(大腿)が動く

5. 下腿三頭筋によるつま先立ち

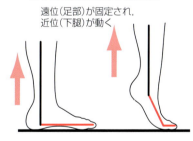

遠位(足部)が固定され,近位(下腿)が動く

❗ ここがポイント

筋の作用において,近位側が固定されて遠位側が動くことを**正作用**といい,逆に,遠位部が固定されて近位部が動くことを**筋の反作用(リバースアクション,逆作用)**といいます〔**3-6** 参照〕.
たとえば,通常の運動では上腕二頭筋の求心性収縮により遠位側の前腕が動きますが,鉄棒の懸垂の場合は,遠位側の前腕が鉄棒を把持することにより固定されるため,近位側の上腕が動くことにより肘関節が屈曲します.このような作用のしかたを上腕二頭筋の**反作用(リバースアクション)**といいます.

解答…3

問題-2 二関節筋はどれか．2つ選べ． 〔42PM007〕

1. 薄筋　2. 恥骨筋　3. 大内転筋　4. 大腿直筋　5. 膝窩筋

二関節筋①

1. 薄筋は恥骨結合外側から起こり，脛骨内側面に停止し，股関節内転と膝関節屈曲・内旋に作用する二関節筋である．
2. 恥骨筋は股関節屈曲・内転・外旋に作用する単関節筋である．
3. 大内転筋は股関節内転・伸展に作用する単関節筋である．
4. 大腿直筋は下前腸骨棘および寛骨臼上縁から起こり，脛骨粗面に停止し，膝関節伸展と股関節屈曲に作用する二関節筋である．
5. 膝窩筋は膝関節屈曲・内旋に作用する単関節筋である．

!ここがポイント

2つの関節にまたがって位置する筋を二関節筋といい，両関節に作用します．例として大腿部の大腿直筋，ハムストリングス（大腿二頭筋，半膜様筋，半腱様筋），上腕部の上腕二頭筋（長頭・短頭），上腕三頭筋長頭などがあります〔 3-7 ▶ 参照〕．前腕や下腿に位置し，指(趾)骨に付着して多くの関節（手関節，足関節，指節間関節）に作用する筋を多関節筋といいます．

解答…1, 4

問題-3 二関節筋でないのはどれか．

1. 上腕二頭筋　2. 上腕三頭筋内側頭　3. 大腿直筋
4. 半腱様筋　5. 縫工筋

二関節筋②

!ここがポイント

上腕三頭筋内側頭は上腕内側・筋間中隔から起こり，肘頭に付着するため，肘伸展のみに作用する単関節筋です．上腕三頭筋のうち，長頭のみが二関節筋であり，内側頭・外側頭は単関節筋です．上腕二頭筋は長頭も短頭も二関節筋ですが，大腿二頭筋の長頭は二関節筋で，短頭は単関節筋です〔 3-7 ▶ 参照〕．

解答…2

問題-4 二関節筋はどれか．2つ選べ． 〔44PM007〕

1. 半膜様筋　2. 大内転筋　3. 大腿四頭筋の中間広筋
4. ヒラメ筋　5. 腓腹筋

二関節筋③

!ここがポイント

選択肢のなかで，二関節筋は半膜様筋と腓腹筋です．ハムストリングス（大腿二頭筋，半腱様筋，半膜様筋）は，基本的には二関節筋ですが，大腿二頭筋の短頭は単関節筋です．下腿三頭筋を構成する腓腹筋は二関節筋ですが，ヒラメ筋は単関節筋です．大腿四頭筋（大腿直筋，内側広筋，中間広筋，外側広筋）のうち，二関節筋は大腿直筋のみです．内転筋群（恥骨筋，薄筋，長内転筋，短内転筋，大内転筋

A 総論

のなかで，二関節筋は薄筋のみです．大内転筋は名称から二関節筋と考えやすいので注意しましょう！

解答…1, 5

CHECK LIST

- □ 遠位側が固定され，近位側が動く筋の作用を何という？
  A. 筋の反作用（リバースアクション，逆作用）
- □ 二関節筋とは？
  A. 2つの関節にまたがる筋（両関節に作用する）
- □ 代表的な二関節筋は？（複数回答）
  A. 薄筋，大腿直筋，上腕二頭筋（長頭・短頭），上腕三頭筋（長頭），ハムストリングス〔大腿二頭筋（長頭），半膜様筋，半腱様筋〕，縫工筋など

Summaries …要点を覚えよう！

3-6 筋の反作用（リバースアクション）

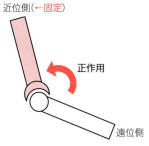
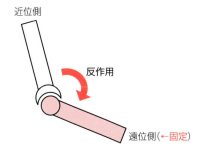

正作用：通常の運動では近位側が固定されて遠位側が動きます．

反作用（リバースアクション）：遠位側が固定されて近位側が動きます．

3-7 単関節筋と二関節筋

骨格筋のなかで，起始部と停止部の間に関節が1つしかない筋を単関節筋，2つ以上あるものを二関節筋といいます．代表的な単関節筋，二関節筋を覚えましょう．

▶ 単関節筋

部位と機能		筋名
上腕	屈筋	上腕筋 烏口腕筋
	伸筋	上腕三頭筋内側頭 上腕三頭筋外側頭
前腕	回内筋	方形回内筋
	回内・回外筋	腕橈骨筋
大腿	屈筋	大腿二頭筋短頭
	伸筋	外側広筋 中間広筋 内側広筋
	内転筋	長・短・大内転筋 恥骨筋
下腿	屈筋	ヒラメ筋 膝窩筋

▶ 二関節筋

部位と機能		筋名
上腕	屈筋	上腕二頭筋（長頭・短頭）
	伸筋	上腕三頭筋長頭
前腕	屈筋	橈側手根屈筋 尺側手根屈筋
	伸筋	長・短橈側手根伸筋 尺側手根伸筋
大腿	屈筋	大腿二頭筋（長頭） 半腱様筋 半膜様筋　〕ハムストリングス
	伸筋	大腿直筋 縫工筋
	内転筋	薄筋
	外転筋	大腿筋膜張筋
下腿	屈筋	腓腹筋

A 総論

基礎医学 89 運動の中枢神経機構

問題-1 随意運動について**誤っている**のはどれか.
1. 意志に従って起こる.
2. 大脳皮質運動野から運動指令が発信される.
3. 欲求・意図により発現する.
4. 運動の動機づけには大脳辺縁系が関与する.
5. 大脳辺縁系で運動パターンのプログラムが組み立てられる.

解法ポイント

随意運動

❗ここがポイント

　運動パターンのプログラムは**大脳連合野**で組み立てられます．意志に従って起こる運動を**随意運動**といいます．随意運動は**大脳皮質運動野**からの運動指令によって筋が収縮し，その張力が骨に作用して，関節の動きとして観察されます．随意運動が発現するとき，はじめに**欲求・意図**があり，次いで具体的な運動・動作が**計画**され，**実行**されるという過程をとります．その過程では，中枢神経系全体が協調的に機能しています〔 3-8 ▶参照〕．

解答…5

問題-2 小脳について**誤っている**のはどれか.
1. 随意運動の遂行に重要な役割を果たす.
2. α運動ニューロンへ直接連絡する神経回路はない.
3. 運動の企画・プログラミングへ関与している.
4. 開ループ制御に関与する.
5. フィードバック調節機能がある.

解法ポイント

小脳

❗ここがポイント

　小脳のフィードバック調節機能による誤差修正は，中枢神経系と末梢の効果器を結ぶ閉じた回路を循環するので**閉ループ制御**といいます．小脳は大脳皮質運動野とは異なり，脊髄のα運動ニューロンへ直接連絡する神経回路はありませんが，①**運動企画・プログラミングへの参画**，および②随意運動が意図したとおりに正確に遂行されるための**フィードバック調節機能**によって，随意運動の遂行に重要な役割を果たしています．
　脳でプログラムされた運動指令が，運動野から脊髄へ伝達されて，末梢の効果器である筋に伝えられるとき，その運動指令と同じ内容のメモ（**エフェレンスコピー**）があらかじめ小脳に送られます．実際に遂行された運動内容は，末梢の深部感覚受容器から小脳にフィードバックされ，あらかじめ送られているメモの内容と照合されます．
　両者が一致すれば，そのまま運動が遂行されますが，誤差を生じた場合には，その情報は視床を経由して**大脳皮質**に伝えられ，運動プログラムに修正が加えられて新しい運動指令が出されます〔 3-9 ▶参照〕．

解答…4

問題-3 正しいのはどれか. 〔45PM074〕

1. 一次運動野は筋緊張の調節に関与する.
2. 運動前野は記憶に基づいた連続運動に関与する.
3. 補足運動野は視覚情報を運動に変換する.
4. 大脳基底核は運動時の感覚情報を中継する.
5. 小脳は無意識的な運動スキルの習得に関与している.

運動の中枢神経機構

1. 大脳皮質の連合野のうち，中心前溝と中心溝の間に挟まれた**中心前回**にある領域を**一次運動野**という（ブロードマンの第4野）．一次運動野は運動するときの筋の組み合わせパターンに対応した出力信号を出し，それぞれの筋が発揮する力をコントロールしている．
2. 運動前野は頭頂連合野の後方(7野)から**視覚・体性感覚**の情報を受け，側頭連合野から**視覚・聴覚**の情報を受け取っている．運動前野の機能は，これらの感覚情報に誘導されながら運動を行うことにある．
3. 補足運動野は，頭頂連合野の前方(5野)から**体性感覚**の情報を受け取り，体性感覚情報の処理に基づいて運動を行うことに関係している．また，補足運動野は記憶と関連の深い**大脳辺縁系**とのつながりが強く，記憶に基づいて順序正しく運動することに関連し，脳内に蓄えられた**プログラム**に基づく運動に関係している．
4. 大脳基底核は運動の制御に関与する．通常，大脳基底核は視床を通じて運動野を抑制するが，刺激に従って**脱抑制**(disinhibition)し，運動の開始に関与する．感覚情報を中継するのは**視床**である．
5. 小脳は無意識的な**運動スキル**の習得に関与している．

❗ ここがポイント

大脳皮質のなかで運動のコントロールに関与する領域を**運動皮質**といいます．大脳皮質の中心溝の前方に**一次運動野**があり，体の各部分がマッピングされています．このマップは足の領域が左右脳半球の境に近い位置にあり，中央から次第に離れた位置に体幹部，手，顔が分布します．

運動のコントロールと深いかかわりをもつ領域は，運動野の前方および内側にも広がっています．これらの領域は，**運動前野**，**補足運動野**，**前補足運動野**，**帯状回運動野**と呼ばれています．

解答…5

 CHECK LIST

- □ 意志に従って起こる運動を何という？
  A. **随意運動**
- □ 随意運動の運動指令はどこから発信される？
  A. **大脳皮質運動野**
- □ 運動パターンのプログラムはどこで組み立てられる？
  A. **大脳連合野**
- □ 小脳による誤差修正で，中枢神経系と末梢の効果器を結ぶ閉じた回路による制御を何という？
  A. **閉ループ制御**
- □ 随意運動が意図したとおりに遂行されるためのフィードバック調節機能があるのは？
  A. **小脳**
- □ 小脳は運動の遂行にどのように参加する？
  A. **企画，プログラミング**
- □ 運動前野の機能の特徴は？
  A. **視覚・聴覚の情報に誘導されながら運動を行う**
- □ 体性感覚情報の処理に基づいての運動や，記憶として脳内に蓄えられたプログラムに基づく運動に関係するのは？
  A. **補足運動野**
- □ 視床を通じて運動野を抑制しているのは？
  A. **大脳基底核**
- □ 感覚情報を中継しているのは？
  A. **視床**

Summaries …要点を覚えよう！

3-8 随意運動の中枢

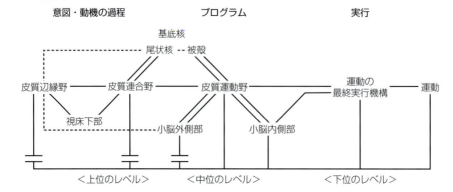

随意運動の想起（意図・動機）と実行は，以下のように階層的に制御されています．
- **上位レベル**：抽象的な運動が企図・想起される．
  ⇒皮質辺縁野からの信号が皮質連合野に伝達され，その情報をもとに意図する運動が円滑に遂行できるよう運動パターンのプログラミングが行われる．
- **中位レベル**：実行のために階層性に組織化されたサブプログラムが選択される．
  ⇒皮質連合野で統合された運動プログラムが皮質運動野に送られる．
- **下位レベル**：具体的に運動が実行される．
  ⇒皮質運動野から運動の最終的な実行指令が下位運動中枢（脊髄）に送られ，随意運動が行われる．

3-9 フィードバック誤差学習──閉ループ制御と開ループ制御

- **開ループ制御**：最初にプログラムされた運動指令に基づき，最後までに運動が遂行されます．このフィードフォワードによる運動は瞬時に終了するような運動を制御するときに行われ，フィードバックによる誤差修正は行われません．
- **閉ループ制御**：中枢神経と末梢の効果器との間に指令とフィードバックの循環があり，それによって運動を制御します．これによる運動制御にはおよそ 200 msec の時間を要するため，比較的ゆっくりとした正確な動きを行う際に用いられます．

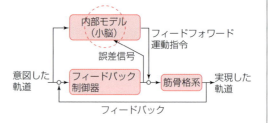

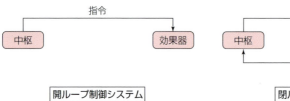
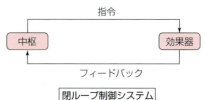

基礎医学 90　A 総論

運動とエネルギー代謝

問題-1　体重80 kgの患者に対して5 METsの運動を30分処方した．この場合のエネルギー消費量（kcal）はどれか．ただし，1 METは3.5 mLO₂/kg/分，酸素1 Lあたりのエネルギー産生量は5 kcalとする．〔44AM075〕

1. 70　　2. 140　　3. 210　　4. 280　　5. 350

エネルギー消費量の求め方

ここがポイント

活動時の酸素消費量が安静時の酸素消費量の何倍かを示した数値を **METs（メッツ値）** と呼びます〔**2-97** ▶参照（p.341）〕．1 METは安静状態での酸素消費量であり，成人の値は **3.5 mLO₂/kg/分** となります．

80 kgの人が5 METsの運動を30分間行ったときの酸素消費量は，

3.5 mLO₂/kg/分×5 METs×30分×80 kg＝42,000 mL＝42 L

となります．

酸素1 Lあたり **5 kcal** のエネルギーを産生するので，42 L×5 kcal＝210 kcalのエネルギーを産生（消費）することになります．

解答…3

問題-2　無酸素性エネルギーについて誤っているのはどれか．

1. 筋細胞内で起こる反応である．
2. エネルギー供給は速い．
3. 筋活動の初期に利用される．
4. 量的に少なく，短時間で消費される．
5. ATPとCPの分解によるものを乳酸性エネルギーという．

無酸素性エネルギー

ここがポイント

筋活動に必要なエネルギー供給のうち，ATP（アデノシン三リン酸）やCP（クレアチンリン酸）の分解およびグリコーゲンの解糖によるものを **無酸素性過程** といい，そのエネルギーを **無酸素性エネルギー** といいます．この過程は **筋細胞内で起こる反応** であり，エネルギーは速く供給されます．筋活動の初期にはこの過程が利用されますが，無酸素性エネルギーは量的に少なく，全力を発揮した運動では短時間で消費されてしまいます．

無酸素性エネルギーのうち，ATPとCPの分解によるものを **非乳酸性エネルギー**，解糖によるものを **乳酸性エネルギー** といいます．運動を開始してから1～2分経過すると，**有酸素性エネルギー** への依存度が高くなります．

解答…5

問題-3 有酸素性エネルギーについて誤っているのはどれか．

1. 心肺フィットネスが密接に関係する．
2. 有酸素性過程が十分に作用するには時間がかかる．
3. 長時間の運動では，ほとんどが有酸素性エネルギーに依存している．
4. 体内に貯蔵された糖質や脂質を酸素によって燃焼し，二酸化炭素と水に分解する．
5. 短時間の運動では糖質よりも脂質が利用されやすい．

有酸素性エネルギー

ここがポイント

ATP再合成に必要なエネルギー供給機構のうち，酸素を必要とする部分を**有酸素性過程**，供給されるエネルギーを**有酸素性エネルギー**といい，心肺フィットネスが密接に関係します．呼吸循環器系は酸素を筋肉に送り，二酸化炭素を回収します．この過程が十分に作用するまでには時間がかかるため，運動初期の筋活動は**無酸素性エネルギー**に依存します．

運動開始後1～2分すると有酸素性過程が働き，時間経過とともに有酸素性エネルギーに依存するようになります．

有酸素性エネルギーの供給機構では，体内に貯蔵された**糖質**や**脂質**を酸素によって燃焼し，二酸化炭素と水に分解するときに発生するエネルギーをATPやCPの合成に利用します．糖質と脂質では分解の時間が異なり，短時間の運動では**糖質**の利用率が高く，長時間の運動では**脂質**の利用率が高くなります．

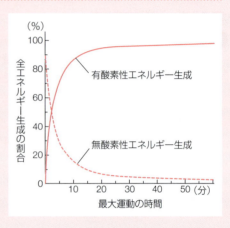

解答…5

CHECK LIST

- □ 活動時の酸素消費量が安静時の酸素消費量の何倍であるかを示した数値を何という？
  A. METs(メッツ値)
- □ 安静状態での酸素消費量は何MET？
  A. 1 MET
- □ 成人の安静状態での酸素消費量はどのくらい？
  A. 3.5 mLO$_2$/kg/分
- □ 筋収縮に用いられるエネルギー源は？
  A. アデノシン三リン酸(ATP)
- □ ATPの再合成に利用される物質は？
  A. クレアチンリン酸(CP)
- □ 筋に含まれるCPの量はATPのおよそ何倍？
  A. 3倍
- □ ATPやCPの分解およびグリコーゲンの解糖によるエネルギーの生成過程を何という？
  A. 無酸素性過程
- □ 無酸素過程は筋活動のどの段階で利用される？
  A. 筋活動の初期
- □ 体内に貯蔵された糖質や脂質を酸素によって燃焼し，二酸化炭素と水に分解するときに発生するエネルギーをATPやCPの合成に利用する過程を何という？
  A. 有酸素性過程

B 四肢と体幹の運動

顔面の運動

問題-1 咀嚼筋でないのはどれか.
1. 側頭筋
2. 咬筋
3. 頰筋
4. 外側翼突筋
5. 内側翼突筋

解法ポイント

咀嚼筋

❗ **ここがポイント**

頭部の筋は**咀嚼筋**と**表情筋**(顔面筋ともいわれる)に大別されます．咀嚼筋は頭部の深部に位置し，顎関節の運動(咀嚼)に関与する筋であり，表情筋(顔面筋)は顔面の浅層にあって，主として頭蓋骨から起こって皮膚に付く皮筋です．

咀嚼筋は，① **咬筋**，② **側頭筋**，③ **外側翼突筋**，④ **内側翼突筋**の4筋のみですが，表情筋はたくさんあります．まず4つしかない咀嚼筋をしっかり暗記しましょう〔 3-11 ▶ 参照〕．頰筋は表情筋に分類されます．

解答…3

問題-2 表情筋はどれか．2つ選べ．〔45AM053〕
1. 咬筋
2. 頰筋
3. 側頭筋
4. オトガイ筋
5. 外側翼突筋

解法ポイント

表情筋と咀嚼筋

❗ **ここがポイント**

問題1で述べたように，4つの咀嚼筋(咬筋，側頭筋，外側翼突筋，内側翼突筋)以外は，表情筋と考えましょう！ 設問のなかでは**頰筋**と**オトガイ筋**が表情筋になります．

解答…2, 4

問題-3 下顎の下制に関与するのはどれか．
1. 咬筋
2. 側頭筋
3. 内側翼突筋
4. 舌骨上筋群
5. 外側翼突筋

解法ポイント

下顎の下制

❗ **ここがポイント**

咀嚼運動は咀嚼筋による調和のとれた下顎運動で，**挙上**(閉口)，**下制**(開口)，**前進**，**後退**，**左右運動**(**臼摩運動**)があります．軽い開口は主として挙上筋(咬筋，側頭筋，内側翼突筋)の弛緩と重力により行われますが，積極的な開口には**舌骨上筋群**が関与します．舌骨上筋群は**下顎骨**と**舌骨**の間を結ぶ筋群であり，咀嚼筋ではありません．咀嚼運動の各運動方向に関与する筋については 3-10 ▶ を参照してください．

解答…4

第3章 運動学

問題-4 臼摩運動に関与するのはどれか. 2つ選べ.
1. 咬筋
2. 舌骨上筋群
3. 外側翼突筋
4. 内側翼突筋
5. 側頭筋

臼摩運動

ここがポイント

臼摩運動（左右運動）は，一側の**外側翼突筋**と**内側翼突筋**を交互に働かせる運動です〔 3-10 ▶ 参照〕.

解答…3, 4

問題-5 表情筋とその働きの組み合わせで正しいのはどれか. 〔43PM040〕
1. 眼輪筋 ── 眼裂を開ける.
2. 鼻根筋 ── 眉の間に縦のヒダをつくる.
3. 鼻筋横部 ── 鼻孔を拡大する.
4. 大頬骨筋 ── 口角を外上方に引き上げる.
5. 小頬骨筋 ── 上唇と鼻翼を引き下げる.

表情筋とその働き①

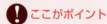

1. 眼輪筋は**眼裂を閉じる**筋である. 眼裂を開くのは**上眼瞼挙筋**と**瞼板筋**である.
2. 鼻根筋は眉間の皮膚を下方に引き，鼻根部に**横のヒダ（皺）**をつくる筋である. 眉間に縦のヒダ（皺）をつくるのは**皺眉筋**である.
3. 鼻筋横部は鼻背を圧し，鼻を低くして鼻孔を狭くする（**鼻孔圧迫筋**）. 鼻孔を拡大するのは**鼻筋鼻翼部**である. **鼻中隔下制筋**も鼻中隔を下方に引き，鼻孔を広げる.
4. 大頬骨筋は笑うときのように口角を外上方に引き上げる.
5. **小頬骨筋**，**大頬骨筋**，**上唇鼻翼挙筋**，**上唇挙筋**，**口角挙筋**は口角を外上方に引き上げる.

ここがポイント

主な表情筋の作用を覚えておく必要があります. 少なくとも過去に出題されたことのある表情筋については確実に覚えておきましょう〔 3-12 ▶ 参照〕.

解答…4

問題-6 誤っているのはどれか.
1. 前頭筋 ── 額に横皺を寄せる
2. 側頭筋 ── 歯を噛み合わせる
3. 外側翼突筋 ── 口を尖らせる
4. 笑筋 ── 口角を外方に引く
5. 広頸筋 ── 口角を下方に引く

表情筋とその働き②

ここがポイント

口笛を吹くときのように口を尖らせるのは**口輪筋**です. 外側翼突筋は**咀嚼筋**であり，下顎頭を前方に引きます（下顎の前進）.

解答…3

問題-7　口裂を閉鎖するのはどれか．2つ選べ．
1. 頬筋　　2. 広頸筋　　3. 口輪筋　　4. 顎二腹筋　　5. 顎舌骨筋

解法ポイント

口裂を閉鎖する筋

!ここがポイント

口を閉じるのは**口輪筋**で，そのまま息を強く吹き出すときに**頬筋**が作用します〔3-12▶参照〕．口輪筋や頬筋が麻痺すると口笛を吹くことができなくなり，頬筋が麻痺すると頬と歯列の間（口腔前庭）に食べ物が溜まります．

解答…1, 3

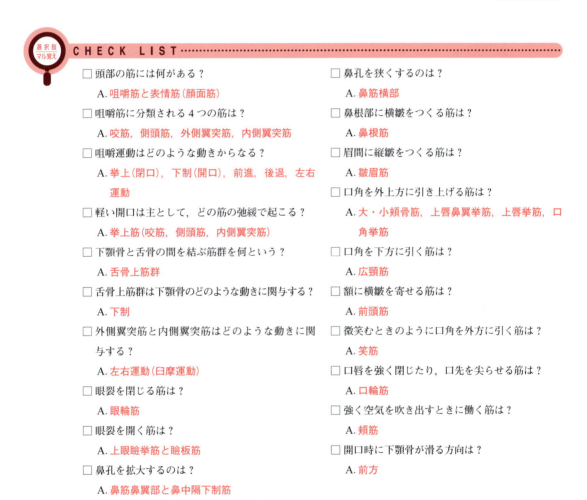

Summaries …要点を覚えよう！

3-10 咀嚼筋

運動	働く咀嚼筋
挙上	咬筋，側頭筋，内側翼突筋
下制	舌骨上筋群
前進	外側翼突筋，内側翼突筋
後退	側頭筋の後部
左右運動	外側翼突筋，内側翼突筋

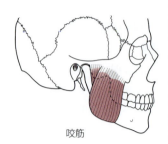
咬筋

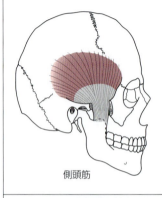
側頭筋

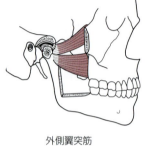
外側翼突筋

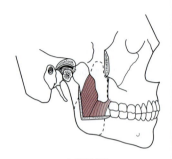
内側翼突筋

3-11 咀嚼筋の起始と停止

咀嚼筋	起始・停止	作用
咬筋	頬骨弓から起こり，下顎枝および下顎角の外側面に付く．浅部は前上方から後下方に走行し，深部はほぼ垂直下方に走行する．	下顎骨を引き上げる(歯を咬み合わせる)．歯を咬み合わせたときに体表から観察・触知できる(最浅層にある強大な筋)．
側頭筋	側頭骨・頭頂骨の側面から起こり，下顎骨の筋突起に付く．	下顎骨を引き上げる．筋の後部の線維は下顎骨を後方に引く．歯を咬み合わせたときに耳介の上方で触れる(頭蓋の側頭窩にある扇状の筋)．
外側翼突筋	下頭：蝶形骨の翼状突起の外側板の外側面 上頭：大翼の下面 後方に走行し，下顎骨関節突起の翼突筋窩に付く．	下顎頭を前方に引く(下顎の前進)．一側のみが働くと下顎骨を反対側に動かす．左右の筋が交互に働くと下顎を左右に動かす(側頭筋の深層にあり，側頭下窩の上部を満たす)．
内側翼突筋	深頭：蝶形骨の翼突窩・翼状突起外側板の内側面 浅頭：上顎骨の側頭下面 後外下方に走行し，下顎角の内面の翼突筋粗面に付く．	下顎骨を引き上げる．一側のみが働くと，下顎を反対側に動かす(咬筋と同様の走行)．

3-12 主な表情筋

表情筋	作用
前頭筋	眉をつり上げ，額に横皺を寄せる．
上眼瞼挙筋	眼を見開く．
頬筋	強く空気を吹き出す．頬壁を歯列に押し付ける．
口輪筋	口唇を強く閉じる．口笛を吹く．
広頸筋	口角を下方に引く．
笑筋	口角を外方に引き，頬にえくぼをつくる．
眼輪筋	眼（眼瞼裂）を閉じる．
皺眉筋	眉間に縦皺を寄せる．
鼻筋横部	鼻孔を狭くする．
大頬骨筋	口角を外上方に引き上げる．
小頬骨筋	

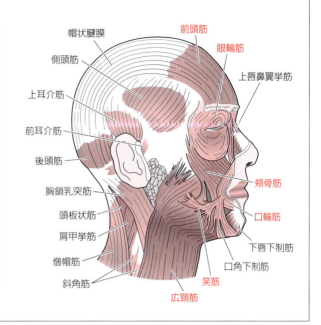

92 筋の起始・停止（上肢）

B 四肢と体幹の運動

問題-1 筋の付着部で正しいのはどれか．〔44PM008〕

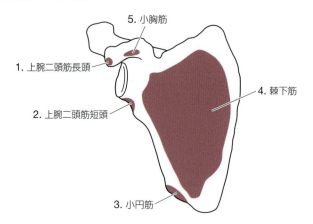

肩甲骨に付着する筋①

ここがポイント

小胸筋は肩甲骨**烏口突起**に停止します．図の1〜4はそれぞれ，1. **上腕二頭筋短頭**，2. **上腕三頭筋長頭**，3. **大円筋**，4. **肩甲下筋**の付着部を示しています．肩甲骨に付着する筋の付着部を図上で指摘できるようにしておきましょう〔3-13 参照〕．

解答…5

問題-2 肩甲骨に付着する筋とその付着部位の組み合わせで正しいのはどれか．
〔49AM053 を改変（類似問題 42PM006, 40PM008）〕

1. 棘上筋 —— 上角
2. 小胸筋 —— 烏口突起
3. 前鋸筋 —— 外側縁
4. 肩甲挙筋 —— 肩甲棘
5. 上腕二頭筋長頭 —— 関節下結節

肩甲骨に付着する筋②

1. 棘上筋は**棘上窩**に付着する．
2. 小胸筋は**烏口突起**に付着する．
3. 前鋸筋は**内側縁**に付着する．
4. 肩甲挙筋は**上角**に付着する．
5. 上腕二頭筋長頭は**関節上結節**に付着する．

ここがポイント

上腕三頭筋は**関節下結節**に付着します．関節上結節に付着するのは**上腕二頭筋**の長頭です．棘上筋は肩甲骨の**棘上窩**から起こり上腕骨の**大結節**に停止します．

解答…2

問題 – 3　肩甲下筋の付着部位で正しいのはどれか．〔46PM051〕

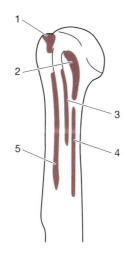

上腕骨に付着する筋 ①

選択肢マル覚え 1〜5の部位に付着する筋は以下のとおりである．
1．棘上筋　2．肩甲下筋　3．広背筋　4．大円筋　5．大胸筋

ここがポイント
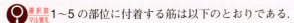
上腕骨に付着する主な筋の付着部を確認しましょう〔 **3-14** ▶参照〕．

解答…2

問題 – 4　筋と上腕骨付着部の組み合わせで正しいのはどれか．2つ選べ．〔47PM052〕

1．三角筋 ── 大結節　　　　2．棘上筋 ── 大結節
3．棘下筋 ── 小結節　　　　4．小円筋 ── 大結節
5．肩甲下筋 ── 大結節

上腕骨に付着する筋 ②

選択肢マル覚え
1．三角筋は**三角筋粗面**に停止する．
2．棘上筋は**大結節**に停止する．
3．棘下筋は**大結節**に停止する．
4．小円筋は**大結節**に停止する．
5．肩甲下筋は**小結節**に停止する．

ここがポイント
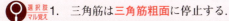
上腕骨大結節に付着する**棘上筋**，**棘下筋**，**小円筋**と，小結節に付着する**肩甲下筋**を確実に覚えましょう！

解答…2, 4

問題 – 5　上腕骨小結節に付着する筋はどれか．〔52PM051〕

1．棘下筋　2．棘上筋　3．肩甲下筋　4．小円筋　5．上腕二頭筋

上腕骨小結節に付着する筋

⚠ ここがポイント
上腕骨小結節に付着する筋は**肩甲下筋**です．棘上筋，棘下筋，小円筋は**大結節**に付着します．上腕二頭筋の長頭は**関節上結節**に，短頭は**烏口突起**に付着します．

解答…3

問題-6 上腕骨内側上顆に付着しない筋はどれか．
1. 長掌筋　　2. 浅指屈筋　　3. 深指屈筋
4. 橈側手根屈筋　　5. 尺側手根屈筋

上腕骨内側上顆に付着する筋

⚠ ここがポイント
深指屈筋は**尺骨前面・前腕骨間膜**から起こり，**第2〜5指末節骨底**に停止します．他の選択肢のほか，円回内筋も内側上顆に付着します．

解答…3

問題-7 前腕骨間膜に起始部をもたないのはどれか．
1. 短母指外転筋　　2. 長母指外転筋　　3. 示指伸筋
4. 長母指伸筋　　5. 短母指伸筋

前腕骨間膜に起始部をもつ筋

⚠ ここがポイント
短母指外転筋は舟状骨結節，大菱形骨，屈筋支帯から起こり，母指基節骨底に停止する**母指球筋**（手内在筋）であり，前腕骨間膜からは起こりません．

解答…1

問題-8 橈骨と尺骨の両者に付着部をもつ筋で正しいのはどれか．2つ選べ．
1. 方形回内筋　　2. 橈側手根屈筋　　3. 尺側手根屈筋
4. 浅指屈筋　　5. 深指屈筋

橈骨と尺骨の両方に付着する筋①

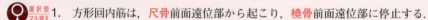
1. 方形回内筋は，**尺骨**前面遠位部から起こり，**橈骨**前面遠位部に停止する．
2. 橈側手根屈筋は，上腕骨内側上顆から起こり，第2・3中手骨底に停止する．
3. 尺側手根屈筋は，上腕頭は内側上顆，尺骨頭は肘頭・尺骨後側面から起こり，豆状骨，有鉤骨鉤，第5中手骨底に停止する．
4. 浅指屈筋は，上腕骨内側上顆，**尺骨**鉤状突起，**橈骨**前面から起こり，第2〜5指中節骨底に停止する．

5. 深指屈筋は，尺骨前面・前腕骨間膜から起こり，第 2〜5 指末節骨底に停止する．

解答…1, 4

問題 - 9 尺骨と橈骨の両方に起始または停止するのはどれか．2 つ選べ． 〔47PM053 を改変〕

1. 肘筋　　　　2. 上腕筋　　　　3. 長母指屈筋
4. 上腕三頭筋　5. 長母指外転筋

橈骨と尺骨の両方に付着する筋 ②

1. 肘筋は，上腕骨外側上顆後面と肘関節包から起こり，肘頭外側・尺骨体後面の上 1/4 に停止する．
2. 上腕筋は，上腕骨前面下 1/2，内外側筋間中隔から起こり，尺骨粗面・尺骨鉤状突起に停止する．
3. 長母指屈筋は，橈骨体前面，前腕骨間膜，尺骨鉤状突起内側，上腕骨内側上顆から起こり，母指末節骨底に停止する．
4. 上腕三頭筋は，肩甲骨関節下結節から起こり，尺骨の肘頭に停止する．
5. 長母指外転筋は，尺骨体後面外側部，橈骨体後面中 1/3，前腕骨間膜から起こり，第 1 中足骨底背面外側に停止する．

解答…3, 5

問題 - 10 第 2 中手骨底に付着する筋はどれか． 〔52AM054〕

1. 円回内筋　　　2. 尺側手根屈筋　　　3. 浅指屈筋
4. 長掌筋　　　　5. 橈側手根屈筋

第 2 中手骨底に付着する筋

1. 円回内筋は橈骨外側面に停止する．
2. 尺側手根屈筋は豆状骨，有鉤骨，第 5 中手骨に停止する．
3. 浅指屈筋は第 2〜5 中節骨底に停止する．
4. 長掌筋は手掌で手掌腱膜となる．
5. 橈側手根屈筋は第 2・3 中手骨底に停止する．

解答…5

問題 - 11 付着部と筋との組み合わせで誤っているのはどれか． 〔41PM004〕

1. 大結節 ── 棘上筋　　　2. 小結節 ── 大胸筋
3. 烏口突起 ── 小胸筋　　4. 上腕骨内側上顆 ── 長掌筋
5. 大転子 ── 小殿筋

筋の付着

 ここがポイント
大胸筋は大結節稜に付着します．

解答…2

CHECK LIST

- □ 上腕骨大結節に付着する筋は？
  A. 棘上筋，棘下筋，小円筋
- □ 肩甲下筋はどこに付着する？
  A. 小結節
- □ 上腕骨内側上顆に付着する筋は？
  A. 長掌筋，浅指屈筋，橈側手根屈筋，尺側手根屈筋，円回内筋
- □ 小胸筋はどこに停止する？
  A. 烏口突起
- □ 関節上結節に付着する筋は？
  A. 上腕二頭筋（長頭）
- □ 関節下結節に付着する筋は？
  A. 上腕三頭筋（長頭）
- □ 大胸筋は上腕骨のどこに付着する？
  A. 大結節稜
- □ 上腕二頭筋短頭は肩甲骨のどこに付着する？
  A. 烏口突起
- □ 尺側前面・前腕骨間膜から起こり，第2～5指末節骨底に停止する筋は？
  A. 深指屈筋
- □ 上腕骨内側上顆，尺骨鉤状突起，橈骨前面から起こり，第2～5指中節骨底に停止する筋は？
  A. 浅指屈筋
- □ 橈側手根屈筋はどこに停止する？
  A. 第2・3中手骨底

B 四肢と体幹の運動

Summaries …要点を覚えよう！

3-13 肩甲骨に付着する筋

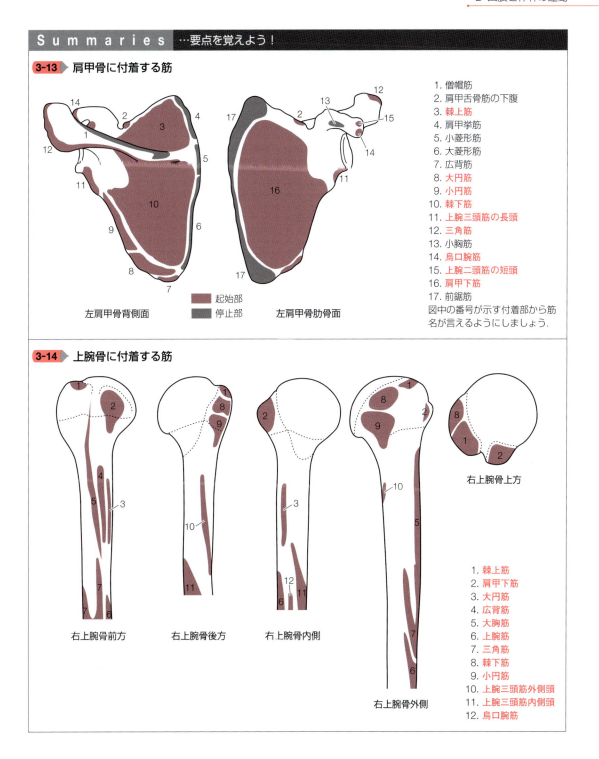

左肩甲骨背側面　■起始部　■停止部　左肩甲骨肋骨面

1. 僧帽筋
2. 肩甲舌骨筋の下腹
3. 棘上筋
4. 肩甲挙筋
5. 小菱形筋
6. 大菱形筋
7. 広背筋
8. 大円筋
9. 小円筋
10. 棘下筋
11. 上腕三頭筋の長頭
12. 三角筋
13. 小胸筋
14. 烏口腕筋
15. 上腕二頭筋の短頭
16. 肩甲下筋
17. 前鋸筋

図中の番号が示す付着部から筋名が言えるようにしましょう．

3-14 上腕骨に付着する筋

右上腕骨前方　右上腕骨後方　右上腕骨内側　右上腕骨外側　右上腕骨上方

1. 棘上筋
2. 肩甲下筋
3. 大円筋
4. 広背筋
5. 大胸筋
6. 上腕筋
7. 三角筋
8. 棘下筋
9. 小円筋
10. 上腕三頭筋外側頭
11. 上腕三頭筋内側頭
12. 烏口腕筋

B 四肢と体幹の運動

筋の起始・停止（下肢・体幹）

問題-1 腸骨翼の外面に付着する筋はどれか．〔51PM054〕

1. 大殿筋
2. 腸骨筋
3. 中殿筋
4. 梨状筋
5. 大腿筋膜張筋

解法ポイント

腸骨稜の外面に付着する筋

 ここがポイント

腸骨翼の外面に付着する筋は**中殿筋**です．

解答…3

問題-2 筋と付着部の組み合わせで正しいのはどれか．2つ選べ．〔50PM055〕

1. 恥骨筋 ── 大腿骨頸部
2. 縫工筋 ── 下前腸骨棘
3. 短内転筋 ── 恥骨上枝
4. 長内転筋 ── 恥骨結節
5. 大腿二頭筋 ── 腓骨頭

解法ポイント

下肢筋の付着①

 選択肢マル覚え

1. 恥骨筋は**大腿骨恥骨筋線**に付着する．
2. 縫工筋は**上前腸骨棘**に付着する．
3. 短内転筋は**恥骨下枝**に付着する．
4. 長内転筋は**恥骨結節**に付着する．
5. 大腿二頭筋は**腓骨頭**に付着する．

解答…4，5

問題-3 筋と付着部の組み合わせで正しいのはどれか．2つ選べ．〔49PM053〕

1. 腸腰筋 ── 小転子
2. 縫工筋 ── 腸骨稜
3. 大腿直筋 ── 下前腸骨棘
4. 長内転筋 ── 坐骨結節
5. 内側広筋 ── 粗線外側唇

解法ポイント

下肢筋の付着②

 選択肢マル覚え

1. 腸腰筋は**小転子**に付着する．
2. 縫工筋は**上前腸骨棘**に付着する．
3. 大腿直筋は**下前腸骨棘**に付着する．
4. 長内転筋は**恥骨結節**に付着する．
5. 内側広筋は**大腿骨粗線内側唇**に付着する．

解答…1，3

B 四肢と体幹の運動

問題-4 筋と付着部との組み合わせで正しいのはどれか． 〔46AM052〕

1. 腸腰筋 ── 大転子
2. 長内転筋 ── 坐骨結節
3. 半腱様筋 ── 腓骨頭
4. 長腓骨筋 ── 舟状骨
5. 前脛骨筋 ── 内側楔状骨

下肢筋の付着 ③

1. 腸腰筋は**小転子**に付着する．
2. 長内転筋は**恥骨結節**（の下方）に付着する．
3. 半腱様筋は**脛骨粗面**（の内側）に付着する．
4. 長腓骨筋は**第1(2)中足骨底・内側楔状骨**に付着する．
5. 前脛骨筋は**内側楔状骨**に付着する．

解答…5

問題-5 筋と付着部との組み合わせで正しいのはどれか．2つ選べ． 〔45AM052を改変〕

1. 縫工筋 ── 上前腸骨棘
2. 中殿筋 ── 小転子
3. 長内転筋 ── 恥骨結節
4. 大腿直筋 ── 坐骨結節
5. 大腿筋膜張筋 ── 下前腸骨棘

下肢筋の付着 ④

1. 縫工筋は**上前腸骨棘**に付着する．
2. 中殿筋は**大転子**に付着する．
3. 長内転筋は**恥骨結節**（の下方）に付着する．
4. 大腿直筋は**下前腸骨棘**に付着する．
5. 大腿筋膜張筋は**上前腸骨棘**に付着する．

解答…1, 3

問題-6 脛骨と腓骨の両方に付着する筋はどれか．2つ選べ． 〔52PM055を改変〕

1. 大腿二頭筋
2. 半腱様筋
3. 前脛骨筋
4. 後脛骨筋
5. 短腓骨筋

脛骨と腓骨の両方に付着する筋

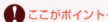 ここがポイント

選択肢のなかで，脛骨と腓骨の両方に付着する筋は，**大腿二頭筋**と**後脛骨筋**です．

解答…1, 4

問題-7 筋が付着していないのはどれか． 〔41PM001〕

1. 内側楔状骨
2. 舟状骨
3. 立方骨
4. 距骨
5. 踵骨

筋が付着していない足根骨

1. 内側楔状骨には，前脛骨筋，長腓骨筋，後脛骨筋が停止し，短母趾屈筋が起こる．
2. 舟状骨には後脛骨筋が停止する．
3. 立方骨には後脛骨筋が停止し，母趾内転筋が起こる．
4. 距骨には筋が付着していない．
5. 踵骨には下腿三頭筋(腓腹筋・ヒラメ筋)が停止し，足底方形筋，母趾外転筋，小趾外転筋，短趾屈筋，短母趾伸筋，短趾伸筋が起こる．

解答…4

問題-8 胸椎に付着する筋はどれか. 〔52AM055〕
1. 外腹斜筋
2. 肩甲挙筋
3. 前鋸筋
4. 僧帽筋
5. 内腹斜筋

胸椎に付着する筋

1. 外腹斜筋は，第5～12肋骨から起こり，腹直筋鞘，白線，腸骨稜に停止する．
2. 肩甲挙筋は，C1～C4横突起結節から起こり，肩甲骨上角・内側縁に停止する．
3. 前鋸筋は第1～9肋骨側面から起こり，肩甲骨内側縁に停止する．
4. 僧帽筋は，外後頭隆起，項靱帯，C7～T12棘突起から起こり，鎖骨，肩峰，肩甲棘に停止する．
5. 内腹斜筋は，胸腰筋膜，腸骨稜，鼠径靱帯から起こり，第10～12肋骨，腹直筋鞘，白線に停止する．

解答…4

問題-9 肋骨に付着する筋はどれか. 〔50PM053〕
1. 広背筋
2. 僧帽筋
3. 小円筋
4. 大菱形筋
5. 肩甲下筋

肋骨に付着する筋

 ここがポイント
広背筋は第9～12肋骨に付着します．

解答…1

問題-10 脊椎に付着しないのはどれか．
1. 板状筋
2. 僧帽筋
3. 菱形筋
4. 前鋸筋
5. 肩甲挙筋

脊椎と筋の起始・停止部

 ここがポイント

選択肢のなかで前鋸筋だけが脊椎に付着していません．以下に各筋の起始・停止を示します．

筋	起始	停止
板状筋	項靱帯，C3〜T6 棘突起	乳様突起，上項線，C1〜C3 横突起
僧帽筋	後頭骨，項靱帯，C7〜T12 棘突起	肩甲棘，肩峰，鎖骨外側 1/2
菱形筋	C6〜T4 棘突起	肩甲骨内側縁下部 2/3
前鋸筋	第1〜9肋骨側面	肩甲骨内側縁
肩甲挙筋	C1〜C4 横突起	肩甲骨上角，内側縁上部

解答…4

 CHECK LIST

- □ 中殿筋は腸骨翼のどこに付着する？
  A. 外面
- □ 恥骨結節に付着する内転筋は？
  A. 長内転筋
- □ 腓骨頭に停止する筋は？
  A. 大腿二頭筋
- □ 小転子に停止する筋は？
  A. 腸腰筋
- □ 下前腸骨棘に付着する筋は？
  A. 大腿直筋
- □ 前脛骨筋が付着する足根骨は？
  A. 内側楔状骨
- □ 縫工筋の起始は？
  A. 上前腸骨棘
- □ 筋が付着しない足根骨は？
  A. 距骨
- □ C7〜T12 棘突起に付着する筋は？
  A. 僧帽筋
- □ 第1〜9肋骨側面から起こり，肩甲骨内側縁に停止する筋は？
  A. 前鋸筋

B 四肢と体幹の運動

上肢帯（肩甲骨・鎖骨）の運動

問題-1 上肢帯の運動について誤っているのはどれか．
1. 肩甲骨は胸鎖関節を支点に動く．
2. 肩甲骨の回旋運動は烏口上腕靱帯で制限される．
3. 肩屈曲運動に伴い肩甲骨は上方回旋する．
4. 肩伸展運動に伴い肩甲骨は前傾する．
5. 肩30°以上の外転運動で肩甲骨は上方回旋する．

解法ポイント

上肢帯の運動

1. 肩甲骨は鎖骨を介して体幹（胸郭）と連結されている．肩甲骨は鎖骨の両端にある**胸鎖関節**と**肩鎖関節**で動くが，胸鎖関節が支点となって動く．
2. 肩甲骨の回旋運動は**烏口鎖骨靱帯**によって制限される．**烏口上腕靱帯**は上腕骨の外旋運動を制限する．
3. 肩屈曲60°以上になると，2°屈曲するごとに肩甲骨は1°ずつ**上方回旋**する．
4. 肩伸展には肩甲骨の**下方回旋**，**内転**，**前傾**を伴う．
5. 肩外転30°までは肩関節の運動がみられるが，肩外転30°以上では外転2°ごとに肩甲骨が1°上方回旋する[注]．この現象を**肩甲上腕リズム**という．
   注）現在では機能的X線像の測定によって外転初期からの肩甲骨の動きが明らかにされている．

⚠ ここがポイント
基本肢位から上腕骨を外転するとき，肩関節と肩甲骨が2：1の割合で動く現象を**肩甲上腕リズム**といいます．また，肩関節を外転していくと，やがて上腕骨の大結節が肩峰突起に対面し，約120°以上の外転ができなくなります．しかし，外転90°以上で上腕骨を外旋することにより，大結節が肩峰突起の下縁をすり抜けて小結節が肩峰に対面するようになり，180°近くまで外転を継続することができるようになります．

解答…2

問題-2 肩関節外転90°のときの肩甲骨上方回旋角度で正しいのはどれか．〔54PM071〕
1. 15°　2. 30°　3. 45°　4. 60°　5. 75°

解法ポイント

肩関節外転90°のときの肩甲骨上方回旋角度

 ここがポイント
肩甲上腕リズムにより肩関節と肩甲骨が2：1の割合で動くため，肩関節外転90°では，肩関節が**60°**（＝90°×2/3），肩甲骨上方回旋が**30°**（＝90°×1/3）動くことになります．

解答…2

B 四肢と体幹の運動

問題-3 鎖骨と肩関節の靱帯について誤っているのはどれか. 〔43PM004〕

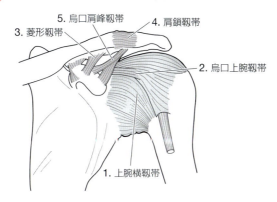

鎖骨と肩関節の靱帯

! ここがポイント

左肩関節を前方から見た図です．1.は上腕横靱帯ではなく，**関節上腕靱帯**です．烏口鎖骨靱帯は前外側部の**菱形靱帯**と後内側部の**円錐靱帯**からなります．**関節上腕靱帯**は肩関節の前方を覆っています．

上腕横靱帯は上腕骨の大結節と小結節を結ぶ靱帯で，上腕二頭筋長頭を支える靱帯です．

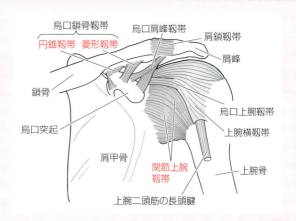

解答…1

問題-4 肩甲骨の運動と作用筋の組み合わせで誤っているのはどれか.

1. 挙上 —— 菱形筋
2. 下制 —— 鎖骨下筋
3. 外転 —— 小胸筋
4. 内転 —— 僧帽筋中部
5. 上方回旋 —— 肩甲挙筋

肩甲骨の運動と作用筋

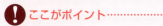
1. 肩甲骨の挙上に主に働く筋は**僧帽筋上部，肩甲挙筋，菱形筋**である．
2. 肩甲骨の下制に主に働く筋は**鎖骨下筋，小胸筋，僧帽筋下部**である．
3. 肩甲骨の外転に主に働く筋は**小胸筋，前鋸筋**である．
4. 肩甲骨の内転に主に働く筋は**僧帽筋中部，菱形筋**である．
5. 肩甲骨の上方回旋に主に働く筋は**前鋸筋，僧帽筋（上部・下部）**である．肩甲挙筋は主に**肩甲骨の挙上**に関与し，補助的に**下方回旋**に関与する．

! ここがポイント

肩甲骨の基本的な運動(**挙上，下制，外転，内転，上方回旋，下方回旋**の6つ)に関与する主な筋(動筋)を覚えてください〔**3-15** 参照〕．前鋸筋は機能的に異なる2つの線維からなります．この筋の上部

線維は**肩甲骨外転**に，下部線維は**上方回旋**に働きます．菱形筋は解剖学的に上部の**小菱形筋**と下部の**大菱形筋**に区分されますが，機能的には同一の筋としてとらえることができます．

解答…5

問題-5 筋力低下により翼状肩甲を引き起こすのはどれか． 〔類似問題 54AM070〕

1. 棘上筋　　2. 棘下筋　　3. 大胸筋　　4. 小胸筋　　5. 前鋸筋

解法ポイント

翼状肩甲

 ここがポイント

肩甲骨の内側縁（脊椎縁）が胸郭から浮上した状態を**翼状肩甲**といいます．**前鋸筋**の機能低下（**長胸神経**麻痺）により生じます．立位で上肢を伸ばして壁を押す「**壁つきテスト**」〔 3-16 参照〕で肩甲骨の浮上が明らかとなります．前鋸筋に加え，**僧帽筋（中部線維）**，**菱形筋**の機能低下でも翼状肩甲が生じます．

解答…5

CHECK LIST

- ☐ 菱形靱帯と円錐靱帯から構成される靱帯は？
  A. 烏口鎖骨靱帯
- ☐ 大結節と小結節を結び，上腕二頭筋長頭を支える靱帯は？
  A. 上腕横靱帯
- ☐ 肩関節を前方から覆っている靱帯は？
  A. 関節上腕靱帯
- ☐ 肩甲骨挙上の3つの動筋は？
  A. 僧帽筋上部，肩甲挙筋，菱形筋
- ☐ 肩甲骨下制の3つの動筋は？
  A. 鎖骨下筋，小胸筋，僧帽筋下部
- ☐ 肩甲骨外転の2つの動筋は？
  A. 小胸筋，前鋸筋
- ☐ 肩甲骨内転の2つの動筋は？
  A. 僧帽筋中部，菱形筋
- ☐ 肩甲骨上方回旋の2つの動筋は？
  A. 前鋸筋，僧帽筋（上部・下部）
- ☐ 肩甲骨下方回旋の2つの動筋は？
  A. 小胸筋，菱形筋
- ☐ 肩甲骨内側縁が胸郭から浮上する現象を何と呼ぶ？
  A. 翼状肩甲
- ☐ 翼状肩甲が起こる原因は？
  A. 前鋸筋，僧帽筋（中部線維），菱形筋の機能低下，長胸神経麻痺
- ☐ 上肢帯（肩甲骨・鎖骨）と体幹を連結する唯一の骨は？
  A. 鎖骨
- ☐ 肩甲骨はどこを支点に動く？
  A. 胸鎖関節
- ☐ 肩甲骨の回旋運動は何により制限される？
  A. 烏口鎖骨靱帯
- ☐ 肩関節屈曲で肩甲骨はどうなる？
  A. 上方回旋する
- ☐ 肩関節伸展で肩甲骨はどうなる？（答えは3つ）
  A. 下方回旋，内転，前傾が起こる
- ☐ 肩関節外転30°以上で肩甲骨はどうなる？
  A. 上方回旋する
- ☐ 肩関節外転30°以上で外転2°ごとに肩甲骨が1°上方回旋する現象を何と呼ぶ？
  A. 肩甲上腕リズム

B 四肢と体幹の運動

Summaries …要点を覚えよう！

3-15 上肢帯（肩甲骨・鎖骨）の動きと筋の関係

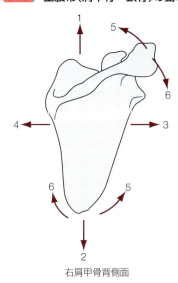

右肩甲骨背側面

運動方向	動筋	補助動筋
1. 挙上	僧帽筋上部，肩甲挙筋，菱形筋	
2. 下制	鎖骨下筋，小胸筋，僧帽筋下部	広背筋，大胸筋
3. 外転	小胸筋，前鋸筋	大胸筋
4. 内転	僧帽筋中部，菱形筋	僧帽筋上部，僧帽筋下部
5. 上方回旋	前鋸筋，僧帽筋（上部・下部）	
6. 下方回旋	小胸筋，菱形筋	肩甲挙筋

＊前鋸筋の上部線維は肩甲骨外転に，下部線維は上方回旋に働きます．
肩甲骨の動きは，体幹と上肢を唯一連結する骨である鎖骨の両端にある関節（胸鎖関節と肩鎖靱帯）により可能となります．胸郭と肩甲骨の間の連結を"肩甲胸郭関節"ということもありますが，真の関節ではありません．

3-16 翼状肩甲

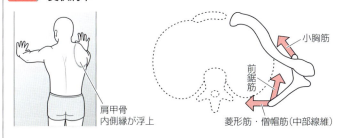

肩甲骨の内側縁（脊椎縁）が胸郭から浮上する現象を**翼状肩甲**といいます．この現象は肩甲骨内側縁を胸郭に固定する筋である**前鋸筋，菱形筋，僧帽筋（中部線維）**の機能低下により起こります．立位で上肢を伸ばして壁を押すことにより，肩甲骨の浮上が明らかとなります（壁つきテスト）．

3-17 上肢帯筋の起始，停止，神経支配，作用

表中に挙げた肩甲骨と鎖骨の運動に関与する筋を**上肢帯筋**といいます．
鎖骨下筋，小胸筋，前鋸筋は体幹の前面に位置し，**僧帽筋，肩甲挙筋，菱形筋**は体幹の後面に位置します．起始・停止部，神経支配，作用などの解剖学的知識も整理しておきましょう．

筋名	起始	停止	神経支配	作用
鎖骨下筋	第1肋骨胸骨端	鎖骨下面	鎖骨下神経 C5〜C6	鎖骨・肩甲骨下制
小胸筋	第2〜5肋骨前面	烏口突起	内側・外側胸神経 C6〜T1	肩甲骨下制，外転，下方回旋
前鋸筋	第1〜8肋骨前面	肩甲骨内側縁	長胸神経 C5〜C8	肩甲骨外転，上方回旋
僧帽筋	後頭骨，項靱帯，C7〜T12棘突起	肩甲棘，肩峰，鎖骨外側1/2	副神経と頸神経叢筋枝 C2〜C4	上部：肩甲骨挙上，内転，上方回旋 中部：内転 下部：下制，内転，上方回旋 全体として上方回旋，内転
肩甲挙筋	C1〜C4横突起	肩甲骨上角，内側縁上部	肩甲背神経 C3〜C5	肩甲骨挙上，下方回旋
菱形筋	C6〜T4棘突起	肩甲骨内側縁下部2/3	肩甲背神経 C4〜C5	肩甲骨挙上，内転，下方回旋

B 四肢と体幹の運動

基礎医学 95 肩関節の運動

問題-1 肩関節について正しいのはどれか．2つ選べ． 〔43PM006を改変〕
1. 上腕骨頭は骨幹に対して約30°前捻している．
2. 上腕骨頭は骨幹に対して頸体角がほとんどない．
3. 上腕骨頭とその関節窩はほぼ同じ大きさである．
4. 腱板は機能的な関節窩として働く．
5. 上腕二頭筋長頭腱は腱板機能を補助する．

解法ポイント

肩関節

1. 上腕骨頭軸は上腕骨の内側上顆と外側上顆を結ぶ線に対して**約20°**後捻している．
2. 上腕骨頭軸と骨幹のなす角度を頸体角といい，**約135°**である．
3. 上腕骨頭は関節窩よりも大きい．上腕骨頭は1/3の球体である．
4. 腱板は機能的な関節窩として働き，関節の動的安定性に関与している．
5. 上腕二頭筋長頭腱は関節内に入り，腱板の機能を補助する．

⚠️ **ここがポイント**
肩甲骨の関節窩は上腕骨頭よりもかなり小さく，上腕骨頭の **1/3〜2/5** が関節窩に入っているのみです．**関節唇**や**腱板**がこのような不適合を補っています．

解答…4，5

問題-2 肩関節の運動と筋の組み合わせで誤っているのはどれか．
1. 屈曲 ── 三角筋前部　　2. 伸展 ── 広背筋　　3. 外転 ── 棘上筋
4. 内転 ── 小円筋　　5. 外旋 ── 棘下筋

解法ポイント

肩関節の運動と筋①
1. 肩関節屈曲に主に働く筋は**三角筋前部**，**大胸筋鎖骨部**である．
2. 肩関節伸展に主に働く筋は**三角筋後部**，**広背筋**，**大円筋**である．
3. 肩関節外転に主に働く筋は**三角筋中部**，**棘上筋**である．
4. 肩関節内転に主に働く筋は**大胸筋胸腹部**，**広背筋**，**大円筋**である．
5. 肩関節外旋に主に働く筋は**棘下筋**，**小円筋**である．

⚠️ **ここがポイント**
肩関節の屈曲，伸展，外転，内転，外旋，内旋，水平屈曲，水平伸展の各運動方向の動筋（主に働く筋）を覚えましょう．余裕のある人は補助動筋（補助的に働く筋）まで覚えると完璧です〔**3-18** 参照〕．

解答…4

問題-3 肩関節の運動と筋の組み合わせで誤っているのはどれか．
1. 内転 ── 大円筋　　2. 外旋 ── 広背筋　　3. 内旋 ── 肩甲下筋
4. 水平屈曲 ── 烏口腕筋　　5. 水平伸展 ── 棘下筋

肩関節の運動と筋 ②

1. 肩関節内転に主に働く筋は**大胸筋胸腹部**，**広背筋**，**大円筋**である．
2. 肩関節外旋に主に働く筋は**棘下筋**，**小円筋**である．広背筋は主に肩関節伸展，内転，内旋に作用する．
3. 肩関節内旋に主に働く筋は**肩甲下筋**，**大円筋**，**大胸筋**，**広背筋**である．
4. 肩関節水平屈曲に主に働く筋は**三角筋前部**，**大胸筋(鎖骨部・胸腹部)**，**烏口腕筋**，**肩甲下筋**である．
5. 肩関節水平伸展に主に働く筋は**三角筋中部**，**三角筋後部**，**棘下筋**，**小円筋**，**大円筋**，**広背筋**である．

! ここがポイント
肩関節を90°外転位から，前方へ動くのが**水平屈曲(水平内転)**，後方へ動くのが**水平伸展(水平外転)**です．

解答…2

問題-4 回旋筋腱板を構成する筋はどれか．2つ選べ．〔52AM053〕

1. 棘上筋　2. 肩甲挙筋　3. 広背筋　4. 小円筋　5. 前鋸筋

回旋筋腱板を構成する筋

! ここがポイント
回旋腱板を構成する筋は，①**棘上筋**，②**棘下筋**，③**小円筋**，④**肩甲下筋**の4筋です．

解答…1, 4

問題-5 外側腋窩隙を構成する筋はどれか．〔53AM053〕

1. 棘上筋　2. 棘下筋　3. 広背筋　4. 大円筋　5. 肩甲下筋

外側腋窩隙を構成する筋

! ここがポイント
外側腋窩隙は，①**大円筋**，②**小円筋**，③**上腕三頭筋長頭**，④**上腕骨**で形成される四角形の隙間で，**後上腕回旋動・静脈**と**腋窩神経**が通ります．

これに対して，内側腋窩隙は①**大円筋**，②**小円筋**，③**上腕三頭筋長頭**で形成される三角形の隙間で，**肩甲回旋動・静脈**が通ります．

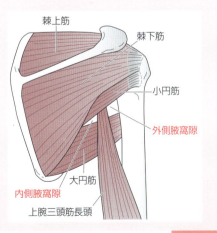

解答…4

CHECK LIST

- □ 上腕骨頭は骨幹に対して約何度後捻している？
  A. 約 20°
- □ 上腕骨頭軸と骨幹のなす角度である頸体角は約何度？
  A. 約 135°
- □ 肩関節**屈曲**の 2 つの動筋は？
  A. 三角筋前部, 大胸筋鎖骨部
- □ 肩関節**伸展**の 3 つの動筋は？
  A. 三角筋後部, 広背筋, 大円筋
- □ 肩関節**外転**の 2 つの動筋は？
  A. 三角筋中部, 棘上筋
- □ 肩関節**内転**の 3 つの動筋は？
  A. 大胸筋胸腹部, 広背筋, 大円筋
- □ 肩関節**外旋**の 2 つの動筋は？
  A. 棘下筋, 小円筋
- □ 肩関節**内旋**の 2 つの動筋は？
  A. 肩甲下筋, 大円筋
- □ 肩関節**水平屈曲**の 4 つの動筋は？
  A. 三角筋前部, 大胸筋（鎖骨部・胸腹部）, 烏口腕筋, 肩甲下筋
- □ 肩関節**水平伸展**の 4 つの動筋は？
  A. 三角筋中部, 三角筋後部, 棘下筋, 小円筋

Summaries …要点を覚えよう！

3-18 肩関節の運動に関与する筋

肩関節の運動とそれに関与する筋名を自分の身体でイメージしながら覚えましょう.

運動方向		動筋	補助動筋
屈曲	180° 屈曲 0° 50° 伸展	三角筋前部 大胸筋鎖骨部	烏口腕筋 上腕二頭筋短頭
伸展		三角筋後部 広背筋 大円筋	上腕三頭筋長頭
外転	180° 外転 0° 内転	三角筋中部 棘上筋	上腕二頭筋長頭
内転		大胸筋胸腹部 広背筋 大円筋	大胸筋鎖骨部, 烏口腕筋 肩甲下筋, 上腕二頭筋短頭 上腕三頭筋長頭
外旋	60° 外旋 80° 内旋 0°	棘下筋 小円筋	三角筋後部
内旋		肩甲下筋 大円筋	三角筋前部 大胸筋（鎖骨部・胸腹部） 広背筋
水平屈曲	水平伸展 30° 0° 135° 水平屈曲	三角筋前部 大胸筋（鎖骨部・胸腹部） 烏口腕筋 肩甲下筋	
水平伸展		三角筋中部 三角筋後部 棘下筋 小円筋	広背筋 大円筋

B 四肢と体幹の運動

肘関節の運動

問題-1 上腕骨遠位部の図を示す．矢印の部位はどれか．〔51PM052〕

1. 肘頭窩
2. 外側上顆
3. 鉤状突起
4. 内側上顆
5. 上腕骨小頭

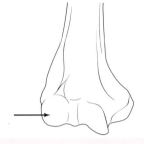

上腕骨遠位部

⚠ ここがポイント
矢印の部位は<u>上腕骨小頭</u>です．

解答…5

問題-2 肘関節について誤っているのはどれか．
1. 肘関節は3つの関節からなる複関節である．
2. 腕尺関節はらせん関節である．
3. 上橈尺関節は車軸関節である．
4. 肘関節には約10°の生理的内反がみられる．
5. 肘頭は肘屈曲位でヒューター三角を構成する．

肘関節の特徴

1. 肘関節は①<u>腕尺関節</u>，②<u>腕橈関節</u>，③<u>上橈尺関節</u>の3つの関節からなる<u>複関節</u>であり，全体が1つの関節包に包まれている〔3-19 参照〕．
2. 腕尺関節は<u>らせん関節</u>に分類され，腕橈関節とともに肘関節の屈曲・伸展を行う〔3-19 参照〕．
3. 上橈尺関節は<u>車軸関節</u>に分類され，腕橈関節・下橈尺関節とともに前腕の回内・回外を行う〔3-19 参照〕．
4. 肘関節伸展位において上腕軸と前腕軸のなす角度を<u>肘角</u>（<u>肘外偏角，運搬角，キャリングアングル</u>）という〔3-20 参照〕．成人男子では約10°，小児や女子では15°以上の生理的外反がみられる．20°以上は<u>病的外反肘</u>である．
5. 肘関節を屈曲すると肘頭，外側上顆，内側上顆の3点は下方を向いた二等辺三角形（<u>ヒューター三角</u>）を形成する．また，肘関節伸展位では肘頭の先端は外側上顆と内側上顆を結ぶ<u>ヒューター線</u>（<u>上顆線</u>）上に位置する．このような3点の位置関係の変化は脱臼や骨折などの病的変化を示唆する〔3-21 参照〕．

⚠ ここがポイント
肘関節を構成する3つの関節が肘関節のどのような運動に関与しているかを整理しましょう．下橈尺関節は肘関節を構成する関節ではありませんが，前腕の回内・回外運動時にはこの関節の関与が必要となります．

解答…4

第3章　運動学

問題-3 肘関節屈曲に作用する筋はどれか．2つ選べ．

1. 上腕筋　2. 方形回内筋　3. 烏口腕筋　4. 長掌筋　5. 深指屈筋

肘関節屈曲に作用する筋

❗ここがポイント

　肘関節屈曲に作用する筋は，**上腕二頭筋**，**上腕筋**，**腕橈骨筋**，**円回内筋**，**手関節屈筋群**の一部（橈側手根屈筋，尺側手根屈筋，長掌筋）です．深指屈筋，方形回内筋，烏口腕筋はいずれも肘関節を横断しないので肘関節屈曲に作用することができません〔3-22 参照〕．

解答…1, 4

問題-4 肘関節屈曲位で前腕最大回内位から回外位に働く筋はどれか．2つ選べ．〔44PM039〕

1. 肘筋　2. 長掌筋　3. 上腕筋　4. 腕橈骨筋　5. 上腕二頭筋

肘関節屈曲，回外に作用する筋

❗ここがポイント

　前腕の回外は回外筋のほか，**上腕二頭筋**，**長母指外転筋**，**腕橈骨筋**が関与します〔3-22 参照〕．**腕橈骨筋**は前腕の回内にも回外にも関与しますので注意が必要です．腕橈骨筋は，前腕回外位では回内運動に関与し，前腕回内位では回外運動に関与します．

解答…4, 5

問題-5 肘関節で正しいのはどれか．〔45AM071〕

1. 腕橈関節は球関節である．
2. 腕尺関節には関節円板がある．
3. 肘角は小児よりも成人で大きい．
4. 腕尺関節は回内・回外運動を行う．
5. 橈骨輪状靱帯は橈骨に付着している．

肘関節

1. 腕橈関節は**球関節**に分類され，肘関節の屈曲・伸展，前腕の回内・回外に関与する．
2. 腕尺関節には関節円板はない．関節面の適合性をよくする関節円板は，**顎関節**，**胸鎖関節**，**肩鎖関節**，**下橈尺関節**にある．
3. 肘角は**小児**や**女子**で大きい．
4. 腕尺関節は**屈曲・伸展**に関与する．
5. 橈骨輪状靱帯は橈骨頭を取り巻き，橈骨に付着しない．

❗ここがポイント

　肘関節全体を包む関節包は，肘の屈曲・伸展が行いやすいように前後面は緩やかになっていますが，内外側は内外転の動きが生じないようになっており，**外側側副靱帯**と**内側側副靱帯**が補強しています．上橈尺関節には**橈骨輪状靱帯**があります〔3-23 参照〕．

解答…1

B 四肢と体幹の運動

CHECK LIST

- ☐ 肘関節をつくる3つの関節は？
  A. ①腕尺関節，②腕橈関節，③上橈尺関節
- ☐ 腕尺関節の分類は？
  A. らせん関節
- ☐ 腕橈関節の分類は？
  A. 球関節
- ☐ 上橈尺関節の分類は？
  A. 車軸関節
- ☐ 肘の屈曲・伸展に関与する2つの関節は？
  A. 腕尺関節，腕橈関節
- ☐ 前腕の回内，回外に関与する3つの関節は？
  A. 上橈尺関節，下橈尺関節，腕橈関節
- ☐ 肘の屈曲・伸展，前腕の回内・回外の双方に関与する関節は？
  A. 腕橈関節
- ☐ 上腕軸と前腕軸のなす角度を何と呼ぶ？
  A. 肘角（肘外偏角，運搬角，キャリングアングル）
- ☐ 肘関節の生理的外反は成人男性でどのくらい？
  A. 約10°
- ☐ ヒューター線（十顆線）とは何？
  A. 内側上顆と外側上顆を結んだ線
- ☐ ヒューター三角とは何？
  A. 肘関節屈曲位で肘頭，外側上顆，内側上顆が構成する二等辺三角形のこと
- ☐ 肘関節屈曲に作用する3つの動筋は？
  A. 上腕二頭筋，上腕筋，腕橈骨筋
- ☐ 肘関節屈曲に作用する4つの補助動筋は？
  A. 円回内筋，手関節屈筋群（深指屈筋以外），長・短橈側手根伸筋（前腕回内位）

Summaries …要点を覚えよう！

3-19 ▶ 肘関節を構成する関節

肘関節を構成するのは，腕尺関節，腕橈関節，上橈尺関節の3つの関節です．それぞれが肘のどのような運動に関係しているかを整理して覚えましょう．

関節名	関節面	関節の分類	運動
腕尺関節	上腕骨滑車と尺骨滑車切痕の間	らせん関節	肘の屈曲・伸展
腕橈関節	上腕骨小頭と橈骨頭窩の間	球関節	肘の屈曲・伸展，前腕の回内・回外
上橈尺関節	橈骨頭の関節環状面と尺骨橈骨切痕の間	車軸関節	前腕の回内・回外

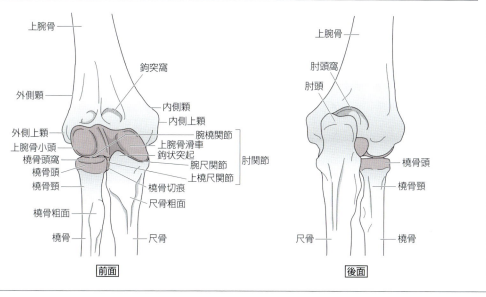

Summaries …要点を覚えよう！

3-20 肘角（肘外偏角）

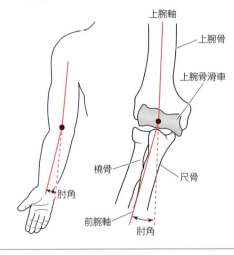

- 前腕を回外位にして肘関節を伸展したとき，上腕軸に対する前腕軸のなす角度を肘角（肘外偏角，運搬角，キャリングアングル）という．
- 正常では10〜15°の生理的外反がみられる．
- この角度よりも増加している状態を外反肘，減少している状態を内反肘と呼ぶ．
- 肘角は小児や女子で大きくなっている．

3-21 ヒューター線とヒューター三角

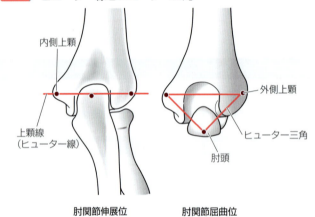

肘部後面から上顆線（外側上顆と内側上顆を結んだ線）をみた場合
- 肘関節伸展位では上顆線（ヒューター線）上に肘頭が位置する．
- 肘関節屈曲位では上顆線と肘頭は二等辺三角形（ヒューター三角）を形成する．

3-22 肘関節と前腕の運動に関与する筋

肘関節の運動方向と筋の関係を表にまとめました．それぞれの働きを覚えましょう．

運動方向		動筋	補助動筋
屈曲	145° 屈曲 / 伸展 0°	上腕二頭筋 上腕筋 腕橈骨筋	円回内筋 手関節屈筋群
伸展		上腕三頭筋	肘筋 手関節伸筋群
回内	0° 回外 90° / 回内 90°	円回内筋 方形回内筋	肘筋 （腕橈骨筋） （手関節屈筋群）
回外		回外筋	上腕二頭筋 長母指外転筋 （腕橈骨筋）

3-23 肘関節の靱帯

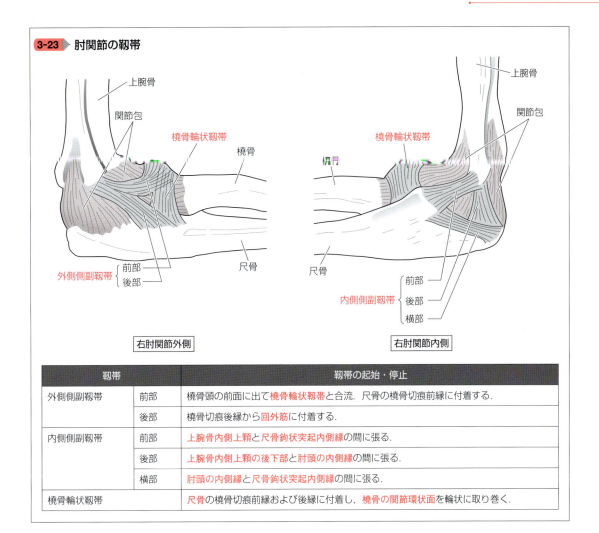

靱帯		靱帯の起始・停止
外側側副靱帯	前部	橈骨頭の前面に出て橈骨輪状靱帯と合流．尺骨の橈骨切痕前縁に付着する．
	後部	橈骨切痕後縁から回外筋に付着する．
内側側副靱帯	前部	上腕骨内側上顆と尺骨鉤状突起内縁の間に張る．
	後部	上腕骨内側上顆の後下部と肘頭の内側縁の間に張る．
	横部	肘頭の内側縁と尺骨鉤状突起内縁の間に張る．
橈骨輪状靱帯		尺骨の橈骨切痕前縁および後縁に付着し，橈骨の関節環状面を輪状に取り巻く．

B 四肢と体幹の運動

基礎医学 97

手の運動

問題-1 手根骨を図に示す．矢印の部位はどれか．〔51AM052（類似問題 43PM005）〕

1. 有鉤骨
2. 有頭骨
3. 舟状骨
4. 小菱形骨
5. 大菱形骨

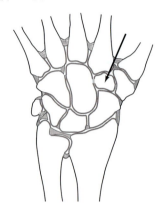

手根骨

!ここがポイント

図は右手の掌側を示しています．矢印が示す骨は**小菱形骨**です〔**3-27** 参照〕．手根骨の遠位列は橈側から大菱形骨，小菱形骨，有頭骨，有鉤骨であり，近位列は橈側から舟状骨，月状骨，三角骨，豆状骨です．

解答…4

問題-2 月状骨と関節を構成しないのはどれか．〔50PM052（類似問題 47PM051）〕

1. 橈骨　　2. 三角骨　　3. 有鉤骨　　4. 有頭骨　　5. 小菱形骨

手根間関節 ①

!ここがポイント

手根骨のなかで，月状骨と関節を構成しない（接していない）のは，**大菱形骨，小菱形骨，豆状骨**です．橈骨は舟状骨，月状骨，三角骨と関節を形成しますが，尺骨は手根骨と関節を形成しません．

解答…5

問題-3 有頭骨と接していないのはどれか．〔48AM052（類似問題 40PM009）〕

1. 舟状骨　　2. 月状骨　　3. 有鉤骨　　4. 豆状骨　　5. 小菱形骨

手根間関節 ②

!ここがポイント

手根骨のなかで，有頭骨と接していない（関節を構成しない）のは，**大菱形骨，三角骨，豆状骨**です．

解答…4

B 四肢と体幹の運動

問題-4 手根間関節について誤っているのはどれか.
1. 舟状骨と大菱形骨・小菱形骨の間は，舟状骨を関節頭とする平面関節である.
2. 舟状骨・月状骨・三角骨と有頭骨・有鉤骨の間は，有頭骨と有鉤骨を関節頭とする顆状関節である.
3. 近位手根骨間および遠位手根骨間の各関節は平面関節である.
4. 手根間関節は，骨間，背側・掌側手根間靱帯，放射状靱帯などによって補強されている.
5. 豆状骨と三角骨の間の関節を豆状骨関節という.

手根間関節③

❗ここがポイント

手根間関節のうち舟状骨-大菱形骨・小菱形骨間は，舟状骨を関節頭とする平面関節を形成します．一方，舟状骨・月状骨・三角骨-有頭骨・有鉤骨間は，有頭骨と有鉤骨を関節頭とする顆状関節を形成します．両者を合わせて手根中央関節といいます．これらの関節の関節腔は狭く，相互に連結し，関節包は共通しています．

近位手根骨間と遠位手根骨間の各手根関節は，平面関節または半関節です．手根間関節は骨間，背側・掌側手根間靱帯，放射状靱帯などによって補強されています．また，豆状骨と三角骨の間の関節を豆状骨関節といいます．

解答…3

問題-5 橈骨手根関節に直接関与しないのはどれか.
1. 橈骨　　2. 尺骨　　3. 舟状骨　　4. 月状骨　　5. 三角骨

橈骨手根関節

❗ここがポイント

橈骨手根関節は橈骨と，舟状骨・月状骨・三角骨との間で形成される楕円関節です．尺骨と手根骨の間には関節円板がありますので，尺骨はこの関節には関与していません．橈骨手根関節の関節包は薄く，背側・掌側橈骨手根靱帯で補強されています．

解答…2

問題-6 手関節の運動について誤っているのはどれか.
1. 運動自由度2である.
2. 背屈は主として手根中央関節で行われる.
3. 掌屈は主として橈骨手根関節で行われる.
4. 橈屈は主として手根中央関節で行われる.
5. 尺屈は主として橈骨手根関節で行われる.

手関節の運動

❗ここがポイント

橈屈の自動可動域は25°で，橈骨手根関節と手根中央関節がほぼ同程度に関与します．橈屈は橈骨茎状突起が舟状骨とぶつかることにより骨性に制限され，回内位よりも回外位のほうが可動域が大きくなります．手関節の運動は2軸性で，運動自由度2となります．背屈，掌屈，橈屈，尺屈と，これらを

組み合わせた分回し運動が可能です〔3-26 参照〕．

解答…4

問題-7 手関節の背屈に関与しない筋はどれか．
1. 長橈側手根伸筋
2. 短橈側手根伸筋
3. 尺側手根伸筋
4. 長掌筋
5. 指伸筋

手関節の背屈

!ここがポイント

手関節背屈の動筋は，**長橈側手根伸筋，短橈側手根伸筋，尺側手根伸筋**です〔3-24 3-25 参照〕．また，手関節背屈の補助動筋には，**指伸筋**のほかに，**示指伸筋，小指伸筋，長母指伸筋**があります．**長掌筋**は上腕骨内側上顆から起こり，手の屈筋支帯・手掌腱膜に停止するため，**手関節掌屈**と**肘関節屈曲**に関与します．

解答…4

問題-8 手関節の掌屈に関与しない筋はどれか．
1. 橈側手根屈筋
2. 長掌筋
3. 尺側手根屈筋
4. 長母指屈筋
5. 短母指屈筋

手関節の掌屈

選択肢マル覚え
手関節掌屈の動筋は，**橈側手根屈筋，長掌筋，尺側手根屈筋**である．また，手関節掌屈の補助動筋には，**長母指屈筋**のほかに，**浅指屈筋，深指屈筋，長母指外転筋**がある．**短母指屈筋**は母指球筋の1つであり，母指MP（中手指節）関節屈曲，尺側内転，掌側内転に作用する．

!ここがポイント
手関節の各方向に関与する動筋，補助動筋をしっかり覚えましょう〔3-24 3-25 参照〕．

解答…5

問題-9 手根管内を通るのはどれか．〔類似問題 49AM060〕
1. 尺骨神経
2. 尺骨動脈
3. 長掌筋腱
4. 深指屈筋腱
5. 尺側手根屈筋腱

手根管を通る筋と神経

!ここがポイント
選択肢のなかで手根管内を通るのは**深指屈筋腱**のみです．**尺骨神経，尺骨動脈，長掌筋腱，尺側手根屈筋腱**は手根管の外を通ります．

手根骨は全体として掌側に凹の**手根溝**を形成します．この**手根溝**と**屈筋支帯**[注]に囲まれた空間を**手根管**といいます〔3-28 参照〕．この中を通る4つの筋(**橈側手根屈筋，長母指屈筋，浅指屈筋，深指屈筋**)と1つの神経(**正中神経**)を確実に覚えましょう！〔3-29 参照〕 浅指屈筋，深指屈筋はそれぞれ4腱からなるので，手根管内には10腱と1つの神経が通ることになります．**橈側手根屈筋**は手根管内を

通りますが，尺側手根屈筋は通らないので注意が必要です．長母指屈筋，浅指屈筋，深指屈筋，橈側手根屈筋の腱が，滑液鞘に包まれて通ります．

注）屈筋支帯：舟状骨・大菱形骨と豆状骨・有鉤骨鉤を橋渡しする靱帯

解答…4

問題-10 手根管の模式図を示す．解剖で正しいのはどれか．〔46PM060〕

1. 尺骨神経
2. 尺骨動脈
3. 正中神経
4. 長母指屈筋腱
5. 有頭骨

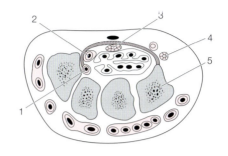

手根管

1. 長母指屈筋腱
2. 橈側手根屈筋腱
3. 正中神経
4. 尺骨神経
5. 有鉤骨

解答…3

問題-11 手の機能肢位について誤っているのはどれか．

1. 手関節は軽度尺屈している．
2. 母指と他指の先端はほぼ等距離にある．
3. 母指は橈側内転している．
4. 第2〜5指は軽度屈曲位をとる．
5. 第2〜5指の長軸の延長線は舟状骨に集まる．

手の機能肢位

1. 手関節の機能肢位は中等度背屈位，軽度尺屈位である．
2. 機能肢位では母指と他指の先端がほぼ等距離にある．
3. 機能肢位では母指は掌側外転・屈曲位である．
4. 機能肢位では第2〜5指は軽度屈曲位である．
5. 各指の長軸の延長線は舟状骨に集まる．

ここがポイント

手の基本的肢位には安静肢位（休息肢位）と機能肢位があります．安静肢位は睡眠時や麻酔下でみられる肢位で，機能肢位は手が機能しやすい肢位です．両者の主な違いは，手関節と母指の位置にあります．安静肢位では手関節が軽度掌屈位，母指が軽度外転・屈曲位で，第2指の側面に位置しているのに対して，機能肢位では手関節中等度背屈位・軽度尺屈位，母指掌側外転・屈曲位で，母指と第2〜5指の先端がほぼ等距離にあります．なお，両者とも第2〜5指は軽度屈曲で，各指の長軸を延長すると舟状骨に集まります〔 3-30 参照〕．

解答…3

CHECK LIST

- ☐ 手関節背屈に作用する筋は？
  - A. 長・短橈側手根伸筋，尺側手根伸筋，指伸筋，示指伸筋，小指伸筋，長母指伸筋
- ☐ 手関節掌屈に作用する筋は？
  - A. 橈側手根屈筋，尺側手根屈筋，長掌筋，浅指屈筋，深指屈筋，長母指屈筋，長母指外転筋
- ☐ 橈骨と舟状骨・月状骨・三角骨の間の関節の形状による分類は？
  - A. 楕円関節
- ☐ 舟状骨を関節頭として平面関節を形成する骨は？
  - A. 大菱形骨，小菱形骨
- ☐ 有頭骨と有鉤骨を関節頭として顆状関節を形成する骨は？
  - A. 舟状骨，月状骨，三角骨
- ☐ 遠位手根骨と近位手根骨の間の関節は？
  - A. 手根中央関節
- ☐ 豆状骨と三角骨の間の関節は？
  - A. 豆状骨関節
- ☐ 手関節の背屈は主にどの関節で行われる？
  - A. 手根中央関節
- ☐ 手関節の掌屈は主にどの関節で行われる？
  - A. 橈骨手根関節
- ☐ 手関節の橈屈で回内位と回外位で可動性が大きいのは？
  - A. 回外位
- ☐ 手根管内を通る4つの筋は？
  - A. 橈側手根屈筋，長母指屈筋，浅指屈筋，深指屈筋
- ☐ 手根管内を通る唯一の神経は？
  - A. 正中神経
- ☐ 睡眠時や麻酔下でみられる肢位を何と呼ぶ？
  - A. 安静肢位（休息肢位）
- ☐ 各種動作を起こしやすい肢位を何と呼ぶ？
  - A. 機能肢位
- ☐ 手関節の安静肢位は？
  - A. 軽度掌屈位
- ☐ 手関節の機能肢位は？
  - A. 中等度背屈・軽度尺屈位
- ☐ 母指の安静肢位は？
  - A. 軽度外転・屈曲位で，第2指の側面に位置
- ☐ 母指の機能肢位は？
  - A. 掌側外転・屈曲位で，母指と第2～5指の先端がほぼ等距離
- ☐ 安静肢位，機能肢位とも第2～5指は軽度屈曲位で，各指の長軸を延長するとどこに集まる？
  - A. 舟状骨結節

B 四肢と体幹の運動

Summaries …要点を覚えよう！

3-24 手関節の運動に関係する筋群の起始，停止，神経支配，作用

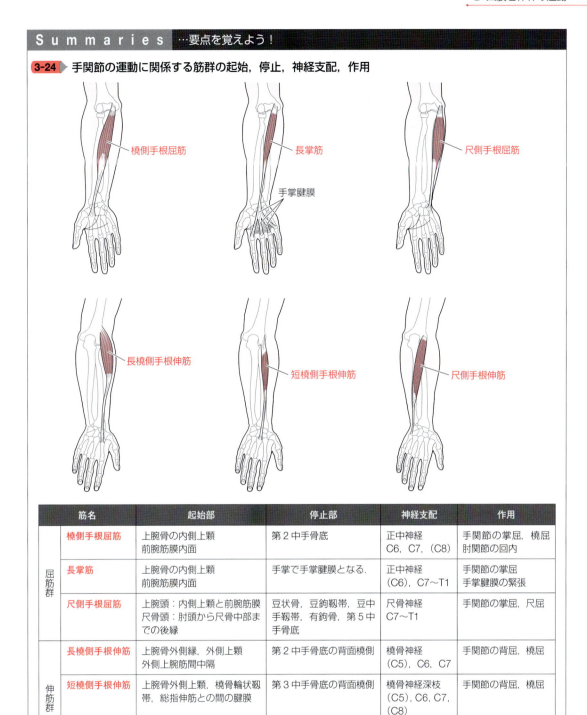

	筋名	起始部	停止部	神経支配	作用
屈筋群	橈側手根屈筋	上腕骨の内側上顆 前腕筋膜内面	第2中手骨底	正中神経 C6, C7, (C8)	手関節の掌屈，橈屈 肘関節の回内
	長掌筋	上腕骨の内側上顆 前腕筋膜内面	手掌で手掌腱膜となる．	正中神経 (C6), C7〜T1	手関節の掌屈 手掌腱膜の緊張
	尺側手根屈筋	上腕頭：内側上顆と前腕筋膜 尺骨頭：肘頭から尺骨中部までの後縁	豆状骨，豆鈎靱帯，豆中手靱帯，有鈎骨，第5中手骨底	尺骨神経 C7〜T1	手関節の掌屈，尺屈
伸筋群	長橈側手根伸筋	上腕骨外側縁，外側上顆 外側上腕筋間中隔	第2中手骨底の背面橈側	橈骨神経 (C5), C6, C7	手関節の背屈，橈屈
	短橈側手根伸筋	上腕骨外側上顆，橈骨輪状靱帯，総指伸筋との間の腱膜	第3中手骨底の背面橈側	橈骨神経深枝 (C5), C6, C7, (C8)	手関節の背屈，橈屈
	尺側手根伸筋	上腕頭：上腕骨の外側上顆 尺骨頭：尺骨後縁上部	第5中手骨底の尺側	橈骨神経深枝 C6〜C8	手関節の背屈，尺屈

Summaries …要点を覚えよう！

3-25 手関節の運動に関与する筋

運動方向		動筋	補助動筋
背屈（伸展）	70°（伸展／屈曲 図）	長橈側手根伸筋 短橈側手根伸筋 尺側手根伸筋	指伸筋 示指伸筋 小指伸筋 長母指伸筋
掌屈（屈曲）	90°	橈側手根屈筋 尺側手根屈筋 長掌筋	浅指屈筋 深指屈筋 長母指屈筋 長母指外転筋
橈屈	25°（橈屈／尺屈 図）	長橈側手根伸筋 短橈側手根伸筋	橈側手根屈筋 長・短母指伸筋 長母指外転筋
尺屈	55°	尺側手根屈筋 尺側手根伸筋	

3-26 橈骨手根関節と手根中央関節の動き

	橈骨手根関節	手根中央関節	合計
背屈	35°	50°	85°
掌屈	50°	35°	85°
橈屈	12.5°	12.5°	25°
尺屈	33°	22°	55°

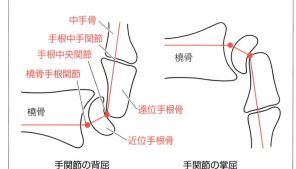

手関節の背屈　　　手関節の掌屈

〔中村隆一・ほか：基礎運動学 第6版．p.221，医歯薬出版，2003より一部改変〕

3-27 手根間関節の骨

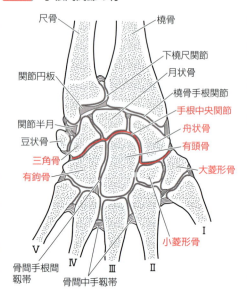

国家試験では有頭骨，月状骨，舟状骨などの骨とそれに隣接する骨を問う問題が出題されています．手根骨の位置関係をしっかり覚えておきましょう．

3-28 手根溝と手根管

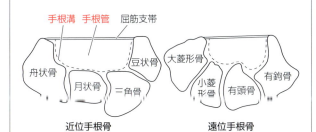

近位手根骨　遠位手根骨

図は左手の掌面を上にしたときの近位手根骨，遠位手根骨を手根部からみた断面です．図で示したように，**手根溝**と**屈筋支帯**に囲まれた空間が**手根管**です．

3-29 手根管内を通る筋と神経

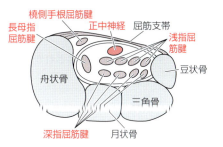

手根管内を通る筋と神経を覚えましょう．
- **4つの筋**：橈側手根屈筋，長母指屈筋，浅指屈筋，深指屈筋
- **1つの神経**：正中神経

3-30 手の安静肢位と機能肢位

	手の基本的肢位	
	安静肢位	機能肢位
	(図)	(図)
特徴	安静肢位は睡眠時や麻酔下でみられる．	手の各種動作を起こしやすい肢位
手関節	軽度掌屈位	中等度背屈位・軽度尺屈位
母指	軽度外転・屈曲し，第2指の側面に位置する．	掌側外転・屈曲位．母指と他指の先端はほぼ等距離にある．
第2〜5指	軽度屈曲位．各指の長軸を延長すると舟状骨結節部に集まる〔 3-38 参照（p.426）〕．	

B 四肢と体幹の運動

手内在筋群

問題-1 手内在筋でないのはどれか．
1. 小指伸筋
2. 母指対立筋
3. 虫様筋
4. 掌側骨間筋
5. 短掌筋

解法ポイント

手内在筋

1. 小指伸筋は**外来筋**に分類され，小指のMP（中手指節）関節・PIP（近位指節間）関節・DIP（遠位指節間）関節伸展に関与し，**手関節背屈**を補助する．
2. 母指対立筋は**母指球筋**の1つであり，手内在筋群に分類される．
3. 虫様筋は**中手筋**の1つであり，手内在筋群に分類される．
4. 掌側骨間筋は**中手筋**の1つであり，手内在筋群に分類される．
5. 短掌筋は**小指球筋**の1つであり，手内在筋群に分類される．

！ここがポイント

手関節と手の運動に関与する筋は，①上腕骨や前腕骨から起こって手の骨に停止する**外来筋**（非固有筋または**前腕筋**ともいう）と，②手の骨に起始・停止がある**手内在筋**（固有筋または**手筋**ともいう）の2群に区分されます．さらに，手内在筋は母指球を形成する**母指球筋**と小指球を形成する**小指球筋**，両者の間に位置する**中手筋**の3群に区分されます．
母指球筋，小指球，中手筋をすべて覚えましょう！〔**3-31** **3-32** **3-33** 参照〕

解答…1

CHECK LIST

□ 上腕骨，前腕骨から起こり手の骨に停止する筋の総称は？
　A. 外来筋（非固有筋，前腕筋）
□ 手の骨に起始・停止がある筋の総称は？
　A. 手内在筋（固有筋，手筋）
□ 母指球筋に分類される4つの筋は？
　A. 短母指屈筋，短母指外転筋，母指対立筋，母指内転筋
□ 小指球筋に分類される4つの筋は？
　A. 小指外転筋，短小指屈筋，小指対立筋，短掌筋
□ 中手筋に分類される3つの筋は？
　A. 虫様筋，掌側骨間筋，背側骨間筋

Summaries …要点を覚えよう！

3-31 手内在筋の種類

母指球筋	短母指屈筋，短母指外転筋，母指対立筋，母指内転筋
小指球筋	小指外転筋，短小指屈筋，小指対立筋，短掌筋
中手筋	虫様筋，掌側骨間筋，背側骨間筋

手内在筋は**母指球筋，小指球筋，中手筋**の3つの筋群からなります．
このうち，中手筋は4つの**虫様筋**，3つの**掌側骨間筋**，4つの**背側骨間筋**の計11筋からなります．**背側骨間筋**のみが手背にあり，他の2筋は手掌の手掌腱膜の下にあります．

3-32 母指球筋群，小指球筋群の起始，停止，支配神経，作用

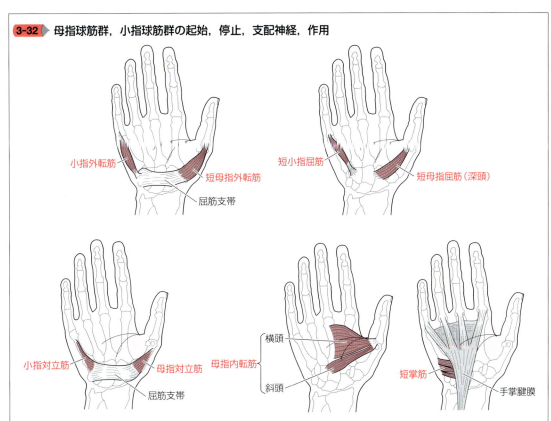

	筋名	起始部	停止部	神経支配	作用
母指球筋群	短母指外転筋	舟状骨結節，屈筋支帯の橈側端前面	種子骨，母指基節骨底，一部は指背腱膜	正中神経 C8，T1	母指の外転，屈曲
	短母指屈筋	浅頭：屈筋支帯の橈側部 深頭：大小菱形骨，有頭骨，第2中手骨底	種子骨，母指基節骨底	浅頭：正中神経 深頭：尺骨神経 C8，T1	母指基節骨の屈曲
	母指対立筋	大菱形骨結節と屈筋支帯	第1中手骨の橈側縁	正中神経 C8，T1	母指の対立
	母指内転筋	横頭：第3中手骨掌面の全長 斜頭：有頭骨を中心とした手根骨，第2～3中手骨底の掌側面	種子骨，母指基節骨底，一部は指背腱膜	尺骨神経深枝 C8，(T1)	母指の内転
小指球筋群	短掌筋	手掌腱膜の尺側縁	小指球尺側縁の皮膚	尺骨神経 C8，T1	手掌のくぼみを深める
	小指外転筋	豆状骨，屈筋支帯	小指基節骨底の尺側，一部は指背腱膜	尺骨神経 C8，T1	小指の外転
	短小指屈筋	有鉤骨，屈筋支帯	小指基節骨底の掌側面	尺骨神経 (C7)，C8，T1	小指の屈曲
	小指対立筋	有鉤骨と屈筋支帯	第5中手骨の尺側縁	尺骨神経 (C7)，C8，T1	小指の対立

Summaries …要点を覚えよう！

3-33 中手筋群の起始，停止，支配神経，作用

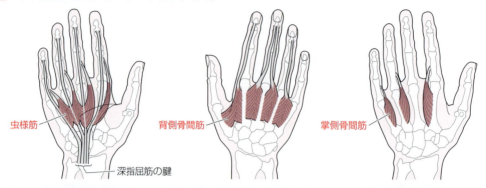

虫様筋　背側骨間筋　掌側骨間筋　深指屈筋の腱

筋名	起始部	停止部	神経支配	作用
虫様筋	虫様筋は4つ 第1,2筋：第2,3指に至る腱の橈側 第3,4筋：第3〜5指に至る腱の相対する側	指背腱膜	第1,2筋：正中神経 第3,4筋：尺骨神経 C8, T1	第2〜5指の基節骨の屈曲 中節骨，末節骨の伸展
背側骨間筋	背側骨間筋は4つ 第1〜5中手骨の相対する面	基節骨 指背腱膜 中節骨底 末節骨底	尺骨神経 C8, T1	第2,4指の外転 第3指の橈・尺側外転 母指の内転
掌側骨間筋	掌側骨間筋は3つ 第2中手骨の尺側 第4,5中手骨の橈側	基節骨底 指背腱膜 中節骨底 末節骨底	尺骨神経 C8, T1	両筋が共同して，おのおのの基節骨の屈曲 中節，末節骨の伸展
				第2,4,5指の内転

B 四肢と体幹の運動

手指の関節

問題-1 CM関節について誤っているのはどれか.
1. 母指のCM関節は鞍関節である.
2. 背側および掌側手根中手靱帯が補強している.
3. 第2中手骨と第3中手骨のCM関節の可動性は比較的大きい.
4. 第4中手骨と第5中手骨のCM関節にはわずかな可動性がある.
5. 母指のCM関節の運動自由度は2である.

解法ポイント

手根中手関節（CM関節）

1. 母指のCM関節だけが独立した関節包をもつ**鞍関節**を形成する.
2. 靱帯には，**背側・掌側手根中手靱帯**，**豆中手靱帯**がある.
3. **第2中手骨**と**第3中手骨**のCM関節には**可動性がほとんどない**.
4. **第4中手骨**と**第5中手骨**のCM関節にはわずかな可動性があり，母指との対向運動における横アーチの増減に関与する.
5. 母指のCM関節は運動自由度2であり，**橈側外転**，**尺側内転**，**掌側外転**，**掌側内転**と，これらを組み合わせた**分回し運動**が可能である.

❗ここがポイント

　遠位手根骨列と第1〜5中手骨の間の関節を**手根中手関節（CM関節）**といいます．母指のみ第1中手骨と大菱形骨の間に独立した関節包をもつ**鞍関節**を形成します．第2中手骨は大菱形骨・小菱形骨・有頭骨，第3中手骨は有頭骨，第4中手骨は有頭骨と有鉤骨，第5中手骨は有鉤骨と連結し，関節包と関節腔は共通となっています．

解答…3

問題-2 MP関節について誤っているのはどれか.
1. 蝶番関節である.
2. 第2〜5指の屈曲は90°である.
3. 第2〜5指の自動伸展はわずかであるが，他動伸展は45°である.
4. 第2指と第4指の外転は45°，第5指の外転は50°である.
5. 母指のMP関節の屈曲は60°，伸展は10°である.

解法ポイント

中手指節関節（MP関節）

❗ここがポイント

　中手骨と基節骨の間の関節を**中手指節関節（MP関節）**といいます．MP関節は伸筋腱や靱帯によって可動性はかなり制限され，機能的には蝶番関節に近くなりますが，**2軸性**の**顆状関節**に分類されます．
　MP関節は橈側・尺側側副靱帯，掌側靱帯，深横中手靱帯が補強します．指が第3指（中指）から離れる運動を**外転**，近づく運動を**内転**といい，第5指の外転が第2指と第4指の外転よりも大きくなっています．母指のMP関節には内転や外転の動きはありませんので注意してください（前述の母指のCM

関節の動きと混同しないようにしてください).

解答…1

問題-3 指節間関節について誤っているのはどれか.
1. 蝶番関節である.
2. 内側側副靱帯と外側側副靱帯がある.
3. 第2〜5指のPIP関節の屈曲は100°である.
4. 第2〜5指のDIP関節の屈曲は40°である.
5. 母指のIP関節の屈曲は80°,伸展は10°である.

指節間関節

 ここがポイント

第2〜5指のDIP関節の屈曲は 80° です.第2〜5指の基節骨と中節骨の間の関節を 近位指節間関節(PIP関節),中節骨と末節骨の間の関節を 遠位指節間関節(DIP関節) といいます.母指は基節骨と末節骨で 指節間関節(IP関節) を形成します.いずれも 蝶番関節 で,内側側副靱帯と外側側副靱帯によって補強されています.

解答…4

CHECK LIST

☐ 遠位手根骨列と第1〜5中手骨の間の関節は？
　A. 手根中手関節(CM関節)
☐ 母指のCM関節の形状による分類は？
　A. 鞍関節
☐ 母指のCM関節の運動自由度は？
　A. 2
☐ CM関節を補強している靱帯は？
　A. 背側および掌側手根中手靱帯
☐ 中手骨と基節骨の間の関節は？
　A. 中手指節関節(MP関節)
☐ MP関節の形状による分類は？
　A. 顆状関節
☐ 第2〜5指のMP関節屈曲角度は？
　A. 90°
☐ 第2指と第4指のMP関節の外転角度は？
　A. 45°
☐ 第5指のMP関節の外転角度は？
　A. 50°
☐ 指節間関節の形状による分類は？
　A. 蝶番関節
☐ 指節関節にある2つの靱帯は？
　A. 内側側副靱帯と外側側副靱帯
☐ 第2〜5指のPIP関節の屈曲角度は？
　A. 100°
☐ 第2〜5指のDIP関節の屈曲角度は？
　A. 80°
☐ 母指のIP関節の屈曲角度と伸展角度は？
　A. 屈曲角度：80°
　　伸展角度：10°

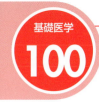

B 四肢と体幹の運動

母指の運動

問題-1 母指の CM 関節の運動と動筋の関係で誤っているのはどれか．

1. 橈側外転 —— 長母指外転筋
2. 掌側外転 —— 長母指外転筋
3. 尺側内転 —— 短母指屈筋
4. 掌側内転 —— 短母指伸筋
5. 対立 —— 母指対立筋

母指 CM 関節の運動と動筋

1. CM 関節の橈側外転に関与する筋は**長母指外転筋，長・短母指伸筋**である．
2. CM 関節の掌側外転に関与する筋は**長・短母指外転筋，短母指伸筋**である．
3. CM 関節の尺側内転に関与する筋は**短母指屈筋，母指内転筋，短母指伸筋**である．
4. CM 関節の掌側内転に関与する筋は**短母指屈筋，母指内転筋，長母指屈筋，長母指伸筋**である．短母指伸筋は**橈側外転，尺側内転，MP 関節伸展，IP 関節伸展**に関与する．
5. CM 関節の対立に関与する筋は**母指対立筋，母指内転筋**である．

 ここがポイント
母指の CM 関節の各運動方向に関与する筋を覚えましょう〔 3-34 3-35 参照〕．

解答…4

問題-2 母指の運動と筋の組み合わせで誤っているのはどれか．

1. MP 関節屈曲 —— 長母指屈筋
2. MP 関節伸展 —— 長母指伸筋
3. MP 関節伸展 —— 短母指伸筋
4. IP 関節屈曲 —— 短母指屈筋
5. IP 関節伸展 —— 長母指伸筋

母指の運動と筋

1. 母指の MP 関節屈曲には**長母指屈筋，短母指屈筋，短母指外転筋，母指内転筋**が関与する．
2. 3. 母指の MP 関節伸展には**長母指伸筋，短母指伸筋**が関与する．
4. 母指の IP 関節屈曲には**長母指屈筋**が関与する．短母指屈筋は母指の **MP 関節屈曲，CM 関節内転**（尺側・掌側）に関与する．
5. 母指の IP 関節伸展には**長母指伸筋**が関与する．

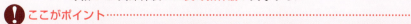
ここがポイント
母指の MP・IP 関節の屈曲・伸展方向に関与する筋を覚えましょう〔 3-34 3-35 参照〕．

解答…4

CHECK LIST

- ☐ 母指CM関節の橈側外転に関与する筋は？
  A. 長母指外転筋，長母指伸筋，短母指伸筋
- ☐ 母指CM関節の尺側内転に関与する筋は？
  A. 短母指屈筋，母指内転筋，短母指伸筋
- ☐ 母指CM関節の掌側外転のみに関与する筋は？
  A. 短母指外転筋
- ☐ 母指CM関節の対立に関与する筋は？
  A. 母指対立筋，母指内転筋
- ☐ 母指MP関節・IP関節の屈曲に関与する筋は？
  A. 長母指屈筋
- ☐ 母指MP関節の伸展に関与する筋は？
  A. 長母指伸筋，短母指伸筋
- ☐ 母指MP関節・IP関節の伸展に関与する筋は？
  A. 長母指伸筋
- ☐ 母指MP関節屈曲に補助的に関与する2つの筋は？
  A. 短母指外転筋，母指内転筋

Summaries …要点を覚えよう！

3-34 母指の運動に関係する筋群の起始，停止，神経支配，作用

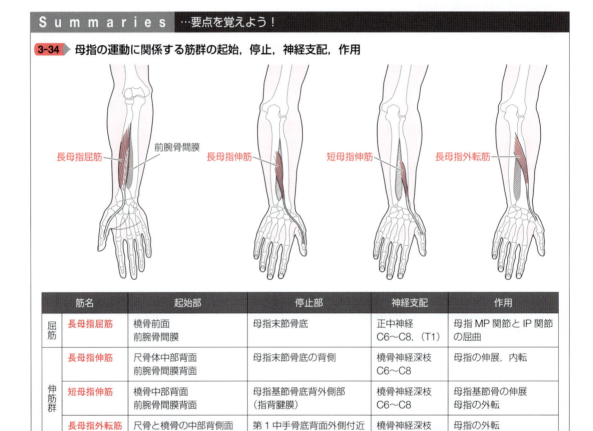

筋名		起始部	停止部	神経支配	作用
屈筋	長母指屈筋	橈骨前面 前腕骨間膜	母指末節骨底	正中神経 C6〜C8，(T1)	母指MP関節とIP関節の屈曲
伸筋群	長母指伸筋	尺骨体中部背面 前腕骨間膜背面	母指末節骨底の背側	橈骨神経深枝 C6〜C8	母指の伸展，内転
	短母指伸筋	橈骨中部背面 前腕骨間膜背面	母指基節骨底背外側部 (指背腱膜)	橈骨神経深枝 C6〜C8	母指基節骨の伸展 母指の外転
	長母指外転筋	尺骨と橈骨の中部背側面 前腕骨間膜背面	第1中手骨底背面外側付近	橈骨神経深枝 C6〜C8	母指の外転

3-35 母指の関節運動に関与する筋

	運動方向		動筋	補助動筋
CM関節	橈側外転		長母指外転筋	短母指伸筋 長母指伸筋
	尺側内転		短母指屈筋 母指内転筋	短母指伸筋
	掌側外転		長母指外転筋 短母指外転筋	短母指伸筋
	掌側内転		短母指屈筋 母指内転筋	長母指伸筋 長母指屈筋
	対立		母指対立筋	母指内転筋
MP関節	伸展		長母指伸筋 短母指伸筋	
	屈曲		長母指屈筋 短母指屈筋	短母指外転筋 母指内転筋
IP関節	伸展		長母指伸筋	
	屈曲		長母指屈筋	

B 四肢と体幹の運動

101 手指の運動

問題-1 手指の運動の組み合わせで誤っているのはどれか．

1. 虫様筋 ── 手指 PIP 関節の屈曲
2. 浅指屈筋 ── 手指 PIP 関節の屈曲
3. 深指屈筋 ── 手指 DIP 関節の屈曲
4. 背側骨間筋 ── 手指 MP 関節の外転
5. 掌側骨間筋 ── 手指 MP 関節の内転

解法ポイント

手指の運動

1. 虫様筋は MP 関節屈曲，PIP・DIP 関節伸展に関与する．
2. 浅指屈筋は主に PIP 関節屈曲に，補助的に MP 関節屈曲に関与する．
3. 深指屈筋は主に DIP 関節屈曲に，補助的に MP・PIP 関節屈曲に関与する．
4. 背側骨間筋は主に手指(2, 3, 4指)の MP 関節外転に，補助的に MP 関節屈曲，PIP・DIP 関節伸展に関与する．
5. 掌側骨間筋は主に手指(2, 3, 4指)の MP 関節内転に，補助的に MP 関節屈曲，PIP・DIP 関節伸展に関与する．

!ここがポイント
手指の運動に関与する筋を覚えましょう〔3-36, 3-37 参照〕．浅指屈筋，深指屈筋，虫様筋，掌側骨間筋，背側骨間筋はよく出題されるのでしっかりと整理しておきましょう〔3-33 参照(p.418)〕．

解答…1

問題-2 手の動きの特徴で正しいのはどれか．

1. 手関節を掌屈すると手指の屈曲がしやすくなる．
2. 機能肢位では第2〜5指の長軸を延長すると月状骨に向かう．
3. 母指の CM 関節は2度の運動自由度をもつ．
4. MP 関節を屈曲すると手指の外転がしやすくなる．
5. 横のアーチが崩れると母指と手指との対立がしやすくなる．

解法ポイント

母指の運動と筋

1. 手関節を掌屈すると手指を屈曲しにくくなる．
2. 機能肢位では第2〜5指の長軸を延長すると舟状骨に向かう〔3-38 参照〕．
3. 母指の CM 関節は鞍関節であり，2度の運動自由度をもつ．橈側外転，尺側内転，掌側外転，掌側内転の4運動とこれらを総合した分回し運動が可能である．
4. MP 関節を屈曲すると手指を外転しにくくなる．
5. 手根骨アーチと中手骨アーチからなる手の横アーチが崩れると，母指と手指の対立がしにくくなる〔3-39 参照〕．

解答…3

CHECK LIST

- ☐ MP関節屈曲とPIP・DIP関節伸展に関与する筋は？
    A. 虫様筋，掌側骨間筋，背側骨間筋
- ☐ MP関節外転に関与する2つの筋は？
    A. 背側骨間筋，小指外転筋
- ☐ MP関節内転に関与する筋は？
    A. 掌側骨間筋
- ☐ PIP関節屈曲に主に関与する筋は？
    A. 浅指屈筋
- ☐ DIP関節屈曲に主に関与する筋は？
    A. 深指屈筋
- ☐ 手関節を掌屈すると手指の何がしにくくなる？
    A. 屈曲
- ☐ 機能肢位で第2～5指の長軸の延長はどこに向かう？
    A. 舟状骨結節
- ☐ 母指のCM関節の分類は？
    A. 鞍関節
- ☐ MP関節を屈曲すると手指の何がしにくくなる？
    A. 外転
- ☐ 横のアーチが崩れると何が難しくなる？
    A. 母指と手指の対立

Summaries …要点を覚えよう！

3-36 手指の運動に関係する筋群の起始，停止，神経支配，作用

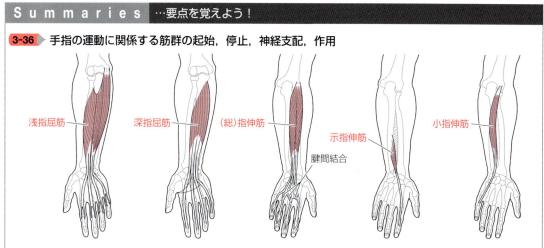

	筋名	起始部	停止部	神経支配	作用
屈筋群	浅指屈筋	上腕尺骨頭：上腕骨内側上顆，尺骨粗面の内側 橈骨頭：橈骨の上部前面	第2～5中節骨底の掌面	正中神経 C7～T1	第2～5指MP関節とPIP関節の屈曲
	深指屈筋	尺骨の内側面と前面 前腕骨間膜の一部	第2～5末節骨底	橈側部：正中神経 尺側部：尺骨神経 C7～T1	第2～5指PIP・DIP関節の屈曲
伸筋群	(総)指伸筋	上腕骨の外側上顆 前腕筋膜の内面と肘関節包	中央：中節骨底 両側：末節骨底	橈骨神経深枝 C6～C8	手関節の背屈 第2～5指の伸展，外転
	示指伸筋	尺骨後面下部 前腕骨間膜背面	第2指の指背腱膜	橈骨神経深枝 C6～C8	第2指の伸展
	小指伸筋	上腕骨の外側上顆 指伸筋の筋膜の尺側	第5指の指背腱膜	橈骨神経深枝 C6～C8	手関節の背屈 第5指の伸展

手内在筋の中手筋群（虫様筋，背側骨間筋，掌側骨間筋）の働きは 3-33 を参照してください（p.418）.

Summaries …要点を覚えよう！

3-37 手指の運動に関与する筋

第2～5指のMP関節，PIP関節，DIP関節の各運動方向に関与する筋は以下のようになります．

運動方向			動筋	補助動筋
MP関節	伸展	伸展 45°/0° 屈曲 90°	指伸筋 示指伸筋 小指伸筋	
	屈曲		虫様筋 短小指屈筋	浅指屈筋，深指屈筋 背側骨間筋，掌側骨間筋 小指外転筋，小指対立筋
	外転	0° ←外転 ⇐内転	背側骨間筋 小指外転筋	
	内転		掌側骨間筋	
PIP関節	伸展	伸展 0° 屈曲 100°	虫様筋 指伸筋 示指伸筋 小指伸筋	背側骨間筋 小指外転筋 掌側骨間筋
	屈曲		浅指屈筋	深指屈筋
DIP関節	伸展	伸展 0° 屈曲 80°	虫様筋 指伸筋 示指伸筋 小指伸筋	背側骨間筋 小指外転筋 掌側骨間筋
	屈曲		深指屈筋	

3-38 舟状骨結節

機能肢位では第2～5指の長軸を延長すると舟状骨に向かいます．

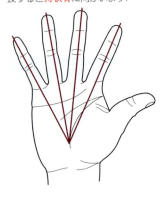

3-39 手のアーチ

手には縦，横，斜方向にアーチが形成されています．手のアーチは把握動作に適応するためのもので，掌側に凹状の曲面がつくられます．
　アーチの向きとそれぞれの機能を覚えましょう．

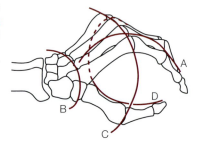

縦方向のアーチ	A	手根骨-中手骨-指骨で形成される．機能的には示指と中指のアーチが重要である．
横方向のアーチ	B, C	遠位手根骨列で形成される固定性の手根骨アーチ(B)と中手骨頭で形成される可動性の中手骨アーチ(C)がある．
斜方向のアーチ	D	母指と他指で形成される．把握動作で最も重要なアーチである．

B 四肢と体幹の運動

股関節の運動

問題-1 大腿骨について正しいのはどれか．〔49PM052を改変〕
1. 頸部は後捻している．
2. 骨幹部は後弯している．
3. 外側顆は内側顆より大きい．
4. 骨頭窩は骨頭の外側にある．
5. 大転子は小転子より遠位にある．

大腿骨

1. 頸部は**前捻**している（前捻角 10〜30°）．
2. 骨幹部は**前弯**している．
3. 外側顆は内側顆より大きい．
4. 骨頭窩（大腿骨頭靱帯の付着部）は骨頭の**中央**にある．
5. 大転子は小転子より**近位**にある．

解答…3

問題-2 股関節で正しいのはどれか．〔53PM051〕
1. 顆状関節である．
2. 大腿骨頸部は関節包外にある．
3. 寛骨臼は前外側を向いている．
4. 寛骨臼は腸骨のみで構成されている．
5. 腸骨大腿靱帯が関節包後面から補強している．

股関節

1. 股関節は**球関節（臼状関節）**である．
2. 大腿骨頸部は**関節包内**にある．
3. 寛骨臼は**前外側**を向いている．
4. 寛骨臼は**腸骨，坐骨，恥骨**の3つの骨で構成されている．
5. 腸骨大腿靱帯が関節包**前面**から補強している．

解答…3

問題-3 股関節の他動運動について誤っているのはどれか．
1. 屈曲は膝関節伸展位で大きくなる．
2. 伸展は対側股関節屈曲位で小さくなる．
3. 伸展は膝関節屈曲位で小さくなる．
4. 見かけ上の外転は骨盤挙上位で大きくなる．
5. 内旋は股関節屈曲位で大きくなる．

股関節の運動

1. 股関節の屈曲可動域は**膝関節の肢位**に依存する．膝関節伸展位では**二関節筋**である**ハムストリングス**が緊張するため，**股関節屈曲**が制限される．膝関節屈曲位では**ハムストリング**

スが弛緩するため，股関節屈曲可動域が大きくなる．
2. 背臥位で対側股関節屈曲すると骨盤が後傾し，同側の股関節屈筋群の起始と停止が離れ，股関節屈筋群が緊張するため，同側の股関節伸展は小さくなる．
3. 膝関節を屈曲すると二関節筋である大腿直筋が伸張されるため，股関節伸展が制限される．
4. 骨盤挙上位では見かけ上の外転が大きくなる．骨盤を固定しないで一側の股関節を30°以上外転すると，骨盤の挙上が加わって反対側の股関節が外転する．骨盤を固定した場合は両側の股関節はそれぞれ45°ずつ外転する．
5. 股関節内旋の制限因子は外旋筋群の緊張，坐骨大腿靱帯の緊張である．股関節屈曲位では坐骨大腿靱帯の緊張による制限が少なくなるため，内旋可動域が大きくなる．外旋の制限因子は腸骨大腿靱帯，恥骨大腿靱帯，内旋筋群の緊張である．

!ここがポイント

2つの関節にまたがって位置し，2つの関節に作用する筋を二関節筋といいます（例：大腿直筋，ハムストリングス，上腕二頭筋長頭・短頭，上腕三頭筋長頭）．たとえば，大腿直筋は股関節と膝関節にまたがって位置するため，股関節の屈筋と膝関節の伸筋として機能します．

なお，前腕や下腿に位置して，指（趾）骨に付着する筋群は，手関節あるいは足関節と指節間関節に作用するため多関節筋といいます．

解答…1

問題-4 股関節の運動について正しいのはどれか．
1. 大転子は股関節120°屈曲位でローザー・ネラトン線上に触れる．
2. スカルパ三角は鼠径靱帯，縫工筋内縁および大内転筋外縁からなる．
3. ハムストリングスは半膜様筋と半腱様筋の2筋を総称していう．
4. トレンデレンブルグ徴候は患脚側の骨盤が遊脚時に落下する現象をいう．
5. 成人の健常な大腿骨の頸体角は120〜130°である．

股関節運動の特徴

1. 股関節45°屈曲位で，上前腸骨棘と坐骨結節を結ぶ線（ローザー・ネラトン線，ネラトン線ともいう）上に大転子を触れる〔3-40 参照〕．
2. 鼠径靱帯，縫工筋内縁，長内転筋外縁で囲まれた三角をスカルパ三角という〔3-41 参照〕．
3. 大腿二頭筋，半膜様筋，半腱様筋の3筋を総称してハムストリングスという．
4. 患脚側の立脚時に反対側の骨盤が落下する現象をトレンデレンブルグ徴候といい，中殿筋の弱化でみられる．
5. 大腿骨頸と骨幹部のなす角を頸体角という．正常では120〜130°である．

!ここがポイント

頸体角と前捻角を区別しましょう〔3-42 参照〕．頸体角は大腿骨頸と骨幹部のなす角度であり，前捻角は前額面（大腿骨顆部横軸）と大腿骨頸部のなす角度です．前捻角は10〜30°です．

解答…5

CHECK LIST

- □ 股関節屈曲は膝関節をどうすると小さくなる？
  A. 伸展する
- □ 股関節伸展は対側股関節をどうすると小さくなる？
  A. 屈曲する
- □ 股関節伸展は膝関節をどうすると小さくなる？
  A. 屈曲する
- □ 見かけ上の股関節外転は骨盤をどうすると大きくなる？
  A. 挙上する
- □ 股関節内旋は股関節をどうすると大きくなる？
  A. 屈曲する
- □ 上前腸骨棘と坐骨結節を結ぶ線の名前は？
  A. ローザー・ネラトン線（ネラトン線）
- □ 股関節45°屈曲位で，ローザー・ネラトン線上に触れるのは？
  A. 大転子
- □ 鼠径靱帯，縫工筋内縁，長内転筋外縁で囲まれた三角を何という？
  A. スカルパ三角
- □ 大腿二頭筋，半膜様筋，半腱様筋の3筋を総称すると？
  A. ハムストリングス
- □ 患脚側の立脚時に反対側の骨盤が落下する現象は？
  A. トレンデレンブルグ現象（徴候）
- □ 大腿骨頸と骨幹部のなす角を何という？
  A. 頸体角
- □ 前額面と大腿骨頸部のなす角度を何という？
  A. 前捻角

Summaries …要点を覚えよう！

3-40 ローザー・ネラトン線

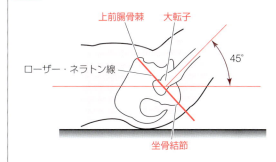

坐骨結節と上前腸骨棘を結ぶ線を**ローザー・ネラトン線**といいます。**股関節45°屈曲位**ではこの線上に大転子が位置します。ローザー・ネラトン線は**大転子の位置診断の目安**となります。

3-41 スカルパ三角

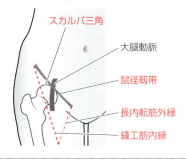

鼠径靱帯，縫工筋内縁，長内転筋外縁からなる三角形を**スカルパ三角**といいます。この三角は**大腿動脈や大腿骨頭などを触診する際の目安**となります。スカルパ三角には**大腿神経**が通り，底面には**恥骨筋**があります。

Summaries …要点を覚えよう！

3-42 頸体角と前捻角

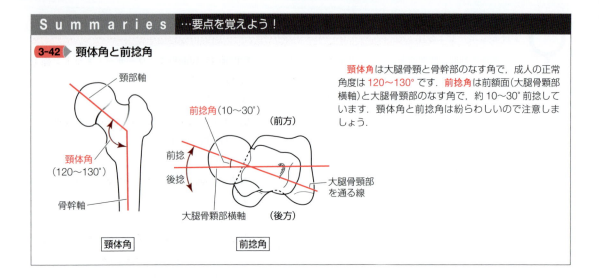

頸体角は大腿骨頸と骨幹部のなす角で，成人の正常角度は120〜130°です．前捻角は前額面（大腿骨顆部横軸）と大腿骨頸部のなす角で，約10〜30°前捻しています．頸体角と前捻角は紛らわしいので注意しましょう．

B 四肢と体幹の運動

103 股関節の靱帯

問題-1 股関節を伸展したときに最も緊張する靱帯はどれか．
1. 腸骨大腿靱帯上部
2. 腸骨大腿靱帯下部
3. 恥骨大腿靱帯
4. 坐骨大腿靱帯
5. 大腿骨頭靱帯

股関節の靱帯

1. 腸骨大腿靱帯上部は股関節**内転時**に最も緊張する．
2. 腸骨大腿靱帯下部は股関節**伸展時**に最も緊張する．
3. 恥骨大腿靱帯は股関節**外転時**に最も緊張する．
4. 坐骨大腿靱帯は股関節**伸展，外転，内旋時**に緊張する．
5. 大腿骨頭靱帯は股関節**内転時**に緊張する．

⚠️ ここがポイント

股関節伸展を制限する靱帯は，股関節を伸展したときに緊張する靱帯です．股関節伸展時には大腿骨頭靱帯以外の**腸骨大腿靱帯，恥骨大腿靱帯，坐骨大腿靱帯**が緊張しますが，最も緊張するのは**腸骨大腿靱帯下部**です〔3-43▶ 3-44▶ 参照〕．腸骨大腿靱帯は人体で"最強の靱帯"といわれ，**下前腸骨棘**から扇状に広がり，**転子間**に付きます．逆Y字型をしていることから**Y靱帯**ともいわれます．また，腸骨大腿靱帯と恥骨大腿靱帯を合わせるとZ字型に見えることから両靱帯を総称して**Z靱帯**ともいいます．内転時に最も緊張するのは**腸骨大腿靱帯上部**，外転時に最も緊張するには**恥骨大腿靱帯**です．大腿骨頭靱帯は内転時に緊張しますが，力学的機能よりも**大腿骨頭**への**血液供給の経路**として重要です〔3-43▶ 参照〕．

解答…2

問題-2 誤っているのはどれか．
1. 坐骨大腿靱帯は股関節伸展を制限する．
2. 腸骨大腿靱帯は股関節内転を制限する．
3. 半腱様筋の収縮は股関節外旋を制限する．
4. 恥骨筋の収縮は股関節外転を制限する．
5. 半膜様筋の収縮は股関節内旋を制限する．

股関節の運動を制限する靱帯と筋

1. 坐骨大腿靱帯は股関節を**伸展**すると緊張し，股関節**伸展**を制限する．
2. 腸骨大腿靱帯は股関節を**内転**すると緊張し，股関節**内転**を制限する．
3. 半腱様筋が収縮すると股関節を**内旋**するので，股関節**外旋**を制限する．
4. 恥骨筋が収縮すると股関節を**内転**するので，股関節**外転**を制限する．
5. 半膜様筋が収縮すると股関節を**内旋**するので，股関節**外旋**を制限する．

> **ここがポイント**
> 靱帯は他動的に緊張することにより運動を制限するのに対して，筋は自動的に収縮することにより運動を制限します．したがって，靱帯は<u>緊張が生じる方向の運動</u>が制限され，筋は<u>作用方向とは逆方向の運動</u>が制限されます．靱帯による運動制限と筋による運動制限は混合しやすいので注意してください．

解答…5

CHECK LIST

- □ 股関節屈曲時に緊張する靱帯は？
  A. 存在しない
- □ 股関節で大腿骨頭靱帯以外が緊張する運動方向は？
  A. 股関節伸展
- □ 大腿骨頭靱帯が果たす重要な役割とは？
  A. 大腿骨頭への血液供給の経路
- □ 股関節伸展時に最も緊張する靱帯は？
  A. 腸骨大腿靱帯下部
- □ 股関節外転時に最も緊張する靱帯は？
  A. 恥骨大腿靱帯
- □ 股関節内転時に最も緊張する靱帯は？
  A. 腸骨大腿靱帯上部
- □ 半腱様筋・半膜様筋は股関節のどんな回旋運動を制限する？
  A. 収縮すると股関節を内旋するので股関節外旋を制限
- □ 恥骨筋は股関節のどんな運動を制限する？
  A. 収縮すると股関節を内転するので股関節外転を制限

Summaries …要点を覚えよう！

3-43 股関節の靱帯

股関節の動きを制限する靱帯は，以下の5つです．
① 腸骨大腿靱帯上部 ┐
② 腸骨大腿靱帯下部 ┘Y靱帯 / Z靱帯
③ 恥骨大腿靱帯
④ 坐骨大腿靱帯
⑤ 大腿骨頭靱帯

股関節の運動と靱帯の緊張の関係については，3-44 を参照してください．

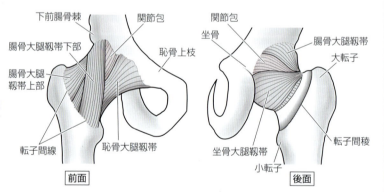

3-44 股関節の動きと靱帯の緊張

股関節屈曲時に緊張する靱帯は<u>存在しません</u>．股関節内旋時に緊張するのは<u>坐骨大腿靱帯</u>のみです．表中の「＋＋」は<u>強い緊張</u>を意味していますので，まずはここから覚えましょう．

	屈曲	伸展	外転	内転	外旋	内旋
腸骨大腿靱帯上部	−	＋	−	＋＋	＋	−
腸骨大腿靱帯下部	−	＋＋	＋	＋	＋	−
恥骨大腿靱帯	−	＋	＋＋	−	＋	−
坐骨大腿靱帯	−	＋	＋	＋	−	＋
大腿骨頭靱帯	−	−	−	＋	−	−

＋＋〜−は靱帯の緊張を示す．

B 四肢と体幹の運動

104 股関節に作用する筋

問題-1 筋と作用の組み合わせで正しいのはどれか．2つ選べ．

1. 小殿筋 ── 股関節内転
2. 大腿筋膜張筋 ── 股関節屈曲
3. 恥骨筋 ── 股関節内転
4. 大腿直筋 ── 股関節伸展
5. 縫工筋 ── 股関節内旋

股関節の筋と作用

1. 小殿筋の主な作用は股関節**内旋**である．補助的に屈曲，伸展，外転，外旋に関与するが，**内転**には関与しない（＝小殿筋は内転以外のすべての運動に関与する）．
2. 大腿筋膜張筋は股関節**屈曲**，**外転**に関与する．
3. 恥骨筋は股関節**屈曲**，**内転**，**外旋**に関与する．
4. 大腿直筋は**二関節筋**であり，股関節**屈曲**，**外転**および膝関節**伸展**に関与する．
5. 縫工筋は股関節**屈曲**，**外転**，**外旋**に関与する．

⚠ ここがポイント

股関節の各運動に関与する筋を覚えましょう〔 3-49 参照〕．

解答…2，3

問題-2 股関節の外旋筋はどれか．2つ選べ．

1. 腸腰筋
2. 半膜様筋
3. 大腿方形筋
4. 梨状筋
5. 薄筋

股関節の外旋筋

1. 腸腰筋は主に股関節**屈曲**に関与する．補助的に**外旋**に関与するが，ここでは主として外旋に関与する筋を選択すべきである．
2. 半膜様筋は股関節**伸展**，**内旋**に関与する．
3. 大腿方形筋は**深層外旋6筋**に属し，股関節**外旋**に関与する．
4. 梨状筋は**深層外旋6筋**に属し，股関節**外旋**に関与する．
5. 薄筋は股関節**内転**，**屈曲**，**伸展**に関与する．

⚠ ここがポイント

股関節外旋の主動筋は**大殿筋**と**深層外旋6筋**であり，補助的に腸腰筋，縫工筋，恥骨筋，大腿二頭筋，中殿筋，小殿筋，長内転筋，短内転筋，大内転筋が関与します〔 3-49 参照〕．深層外旋6筋を構成する**梨状筋**，**上・下双子筋**，**内・外閉鎖筋**，**大腿方形筋**を記憶しておきましょう．ちなみに，深層外旋6筋のうち，最も近位にある**梨状筋**は股関節運動軸より上方を走行するため**外転**作用があり，最も遠位の**大腿方形筋**は運動軸より下方を走行するため**内転**作用があります．

薄筋は股関節屈曲にも伸展にも関与します．

解答…3，4

問題 - 3 股関節外転作用をもたないのはどれか．

1. 大腿二頭筋　　2. 大腿筋膜張筋　　3. 小殿筋
4. 中殿筋　　　　5. 大殿筋

股関節の外転筋

1. 大腿二頭筋は二関節筋であり，股関節と膝関節に作用する．股関節に関しては伸展，外旋に作用し，膝関節に関しては屈曲，外旋に作用する．
2. 大腿筋膜張筋は股関節屈曲，外転に関与する．
3. 小殿筋の主な作用は股関節内旋であるが，補助的に屈曲，伸展，外転，外旋にも関与する．
4. 中殿筋の主な作用は股関節外転であるが，補助的に屈曲，伸展，外旋，内旋にも関与する．
5. 大殿筋の主な作用は股関節伸展，外旋であるが，補助的に外転にも関与する．

ここがポイント

股関節外転の主動筋は中殿筋，大腿筋膜張筋であり，補助動筋は大殿筋，小殿筋，縫工筋，大腿直筋です〔3-49 参照〕．中殿筋と小殿筋は股関節の内転を除く，すべての方向に関与すると覚えましょう！

解答…1

問題 - 4 股関節を伸展しないのはどれか．

1. 大殿筋　　　2. 大腿二頭筋　　3. 半腱様筋
4. 半膜様筋　　5. 長内転筋

股関節の伸展筋

ここがポイント

長内転筋は股関節伸展に関与しません．内転筋群（恥骨筋，長内転筋，短内転筋，大内転筋，薄筋）のうち伸展に補助的に関与するのは薄筋のみです．

股関節伸展の主動筋は大殿筋とハムストリングス（半腱様筋，半膜様筋，大腿二頭筋）であり，補助動筋は中殿筋，小殿筋，薄筋です〔3-49 参照〕．

解答…5

CHECK LIST

- □ 股関節屈曲の4つの主動筋は？
  A. 腸腰筋，大腿直筋，恥骨筋，大腿筋膜張筋
- □ 股関節伸展の主動筋は？
  A. 大殿筋とハムストリングス（半腱様筋，半膜様筋，大腿二頭筋）
- □ 股関節外転の2つの主動筋は？
  A. 中殿筋，大腿筋膜張筋
- □ 股関節内転の主動筋は？
  A. 内転筋群（恥骨筋，長内転筋，短内転筋，大内転筋，薄筋）
- □ 股関節外旋の主動筋は？
  A. 大殿筋と深層外旋6筋（梨状筋，上・下双子筋，内・外閉鎖筋，大腿方形筋）
- □ 股関節内旋の主動筋は？
  A. 小殿筋

B 四肢と体幹の運動

Summaries …要点を覚えよう！

3-45 内寛骨筋群の起始，停止，神経支配，作用

骨盤腔の内壁をつくる筋群を**内寛骨筋群**と呼びます．内寛骨筋群には**腸骨筋**と**大腰筋**の2つがあり，これを合わせて**腸腰筋**と呼びます．60％の人に大腰筋の筋腹の前方に**小腰筋**と呼ばれる細い筋が存在することがあります．

	筋名	起始部	停止部	神経支配	作用
腸腰筋	腸骨筋	腸骨窩全体	大腿骨小転子	大腿神経 L2～L4	股関節の屈曲，外旋
	大腰筋	第12胸椎～第4腰椎の椎体と椎間円板，すべての腰椎の肋骨突起，第12肋骨	大腿骨小転子	腰神経叢の枝 (T12)，L1～L4	股関節の屈曲
小腰筋		第12胸椎と第1腰椎の椎体外側	腸恥隆起と付近の筋膜	腰神経叢の枝 L1，L2	股関節運動における重要性はない．

3-46 外寛骨筋群（殿筋群）の起始，停止，神経支配，作用

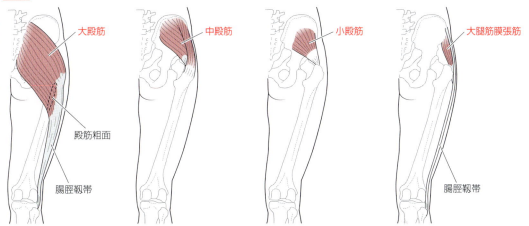

筋名	起始部	停止部	神経支配	作用
大殿筋	腸骨翼の外面で後殿筋線の後方，仙骨・尾骨の外側縁，仙結節靱帯，腰背筋膜	腸脛靱帯，大腿骨の殿筋粗面	下殿神経 (L4)，L5～S2	股関節の伸展，外旋，外転，内転 骨盤の下制
中殿筋	腸骨翼の外面で前後の殿筋線間，腸骨稜外唇と殿筋筋膜	大転子の外側面	上殿神経 L4～S1	股関節の外転，内旋，外旋，屈曲，伸展
小殿筋	腸骨翼の外面で前と下殿筋線の間	大転子の前面	上殿神経 L4～S1	股関節の外転，内旋，外旋，屈曲，伸展
大腿筋膜張筋	上前腸骨棘と大殿筋膜の内面	腸脛靱帯，脛骨外側顆前面の粗面	上殿神経 L4～S1	股関節の屈曲，外転，内旋 膝関節の伸展，外旋
深層外旋6筋	3-47 参照			

Summaries …要点を覚えよう！

3-47 深層外旋6筋の起始, 停止, 神経支配, 作用

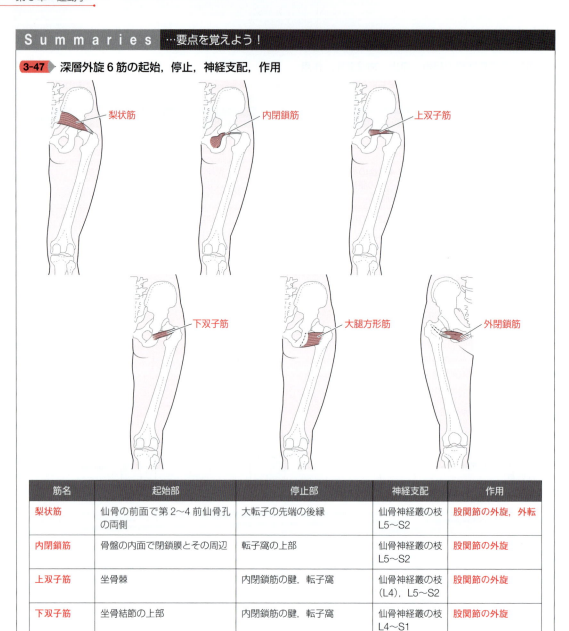

筋名	起始部	停止部	神経支配	作用
梨状筋	仙骨の前面で第2〜4前仙骨孔の両側	大転子の先端の後縁	仙骨神経叢の枝 L5〜S2	股関節の外旋, 外転
内閉鎖筋	骨盤の内面で閉鎖膜とその周辺	転子窩の上部	仙骨神経叢の枝 L5〜S2	股関節の外旋
上双子筋	坐骨棘	内閉鎖筋の腱, 転子窩	仙骨神経叢の枝 (L4), L5〜S2	股関節の外旋
下双子筋	坐骨結節の上部	内閉鎖筋の腱, 転子窩	仙骨神経叢の枝 L4〜S1	股関節の外旋
大腿方形筋	坐骨結節の外面の前部	大転子の下部, 転子間稜	仙骨神経叢の枝 L4〜S1	股関節の外旋, 内転
外閉鎖筋	閉鎖膜の外面とその周辺	大腿骨転子窩	閉鎖神経 L3, L4	股関節の外旋, 内転

B 四肢と体幹の運動

3-48 大腿の内転筋の起始，停止，神経支配，作用

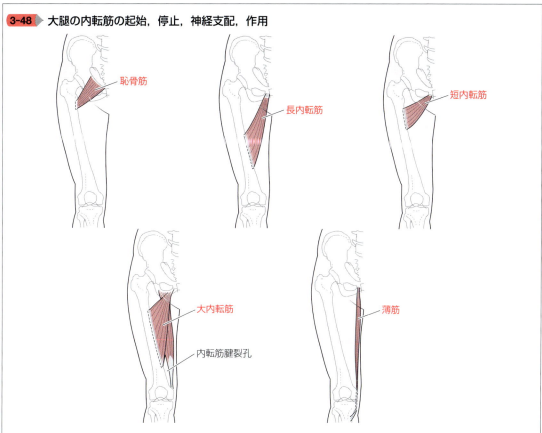

筋名	起始部	停止部	神経支配	作用
恥骨筋	恥骨櫛，恥骨筋膜	恥骨筋線	大腿神経，閉鎖神経前枝 L2，L3	股関節の内転，屈曲，外旋
長内転筋	恥骨結節の下方	大腿骨粗線内側唇の中部 1/3	閉鎖神経前枝 L2〜L4	股関節の内転，屈曲，外旋
短内転筋	恥骨結節の下方	恥骨筋線の下半，大腿骨粗線の内側唇上部 1/3	閉鎖神経前枝 L2〜L4	股関節の内転，屈曲，外旋
大内転筋	恥骨下枝，坐骨枝，坐骨結節	恥骨筋線，大腿骨粗線の内側唇全長，内側上顆	前部：閉鎖神経後枝 後部：坐骨神経 L2〜L5，(S1)	股関節の内転，屈曲，伸展，外旋，内旋
薄筋	恥骨結合の外側	脛骨の内側面	閉鎖神経前枝 L2〜L4	股関節の内転，屈曲 膝関節の屈曲，内旋

Summaries …要点を覚えよう！

3-49 股関節の筋と運動方向

	屈曲	伸展	外転	内転	外旋	内旋	参照
腸腰筋	○				△		3-45
縫工筋	△		△		△		3-54 (p.445)
大腿直筋	○		△				
恥骨筋	○			○	△		3-48
大腿筋膜張筋	○		○			△	3-46
大殿筋		○	△	△	○		
大腿二頭筋		○		△	△		3-54 (p.445)
半腱様筋		○				△	
半膜様筋		○				△	
中殿筋	△	△	○		△	△	3-46
小殿筋	△	△	△		△	○	
薄筋	△	△		○			3-48
長内転筋	△			○	△		
短内転筋	△			○	△		
大内転筋	△			○	△	△	
深層外旋6筋					○		3-47

○＝動筋として作用
△＝補助動筋として作用

3-50 股関節の運動に関与する筋

運動方向		主動筋	補助動筋
屈曲	125° 屈曲 0°	腸腰筋，大腿直筋，恥骨筋，大腿筋膜張筋	縫工筋，中殿筋，小殿筋，薄筋，長内転筋，短内転筋，大内転筋
伸展	伸展 15° 0°	大殿筋，大腿二頭筋，半腱様筋，半膜様筋，大内転筋	中殿筋，小殿筋
外転	外転 45°	大腿筋膜張筋，中殿筋	縫工筋，大腿直筋，大殿筋，小殿筋
内転	内転 20°	恥骨筋，薄筋，長内転筋，短内転筋，大内転筋	大殿筋，大腿二頭筋
内旋	内旋 45° 外旋 45°	小殿筋 **大腿筋膜張筋**	**半腱様筋**，半膜様筋，中殿筋，大内転筋
外旋		**縫工筋** 大殿筋 深層外旋6筋	腸腰筋，恥骨筋，**大腿二頭筋**，中殿筋，小殿筋，長内転筋，短内転筋，大内転筋

B 四肢と体幹の運動

105 膝関節の運動

問題-1 膝関節について誤っているのはどれか.
1. 屈曲の最終期にはすべり運動となる.
2. 大腿骨軸と脛骨軸は軽度外反している.
3. 後十字靱帯は脛骨の後方移動を防ぐ.
4. 外側側副靱帯は屈曲位で緊張する.
5. 屈曲位から完全伸展すると脛骨の外旋が起こる.

膝関節の運動の特徴

1. 膝関節の屈伸運動は，大腿骨と脛骨との間の**ころがり運動**(rolling)と**すべり運動**(sliding)の複合運動である．完全伸展位からの屈曲初期には**ころがり運動**だけがみられるが，徐々に**すべり運動**の要素が加わり，屈曲の最終段階では**すべり運動**だけになる．
2. 大腿骨軸と脛骨軸のなす角度を**大腿脛骨外側角**(FTA)といい，正常では**約170〜175°** の角度をなし，**軽度外反**している(**生理的外反**)．
3. 前十字靱帯は脛骨の**前方へのすべり出し**を防ぎ，後十字靱帯は**後方逸脱**を防ぐ．
4. 外側側副靱帯は**伸展位**で緊張する．
5. 膝関節の完全伸展位になる直前に大腿骨に対して**脛骨の外旋**が起こる．逆に，完全伸展位からの屈曲初期には**内旋**が起こる．完全伸展位近くでの外旋運動を**終末強制回旋運動** (screw home movement)あるいは**ロッキングメカニズム**といい，不随意的に起こる．この現象は大腿骨の内・外側顆が平行していないことと，大きさが異なることによる．

ここがポイント
膝関節の靱帯の機能を確認しておきましょう！〔3-58 参照〕
膝関節は**らせん関節**ですので，屈曲，伸展のほか外旋，内旋の動きがみられます．膝関節の外旋，内旋は，膝関節屈曲位で靱帯が緊張していないときに可能となります．椅子に腰掛けて大腿を固定し，下腿を回旋したとき，**外旋20°**，**内旋10°** の可動性がみられます．

解答…4

問題-2 膝関節30°屈曲位の状態から完全に伸展するまでに生じるのはどれか．2つ選べ．〔44PM042〕
1. 下腿の外旋
2. 膝窩筋の収縮
3. 膝蓋骨の下方移動
4. 前十字靱帯の緊張
5. 内側側副靱帯の弛緩

膝の伸展

1. 問題1の5．で説明したように，ロッキングメカニズムにより**下腿の外旋**が起こる．
2. 膝窩筋は完全伸展位からロックを外すために下腿を**内旋**させる作用をする．
3. 膝蓋骨は**上方**へ移動する．
4. 膝関節伸展時，前十字靱帯だけでなく，**膝関節のすべての靱帯**が緊張する(後十字靱帯の一部は緩む)．
5. 内側側副靱帯は**緊張**する〔3-58 参照〕．

解答…1, 4

問題-3 膝関節について正しいのはどれか． 〔45AM072〕
1. 外側側副靱帯は屈曲位で緊張する．
2. 最終伸展時に脛骨の外旋が起こる．
3. 外側半月は外側側副靱帯と結合する．
4. 大腿骨軸と脛骨軸は軽度内反している．
5. 後十字靱帯は大腿骨の顆間窩後方に付着する．

解法ポイント

膝関節の動き

1. 外側側副靱帯は伸展位で**緊張**する〔**3-58** 参照〕．
2. 最終伸展時には脛骨の外旋が起こる（**ロッキングメカニズム**）．
3. 外側半月は外側側副靱帯と結合しないが，**内側半月**は内側側副靱帯と結合する〔**3-52** 参照〕．
4. 大腿骨軸と脛骨軸は軽度**外反**している．
5. 後十字靱帯は**大腿骨顆間窩内側**に付着する．

⚠ ここがポイント

前十字靱帯と後十字靱帯は，関節内で大腿骨と脛骨を連結する**関節内靱帯**です．
- **前十字靱帯の走行**：大腿骨外側顆の後内側から斜めに前内方に走行し，**脛骨前顆間区**に付きます．
- **後十字靱帯の走行**：大腿骨の顆間窩内側から斜めに後外方に走行し，**脛骨後顆間区の外側**に付きます．

前十字靱帯と後十字靱帯の長さの割合は 5：3 となっていて，前十字靱帯は脛骨の前方への滑り出しを防ぎ，後十字靱帯は後方への逸脱を防ぎます．
そのほか，膝関節には内側半月と外側半月を結ぶ**膝横靱帯**，関節包後面を補強する**斜膝窩靱帯**，**内側・外側膝蓋支帯**，**弓状膝窩靱帯**などがあります．

解答…2

問題-4 膝関節で正しいのはどれか． 〔44PM004〕
1. 生理的に内反している．
2. 前十字靱帯は膝で最も強い靱帯である．
3. 内側側副靱帯は内反によって緊張する．
4. 半月板は関節面の適合性を良好にする．
5. 膝蓋腱は大腿四頭筋の力を腓骨に伝える．

解法ポイント

膝関節

1. 生理的に**外反**している（約 176°）．
2. 前十字靱帯は膝で最も強い靱帯**ではない**．最も強い靱帯は**内側側副靱帯**である．
3. 内側側副靱帯は**外反**によって緊張する．
4. 半月板は関節面の適合性を良好にする．
5. 膝蓋腱は大腿四頭筋の力を**脛骨**に伝える．

解答…4

問題-5 半月の機能について誤っているのはどれか．
1. 関節の適合性を良好にする．
2. 緩衝作用をもつ．
3. 可動性を適正に保つ．
4. 関節内圧を均等化する．
5. 滑液を吸収する．

B 四肢と体幹の運動

半月の機能①

選択肢マル覚え 半月(板)の機能で，上記の選択肢のうち，1. 関節の適合性を良好にする，2. 緩衝作用(衝撃をやわらげる作用)をもつ，3. 可動性を適正に保つ，4. 関節内圧を均等化するの4つは正しい〔3-51 参照〕．滑液の分泌と吸収を行っているのは滑膜で，半月には滑液を分散させる機能がある．

ここがポイント

半月は関節唇や関節円板と同じように**関節軟骨**が特殊化したものです．膝関節には**内側半月**と**外側半月**があり，**大腿骨顆**と**脛骨顆**の間を埋めています．半月は断面が三角形の**線維軟骨**で，外縁は厚く関節包に付着し，内縁は薄く遊離しています〔3-52 参照〕．

解答…5

問題-6 半月板について誤っているのはどれか．

1. 膝の側方動揺を防止する．
2. 関節運動に伴って移動する．
3. 関節包が骨の間に挟み込まれるのを防ぐ．
4. 外側半月板の移動量は内側半月板より小さい．
5. 伸展位で半月板の圧迫は最大となる．

半月の機能②

選択肢マル覚え
1. 半月板は膝の**側方動揺**を防止する〔3-51 参照〕．
2. 半月板は**関節運動**に伴って移動する．
3. 半月板は**関節包**が骨の間に挟み込まれるのを防ぐ〔3-51 参照〕．
4. 外側半月板は外側側副靱帯と結合していないため，移動量は内側側副靱帯と結合している内側半月板より**大きい**〔3-52 参照〕．外側半月は内側半月よりも小さい．
5. 伸展位で半月板の**圧迫**は最大となる．

ここがポイント

内側半月は**内側側副靱帯**と結合していますが，外側半月は外側側副靱帯と結合していません．したがって，**外側半月**は自由に動くことができ，内側半月より移動量が大きくなります．

解答…4

問題-7 膝関節の屈曲に作用しないのはどれか．

1. 大内転筋　2. 大腿二頭筋　3. 縫工筋　4. 半膜様筋　5. 腓腹筋

膝関節屈曲に関与する筋

ここがポイント

大内転筋は坐骨結節，坐骨下枝から起こり，大腿骨後面中央，内側上顆に付着し，股関節内転に作用しますが，脛骨や腓骨に停止していないため，膝関節の運動には関与しません．

膝関節屈曲に関与する筋は，**半腱様筋**，**半膜様筋**，**大腿二頭筋**，大腿筋膜張筋，縫工筋，薄筋，腓腹筋，膝窩筋，足底筋です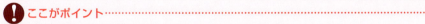〔3-53 3-54 参照〕．

解答…1

問題-8 右膝の内側面を図に示す．矢印の筋の作用で正しいのはどれか．2つ選べ． 〔54PM072〕

1. 股伸展
2. 股内転
3. 股外旋
4. 膝伸展
5. 膝屈曲

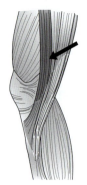

膝関節の運動と各筋の作用

ここがポイント

矢印が示す筋は**縫工筋**です．縫工筋は股関節の**屈曲**，**外転**，**外旋**，膝関節の屈曲，**内旋**に作用します〔 参照〕．

解答…3, 5

問題-9 膝関節で正しいのはどれか． 〔54AM072〕

1. 側副靱帯は屈曲時に緊張する．
2. 関節包の後面は前面に比べて伸縮性が高い．
3. 半月板の内外縁とも遊離して可動性に関与する．
4. 大腿骨の脛骨上の転がり運動は，屈曲最終域までみられる．
5. 大腿骨の脛骨上の転がり運動は，外側顆部のほうが内側顆部より大きい．

膝関節の運動

1. 側副靱帯は**伸展時**に緊張する．
2. 関節包の**前面**は**後面**に比べて伸縮性が高い．
3. 半月板の**外縁**は関節包に付着し，**内縁**は遊離している．
4. 大腿骨の脛骨上の転がり運動は，屈曲初期にみられるが，次第に少なくなり，屈曲最終域では**みられない**．
5. 大腿骨の脛骨上の転がり運動は，外側顆部のほうが内側顆部より**大きい**．

解答…5

問題-10 膝蓋骨で正しいのはどれか． 〔54AM071〕

1. 関節面は外側面に比べて内側面で広い．
2. 膝関節屈曲位で可動性が高くなる．
3. 膝関節伸筋の作用効率を高めている．
4. 膝関節の屈曲に伴い上方に引かれる．
5. 膝関節の伸展に伴い接触面は上方に移動する．

膝蓋骨

1. 関節面は**外側面**のほうが広い．
2. 膝関節**伸展位**で可動性が高くなる．

3. 膝関節伸筋の**作用効率**を高めている．
4. 膝関節の屈曲に伴い**下方**に引かれる．
5. 膝関節の伸展に伴い接触面は**下方**に移動する．

❗ ここがポイント

右膝関節の膝蓋骨を示します．関節面は外側が広くなっています．また，膝関節屈曲90°，45°，20°のときの膝蓋骨の大腿骨との接触面を示します．膝蓋骨の接触面は，伸展に伴い下方に移動します．

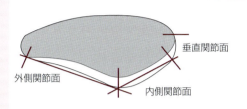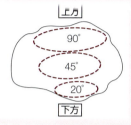

解答…3

CHECK LIST

□ 大腿骨軸と脛骨軸のなす角を何という？
　A. 大腿脛骨外側角（FTA）

□ 大腿脛骨外側角は正常の膝でどのくらい？
　A. 約170〜175°

□ 前十字靭帯は脛骨の何を防いでいる？
　A. 前方への滑り出し

□ 後十字靭帯は脛骨の何を防いでいる？
　A. 後方逸脱

□ 完全伸展位での外旋運動を何という？
　A. 終末強制回旋運動（ロッキングメカニズム）

□ 外側ハムストリングは膝関節のどの動きに作用する？
　A. 屈曲，外旋

□ 内側ハムストリングスは膝関節のどの動きに作用する？
　A. 屈曲，内旋

□ 膝関節の屈伸運動で大腿骨と脛骨の間にみられる2種類の運動は？
　A. ころがり運動とすべり運動

□ 膝関節を屈曲する際にみられる運動の特徴は？
　A. 屈曲初期はころがり運動だけであるが，徐々にすべり運動の要素が加わり，最終的にすべり運動だけになる

□ 膝関節屈曲に関与する筋は？
　A. ハムストリングス（半腱様筋，半膜様筋，大腿二頭筋），大腿筋膜張筋，縫工筋，薄筋，腓腹筋，膝窩筋，足底筋

□ 半月板の主な機能は？
　A. 関節の適合性の改善，緩衝作用，可動域の適正化，関節内圧の均等化，滑液の分散，側方動揺の防止，関節包の挟み込みの防止

□ 半月は膝がどうなることを防いでいる？
　A. 側方に動揺すること

□ 半月は関節包がどうなることを防いでいる？
　A. 骨の間に挟み込まれること

□ 半月が大腿骨と脛骨の間で果たしている役割は？
　A. 関節面の不一致による間隙を埋める

□ 側副靭帯と結合するのは内側半月，外側半月のどちら？
　A. 内側半月（内側側副靭帯と結合している）

□ 内側半月と外側半月で大きいのはどちら？
　A. 内側半月

□ 関節運動時に移動量が大きいのは内側半月，外側半月のどちら？
　A. 外側半月（外側側副靭帯と結合していないため）

□ 半月板は伸展位で何が最大となる？
　A. 圧迫

Summaries …要点を覚えよう！

3-51 膝の半月

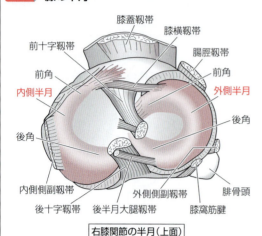

右膝関節の半月（上面）

内側半月は**C字**形，外側半月は**O字**のような形をしています。外側半月と内側半月の**主要な機能**は以下のとおりです。
① 大腿骨顆と脛骨顆の**適合性を高める**．
② 膝関節にかかる**荷重（衝撃）を吸収する（緩衝作用）**．
③ 膝関節の**可動性を適正に保つ**．
④ 関節内圧を均等化する．
⑤ 滑液を分散させる．
⑥ 膝の側方動揺を防止する．
⑦ 関節包が骨の間に挟み込まれるのを防ぐ．

3-52 膝の半月と側副靱帯

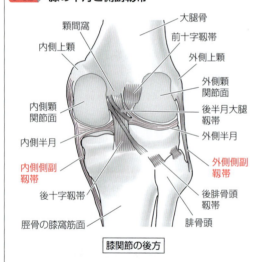

膝関節の後方

膝には**内側側副靱帯**と**外側側副靱帯**という2つの側副靱帯があります．内側側副靱帯は**内側半月の内側縁**に付着しているため，多くの場合，内側半月と内側側副靱帯が同時に損傷されます。
　外側側副靱帯は外側半月には付着していないため，内側半月よりも外側半月のほうが移動量が大きくなります。

3-53 膝関節の動きに作用する筋

「外側ハムストリングは膝関節の外旋に，内側ハムストリングスは膝関節の内旋に作用する」と覚えましょう．

運動方向		動筋	補助動筋
屈曲	伸展 0° 屈曲 130°	ハムストリングス（半腱様筋，半膜様筋，大腿二頭筋）	大腿筋膜張筋，縫工筋，薄筋，腓腹筋，膝窩筋，足底筋
伸展		大腿四頭筋 大腿筋膜張筋	
内旋		**半腱様筋** **半膜様筋**｝内側ハムストリングス	縫工筋 薄筋 膝窩筋
外旋		**大腿二頭筋**：外側ハムストリング	大腿筋膜張筋

3-54 膝関節の運動に関与する筋の起始，停止，神経支配，作用

筋名		起始部	停止部	神経支配	作用
外寛骨筋群	大腿筋膜張筋 3-46 (p.435)	上前腸骨棘と大腿筋膜の内面	腸脛靱帯，脛骨外側顆前面の粗面	上殿神経 L1〜S1	膝関節の伸展，外旋 股関節の屈曲，内旋，外転
大腿の伸筋群 3-55	縫工筋	上前腸骨棘	脛骨粗面の内側	大腿神経 L2, L3	膝関節の屈曲，内旋 股関節の屈曲，外転，外旋
	大腿直筋	下前腸骨棘，寛骨臼の上縁	膝蓋骨，脛骨粗面	大腿神経 L2〜L4	膝関節の伸展 股関節の屈曲
	外側広筋	大転子の基部，殿筋粗面，外側大腿筋間中隔，大腿骨粗線の外側唇		大腿神経 L2, L3	膝関節の伸展
	中間広筋	大腿骨の前面と両側面		大腿神経 L2〜L4	膝関節の伸展
	内側広筋	大腿骨転子間線の下部，大腿骨粗線の内側唇		大腿神経 L2, L3	膝関節の伸展
	膝関節筋	大腿骨の前面下部	膝関節包の膝蓋上包	大腿神経 L2〜L4	膝関節包を張る．
大腿の内転筋群	薄筋 3-48 (p.437)	恥骨結合の外側	脛骨の内側面．停止腱は鵞足に加わる．	閉鎖神経前枝 L2〜L4	膝関節の屈曲，内旋 股関節の内転，屈曲
大腿の屈筋群 3-56	大腿二頭筋	長頭：坐骨結節 短頭：大腿骨体の粗線の外側唇，外側大腿筋間中隔	腓骨頭	長頭：坐骨神経の脛骨神経部 L5〜S2 短頭：坐骨神経の総腓骨神経部 (L5), S1, S2	膝関節の屈曲，外旋 股関節の伸展，外旋
	半腱様筋	坐骨結節（大腿二頭筋長頭の起始の内側でこれと融合）	脛骨粗面の内側．鵞足を形成	坐骨神経の脛骨神経部 L4〜S2	膝関節の屈曲，内旋 股関節の伸展，内転，内旋
	半膜様筋	坐骨結節	脛骨粗面，脛骨内側顆の後部，斜膝窩靱帯，膝窩筋筋膜		膝関節の屈曲，内旋 股関節の伸展，内転，内旋
下腿の屈筋群 3-57	腓腹筋	外側頭：大腿骨外側上顆 内側頭：大腿骨内側上顆	踵骨腱となり踵骨隆起後面中部	脛骨神経 S1, S2	膝関節の屈曲 足の底屈，踵の挙上
	膝窩筋	大腿骨外側上顆の外側面	脛骨後面上内側部	脛骨神経 L4-S1	膝関節（下腿）の屈曲 脛骨の内旋

Summaries …要点を覚えよう！

3-55 大腿の伸筋群

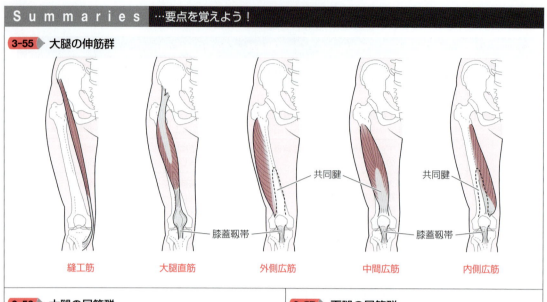

縫工筋　　大腿直筋　　外側広筋　　中間広筋　　内側広筋

3-56 大腿の屈筋群

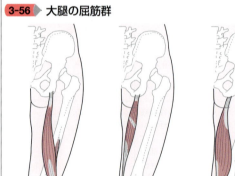

大腿二頭筋　　半腱様筋　　半膜様筋

3-57 下腿の屈筋群

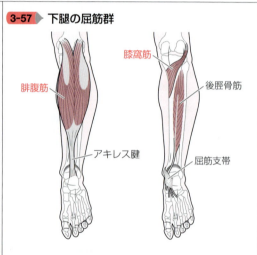

3-58 膝関節の動きと靱帯の緊張

膝関節伸展，外旋，内旋時には**すべての靱帯**が緊張します。一方，屈曲時に緊張するのは**後十字靱帯**だけです。

	外側側副靱帯	内側側副靱帯	前十字靱帯	後十字靱帯
伸展	○	○	○	△
屈曲				○
外転（外反）		○	○	△
内転（内反）	○		○	△
外旋	○	○	○	△
内旋	○	○	○	△

○＝靱帯の緊張が運動の制動となる．
△＝一部の線維が緊張する．

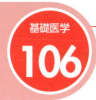

B 四肢と体幹の運動

足関節・足部の運動

問題-1 正しいのはどれか. 〔40PM041〕
1. 距腿関節は背屈位で内外転が容易となる.
2. 外がえしは回内・外転・背屈の複合運動である.
3. 横足根関節は距舟関節と距骨下関節からなる.
4. 外側縦足弓は踵骨・舟状骨・第5中足骨からなる.
5. 長腓骨筋は足関節の背屈筋として作用する.

解法ポイント

足の縦アーチに関与する筋①

1. 距骨滑車の幅は後方よりも前方が広いため, 距腿関節背屈位では内外転が困難であるが, **底屈位**でわずかな内外転が可能となる.
2. 外がえしは**回内・外転・背屈**, 内がえしは**回外・内転・底屈**からなる複合運動である.
3. 横足根関節は, ① 外側の**踵立方関節**と ② 内側の**距舟関節**からなる. この関節は**ショパール関節**ともいわれ, **外科的切断部位**として知られている. 横足根関節の運動は**距舟関節**が主体となり, 背屈・底屈, 内転・外転, 外がえし・内がえしが可能である.
4. 外側縦足弓(外側縦アーチ)は**踵骨**, **立方骨**, **第5中足骨**からなる〔3-59 参照〕.
5. 長腓骨筋は**足関節底屈筋**として作用する.

❗ここがポイント
足部の骨の配置を覚えましょう〔3-60 参照〕.

解答…2

問題-2 ショパール関節を構成しないのはどれか.
1. 踵骨　2. 距骨　3. 舟状骨　4. 立方骨　5. 内側楔状骨

解法ポイント

ショパール関節

 ここがポイント
ショパール関節は, ① **踵立方関節**と ② **距舟関節**の2関節から構成されます. それぞれの関節名から, **踵骨, 立方骨, 距骨, 舟状骨**が関与することがわかります〔3-60 参照〕.
ショパール関節は, **足根中央関節**あるいは**横足根関節**とも呼ばれます.

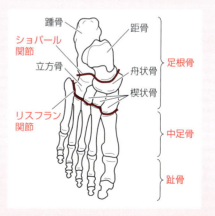

解答…5

第3章 運動学

 問題-3 リスフラン関節を構成しないのはどれか．2つ選べ．〔類似問題 54PM051〕

1. 距骨　　2. 舟状骨　　3. 楔状骨　　4. 立方骨　　5. 中足骨

リスフラン関節（足根中足関節）

❗ここがポイント

リスフラン関節は，<u>立方骨</u>・3つの<u>楔状骨</u>と，5つの中足骨との間の関節（足根中足関節）です〔3-60参照〕．立方骨は第4，5中足骨と関節を形成します．ショパール関節と混同しないようにしましょう！いずれの関節も切断部位として知られています．

解答…1，2

 問題-4 立方骨に接していないのはどれか．〔49AM052〕

1. 踵骨　　2. 舟状骨　　3. 第1楔状骨
4. 第4中足骨　　5. 第5中足骨

足根骨

❗ここがポイント

選択肢のなかで，立方骨に接していないのは<u>第1楔状骨</u>です．

解答…3

 問題-5 足関節の背屈を起こす筋はどれか．2つ選べ．〔49AM054〕

1. 前脛骨筋　　2. 長腓骨筋　　3. 後脛骨筋
4. 長趾屈筋　　5. 第3腓骨筋

足関節の背屈を起こす筋

❗ここがポイント

選択肢のなかで背屈を起こす筋は<u>前脛骨筋</u>と<u>第3腓骨筋</u>です．長腓骨筋，後脛骨筋，長趾屈筋は底屈に作用します．

解答…1，5

 問題-6 足関節運動と筋の組み合わせについて誤っているのはどれか．

1. 底屈 ── 第3腓骨筋　　2. 背屈 ── 前脛骨筋
3. 内がえし ── 後脛骨筋　　4. 内がえし ── 足の長母趾伸筋
5. 外がえし ── 長腓骨筋

足関節の運動と筋

🔍選択肢マル覚え

1. 足関節の底屈の動筋は<u>腓腹筋</u>，<u>ヒラメ筋</u>，<u>足底筋</u>，<u>長腓骨筋</u>である．第3腓骨筋は足関節・足部の<u>背屈</u>に関与する．
2. 足関節背屈の動筋は<u>前脛骨筋</u>，<u>長趾伸筋</u>，<u>第3腓骨筋</u>である．
3. 内がえしの動筋は<u>後脛骨筋</u>，<u>長趾屈筋</u>である．

4. 内がえしの補助動筋は**前脛骨筋, 長母趾伸筋**である.
5. 外がえしには**長腓骨筋**と**短腓骨筋**が関与する.

> **❗ ここがポイント**
> 足関節・足部・足趾の運動に関与する筋については 3-61 ～ 3-67 を参照してください.

解答…1

問題-7 足根管を通るのはどれか. 2つ選べ. 〔43PM007〕
1. 前脛骨筋　　2. 後脛骨筋　　3. 長腓骨筋
4. 長趾屈筋　　5. 長趾伸筋

解法ポイント

足根管

> **❗ ここがポイント**
> 足根管は内果と屈筋支帯の間に位置します. 足根管には, ①**後脛骨筋**, ②**長趾屈筋**, ③ 長母趾屈筋の腱, ④ 脛骨神経, ⑤ 後脛骨動脈が通ります〔3-68 参照〕.

解答…2, 4

問題-8 足部の内側縦アーチを構成しないのはどれか.
1. 踵骨　　2. 距骨　　3. 立方骨　　4. 舟状骨　　5. 楔状骨

解法ポイント

足のアーチを構成する骨

> **❗ ここがポイント**
> 足のアーチ(足弓)は**骨, 関節, 靱帯, 筋**により構成され, **内側縦アーチ, 外側縦アーチ, 横アーチ**の3種類があります. 内側縦アーチを構成する骨は**踵骨-距骨-舟状骨-内側楔状骨-第1中足骨**です. 各アーチの構成要素については 3-59 を参照してください.

解答…3

問題-9 足の縦アーチの保持に関係しないのはどれか.
1. 長母趾屈筋　　2. 母趾内転筋　　3. 前脛骨筋
4. 長腓骨筋　　　5. 後脛骨筋

解法ポイント

足の縦アーチに関与する筋②

> **❗ ここがポイント**
> 各アーチには以下の筋が関与し, 母趾内転筋は**横アーチ**に, 母趾外転筋は**内側縦アーチ**に関与します.
>
> | | |
> |---|---|
> | 内側縦アーチ | 前脛骨筋, 後脛骨筋, 長母趾屈筋, 長趾屈筋, **母趾外転筋** |
> | 外側縦アーチ | 長腓骨筋, 短腓骨筋, 小趾外転筋 |
> | 横アーチ | 母趾内転筋, 長腓骨筋 |

解答…2

CHECK LIST

- □ 足関節背屈の3つの動筋は？
  - A. 前脛骨筋，長趾伸筋，第3腓骨筋
- □ 足関節の底屈の4つの動筋は？
  - A. 腓腹筋，ヒラメ筋，足底筋，長腓骨筋
- □ 足関節の内がえしに関与する2つの主動筋は？
  - A. 後脛骨筋，長趾屈筋
- □ 足関節の外がえしに関与する2つの主動筋は？
  - A. 長腓骨筋，短腓骨筋
- □ 距腿関節背屈位で困難になる動作は？
  - A. 足関節の内外転
- □ 外がえしは足関節のどんな複合運動？
  - A. 回内，外転，背屈の複合運動
- □ 内がえしは足関節のどんな複合運動？
  - A. 回外，内転，底屈の複合運動
- □ 踵立方関節と距舟関節からなる関節を何という？
  - A. 横足根関節（ショパール関節，足根中央関節）
- □ 内側縦アーチを構成する骨は？
  - A. 踵骨，距骨，舟状骨，内側楔状骨，第1中足骨
- □ 外側縦アーチを構成する骨は？
  - A. 踵骨，立方骨，第5中足骨
- □ 横アーチを構成する骨は？
  - A. 遠位：第1～5中足骨
     近位：3つの楔状骨と立方骨
- □ 内側縦アーチを構成する筋は？
  - A. 前脛骨筋，後脛骨筋，長母趾屈筋，長趾屈筋，母趾外転筋
- □ 外側縦アーチを構成する筋は？
  - A. 長腓骨筋，短腓骨筋，小趾外転筋
- □ 横アーチを構成する筋は？
  - A. 母趾内転筋横頭，長腓骨筋
- □ ショパール関節を構成している関節は？
  - A. 距舟関節，踵立方関節
- □ ショパール関節を構成している骨は？
  - A. 距骨，舟状骨，踵骨，立方骨
- □ 立方骨・3つの楔状骨と，5つの中足骨の間の関節は？
  - A. リスフラン関節（足根中足関節）
- □ 足根管内を通る3筋は？
  - A. 後脛骨筋，長趾屈筋，長母趾屈筋
- □ 足根管内を走行する神経は？
  - A. 脛骨神経
- □ 足根管内を走行する動脈は？
  - A. 後脛骨動脈

Summaries …要点を覚えよう！

3-59 足のアーチ

安静立位では体重の50%ずつが両足の距骨に加わります．距骨はこれを踵骨に25%，母趾球と小趾球に25%の比率で分配します．

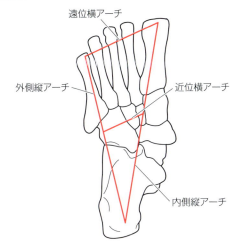
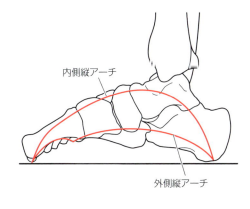

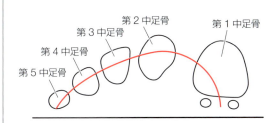
遠位横アーチ

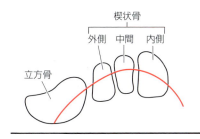
近位横アーチ

〔中村隆一・ほか：基礎運動学 第6版, p.259, 医歯薬出版, 2003より改変〕

	構成する骨	構成する靱帯	構成する筋	備考
内側縦アーチ	踵骨-距骨-舟状骨-内側楔状骨-第1中足骨	底側踵舟靱帯, 距踵靱帯, 楔舟靱帯, 足根中足靱帯など	前脛骨筋, 後脛骨筋, 長母趾屈筋, 長趾屈筋, 母趾外転筋	"土ふまず"を形成する．歩行と密接に関係．舟状骨がかなめ
外側縦アーチ	踵骨-立方骨-第5中足骨	長足底靱帯, 踵立方靱帯, 足根中足靱帯	長腓骨筋, 短腓骨筋, 小趾外転筋	足のバランスと密接に関係．踵立方関節がかなめ
横アーチ 遠位	第1中足骨頭(種子骨)-第2〜5中足骨頭	深横中足靱帯	母趾内転筋横頭	頂点は第2中足骨頭
横アーチ 近位	内側楔状骨-中間楔状骨-外側楔状骨-立方骨	楔間靱帯, 楔立方靱帯	長腓骨筋	頂点は中間楔状骨

Summaries …要点を覚えよう！

3-60 ▶ 足部の骨格

背側面

踵骨, 距骨（上面, 外果面, 内果面）, ショパール関節（足根中央関節, 横足根関節）, 立方骨, 外側楔状骨, 中間楔状骨, 内側楔状骨, 舟状骨, リスフラン関節（足根中足関節）, 第5中足骨, 第1中足骨, 基節骨, 中節骨, 末節骨

外側面

距骨外果面, 距骨頭, 距骨滑車, 舟状骨, 中間楔状骨, 内側楔状骨, 外側楔状骨, 踵骨, 足根洞, 立方骨, 踵骨隆起, 第5中足骨粗面

内側面

距骨（上面, 内果面）, 距骨頭, 舟状骨, 第1中足骨粗面, 内側楔状骨, 立方骨, 載距突起

足部の骨格の名称を覚えるのは大変ですが，足のアーチの問題や足関節と足部の運動について問われた問題を解くためには必須の知識となります．

3-61 ▶ 足関節，足部，足趾の運動に関与する筋

		運動方向	関与する主動筋	関与する補助動筋
足部	背屈	背屈（伸展）20° 0° 45° 底屈（屈曲）	前脛骨筋 長趾伸筋 第3腓骨筋	長母趾伸筋
	底屈		腓腹筋 ヒラメ筋 足底筋 長腓骨筋	短腓骨筋 後脛骨筋 長趾屈筋 長母趾屈筋
	内がえし	外がえし 内がえし 20° 30° 0°	後脛骨筋 長趾屈筋	前脛骨筋 長母趾伸筋
	外がえし		長腓骨筋 短腓骨筋	長趾伸筋 第3腓骨筋
足趾	屈曲		長母趾屈筋（母趾） 長趾屈筋（第2〜5趾）	
	伸展		長母趾伸筋（母趾） 長趾伸筋（第2〜5趾）	

B 四肢と体幹の運動

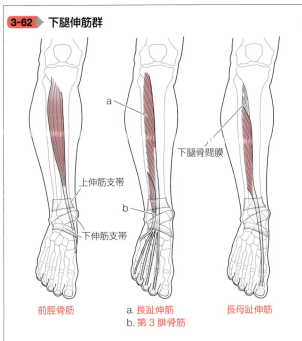

3-62 下腿伸筋群

前脛骨筋　　a. 長趾伸筋　　長母趾伸筋
　　　　　　b. 第3腓骨筋

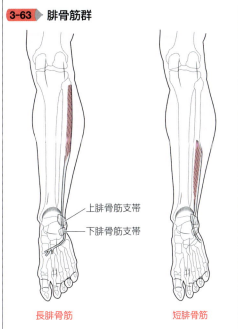

3-63 腓骨筋群

長腓骨筋　　短腓骨筋

3-64 下腿伸筋群の起始，停止，神経支配，作用

筋名	起始部	停止部	神経支配	作用
前脛骨筋	脛骨外側面，下腿骨間膜	内側楔状骨と第1中足骨の底面	深腓骨神経 L4～S1	足部の背屈，内がえし
長趾伸筋	腓骨体前面，前下腿筋間中隔，脛骨上端の外側面，下腿骨間膜の下部	第2～5趾の中節骨，末節骨	深腓骨神経 L4～S1	第2～5趾の伸展 足部の背屈，外がえし
第3腓骨筋	前下腿筋間中隔の下部，腓骨の前縁	第5中足骨底背側	深腓骨神経 L4～S1	足部の背屈，外がえし
長母趾伸筋	下腿骨間膜，腓骨体前面中央	母趾末節骨底	深腓骨神経 L4～S1	母趾の伸展 足部の背屈

3-65 腓骨筋群の起始，停止，神経支配，作用

筋名	起始部	停止部	神経支配	作用
長腓骨筋	腓骨頭，腓骨体外側面の上半，一部は筋膜と前下腿筋間中隔	第1，2中足骨底，内側楔状骨	浅腓骨神経 L4～S1，(S2)	足部の外がえし，底屈
短腓骨筋	腓骨外側面，前下腿筋間中隔	第5中足骨粗面	浅腓骨神経 L4～S1	足部の外がえし，底屈

3-66 下腿屈筋群

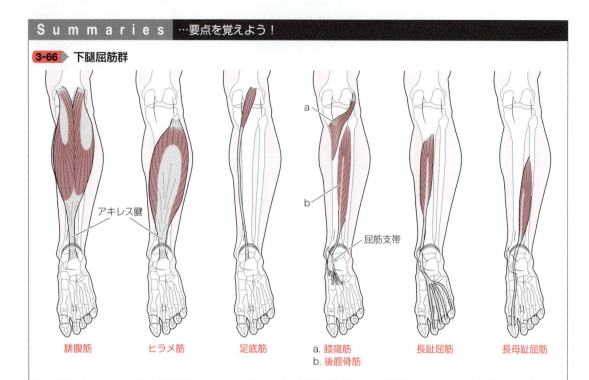

腓腹筋　ヒラメ筋　足底筋　a. 膝窩筋　長趾屈筋　長母趾屈筋
　　　　　　　　　　　　b. 後脛骨筋

3-67 下腿屈筋群の起始，停止，神経支配，作用

筋名	起始部	停止部	神経支配	作用
腓腹筋	外側頭：大腿骨外側上顆 内側頭：大腿骨内側上顆	踵骨腱となり踵骨隆起後面の中部	脛骨神経 S1，S2	足部の底屈 踵の挙上 膝関節の屈曲
ヒラメ筋	腓骨頭と腓骨後面，脛骨のヒラメ筋線と内側縁，腓骨と脛骨間のヒラメ筋腱弓	踵骨腱となり踵骨隆起後面の中部	脛骨神経 L5〜S2	足部の底屈 踵の挙上
足底筋	大腿骨外側上顆および膝関節包	踵骨隆起	脛骨神経 L4〜S1	足部の底屈
膝窩筋	大腿骨外側上顆の外側面	脛骨後面上内側部	脛骨神経 L4〜S1	膝関節の屈曲 脛骨の内旋
後脛骨筋	下腿骨間膜の後面上半，下腿骨間膜に接する脛骨と腓骨	舟状骨粗面，内側楔状骨，中間・外側楔状骨，立方骨，第2〜3中足骨底	脛骨神経 L5〜S2	足部の内がえし，底屈
長趾屈筋	脛骨後面	第2〜5末節骨底	脛骨神経 L5〜S2	足趾の屈曲 足部の底屈
長母趾屈筋	腓骨体後面，後下腿筋間中隔の下半	母趾の末節骨底	脛骨神経 L5〜S2	母趾の屈曲 足部の底屈

3-68 足根管内を走る腱，神経，血管

内果と屈筋支帯に囲まれる空間を足根管といいます．
足根管内には後脛骨筋腱，長趾屈筋腱，長母趾屈筋腱，脛骨神経，後脛骨動脈が走行します．

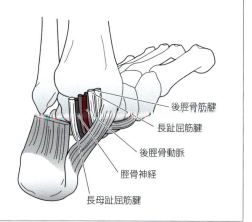

後脛骨筋腱
長趾屈筋腱
後脛骨動脈
脛骨神経
長母趾屈筋腱

107 頭頸部・体幹の運動

B 四肢と体幹の運動

問題-1 顎関節の説明で正しいのはどれか．〔48PM051〕

1. 関節円板は存在しない．
2. 側頭筋は下顎骨を前方に引く．
3. 下顎骨が凹の関節面を形成する．
4. 開口に伴って下顎骨は前進する．
5. 咬筋は第1のてことして作用する．

顎関節①

1. 関節円板が存在**する**．
2. 側頭筋は下顎骨を**後方**に引く．前方に引くのは**外側翼突筋**である．
3. 下顎骨が**凸**，側頭骨の下顎窩が**凹**の関節面を形成する．
4. 開口に伴って下顎骨は**前進**する．
5. 咬筋は**第3**のてことして作用する．

解答…4

問題-2 顎関節の説明で正しいのはどれか．2つ選べ．〔44PM003〕

1. 関節包は硬い．
2. 関節円板がある．
3. 外側靱帯で補強されている．
4. 開口時に下顎頭は後方へ滑る．
5. 側頭骨関節結節は関節包外にある．

顎関節②

1. 関節包は**緩い**．
2. 関節円板が**ある**．
3. ①**外側靱帯**，②**蝶下顎靱帯**，③**茎突下顎靱帯**に補強されている．
4. 開口時に下顎頭は**前方**に滑る．
5. 側頭骨関節結節は**関節包内**にある．

解答…2, 3

問題-3 頸椎で正しいのはどれか．2つ選べ．〔54AM051〕

1. 環椎に椎体はない．
2. 軸椎に上関節面はない．
3. 第4頸椎に鉤状突起はない．
4. 第5頸椎の横突孔は椎骨動脈が貫通しない．
5. 第7頸椎の棘突起先端は二分しない．

頸椎①

1. 環椎に椎体は**ない**．椎体がなく，環状であるため**環椎**という．棘突起，上・下の関節突起もない．

2. 軸椎に上関節面はある．
3. 第4頸椎に鉤状突起はある．第3〜7頸椎では，椎体上面の後外側縁が上方に突出する鉤状突起があり，上位椎体の下面外側縁とルシュカ関節（鉤状関節）を形成する．
4. 第5頸椎の横突孔は椎骨動脈が貫通する．椎骨動脈は第6頸椎から上位の横突孔を通り，脳底動脈に至る．
5. 第7頸椎の棘突起先端は二分しない．

解答…1, 5

問題-4 頸椎について誤っているのはどれか．
1. 頸椎には生理的前彎がある．
2. 頸椎横靱帯は軸椎歯突起に対し固定作用をもつ．
3. 椎骨動脈が横突孔に入るのは第6頸椎からである．
4. 第7頸椎棘突起は体表から容易に触知できる．
5. 頸部の脊柱管は頸部伸展で拡大する．

頸椎 ②

❗ここがポイント
頸部の脊柱管は頸部屈曲で拡大します．脊柱管や椎間孔は脊柱屈曲により広がり，伸展により狭くなります．

解答…5

問題-5 脊柱の屈曲を制限しない靱帯はどれか． 〔43PM044〕
1. 項靱帯　2. 後縦靱帯　3. 前縦靱帯　4. 黄色靱帯　5. 棘間靱帯

脊柱の運動と靱帯

1. 項靱帯は後頭骨の外後頭隆起から第7頸椎棘突起を連結する靱帯である．この靱帯は脊柱の屈曲運動軸より後方に位置するため屈曲により緊張し，屈曲を制限する．
2. 後縦靱帯は椎体の後面を縦走し，脊柱の屈曲運動軸の後方に位置するため屈曲を制限する．
3. 前縦靱帯は椎体の前面を縦走し，脊柱の屈曲運動軸の前方に位置するため屈曲を制限しない．
4. 黄色靱帯は弾性線維の豊富な特殊な靱帯である．この靱帯は常に緊張した状態にあるため，屈曲・伸展をある程度制限する．
5. 棘間靱帯は棘突起間に位置する靱帯である．この靱帯は脊柱屈曲運動軸の後方に位置するため屈曲を制限する．

❗ここがポイント
靱帯は緊張すると運動を制限します．脊柱屈曲時に緊張する靱帯は，運動軸よりも後方に位置する靱帯です．逆に，伸展時には運動軸よりも前方に位置する靱帯（例：前縦靱帯）が緊張し，運動を制限します．脊柱の靱帯の位置関係を覚えておきましょう！　椎体の前方に位置する靱帯が前縦靱帯で，椎体の後方に位置する靱帯が後縦靱帯です〔3-69　3-70　参照〕．

解答…3

問題-6 脊柱の靱帯について正しいのはどれか．2つ選べ．〔類似問題 53PM052〕

1. 前縦靱帯は椎体の前面を覆う．
2. 後縦靱帯は脊柱管の後壁を覆う．
3. 棘上靱帯は椎骨横突起間を連結する．
4. 棘間靱帯は上下の椎体間を連結する．
5. 黄色靱帯は上下の椎弓間を連結する．

脊柱の靱帯①

1. 前縦靱帯は椎体の前面を覆う．
2. 後縦靱帯は椎体の後面（脊柱管の前面）を覆う．
3. 棘上靱帯は棘突起先端間を連結する．横突起間を連結するのは，横突間靱帯である．
4. 棘間靱帯は棘突起間を連結する．
5. 黄色靱帯は上下の椎弓間を連結する．

ここがポイント
後縦靱帯は椎体の後面（脊柱管の前面）を縦走する靱帯です．名称から脊柱管の後面にあるイメージをもちやすいので注意してください〔3-69 参照〕．

解答…1，5

問題-7 背部正中で皮膚と脊髄くも膜下腔との間にある組織はどれか．2つ選べ．〔48PM054〕

1. 硬膜　2. 椎間板　3. 黄色靱帯　4. 前縦靱帯　5. 後縦靱帯

脊柱の靱帯②

ここがポイント
背部正中で皮膚とくも膜下腔の間にある組織は硬膜と黄色靱帯です．軟膜とくも膜の間の空間をくも膜下腔といい，脳脊髄液で満たされています．

解答…1，3

問題-8 正しいのはどれか．〔42PM004（類似問題 41PM003）〕

1. 脊椎後縦靱帯は棘突起間を連結する．
2. 膝前十字靱帯は脛骨前顆間区に付着する．
3. 膝外側側副靱帯は大腿骨と脛骨とを連結する．
4. 烏口鎖骨靱帯は円錐靱帯と肩鎖靱帯からなる．
5. 三角靱帯は腓骨と距骨，踵骨，舟状骨とを連結する．

靱帯

1. 脊椎後縦靱帯は椎体後面を連結する．
2. 膝前十字靱帯は脛骨前顆間区に付着する．
3. 膝外側側副靱帯は大腿骨と腓骨とを連結する．
4. 烏口鎖骨靱帯は円錐靱帯と菱形靱帯からなる．
5. 三角靱帯は脛骨（内果）と距骨，踵骨，舟状骨とを連結する．

解答…2

問題 - 9 体幹の運動について誤っている組み合わせはどれか. 〔42PM044（類似問題 44PM043）〕

1. 腹直筋 —— 屈曲
2. 最長筋 —— 伸展
3. 外腹斜筋 —— 回旋
4. 内腹斜筋 —— 回旋
5. 腰方形筋 —— 回旋

体幹の運動と筋

1. 体幹屈曲には腹直筋，外腹斜筋，内腹斜筋が関与する.
2. 体幹伸展には脊柱起立筋（最長筋，腸肋筋，棘筋），短背筋群（棘間筋，横突間筋など）が関与する．最長筋は両側性に作用すると脊柱の伸展，肋骨の引き下げに，一側性に作用すると体幹の同側側屈，回旋に関与する．
3. 体幹の対側回旋には外腹斜筋，短背筋群が関与する．
4. 体幹の同側回旋には内腹斜筋，脊柱起立筋が関与する．
5. 腰方形筋は一側性に作用すると体幹を同側に側屈し，両側性に作用すると，腰部の伸展と第 12 肋骨の引き下げに関与する．

ここがポイント

体幹の各運動方向に関与する筋を覚えましょう〔3-71 参照〕．腰方形筋は腰部の伸展，側屈，骨盤の引き上げ，第 12 肋骨の引き下げ（胸郭の引き下げ）に関与します．

解答…5

問題 - 10 片側の収縮時に頭頸部または体幹を反対側へ回旋させるのはどれか. 2 つ選べ. 〔45PM072〕

1. 内腹斜筋
2. 外腹斜筋
3. 板状筋群
4. 胸鎖乳突筋
5. 後頭下筋群

片側収縮時の反対側への回旋

 ここがポイント

外腹斜筋および胸鎖乳突筋が一側性に収縮すると，同側の側屈と対側回旋に作用します．これに対して，内腹斜筋や脊柱起立筋は同側側屈と同側回旋に関与します〔3-71 参照〕．

解答…2, 4

問題 - 11 体幹の伸展かつ右回旋に作用する筋はどれか. 〔54PM073〕

1. 右最長筋
2. 右多裂筋
3. 右半棘筋
4. 右腰方形筋
5. 右内腹斜筋

体幹の伸展・回旋に作用する筋

 ここがポイント

体幹を伸展し，同側に回旋する筋は脊柱起立筋（腸肋筋，最長筋，棘筋）です．

解答…1

問題-12 骨盤について正しいのはどれか.

1. 骨盤は腸骨，恥骨，坐骨からなる．
2. 女性の骨盤下口は男性に比べて狭い．
3. 左右の腸骨稜を結んだ線は第3・4腰椎間の位置である．
4. 上前腸骨棘と坐骨結節を結ぶ線をローザー・ネラトン線という．
5. 鼠径靱帯は下前腸骨棘と恥骨結節に付着する．

骨盤

1. 骨盤は**寛骨**（腸骨，恥骨，坐骨），**仙骨**，**尾骨**からなる．
2. 女性の骨盤下口は男性に比べて**広い**．
3. 左右の腸骨稜を結んだ線は**第4・5腰椎間**の位置である．
4. 上前腸骨棘と坐骨結節を結ぶ線を**ローザー・ネラトン線**という．
5. 鼠径靱帯は**上前腸骨棘**と恥骨結節に付着する．

解答…4

問題-13 骨盤を挙上しないのはどれか．2つ選べ．

1. 僧帽筋下部　　2. 外腹斜筋　　3. 内腹斜筋
4. 腰方形筋　　　5. 腹横筋

骨盤の運動と筋

 ここがポイント

　外腹斜筋，**内腹斜筋**，**腰方形筋**は骨盤に付着しているため，骨盤を挙上することができます．一方，**僧帽筋**は骨盤に付着していないため，骨盤運動に関与することができません．
　腹横筋は**第7～12肋軟骨の内面**，**胸腰筋膜**，**腸骨稜内唇**，**鼠径靱帯の外側部**から起こり，骨盤に付着していますが，筋線維の方向が横断方向であるため，骨盤の挙上に関与することができません．腹横筋は**腹圧の上昇**や**横隔膜を押し上げる**ことにより呼気に作用します．

解答…1, 5

問題-14 骨盤の前傾について誤っているのはどれか．

1. 矢状面での第5腰椎上面の傾きで計測する．
2. 正常では約30°である．
3. 円背では減少する．
4. 腰椎前彎の増強で増加する．
5. 股関節の屈曲拘縮で増加する．

骨盤の前傾

 ここがポイント

　骨盤の前傾は**骨盤傾斜角**で計測します．骨盤傾斜角とは，**恥骨結合上縁**と**上後腸骨棘の高さ**を結ぶ線が水平線となす角度のことで，正常では**約30°**です．股関節屈曲拘縮がみられると**腰椎前彎**が増強し，骨盤が前傾します．

解答…1

問題-15 誤っているのはどれか．　〔40PM040〕

1. 頸椎回旋は主として環軸関節で起こる．
2. 右斜角筋収縮は頭部の右側屈を起こす．
3. 右胸鎖乳突筋収縮は頭部の右回旋を起こす．
4. 胸郭下部では横径方向の運動が起こる．
5. 外肋間筋収縮は肋骨挙上を起こす．

胸鎖乳突筋

!ここがポイント

胸鎖乳突筋は脊柱との位置関係により屈曲・伸展のいずれにも作用します．一側性の収縮では頭部の**伸展**，**同側側屈**，**対側回旋**に関与し，顔面は反対側のやや上方を向くようになります．このような肢位は**筋性斜頸**でよくみられます．胸鎖乳突筋は努力性吸気時に**胸郭拡大**にも作用します〔**3-72** ▶ 参照〕．

解答…3

問題-16 腰椎への負荷が大きい順に並んでいるのはどれか．　〔54AM073〕

1. A＞B＞C
2. A＞C＞B
3. B＞A＞C
4. B＞C＞A
5. C＞B＞A

A 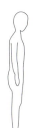　B 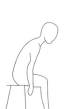　C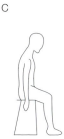

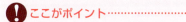

腰椎への負荷

!ここがポイント

第3腰椎の負荷を調べた研究（Nachemson et al, 1968）で，起立位での負荷を100とすると，他の肢位の負荷は右のグラフのようになり，B＞C＞Aの順に負荷が大きくなります．

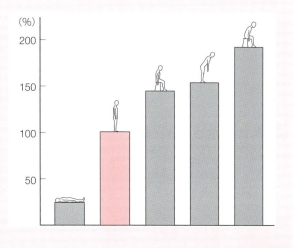

解答…4

第3章 運動学

CHECK LIST

- □ 咬筋は第何のてことして作用する？
  - A. 第3のてこ
- □ 下顎骨を前方に引く筋と後方に引く筋は？
  - A. 前方：外側翼突筋，後方：側頭筋
- □ 顎関節を補強する靱帯は？
  - A. 外側靱帯，蝶下顎靱帯，茎突下顎靱帯
- □ 椎体前後面を縦走する靱帯はそれぞれ何？
  - A. 前面：前縦靱帯，後面：後縦靱帯
- □ 脊柱屈曲を制限する4つの靱帯は？
  - A. 項靱帯，棘上靱帯，棘間靱帯，後縦靱帯
- □ 椎弓間にある弾性線維に富む特殊な靱帯で，常に緊張している靱帯は？
  - A. 黄色靱帯
- □ 膝前十字靱帯は脛骨のどこに付着する？
  - A. 脛骨前顆間区
- □ 体幹屈曲に関与する3つの筋は？
  - A. 腹直筋，内腹斜筋，外腹斜筋
- □ 体幹伸展に関与する筋は？
  - A. 脊柱起立筋，短背筋群（棘間筋，横突間筋）
- □ 体幹側屈に関与する筋は？
  - A. 内腹斜筋，外腹斜筋，腰方形筋，脊柱起立筋
- □ 体幹の対側回旋に関与する筋は？
  - A. 外腹斜筋，短背筋群
- □ 体幹の同側回旋に関与する筋は？
  - A. 内腹斜筋，脊柱起立筋
- □ 骨盤を形成する骨は？
  - A. 寛骨，仙骨，尾骨
- □ 上前腸骨棘と坐骨結節を結ぶ線を何という？
  - A. ローザー・ネラトン線
- □ 鼠径靱帯は恥骨結節とどこに付着する？
  - A. 上前腸骨棘

Summaries …要点を覚えよう！

3-69 脊柱の靱帯

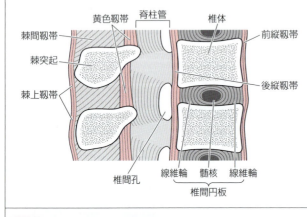

- 項靱帯は後頭骨の**外後頭隆起**から**第7頸椎棘突起**を連結します。その後に続く**棘上靱帯**は，胸椎・腰椎，仙椎などの**棘突起**を連結しています。
- 2つの椎骨を連結する靱帯
  →黄色靱帯，横突起靱帯，棘間靱帯
- 3つ以上の椎骨を連結する靱帯
  →項靱帯，棘上靱帯，前縦靱帯，後縦靱帯

3-70 脊柱の屈曲・伸展と靱帯

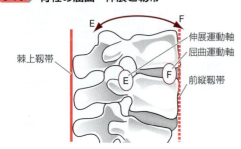

- 脊柱の屈曲・伸展の運動軸はそれぞれ図のF，Eの位置にあります（それぞれの運動軸がこの範囲にあることを意味する）。これらの軸に対する靱帯の位置関係によって靱帯が制限する運動方向が決まります。
- たとえば，前縦靱帯（色の破線）は屈曲運動軸の前方に位置しているので，屈曲により緩みが生じ，屈曲を制限することができません。これに対して棘上靱帯（色の実線）は屈曲運動軸の後方に位置しているので，屈曲により緊張が生じ，屈曲を制限します。伸展時には逆のことが起こります。

3-71 体幹の各運動方向に関与する筋

運動方向		動筋	補助動筋
屈曲	30° 0° 45° 伸展 屈曲	腹直筋 外腹斜筋 内腹斜筋	
伸展		脊柱起立筋 短背筋群	
同側側屈	0° 50° 50° 左側屈 右側屈	外腹斜筋 内腹斜筋 腰方形筋 脊柱起立筋	腹直筋 短背筋群
同側回旋	40° 40° 右回旋 左回旋 0°	内腹斜筋 脊柱起立筋	
対側回旋		外腹斜筋 短背筋群	

3-72 胸鎖乳突筋の作用

胸鎖乳突筋は脊柱との位置関係によって屈曲・伸展のいずれにも作用します.

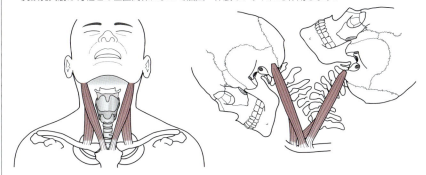

頸椎が伸展位にあるときは胸鎖乳突筋は伸展に作用し,頸椎が屈曲位にあるときは屈曲に作用します.

筋名	起始部	停止部	神経支配	作用
胸鎖乳突筋	胸骨部:胸骨柄前面 鎖骨部:鎖骨の胸骨端	乳様突起,後頭骨の上項線の外側部	副神経外枝,頸神経叢筋枝(C2, C3)	頸部の屈曲,伸展 両側が同時に作用すると首をすくめて顎を突き出す.片側のみが働くと顔面を対側に回す.

B 四肢と体幹の運動

108 呼吸運動

問題-1 呼吸運動と筋の組み合わせで誤っているのはどれか. 〔42PM045〕
1. 安静吸気 ── 横隔膜
2. 安静呼気 ── 外肋間筋
3. 努力吸気 ── 胸鎖乳突筋
4. 努力吸気 ── 僧帽筋
5. 努力呼気 ── 外腹斜筋

解法ポイント

呼吸運動と筋 ①

1. 安静吸気に関与する筋は，① **横隔膜**，② **外肋間筋**，③ **内肋間筋(前部)** の3筋である．
2. 安静呼気は胸郭や肺の**弾性**により行われるため，**筋活動**はみられない．
3. 努力吸気では，**胸鎖乳突筋**，**斜角筋群**，**大胸筋**，**小胸筋**，**肋骨挙筋**，**僧帽筋**，**肩甲挙筋**，**脊柱起立筋**などが関与する．
4. 僧帽筋と肩甲挙筋は上肢帯を引き上げ，胸郭を拡大することにより，努力吸気に関与する．
5. 努力呼気には**腹筋群**，**内肋間筋(横部・後部)**，**腹横筋**，**肋下筋**，**下後鋸筋**が関与する．

❗ ここがポイント
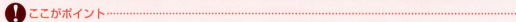
安静吸気に作用する ① **横隔膜**，② **外肋間筋**，③ **内肋間筋(前部)** の3筋を必ず覚えてください．安静呼気は肺や胸郭の弾性により行われるので，筋活動はみられません．このことは，風船を膨らませるときは苦労して息を吹き込みますが，止めると風船の弾性によって自然にしぼむ現象に似ています．努力吸気に関与する多くの筋を覚えるのは大変ですので，おおざっぱに頸部や上肢帯から胸骨・肋骨に付く筋として記憶しましょう．努力呼気に関与する主な筋は，**内肋間筋(横部・後部)**と**腹筋群(腹直筋，内腹斜筋，外腹斜筋，腹横筋)**です．内肋間筋は部位によって作用が異なる(吸気にも呼気にも関与する)ことに注意してください〔3-73 参照〕．

解答…2

問題-2 筋と呼吸運動の組み合わせで正しいのはどれか．**2つ選べ**． 〔44PM044〕
1. 胸鎖乳突筋 ── 安静吸気
2. 前斜角筋 ── 安静呼気
3. 内肋間筋横部 ── 努力吸気
4. 腹直筋 ── 努力呼気
5. 腹横筋 ── 努力呼気

解法ポイント

呼吸運動と筋 ②

1. 胸鎖乳突筋は**努力吸気**に関与する．
2. 斜角筋群(前・中・後斜角筋)は**努力吸気**に関与する．
3. 内肋間筋横部と後部は**努力呼気**に関与する．
4. 腹直筋は**努力呼気**に関与する．
5. 腹横筋は**努力呼気**に関与する．

❗ ここがポイント
内肋間筋の前部は安静吸気・努力吸気に作用しますが，**内肋間筋の横部と後部**は努力呼気に関与します〔3-73 参照〕．腹筋群は努力呼気に関与すると覚えましょう！

解答…4, 5

B 四肢と体幹の運動

問題-3 努力性呼気時に働く筋はどれか．2つ選べ．〔54AM074〕

1. 腹直筋　2. 横隔膜　3. 外肋間筋　4. 内肋間筋　5. 胸鎖乳突筋

努力性呼気時に働く筋

1. 腹直筋は**努力性呼気時**に働く．
2. 横隔膜は**安静吸気時**，**努力性吸気時**に働く．
3. 外肋間筋は**安静吸気時**，**努力性吸気時**に働く．
4. 内肋間筋の**前部**は安静吸気時，努力性吸気時に働き，**横部・後部**は努力性呼気時に働く．
5. 胸鎖乳突筋は**努力性吸気時**に働く．

解答…1, 4

問題-4 呼気の補助筋で図中の矢印の方向へ胸郭を引き下げるのはどれか．〔45AM073〕

1. 腹直筋
2. 大腰筋
3. 腰方形筋
4. 内腹斜筋
5. 外腹斜筋

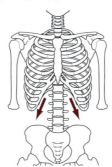

腹斜筋の走行

 ここがポイント

右の図で，**外腹斜筋**と**内腹斜筋**の筋線維の走行を確認しましょう．

一側の手で対側の腹部に手を置き，その上に同側の手を置くと，上側の手の指の方向が第1層の**外腹斜筋**の筋線維の方向を示し，下側の手の指の方向が第2層の**内腹斜筋**の筋線維の方向を示します．

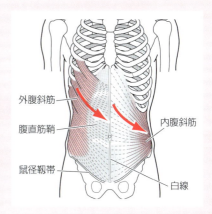

解答…4

問題-5 呼吸運動について誤っているのはどれか．

1. 安静呼吸時に横隔膜は上下に動く．
2. 腹筋群が収縮すると横隔膜は挙上する．
3. 吸気時に横隔膜は下降する．
4. 努力呼気時に脊柱起立筋が作用する．
5. 横隔膜が収縮すると腹腔内圧は上昇する．

呼吸運動

1. 安静呼吸時，横隔膜は吸気時に下降し，呼気時にもとの位置に戻る．
2. 腹筋群が収縮すると，内臓を圧迫して横隔膜を押し上げる．
3. 横隔膜が収縮すると，腱中心が下降して胸腔が拡大する．
4. 脊柱起立筋は努力吸気に関与し，脊柱を伸展して胸郭を拡大する．
5. 横隔膜が収縮すると，腱中心が下降して腹腔内圧が上昇する．

ここがポイント

横隔膜は胸腔と腹腔の境にある筋-腱性の隔壁です．起始部は腰椎部，肋骨部，胸骨部からなり，中央部はドーム状に胸腔内に盛り上がっています．この筋が収縮すると，腱中心といわれる中央部の腱性（白く見える）部分が下降して胸腔内圧が低下し，腹腔内圧が上昇します．

解答…4

CHECK LIST

- □ 安静吸気に関与する3つの筋は？
  - A. 横隔膜，外肋間筋，内肋間筋（前部）
- □ 安静呼気は何によって行われる？
  - A. 胸郭と肺の弾性（筋活動はみられない）
- □ 努力吸気に関与する筋は？
  - A. 横隔膜，外肋間筋，内肋間筋（前部），胸鎖乳突筋，斜角筋群，大胸筋，小胸筋，肋骨挙筋，僧帽筋，肩甲挙筋，脊柱起立筋，上後鋸筋
- □ 努力呼気に関与する筋は？
  - A. 内肋間筋（横部・後部），腹筋群，腹横筋，肋下筋，下後鋸筋
- □ 努力吸気に関与し，脊柱を伸展して胸郭を拡大する筋は？
  - A. 脊柱起立筋
- □ 胸腔と腹腔の境にある筋-腱性の隔壁は？
  - A. 横隔膜
- □ 横隔膜が収縮すると何が下降し，何が上昇する？
  - A. 腱中心が下降し，腹腔内圧が上昇する

Summaries …要点を覚えよう！

3-73 呼吸運動に関与する筋

呼吸運動	動筋	補助動筋
安静吸気	横隔膜 外肋間筋 内肋間筋（前部）	
安静呼気	胸郭と肺の弾性によって行われるため，筋活動はみられない．	
努力吸気	横隔膜 外肋間筋 内肋間筋（前部）	胸鎖乳突筋，斜角筋群 大胸筋，小胸筋 肋骨挙筋，僧帽筋 肩甲挙筋，脊柱起立筋群，上後鋸筋
努力呼気	内肋間筋（横・後部） 腹筋群	腹横筋，肋下筋，下後鋸筋

C 運動分析・動作分析

運動分析

問題-1 腕相撲で勝勢にある人の主動筋の状態で適切なのはどれか. 〔43PM039〕

1. 静止長で等尺性収縮
2. 静止長で求心性収縮
3. 短縮位で求心性収縮
4. 短縮位で遠心性収縮
5. 伸張位で等尺性収縮

筋収縮による運動の分類

 ここがポイント

筋収縮による運動には以下の3つがあります.

① **求心性収縮**：筋収縮による張力が相手の力(負荷)に打ち勝ち(勝勢), 筋長は**短縮**する.
② **等尺性収縮**：筋収縮による張力が負荷と拮抗し, 筋長は**変化しない**.
③ **遠心性収縮**：筋収縮による張力よりも負荷が大きく(劣勢), 筋長が**延長**する.

勝勢	求心性収縮	＞相手の力
拮抗	等尺性収縮	＝相手の力
劣勢	遠心性収縮	＜相手の力

勝勢であるということは, **短縮位**で主動筋が相手の力(負荷)よりも強い力で**求心性収縮**を行っていることになります. 逆に劣勢のときは, 伸張位で遠心性の収縮がみられます.

解答…3

問題-2 運動分析の計測対象と機器の組み合わせで正しいのはどれか.

1. 筋トルク ── 表面筋電計
2. 足圧中心 ── 床反力計
3. 関節座標 ── 電気角度計
4. 関節角速度 ── 圧電計
5. 関節モーメント ── 加速度計

運動分析の対象と機器

 ここがポイント

立位, 歩行時など足底が地面に着いているとき, 体重および下肢の推進力として足底が地面を圧する力と同等の力が地面から反力として作用します〔運動の第3法則(作用・反作用の法則)〕. これを**床反力**といい, 床反力の加わる点を**足圧中心**といいます. 足圧中心や床反力は床反力計によって計測できます.

解答…2

CHECK LIST

- □ 筋収縮による張力が負荷に打ち勝ち, 筋長が短縮する状態を何という？
  A. 求心性収縮
- □ 筋収縮による張力が負荷と拮抗し, 筋長は不変である状態を何という？
  A. 等尺性収縮
- □ 筋収縮による張力よりも負荷が大きく, 筋長が延長する状態を何という？
  A. 遠心性収縮
- □ 腕相撲で勝勢であるときに主動筋はどのようになっている？
  A. 短縮位で求心性収縮

動作分析

C 運動分析・動作分析

基礎医学 110

問題 – 1　次の現象の解釈のうち誤っているのはどれか.

1. 左中殿筋の筋力低下　　2. 右腓骨神経麻痺　　3. 右ハムストリングスの短縮

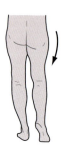 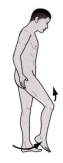 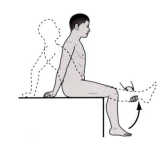

4. 右大腿直筋の短縮　　5. 左腸腰筋の短縮

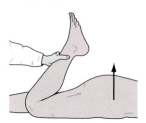 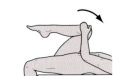

解法ポイント

動作分析 ①

1. 中殿筋は**立脚期の骨盤の安定性**に関与しており，左中殿筋が正常に機能している場合には，左下肢立脚期に骨盤を水平位に保つことができるが，左中殿筋の筋力が低下すると骨盤を支えられずに，右骨盤が落下する**トレンデレンブルグ現象**が観察される.
2. 腓骨神経麻痺では，その神経に支配されている前脛骨筋などの足関節背屈筋群の機能が低下し，**足関節背屈**が困難となる．このような場合，患側遊脚期に患側下肢を振り出す際に足先が床面(地面)に引っかかってしまうので，これを避けるために患側の股関節・膝関節を大きく屈曲して振り出そうとする**鶏歩**または**鶏状歩行(馬脚歩行)**がみられる．
3. 右側のハムストリングスが短縮している場合，右膝関節を他動的に伸展すると，ハムストリングスの停止部(坐骨結節)が尾側に引っ張られて**骨盤が後傾**するため，体幹が後方に倒れそうになる．
4. 二関節筋である大腿直筋が短縮している場合，他動的に膝関節を屈曲すると図のような**尻上がり現象**が起こる．この現象は大腿直筋の起始部(下前腸骨棘)と停止部を近づけようとする代償運動である．
5. 図は右股関節を屈曲したときに，左膝関節が伸展する現象を示している．右股関節を屈曲することにより**骨盤が後傾**し，二関節筋である左大腿直筋の起始部(下前腸骨棘)が近位方向に移動し，起始と停止部が離れる．このとき，左大腿直筋に十分な柔軟性がある場合には左膝関節には何も起こらないが，柔軟性が低下している(短縮している)場合には停止部の作用により左膝関節伸展が起こり，左腸腰筋が短縮している場合には左股関節の屈曲が起こる(トーマステスト陽性)．

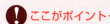

> **!** ここがポイント
>
> 選択肢5.の現象は，いわゆる**トーマステスト**でみられる現象ですが，① 左大腿直筋の短縮と ② 左腸腰筋の短縮を区別する必要があります．
>
> 左大腿直筋が短縮している場合は，右股関節を屈曲すること（骨盤の後傾）により筋の起始部と停止部が離れて**左膝関節伸展**が起こりますが，左腸腰筋が短縮している場合は**左股関節の屈曲**が起こります（下図）．また，両筋が短縮している場合には左股関節屈曲と左膝関節伸展が同時に起こります．大腿四頭筋のうち，大腿直筋以外は二関節筋ではないので，骨盤後傾の影響を受けないことに注意してください．

左腸腰筋が短縮している場合は，左股関節が屈曲する

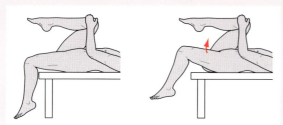

左大腿直筋と左腸腰筋の両方が短縮している場合は，左股関節が屈曲し，左膝関節が伸展する

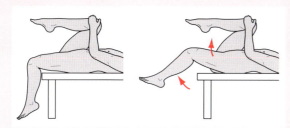

解答…5

問題-2 左片足立ちを指示したとき図のような姿勢を示した．筋力低下が考えられるのはどれか．

〔44PM041〕

1. 腸腰筋
2. 中殿筋
3. 大内転筋
4. 大腿直筋
5. 大腿二頭筋

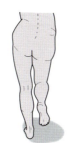

解法ポイント

動作分析②

> **!** ここがポイント
>
> 中殿筋は立脚側の骨盤の安定性に関与しています．中殿筋の筋力低下があると左片脚立位時に骨盤を支持できず，反対（右）側に骨盤が落下するのが観察されます．また，代償的に体幹の左側屈もみられます．

解答…2

問題-3 図が示す頸部の動きの記載とその動きの原因となる筋の組み合わせで正しいのはどれか．

1. 伸展・右側屈・左回旋 ── 右胸鎖乳突筋
2. 屈曲・右側屈・左回旋 ── 右胸鎖乳突筋
3. 伸展・右側屈・左回旋 ── 左胸鎖乳突筋
4. 屈曲・右側屈・左回旋 ── 左胸鎖乳突筋
5. 伸展・左側屈・左回旋 ── 右胸鎖乳突筋

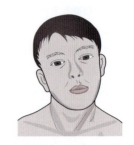

解法ポイント

筋性斜頸

⚠️ ここがポイント

図は右側の胸鎖乳突筋が収縮(短縮)した状態を示しています．一側の胸鎖乳突筋が収縮(短縮)すると，顔面は反対側のやや上方を向くようになります(伸展，同側側屈，対側回旋)．このような肢位は筋性斜頸でみられます．

なお，胸鎖乳突筋が両側同時に収縮するときは，脊柱との位置関係によって屈曲・伸展のいずれの方向にも作用しますが，相対的には屈曲に作用する力が大きくなります．

解答…1

問題-4 腕立て伏せの5相の肘関節の運動分析において，「活動している筋群」と「筋収縮の種類」の組み合わせで誤っているのはどれか．

1. 1相：肘関節伸筋 ── 静止性収縮
2. 2相：肘関節屈筋 ── 求心性収縮
3. 3相：肘関節伸筋 ── 静止性収縮
4. 4相：肘関節伸筋 ── 求心性収縮
5. 5相：肘関節伸筋 ── 静止性収縮

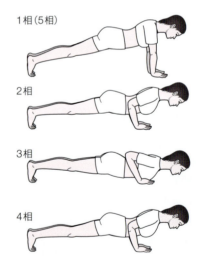

解法ポイント

活動している筋群と筋収縮の種類①

⚠️ ここがポイント

2相では，"見かけ上の動き"は肘関節屈曲ですが，肘関節屈筋が作用して肘関節が屈曲するのではなく，重力による急激な身体落下を防ぐために肘関節伸筋が遠心性に作用しています〔 3-74 参照〕．
地球上のすべての物体は地球の中心に向かって引っ張られるため(ニュートンの万有引力の法則)，空間にある物体に重力以外の力が働かなければ急激に落下します．腕立て伏せの2相では，重力による急激な身体落下を防ぐために上腕三頭筋などの肘関節伸筋がブレーキをかけながらゆっくりと肘関節を

屈曲させます．この運動は"見かけ上"は肘関節が屈曲するので，肘関節屈筋である上腕二頭筋(肘関節屈筋)が作用していると考えてしまいがちですので注意してください．もし，このとき上腕二頭筋が働けば，さらに急激な身体落下が生じてしまいます．

一般に，ある筋がブレーキをかけるように遠心性に機能しているときは，その筋の作用方向(求心性に作用しているときの関節運動方向)とは逆方向の"見かけ上"の運動が起こります．

腕立て伏せの運動分析を以下に示します．

腕立て伏せは5相に区分することができます．
- 1相：開始肢位，前傾支持
- 2相：下方への運動
- 3相：床上での停止
- 4相：上方への運動
- 5相：終了肢位，1相と同じ

相	観察された関節運動	活動している筋群	筋収縮の種類
1	なし	伸筋	静止性収縮
2	屈曲	伸筋	遠心性収縮
3	なし	伸筋	静止性収縮
4	伸展	伸筋	求心性収縮
5	なし	伸筋	静止性収縮

解答…2

問題-5 腕立て伏せの関節肢位保持に必須な筋群で誤っているのはどれか．
1. 頭・頸椎部伸筋群
2. 胸・腰椎部伸筋群
3. 股関節屈筋群
4. 膝関節伸筋群
5. 足関節底屈筋群

活動している筋群と筋収縮の種類 ②

ここがポイント
2相および4相における関節運動と活動している筋群，筋収縮の種類を 3-74 に示します．重力が体幹を伸展させようとするため，胸・腰椎部では屈筋群が活動します．

解答…2

CHECK LIST

- □ 一側の中殿筋が機能しない場合に，他側の骨盤が落下する現象を何という？
  A. トレンデレンブルグ現象
- □ 腓骨神経麻痺ではどのような歩行がみられる？
  A. 鶏歩または鶏状歩行(馬脚歩行)
- □ 大腿直筋が短縮するとどのような現象がみられる？
  A. 尻上がり現象
- □ 腸腰筋の短縮があるとき，反対側の股関節を屈曲させると同側の股関節はどうなる？
  A. 屈曲する
- □ 大腿直筋の短縮があるとき，反対側の股関節を屈曲させると同側の膝関節はどうなる？
  A. 伸展する
- □ 一側の胸鎖乳突筋が収縮すると，頭部はどうなる？
  A. 伸展し，同側に側屈し，反対側に回旋する

Summaries …要点を覚えよう！

3-74 腕立て伏せの2相と4相で働く筋

腕立て伏せでの2相と4相における，観察される関節運動，活動している筋群，筋収縮の種類を以下に示します．胸椎・腰椎部および股関節では屈筋群が静止性に活動していることに注意しましょう．

相	関節名	観察される関節運動	活動している筋群	筋収縮の種類
2相 下方運動	肩甲帯	内転	外転筋群	遠心性
	肩関節	伸展	屈筋群	遠心性
	肘関節	屈曲	伸筋群	遠心性
	頸椎	なし	伸筋群	静止性
	胸椎・腰椎	なし	**屈筋群**	静止性
	股関節	なし	**屈筋群**	静止性
	膝関節	なし	伸筋群	静止性
	足関節	なし	底屈筋群	静止性
4相 上方運動	肩甲帯	外転	外転筋群	求心性
	肩関節	屈曲	屈筋群	求心性
	肘関節	伸展	伸筋群	求心性
	頸椎	なし	伸筋群	静止性
	胸椎・腰椎	なし	屈筋群	静止性
	股関節	なし	屈筋群	静止性
	膝関節	なし	伸筋群	静止性
	足関節	なし	底屈筋群	静止性

D 姿勢

姿勢

問題-1 立位時の筋活動について誤っているのはどれか．
1. 下腿ではヒラメ筋の活動が中心となる．
2. 安静立位時に大腿直筋は持続的に活動する．
3. 直立位では腹筋よりも脊柱起立筋の活動が大きい．
4. 直立不動姿勢では身体各部の拮抗筋は同時収縮する．
5. 休めの姿勢では支持足側の体幹筋の活動が大きい．

立位時の筋活動

1. 重心線が足関節よりも前方を通るため，重力のモーメントは足関節背屈に作用し，身体を前方に倒そうとする．これに対抗するために，主に**ヒラメ筋**が活動し，**腓腹筋**がときどき活動する．
2. 重心線が膝関節のやや前方を通るため，重力のモーメントは**膝関節伸展**に作用し，膝関節を伸展しようとする．したがって，安静立位時には膝関節伸筋である大腿直筋は持続的に収縮する必要はなく，**非持続的**に収縮する．
3. 重心線が第4腰椎のやや前方を通るため，重力のモーメントは**脊柱屈曲**に作用する．これに対抗するために**脊柱起立筋群**が活動する．
4. 直立不動姿勢（気をつけの姿勢）では**抗重力筋**と**拮抗筋**の同時収縮がみられる．
5. 休めの姿勢では支持足側の**腓腹筋**，**前脛骨筋**，**体幹筋**が活動し，休足側の**体幹筋**と**下肢筋**はほとんど活動しない．

! ここがポイント
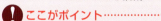
静止（安静）立位時には，立位姿勢を乱そうとする重力に対して，主要姿勢筋群（**頸部伸筋群**，**脊柱起立筋**，**ハムストリングス**，**ヒラメ筋**）が作用し，身体動揺を最小限にしています〔**3-75** 参照〕．このとき，立位姿勢を保持するのに必要な筋活動やエネルギー消費が最小となっています．**ヒラメ筋**には持続的な活動がみられますが，**ハムストリングス**や**大腿四頭筋**は必要に応じて非持続的に活動します．

解答…2

問題-2 骨盤の前傾について誤っているのはどれか．〔類似問題 40PM046〕
1. 腰椎を後彎させる． 2. 円背で減少する． 3. 肥満で増加する．
4. 腹筋の活動により減少する． 5. 長座位で減少する．

骨盤の前傾

1. 骨盤の前傾は腰椎を**前彎**させる．
2. 骨盤の前傾は**円背**で**減少**する．
3. 骨盤の前傾は**肥満**や**腸腰筋の短縮**で増加する．
4. 骨盤の前傾は**腹筋の活動**により減少する．
5. 骨盤の前傾は**長座位**で減少する．長座位ではハムストリングスが緊張するため，骨盤後傾位となりやすい．

> **ここがポイント**
> 立位時，骨盤が前傾すると腰椎の**前彎**が強くなり，腰椎の後方組織（椎間関節など）へのストレスが増加し，腰痛の一因となります．腰痛体操として腹筋と大殿筋を活動させることにより骨盤を後傾させると，腰椎の前彎が減少し，腰椎の後方組織へのストレスが軽減します．

解答…1

問題-3 正しいのはどれか．
1. 側臥位で下側の上下肢を屈曲すると安定する．
2. 四つ這い位では両膝・下腿に約40％の荷重が加わる．
3. 椅座位の重心線は足底面の前方を通る．
4. 膝立ち位の支持基底面は両下腿で形成される．
5. 立位時には腸骨大腿靱帯が弛緩する．

立位姿勢と安定性

1. 側臥位で下側の上下肢を屈曲すると，支持基底が広がり安定する．
2. 四つ這い位では両膝・下腿に**約60％**の荷重が加わる．
3. 椅座位の重心線は足底面の**後方**を通る．
4. 膝立ち位の支持基底面は**両下腿**と**両足部**で形成される．
5. 立位時には股関節の前面に位置する腸骨大腿靱帯が**緊張**する〔**3-76** 参照〕．

> **ここがポイント**
> 安定性は平衡状態（力学的に安定した状態）を維持しようとする性質であり，"平衡状態からの変位に対する物体の抵抗"としてとらえることができます．安定性は以下の場合に低下します．
> ① **重心の位置が高い．**
> ② **支持基底面が狭い．**
> ③ **支持基底内の重心線位置が中心から離れている．**
> ④ **質量が小さい．**
> ⑤ **接触面の摩擦抵抗が小さい．**
> ⑥ **単一構造ではなく，分節構造である．**

解答…1

問題-4 成人の正常立位姿勢で正しいのはどれか． 〔54PM074〕
1. 腰仙角は約10°である．
2. 胸椎と仙椎は前彎を示す．
3. 矢状面上における重心は仙骨の後方に位置する．
4. 矢状面上における身体の重心線は足関節中心を通る．
5. 両上前腸骨棘と恥骨結節を含む面は前額面とほぼ一致する．

成人の正常立位姿勢

1. 腰仙角は**約30～35°**である．
2. **頸椎**と**腰椎**は前彎を示し，胸椎と仙椎は**後彎**を示す．

3. 矢状面上における重心は，仙骨の前方（第2仙椎の前方）に位置する．
4. 矢状面上における身体の重心線は足関節の前方を通る．
5. 両上前腸骨棘と恥骨結節を含む面は前額面とほぼ一致する．

! ここがポイント

S1上縁と水平線のなす角度を腰仙角といいます．腰仙角は腰椎前彎が強くなると増加し，腰椎前彎が減少すると減少します．また，両上前腸骨棘と恥骨結合を含む面は前額面とほぼ一致します．

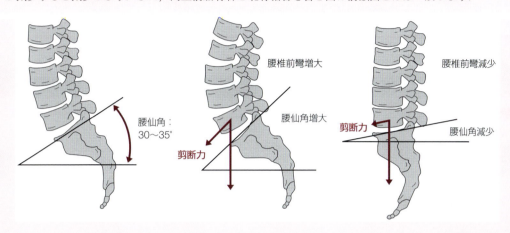

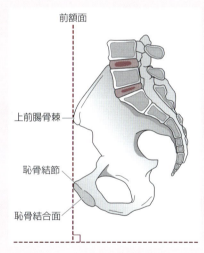

解答…5

CHECK LIST

□ 安静立位時に主に活動する下腿の筋は？
　A. ヒラメ筋

□ 安静立位時に大腿直筋はどのように活動する？
　A. 非持続的に活動する

□ 直立位で脊柱への重力のモーメントに対抗する筋は？
　A. 脊柱起立筋

□ 直立不動姿勢ではどの筋の同時収縮がみられる？
　A. 抗重力筋と拮抗筋

□ 休めの姿勢で筋活動が大きいのはどちら側の体幹筋？
　A. 支持足側

□ 安静立位時に働く主要姿勢筋群に含まれる筋は？
　A. ① 頸部伸筋群，② 脊柱起立筋，③ ハムストリングス，④ ヒラメ筋

□ 骨盤を前傾させる要因は？
　A. 腰椎前彎，肥満，腸腰筋の短縮
□ 骨盤の前傾を減少させるのは？
　A. 円背，長座位，腹筋の活動
□ 四つ這い位で両膝・下腿にかかる荷重の割合は？
　A. 約60%

□ 安定性を低下させる要因は？
　A. ① 重心位置が高い
　② 支持基底面が狭い
　③ 支持基底内の重心線位置が中心から離れている
　④ 質量が小さい
　⑤ 床との接触面の摩擦抵抗が小さい
　⑥ 単一構造ではなく，分節構造である

Summaries …要点を覚えよう！

3-75 抗重力筋

　重力に対抗して立位姿勢を保持する働きを抗重力機構といい，これに関与する筋群を抗重力筋といいます．抗重力筋の作用は，基本的立位姿勢からの重心線のずれを補正することにあります．どの筋が活動するかは，重心線と各関節との位置関係により異なります．
　① 頸部伸筋群，② 脊柱起立筋，③ ハムストリングス，④ ヒラメ筋は主要姿勢筋群と呼ばれています．

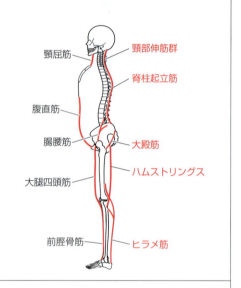

3-76 腸骨大腿靭帯

　腸骨大腿靭帯は人体で最強の靭帯であり，下前腸骨棘から扇状に広がり，転子間に付きます．形状が逆Y字型をしていることからY靭帯ともいいます．この靭帯は股関節を伸展させると緊張します．
　立位では，重心線が股関節の後方を通るため，重力によるモーメントは股関節伸展に作用します．これに対抗するのが腸腰筋と腸骨大腿靭帯です．

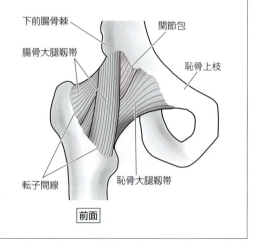

D 姿勢

重心・重心線

問題-1 立位姿勢の重心線について正しいのはどれか．
1. 環椎後頭関節の前方を通る．
2. 肩関節の後方を通る．
3. 股関節の前方を通る．
4. 膝関節の後方を通る．
5. 足関節の後方を通る．

立位姿勢の重心線

1. 重心線は環椎後頭関節の**前方**(乳様突起または耳垂の後方)を通る．
2. 重心線は肩関節の**前方(肩峰)**を通る．
3. 重心線は股関節の**後方(大転子)**を通る．
4. 重心線は膝関節の**前方(膝蓋骨後面または膝前後径の前1/3)**を通る．
5. 重心線は足関節の**前方(外果の5〜6 cm前方)**を通る．

❗ここがポイント
地球上の物体には重力が働きます(万有引力の法則)．重力の方向は平行であるため，物体に作用する重力の作用点を1点に合成することができます(平行四辺形の法則)．このような点を物体の**重心点**(あるいは単に重心)または**質量中心**といい，この点を通る垂直線を**重心線**といいます．
立位姿勢で重心線がどこを通るかを覚える必要があります〔 3-77 ▶ 参照〕．過去問では矢状面上の解剖学的指標が出題されています．

解答…1

問題-2 立位時の重心について正しいのはどれか．
1. 人体の重心は第5腰椎後方にある．
2. 成人男性の重心の位置は足底から計測して身長の65%の位置にある．
3. 重心の位置は成人よりも小児のほうが相対的に高い．
4. 閉眼では重心動揺が減少する．
5. 重心動揺は前後に比べて左右で大きい．

立位時の重心

1. 人体の重心は骨盤内で**第2仙椎のやや前方**にある．
2. 重心の位置を足底から計測すると，成人男性では身長の**約56%**，女性では**約55%**の位置にある．
3. 重心の位置は小児では成人よりも相対的に**高く**，立位は不安定となる〔 3-78 ▶ 参照〕．
4. 閉眼では重心動揺が**増加**する．
5. 重心は**前後**方向に大きく揺れる．

❗ここがポイント
立位では重心線が足関節の前方を通るため，重力は**身体を前方に倒そう**とします．これに対してヒラ

メ筋などが後方に戻すように作用するため，**前後方向の動揺**が起こります．立位での重心動揺は**閉眼**や**加齢**によって大きくなります．

　重心動揺は，幼児期から10歳代後半までは年齢の増加に伴って減少し，20歳代で最小となります．その後次第に増加し，70歳代以降では著しく大きくなります．成人の重心動揺速度は **0.7〜0.9 cm/秒**です．

解答…3

問題-3 成人の静止立位について正しいのはどれか．2つ選べ． 〔45PM073〕
1. 重心位置は第2腰椎の前方にある．
2. 小児よりも身長に対する重心位置が高い．
3. 頭部の重心線は環椎後頭関節の前方を通る．
4. 重心線は膝関節軸の後方を通る．
5. 重心線は足関節軸の前方を通る．

解法ポイント

成人の静止立位

ここがポイント

　問題1と問題2の知識を総合して解いてください．重心線は，環椎後頭関節，肩関節，膝関節，足関節の**前**方を通りますが，股関節の**後**方を通ります．

解答…3，5

CHECK LIST

□ 物体に作用する重力の作用点を何という？
　A. 重心点（重心）または質量中心
□ 重心を通る垂直線を何という？
　A. 重心線
□ 重心線が通る主な部位は？
　A. 環椎後頭関節の前方（乳様突起，または耳垂の後方）
　　肩関節の前方（肩峰）
　　股関節の後方（大転子）
　　膝関節の前方（膝蓋骨後面または膝前後径の前1/3）
　　足関節の前方（外果の5〜6 cm前方）

□ 人体の重心はどこにある？
　A. 骨盤内で第2仙椎のやや前方．成人男性では身長の約56％，女性では約55％の位置
□ 重心動揺が大きい方向は？
　A. 前後方向
□ 重心動揺が大きくなる要因は？
　A. 閉眼や加齢
□ 重心動揺が最小となる年代は？
　A. 20歳代

Summaries …要点を覚えよう！

3-77 立位姿勢の重心線

理想的な立位姿勢では，重心線が以下のような解剖学的指標を通ります．このような解剖学的指標が一直線上に整列しているか否かによって立位姿勢のアライメントを評価します．

前額面
① 外後頭隆起
② 棘突起
③ 殿裂
④ 両膝関節内側の中央
⑤ 両内果間の中間

矢状面
① 乳様突起（耳垂の後方；環椎後頭関節の前方）
② 肩峰（肩関節の前方）
③ 大転子（股関節の後方）
④ 膝関節のやや前方（膝蓋骨後面；膝前後径の前 1/3）
⑤ 外果の前方 5～6 cm（足関節の前方）

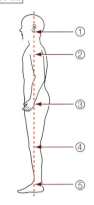

3-78 胎児から成人までの重心位置の変化

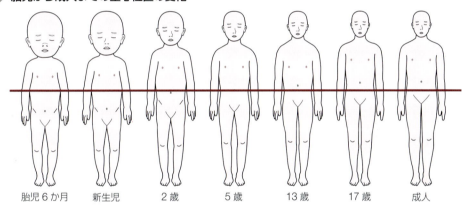

胎児6か月　新生児　2歳　5歳　13歳　17歳　成人

＊身長を 100％ としたときの，重心位置を横線で示す．小児では相対的に重心位置が高い．

E 歩行

基礎医学 113 歩行の基本用語

問題-1 歩行周期について誤っているのはどれか．
1. 一側の踵接地から次の他側の踵接地までの動作を一歩という．
2. 一側の踵接地から次の他側の踵接地までの距離を歩幅という．
3. 一側の踵接地から次の同側の踵接地までの動作を重複歩という．
4. 一側の踵接地から次の同側の踵接地までの距離を重複歩長という．
5. 重複歩での両足の前額面での間隔を足角という．

解法ポイント

歩行周期

⚠️ **ここがポイント**

足角とは，進行方向に対して足の長軸がなす角度をいいます．
まず，歩行に関係する基本的な用語を覚えましょう〔 3-79 参照〕．
一側の踵が接地してから次に他側の踵が接地するまでの動作を**一歩**といい，このときの左右の踵間の距離（一歩の距離）を**歩幅**といいます．自由歩行時の歩幅は 50〜80 cm です．
これに対して，一側の踵が接地してから次に同側の踵が接地するまでの動作を**重複歩**または**歩行周期**といいます．歩行周期は歩行の基本単位です．一側の踵が接地して，次に同側の踵が接地するまでの距離を**重複歩長（重複歩距離）**といいます．前額面での両踵間の距離（進行方向に対して直角）を**歩隔（または重複歩幅）**といいます．
重複歩長は身長が高くなると**長く**なり，速い歩行で**長く**なります（自由歩行では身長の 80〜90%，速い歩行では 100〜110%）．小児や高齢者は**重複歩長**が短く，**歩行速度**が低下します．

解答…5

問題-2 歩行率について誤っているのはどれか．
1. ケイデンスあるいは歩調ともいう．
2. 1分間の重複歩数で表示する．
3. 歩行速度は歩幅×歩行率で計算できる．
4. 一般に男性より女性で高い．
5. 壮年以降は加齢に従い低下する．

解法ポイント

歩行率

⚠️ **ここがポイント**

歩行率は1分間の重複歩数ではなく，1分間の**歩数**で表示します．単位時間内の歩数を**歩行率**（あるいは**ケイデンス**，**歩調**）といい，通常，**1分間の歩数**(steps/分)で表します．歩行率は**身長（下肢長）**，**年齢**，**性別**，**環境**などにより異なります．歩行率は 67〜148 steps/分 の範囲で，平均すると男性は 110 steps/分，女性は 116 steps/分 です．

解答…2

E 歩行

CHECK LIST

- ☐ 一側の踵接地から他側の踵接地までの動作は？
  - A. 一歩
- ☐ 一側の踵接地から同側の踵接地までの動作は？
  - A. 重複歩（歩行周期）
- ☐ 一側の踵接地から他側の踵接地までの距離は？
  - A. 歩幅
- ☐ 一側の踵接地から同側の踵接地までの距離は？
  - A. 重複歩長（重複歩距離）
- ☐ 前額面での両踵の間隔は？
  - A. 歩隔（重複歩幅）
- ☐ 進行方向に対して足の長軸がなす角度は？
  - A. 足角
- ☐ 自由歩行時の歩幅は何 cm？
  - A. 50〜80 cm
- ☐ 重複歩長は身長が高いとどうなる？
  - A. 長くなる
- ☐ 重複歩長は速い歩行でどうなる？
  - A. 長くなる
- ☐ 小児や高齢者の重複歩長と歩行速度の特徴は？
  - A. 重複歩長が短く，歩行速度が遅い
- ☐ 1分間の歩数を何という？
  - A. 歩行率（ケイデンス，歩調）
- ☐ 歩行速度，歩幅，歩行率の関係は？
  - A. 歩行速度＝歩幅×歩行率
- ☐ 男性と女性の平均的な歩行率は？
  - A. 男性：110 steps/分，女性：116 steps/分

Summaries …要点を覚えよう！

3-79 歩幅，重複歩長，歩隔，足角

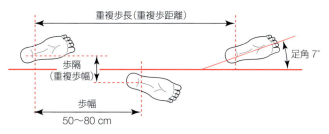

- **一歩**：一側の踵が接地してから次に他側の踵が接地するまでの動作
- **歩幅**：左右の踵間の距離（一歩の距離）
- **歩隔（重複歩幅）**：前額面での両踵間の距離（進行方向に対して直角）
- **重複歩（歩行周期）**：一側の踵が接地してから，次に同側の踵が接地するまでの動作
- **重複歩長（重複歩距離）**：一側の踵が接地して，次に同側の踵が接地するまでの距離
- **足角**：進行方向に対して，足の長軸がなす角度

歩幅，重複歩長，歩隔，足角の違いに注意しましょう！

E 歩行

114 歩行周期

問題-1 歩行について正しいのはどれか．2つ選べ．
1. 歩行の1周期は一側の踵接地から他側の踵接地までである．
2. 正常歩行の遊脚相は歩行周期の約25%を占める．
3. 両脚支持期は1歩行周期に1回ある．
4. 走行時には二重支持期が消失する．
5. 歩行速度は約4.5 km/時である．

> **解法ポイント**
>
> **歩行周期**
>
>
> 1. 歩行の1周期は<u>一側の踵接地</u>から<u>同側の踵接地</u>までである．
> 2. 正常歩行の遊脚相は歩行周期の約 **40%** を占め，立脚相は歩行周期の約 **60%** を占める．
> 3. 両脚支持期は1歩行周期に **2回** あり，全歩行周期の **20%（10%×2回）** を占める．
> 4. 走行時には<u>二重支持期</u>（両脚支持期，同時定着時期ともいう）が消失する．
> 5. 歩行速度には個人差（2.2〜7.5 km/時）がみられるが，平均すると男性は **4.8 km/時**，女性は **4.5 km/時** である．
>
> **❗ ここがポイント**
> 歩行周期は<u>立脚相</u>と<u>遊脚相</u>に分けられます．立脚相の前半は遊脚相で失われた体幹のバランスを回復する抑制期であり，後半（立脚中期以降）は足趾が地面を蹴って推進力が加わる**推進期**です．立脚相は① **踵接地**，② **足底接地**，③ **立脚中期**，④ **踵離地**，⑤ **足趾離地** に分けられ，遊脚相は① **加速期**（下肢が体幹の後方にある），② **遊脚中期**（下肢が体幹の真下にある），③ **減速期**（下肢が体幹の前方に振り出されている）に分けられます〔 3-80 ▶参照〕．

解答…4，5

問題-2 歩行について誤っているのはどれか．
1. 速い歩行では重複歩時間が短くなる．
2. 一側下肢の立脚相と遊脚相の比率は1：1である．
3. 速い歩行では歩幅が増加する．
4. 自由歩行時の歩幅は50〜80 cmである．
5. 速度にかかわらず立脚相は遊脚相より長い．

> **解法ポイント**
>
> **歩行率**
>
>
> 1. 歩行速度が速くなると<u>重複歩時間</u>は短くなる．
> 2. 歩行周期では，立脚相が約 **60%**，遊脚相が約 **40%** を占めるため，その比率は **3：2** となる〔 3-80 ▶参照〕．
> 3. **歩行速度＝歩幅×歩行率** であるので，歩行率が一定の場合，歩行速度と歩幅は比例するため，速い歩行では歩幅が増加する．
> 4. 自由歩行時の歩幅は **50〜80 cm** である．
> 5. 歩行速度が速くなると<u>立脚相</u>と<u>同時定着時期</u>の占める比率が減少するが，走行にならない限り，<u>立脚相</u>は<u>遊脚相</u>より長くなる．

解答…2

E 歩行

CHECK LIST

- □ 歩行の1周期とは何から何までを指す？
  - A. 一側の踵接地から同側の踵接地まで
- □ 歩行周期において立脚相と遊脚相はそれぞれ約何パーセントを占める？
  - A. 立脚相は60％，遊脚相は40％
- □ 両脚支持期は1歩行周期に何回ある？
  - A. 2回
- □ 両脚支持期が歩行周期に占める割合は？
  - A. 20％（10％×2回）
- □ 走行時に消失するのは？
  - A. 両脚支持期（二重支持期，同時定着時期）
- □ 平均歩行速度は男性と女性でそれぞれどれくらい？
  - A. 男性：4.8 km/時，女性：4.5 km/時
- □ 立脚相の前半にあり，遊脚相で失われた体幹のバランスを回復する時期を何という？
  - A. 抑制期
- □ 立脚中期以降に足趾が地面を蹴って前へ進む力が加わる時期を何という？
  - A. 推進期
- □ 立脚相を5つに分けると，どのような順番になる？
  - A. 踵接地→足底接地→立脚中期→踵離地→足趾離地
- □ 遊脚相を3つに分けると，どのような順番になる？
  - A. 加速期→遊脚中期→減速期
- □ 歩行速度が速くなると重複歩時間はどうなる？
  - A. 短くなる
- □ 立脚相と遊脚相の比率は？
  - A. 3：2（立脚相が60％，遊脚相が40％）
- □ 速い歩行では歩幅はどうなる？
  - A. 増加する（歩行速度＝歩幅×歩行率）
- □ 歩行速度が速くなると減少するのは？
  - A. 立脚相と同時定着時期

3-80 歩行周期

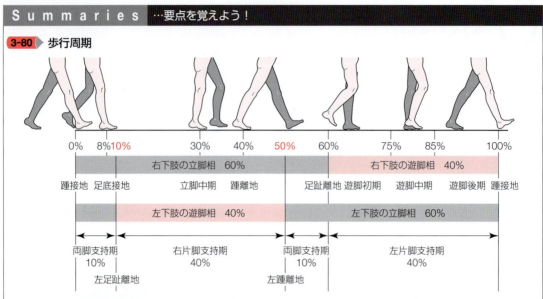

	歩行周期	用語	定義	対側下肢
立脚相 (60%)	0%	踵接地	踵が接地する瞬間	
	8%	足底接地	足底全体が接地する瞬間	10% 対側足趾離地
	30%	立脚中期	体重が支持側下肢を通過する瞬間(注) →立脚相の50%	25〜35% 遊脚中期
	40%	踵離地	踵が離れる瞬間	
	60%	足趾離地	足趾が離れる瞬間	50% 踵接地
遊脚相 (40%)	60〜75%	遊脚初期(加速期)	足趾離地から遊脚中期まで 下肢が体幹の後方にある．	
	75〜85%	遊脚中期	遊脚足部が立脚足部を通過する． 下肢が体幹の直下にある．	立脚中期
	85〜100%	遊脚後期(減速期)	立脚中期から足部接地まで 下肢が体幹の前方に振り出されている．	90% 踵離地

注）矢状面で大転子が支持足部中央の垂直線上にある．

E 歩行

115 異常歩行

問題-1 つま先歩きになるのはどれか．2つ選べ．

1. 大殿筋筋力低下
2. 大腿四頭筋筋力低下
3. 3 cm 以上の脚長差
4. 30°膝関節屈曲拘縮
5. 脛骨神経麻痺

解法ポイント

つま先歩き

1. 大殿筋筋力低下では**大殿筋歩行**がみられるが，つま先歩きにはならない．
2. 大腿四頭筋筋力低下では**膝折れ**や**反張膝**がみられるが，つま先歩きはみられない．
3. 成人では 3 cm 以上の脚長差があると，立脚相に**尖足位（つま先歩き）**となりやすい．3 cm 未満の脚長差では，**他の身体部位の代償**によって異常歩行がみられない．脚長差が 5 cm 以上になると，長いほうの下肢の股関節や膝関節が遊脚相に過度に屈曲する．
4. 膝関節の 30°以上の屈曲拘縮では立脚相の患側下肢の**踵接地**が困難であり，つま先歩きとなる．30°未満の屈曲拘縮では**速い歩行**で異常が明らかとなる．
5. 脛骨神経麻痺では**腓腹筋**や**足趾屈筋**が麻痺し，**足関節底屈運動**が障害されるため，障害側の**立脚後期の推進力**が低下する（踵足）．

⚠ ここがポイント

上記のほかに，**膝関節痛**がみられるときにも膝関節が 20〜30°の屈曲位になりやすく，つま先歩行がみられます．また，**痛み**がみられるときは，患側下肢を**ゆっくり**と接地し，立脚相を**短く**して痛みを避ける**逃避性歩行**がみられます〔 **3-81** 参照〕．

解答…3, 4

問題-2 誤っている組み合わせはどれか．

1. 分回し歩行 ── 脳卒中片麻痺
2. 酩酊歩行 ── ギラン・バレー症候群
3. 小刻み歩行 ── パーキンソン病
4. 鶏状歩行 ── 腓骨神経麻痺
5. アヒル歩行 ── デュシェンヌ型筋ジストロフィー

解法ポイント

異常歩行と疾患①

⚠ ここがポイント

選択肢 2.以外の組み合わせはすべて正しい（組み合わせを覚えましょう）．酩酊歩行は**体幹動揺**が大きく，バランス低下を補うために**両足の間隔（歩隔）**を広くとる不安定な歩行で，**脊髄性，小脳性，前庭性運動失調**などの協調運動障害でみられます．ギラン・バレー症候群ではこのような酩酊歩行（失調歩行）はみられません．主な異常歩行とその原因となる疾患・障害を **3-82** に示します．

解答…2

問題 - 3 誤っている組み合わせはどれか.

1. 酩酊歩行 —— 小脳性運動失調
2. はさみ歩行 —— 痙直型脳性麻痺
3. 蹴り足歩行 —— パーキンソン病
4. 間欠性跛行 —— 腰部脊柱管狭窄症
5. トレンデレンブルグ歩行 —— 中殿筋麻痺

解法ポイント

異常歩行と疾患 ②

❗ ここがポイント

選択肢3.以外の組み合わせはすべて正しい（組み合わせを覚えましょう）．パーキンソン病では<u>前屈姿勢</u>で歩幅が短く，足底を床に擦るような<u>小刻み歩行</u>や，速度が速くなり制御ができなくなる<u>加速歩行（突進現象）</u>，<u>すくみ足</u>（最初の1歩の振り出しが困難で，地面から足が離れない）がみられます．蹴り足歩行は一側性小脳障害でみられます〔 3-82 参照〕．

解答…3

CHECK LIST

- □ 30°以上の膝関節屈曲拘縮や3 cm以上の脚長差でみられる歩行は？
  A. つま先歩行
- □ 脊髄性，小脳性，前庭性運動失調などでみられる歩行は？
  A. 酩酊歩行
- □ パーキンソン病でみられる歩行は？
  A. 小刻み歩行，加速歩行，すくみ足
- □ 脳卒中片麻痺や膝関節伸展拘縮でみられる歩行は？
  A. 分回し歩行
- □ 腓骨神経麻痺でみられる歩行は？
  A. 鶏状歩行（鶏歩：遊脚相に膝を高く上げ，足趾から接地する）
- □ デュシェンヌ型筋ジストロフィーでみられる歩行は？
  A. アヒル歩行（動揺歩行）
- □ 痙直型脳性麻痺でみられる歩行は？
  A. はさみ歩行
- □ フリードライヒ病でみられる歩行は？
  A. 失調歩行，踵打ち歩行
- □ 大殿筋の筋力低下でみられる歩行は？
  A. 大殿筋歩行
- □ 中殿筋の筋力低下でみられる歩行は？
  A. トレンデレンブルグ歩行

Summaries …要点を覚えよう！

3-81 筋力低下による異常歩行

どこの筋が低下するとどのような異常歩行や徴候が出現するかを覚えましょう．

筋	異常歩行
大殿筋	立脚相での股関節伸展位保持が困難になるため，立脚相に重心線が股関節の後方を通るように体幹と骨盤を後方へ引いた大殿筋歩行となる．
中殿筋	患側下肢の立脚相で対側の骨盤が下がるトレンデレンブルグ徴候や，代償的に頭部や体幹を患側に傾けるトレンデレンブルグ歩行(中殿筋歩行，デュシェンヌ歩行)がみられる．筋ジストロフィーのような両側障害では左右に骨盤を振って歩くアヒル歩行(動揺歩行)がみられる．動揺は立脚期から遊脚相の移行期に著しい．
大腿四頭筋	立脚相での膝折れ(膝関節屈曲)を防止するために，体幹を前屈し，大腿前面に手掌を付いて膝を過伸展位に保持して歩くか，膝関節が過剰に伸展する反張膝(膝関節過伸展)になりやすい．下肢を外旋位にして膝関節屈曲を防止することもある．
前脛骨筋	垂れ足(下垂足)となり鶏歩(鶏状歩行または馬脚歩行)がみられる．

3-82 主な異常歩行とその原因となる疾患・障害

異常歩行	概要	原因となる疾患など
分回し歩行	遊脚相に下肢で半円を描くような歩行	脳卒中片麻痺(痙性片麻痺)，膝関節伸展拘縮
はさみ歩行	股関節内転筋の痙性のため股関節が内転位となる．	痙性対麻痺，痙直型脳性麻痺，脳卒中片麻痺(痙性片麻痺)
小刻み歩行	前屈姿勢で，歩幅が短く，足底を地面に擦る．	パーキンソン病，パーキンソン症候群，高齢者の多発性ラクナ型小梗塞
すくみ足歩行	最初の1歩の踏み出しが困難で，両足が地面に張り付く．	パーキンソン病
加速歩行	前傾姿勢で歩き始めると次第に歩幅が狭くなり，足の運びが速くなる．	パーキンソン病
酩酊歩行(よろめき歩行)	身体動揺の大きい，歩隔を広くした不安定な歩行	両側性小脳障害，前庭運動系障害
踵打ち歩行	深部感覚障害のため下肢の肢位や運動の情報を利用できず，視覚に頼って足下を見つめ，遊脚相に高く足を上げ，踵接地に続いて足底を地面に叩きつけるようにして立脚相に移行する．	脊髄性運動失調，フリードライヒ病
蹴り足歩行	患側下腿と足を投げ出すようにして歩く．	一側性小脳障害
尖足歩行	両下肢をつっぱり，足先を擦って歩く．	痙性対麻痺，脳性麻痺(痙直型)
鶏状歩行(鶏歩)，馬脚歩行	足先を下垂して，膝を高く上げて歩く．	腓骨神経麻痺，弛緩性対麻痺，坐骨神経麻痺，シャルコー・マリー筋萎縮症，肥厚性間質性神経炎
間欠性跛行	歩行時に腓腹部に痛みや脱力が生じるが，しばらく休息すると痛みが消失して歩行可能となる．	脊髄血管の血流障害，腰部脊柱管狭窄症(馬尾神経障害)，下肢の閉塞性動脈硬化

E 歩行

116 歩行時の筋活動

問題-1 歩行の遊脚期に働く筋で誤っているのはどれか．〔類似問題 41PM047〕

1. 腸腰筋
2. ハムストリングス
3. 下腿三頭筋
4. 前脛骨筋
5. 脊柱起立筋

解法ポイント

遊脚相に活動する筋①

1. 腸腰筋は立脚後期から遊脚初期に活動し，下肢の振り出しに関与する．
2. ハムストリングスは遊脚後期から立脚初期にかけて遠心性に作用し，下腿の前方への振り子運動を減速して踵接地させる．
3. 下腿三頭筋(腓腹筋・ヒラメ筋)は立脚相のみに活動する筋である．特に立脚後期に強く収縮し，蹴り出しの力(推進力)として作用する．
4. 前脛骨筋は歩行周期全般に活動する．特に，踵接地から足底接地までの足関節底屈運動を遠心性に制御する．
5. 脊柱起立筋は歩行周期全般に活動し，体幹の直立保持，側方動揺の制御に関与する．

！ここがポイント
下腿三頭筋は立脚相のみに活動する筋であることを覚えておきましょう．また，前脛骨筋と脊柱起立筋は歩行周期全般に活動することも重要なポイントです．他の筋の活動については 3-83 を参照してください．

解答…3

問題-2 歩行の立脚相初期に活動する筋で誤っているのはどれか．

1. 脊柱起立筋
2. 腸腰筋
3. 中殿筋
4. 大腿四頭筋
5. 前脛骨筋

解法ポイント

立脚相初期に活動する筋①

1. 脊柱起立筋は歩行周期全般に活動する筋であるため，立脚相初期にも活動する．
2. 腸腰筋は立脚後期から遊脚初期に活動し，下肢の振り出しに関与するため，立脚相初期には活動しない．
3. 中殿筋は主として立脚相に活動し，骨盤の安定性に関与する．
4. 大腿四頭筋は立脚相初期の膝関節屈曲運動を制御し，衝撃吸収に関与する．
5. 前脛骨筋は歩行周期全般に活動し，立脚初期には踵接地から足底接地までの足関節底屈運動を遠心性に制御する．

！ここがポイント
腸腰筋は立脚後期から遊脚初期に活動し，下肢の振り出しに関与する筋であることを覚えておきましょう！〔3-83 参照〕

解答…2

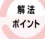 E 歩行

問題 - 3 歩行時の遊脚相に活動する筋で誤っているのはどれか．

1. 腹直筋
2. 腸腰筋
3. 大腿二頭筋
4. 長母趾伸筋
5. 後脛骨筋

解法ポイント

遊脚相に活動する筋 ②

ここがポイント

後脛骨筋は下腿三頭筋のように<u>立脚相のみに活動する筋</u>です．立脚相のみに活動する筋として，**下腿三頭筋**と**後脛骨筋**を覚えておきましょう〔 3-83 参照〕．

解答…5

問題 - 4 正常歩行時の遊脚相全般に最も強く活動する筋はどれか． 〔45AM025〕

1. 大殿筋
2. 大腿四頭筋
3. ハムストリングス
4. 前脛骨筋
5. 腓腹筋

解法ポイント

遊脚相に最も強く活動する筋

ここがポイント

遊脚相を含む歩行周期全般に活動する筋群は，**前脛骨筋**のほか，**脊柱起立筋**があります〔 3-83 参照〕．

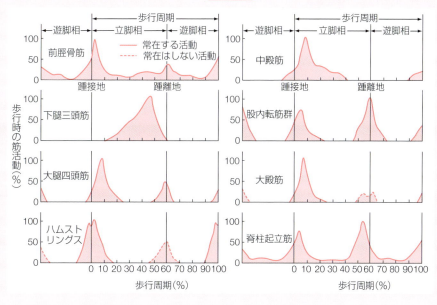

解答…4

問題 - 5 誤っている組み合わせはどれか． 〔40PM047〕

1. 踵接地直後の前脛骨筋 ── 遠心性収縮
2. 踵接地直後の大腿四頭筋 ── 求心性収縮
3. 踵離地時のヒラメ筋 ── 求心性収縮
4. 踵離地後の腸腰筋 ── 求心性収縮
5. 減速期のハムストリングス ── 遠心性収縮

立脚相初期に活動する筋②

!ここがポイント

踵接地から足底接地にかけて見かけ上は膝関節が屈曲していきますが，この動きはハムストリングスの求心性収縮ではなく，**大腿四頭筋**の**遠心性収縮**により制御されています．このときの膝関節屈曲は，踵接地による**衝撃吸収**と**重心の上下変位の減少**に役立っています．

歩行時の遠心性収縮による関節の制御の他の例としては，踵接地直後の**前脛骨筋**による**足関節底屈の制御**と，減速期（遊脚後期）の**ハムストリングス**による**膝関節伸展の制御**があります．合わせて覚えておきましょう！〔3-83 参照〕

解答…2

CHECK LIST

□ 立脚後期から遊脚初期に活動し，下肢の振り出しに関与する筋は？
　A. 腸腰筋

□ 立脚相のみに活動する2つの筋は？
　A. 下腿三頭筋と後脛骨筋

□ 歩行周期全般に活動する2つの筋は？
　A. 前脛骨筋と脊柱起立筋

□ 踵接地直後の前脛骨筋はどのように作用する？
　A. 遠心性に作用する

□ 踵接地から足底接地にかけて遠心性に作用し，衝撃吸収に関与する筋は？
　A. 大腿四頭筋

□ 遊脚期（減速期）に遠心性に作用する筋は？
　A. ハムストリングス

□ 立脚期に活動し，骨盤の安定性に関与する筋は？
　A. 中殿筋

Summaries …要点を覚えよう！

3-83 歩行時の筋活動と機能

筋	活動する時期	作用・働き
前脛骨筋	歩行周期全般 特に遊脚相から立脚相の移行期に活動	踵接地から足底接地までの足関節底屈運動を遠心性に制御する．遊脚相では下垂足にならないように足関節を背屈位に保つ．
脊柱起立筋		踵接地時の慣性と重力による体幹の前方屈曲を制限する．また，一側性に活動して体幹の側方動揺を制御する．
下腿三頭筋	立脚相のみ	立脚後期に強く収縮し，蹴り出しの力（推進力）として作用する．
後脛骨筋		
大殿筋	主として立脚相	股関節屈曲と回旋を制限する．
中殿筋		重心の左右方向の移動を制御する（骨盤の安定性に関与する）．
腸腰筋	立脚後期から遊脚初期	下肢の振り出しに作用する．
大腿四頭筋	遊脚相から立脚相の移行期 特に立脚相初期	膝関節の過度の屈曲を遠心性に制限して衝撃吸収に関与する．
ハムストリングス	遊脚後期から立脚初期	遠心性に作用し，下腿の前方への振り子運動を制御する．
股関節内転筋群	同時定着時期	骨盤の安定性に関与する．遊脚相の下肢の振り出しで左右方向の安定性に関与する．

E 歩行

歩行時の床反力とモーメント

問題-1 正常歩行時の床反力について誤っているのはどれか. 〔42PM047〕

1. 垂直分力は二峰性の波形を示す.
2. 垂直分力の最大値は体重を超える.
3. 左右分力は立脚中期には外向きに働く.
4. 前後分力は足底接地時には後ろ向きに働く.
5. 前後分力は踵離地時には前向きに働く.

解法ポイント

歩行時の床反力

1. 歩行時の床反力の垂直分力をグラフにすると**二峰性**の波形を示す. 主峰間の谷間の最も深いところは身体重心位置が最も**高い**とき(立脚中期)である.
2. 垂直分力の最大値(2つの主峰)はいずれも**体重**を超える.
3. 左右分力(側方分力)は最初の両脚支持期で方向が変化し, 単脚支持期では**内向き**に作用する.
4. 前後分力は踵接地で制動力として**後ろ向き**に働き, 単脚支持期の中ごろから**前向きの推進力**に変わる.
5. 前後分力は踵離地時には**推進力として前向き**に働く.

 ここがポイント

歩行時, 身体から床に力が加わると, 同じ力で床から反対向きの力が作用します〔**運動の第3法則(作用・反作用の法則)**〕. この力を**床反力**といいます. 床反力は**ストレインゲージ(歪み計)**や圧変換器が組み込まれた**フォースプレート**で測定され, **前後**, **左右**, **垂直方向の分力**として記録されます〔**3-84** 参照〕.

歩行周期を通して垂直分力は常に**上向き**ですが, 前後分力と側方分力の方向が変化します〔**3-85** 参照〕.

解答…3

問題-2 正常歩行時にモーメントが働く方向で正しいのはどれか.

1. 踵接地時に足関節背屈方向
2. 踵接地時に膝関節伸展方向
3. 踵接地時に股関節伸展方向
4. 足底接地時に足関節底屈方向
5. 踵離地時に足関節背屈方向

解法ポイント

歩行時のモーメント

1. 踵接地時には足関節は**底屈方向**に動くので, **足関節底屈方向**にモーメントが働いている.
2. 踵接地時には膝関節は**屈曲方向**に動くので, **膝関節屈曲方向**にモーメントが働いている.
3. 踵接地時には股関節は**伸展方向**に動くので, **股関節伸展方向**にモーメントが働いている.
4. 足底接地時には足関節は**背屈方向**に動くので, **足関節背屈方向**にモーメントが働いている.
5. 踵離地時には足関節は**底屈方向**に動くので, **足関節底屈方向**にモーメントが働いている.

 ここがポイント

物体をある支点を中心に回転させる力を, その**支点に関する力のモーメント(回転能)**といいます. 力のモーメント(M)は**支点から距離(a)**と**力(F)**の積で表されます($M=aF$). 力のモーメントは**力の大きさ, 力の向き, 支点から力の作用線までの距離**により決定されます〔**86** **バイオメカニクス(生体力学)**参

照(p.364)〕.

　歩行時の筋モーメント（関節モーメント）は床反力のデータと運動学的計測をもとにして計算することができますが，このような問題では単純に**関節が動く方向**に力が働き，その方向に**モーメント**が作用していると考えれば正解を導くことができます〔 **3-1** ▶参照(p.367)〕.

解答…3

CHECK LIST

- □ 床に加わるのと同じ力で反対向きに作用するのは？
  A. 床反力
- □ 垂直分力はグラフでどのような波形を示す？
  A. 二峰性
- □ 垂直分力の主峰が示す最大値はいずれも何を超える？
  A. 体重
- □ 主峰間の谷間の最深部ではどのような状態になる？
  A. 重心位置が最も高くなる（立脚中期に相当）
- □ 歩行周期を通して垂直分力の向きは？
  A. 上向き
- □ 側方分力は単脚支持期ではどのように作用する？
  A. 内向きに作用する
- □ 前後分力は足底接地時にはどのように働く？
  A. 制動力として後ろ向きに働く
- □ 前後分力は踵離地時にはどのように働く？
  A. 推進力として前向きに働く

Summaries …要点を覚えよう！

3-84 ▶ 床反力の3方向の分力

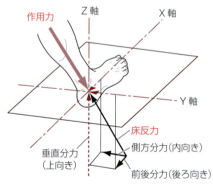

- **作用力**：歩行時に足底が床に接地した際，身体から床に伝わる力
- **床反力**：作用力に対する床からの反作用としての力．力の大きさは作用力と同じで，逆向きである．
　床反力は，垂直分力（Z軸），前後分力（X軸），側方分力（Y軸）に分けて分析することが可能です〔 **3-85** ▶参照〕.

〔中村隆一・ほか：基礎運動学 第6版. p.372, 医歯薬出版, 2003 より改変〕

3-85 床反力と歩行周期の関係

① **垂直分力(Z)**
2つの主峰をもち(二峰性)，いずれも体重を超える大きな力となる．

② **前後分力(X)**
踵接地で制動力として後ろ向き(＋)に働き，単脚支持期中ごろを境に前向き(－)の推進力に変換される．

③ **側方分力(Y)**
最初の両脚支持期で外向きから内向きに転じ，単脚支持期の間は内向きに働いている．

E 歩行

118 歩行時の重心点の変化

問題-1 歩行について誤っているのはどれか．
1. 重心点の高さは立脚中期に最大となる．
2. 重心点の上下移動の振幅は約 4.5 cm である．
3. 重心点の側方移動は立脚中期で最大になる．
4. 重心の上下・左右の移動が高振幅であるほうがエネルギー効率がよい．
5. エネルギー効率は快適歩行速度で最もよい．

解法ポイント

歩行時の重心点

1. 重心点の高さは**立脚中期**（歩行周期の 30% に相当）に最も高くなり，両脚支持期の中間点（歩行周期の 5% に相当；踵接地と考えてよい）で最も低くなる〔**3-86** 参照〕．
2. 重心点の上下移動の振幅は**約 4.5 cm** であり，左右移動（側方移動）の振幅は**約 3 cm** である〔**3-86** 参照〕．
3. 重心点の側方移動は**立脚中期**で最大となり，両脚支持期の中間点（歩行周期の 5% に相当；踵接地）で最小となる．
4. エネルギー消費の観点では，重心の上下，左右の移動を**必要最小限**にし，**滑らかに直線方向に進む**のが最も経済的な歩行となる．したがって，重心の上下，左右の移動が高振幅である歩行や極端に低振幅である歩行はエネルギー効率が**低下する**．
5. エネルギー効率は**快適歩行**（自由歩行）で最もよい．エネルギー効率が最もよい歩行速度を**至適速度（経済速度）**という．歩行速度が増加すると**消費エネルギー**が増加する．また，速度が遅くなると**姿勢保持**などに用いられるエネルギーが増加する．したがって，快適速度以外の歩行ではエネルギー効率が**低下する**．

解答…4

CHECK LIST

□ 重心の上下移動，側方移動の軌跡はいつ最高となり，いつ最低となる？
　A. 立脚中期に最高となり，踵接地（両脚支持期の中間点）に最低となる

□ 重心の上下移動の振幅はおよそどれくらい？
　A. 約 4.5 cm

□ 重心の側方移動の振幅はおよそどれくらい？
　A. 約 3 cm

□ 重心の移動が少ないとエネルギー効率はどうなる？
　A. 正常歩行より低下する

Summaries …要点を覚えよう！

3-86 歩行周期での重心の移動

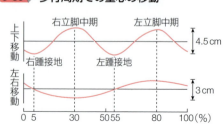

- 成人の重心は第 2 仙椎の前方に位置し，足底を基準にしたとき身長の **55〜56%** の高さとなっている．
- 歩行時の重心点の軌跡は上下移動・左右移動とも**立脚中期**（30% と 80%）に最大となり，両脚支持期の中間点（5% と 55%；踵接地に相当）に最小となる正弦曲線を描く．
- この曲線の振幅は上下移動で約 4.5 cm，左右移動で約 3 cm である．
- 重心移動は正常よりも大きくても，小さくても**エネルギー効率**は低下する．

E 歩行

歩行時の関節運動

問題-1 歩行時の股関節運動について正しいのはどれか．
1. 股関節は立脚中期に最も伸展する．
2. 股関節は遊脚相初期から屈曲する．
3. 歩行速度が増加すると最大伸展から屈曲に移行する時期が遅くなる．
4. 股関節屈曲・伸展は1歩行周期に2回ある．
5. 股関節の内旋が最大になるのは同側歩行周期の50％（踵離地）である．

解法ポイント

歩行時の股関節運動

1. 股関節は**踵離地**の直前で最も伸展する．立脚中期ではほぼ屈曲，伸展0°である〔 3-87 参照〕．
2. 股関節は**踵離地の直前（立脚相の最終段階）**で最大伸展位となったのち，屈曲する．股関節屈曲は**踵接地**の直前に最大となる〔 3-87 参照〕．
3. 歩行速度が増加すると最大伸展から屈曲に移行する時期が**早まる**．
4. 股関節屈曲・伸展は1歩行周期に**1回**ある〔 3-87 参照〕．踵接地後，支持脚の股関節は**伸展**を続け，**踵離地**（他側脚の踵接地）以降，遊脚相への準備として**屈曲**し始める．遊脚相に入ると**急速に屈曲**して，下肢が振り出される．
5. 股関節内旋は**歩行周期の50％（踵離地）**に最大になり，股関節外旋は**遊脚中期**に最大になる〔 3-87 参照〕．

解答…5

問題-2 歩行時の膝関節運動について正しいのはどれか．2つ選べ．
1. 踵接地時の膝関節は15°程度屈曲位である．
2. 立脚中期に膝関節は完全伸展位となる．
3. 膝関節屈曲角度は踵接地と立脚相後半で最小になる．
4. 膝関節は加速期〜遊脚中期に最も屈曲する．
5. 遊脚相の膝関節屈曲は最大135°に達する．

解法ポイント

歩行時の膝関節運動

1. 踵接地時には膝関節は**ほぼ伸展位**となる．
2. 立脚中期では完全伸展位ではなく，**わずかな屈曲**がみられる．
3. 膝関節は踵接地時には**ほぼ伸展位**となり，その後すぐに**屈曲**し，体幹が支持脚より前方に移動すると再び**伸展**するため，**踵接地**と**立脚相後半（踵離地）**で屈曲が最小となる．
4. 膝関節の最大屈曲は**加速期**に生じる．
5. 遊脚相の膝関節屈曲は**約60〜70°**である．

 ここがポイント

膝関節は**遊脚相の後半**で急速に伸展し始め，**踵接地**時，ほぼ伸展位となり立脚相に移行します．その後，膝関節は**足底接地**まで屈曲を続け，立脚中期後，**体重が支持脚に完全に加わる時期**に再び伸展し，**踵離地**に屈曲し始めます〔 3-88 参照〕．このような膝関節の屈曲-伸展-屈曲-伸展の運動を**二重膝作用（double knee action）**といい，踵接地時の**衝撃の軽減**および**重心の上下移動の振幅減少**に役

立っています.

解答…3, 4

問題-3 歩行について正しいのはどれか. 2つ選べ.
1. 足関節は1歩行周期に2回の背屈と底屈を行う.
2. 足関節は遊脚相の初期から中期にかけて背屈する.
3. 足関節の背屈角度は遊脚中期に最大となる.
4. 足関節の底屈角度は踵接地時に最大となる.
5. 同側の立脚中期に肩関節が最大伸展する.

解法ポイント

歩行時の足関節運動

1. 足関節は1歩行周期に**2回**背屈・底屈を行い，膝関節の屈曲・伸展と密接に関係する〔**3-89**▶ **3-90**▶ 参照〕.
2. 足関節は**遊脚相の初期**から**中期**にかけて**背屈**する〔**3-89**▶ 参照〕.
3. 足関節の背屈角度は**踵離地**で最大となる. 遊脚中期では**底背屈中間位**となる〔**3-89**▶ 参照〕.
4. 足関節の底屈角度は**足趾離地直後**に最大となる. 踵接地時には**底背屈中間位**からわずかに**底屈位**である.
5. 同側の**踵接地**に**肩関節**が最大伸展し，対側の踵接地時に最大屈曲する〔**3-94**▶ 参照〕.

⚠ **ここがポイント**
足関節は踵接地から足底接地後まで**底屈**します. その後，体幹が支持脚の前方へ移行するまで**背屈**し，再び**底屈**して踵離地となります. 足趾離地後は急速に**背屈**し，遊脚相に移行します.

解答…1, 2

問題-4 歩行中の矢状面上の関節運動を図に示す. この関節はどれか. 〔45AM074〕
1. 肩関節
2. 肘関節
3. 股関節
4. 膝関節
5. 足関節

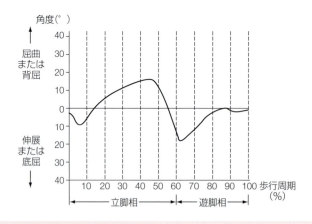

解法ポイント

歩行時の矢状面上の関節運動

⚠ **ここがポイント**
問題3で説明したように，足関節では1歩行周期に2回の底屈・背屈が起こります(底屈→背屈→底屈→背屈). すなわち，踵接地から足底接地にかけて**底屈**したのち，**背屈**します. その後，再び**底屈**し

て踵離地となり，足趾離地後は急速に背屈して遊脚相に移行します〔3-89 参照〕．

解答…5

問題-5 歩行時の骨盤について正しいのはどれか．2つ選べ．
1. 骨盤後傾は立脚中期に最大となる．
2. 骨盤の傾斜は左右5°程度である．
3. 骨盤傾斜によって遊脚側股関節は内転する．
4. 骨盤回旋により重心移動は減少する．
5. 骨盤の支持脚側への側方移動は，立脚側の股関節の外転によって生じる．

解法ポイント

歩行時の骨盤

1. 骨盤後傾は足趾離地に最大となり，前傾は遊脚初期～中期に最大となる〔3-91 参照〕．
2. 遊脚側の骨盤は水平位置から約5°下方に傾斜する．骨盤傾斜は立脚中期に最大となる．骨盤傾斜によって重心の上下方向への移動が減少する．
3. 骨盤傾斜によって立脚側股関節は相対的に内転し，遊脚期股関節は外転する〔3-92 参照〕．
4. 骨盤回旋によって重心移動は少なくなる．
5. 骨盤の支持脚側への側方移動は，立脚側の股関節の内転によって生じる．この動きは重心の側方移動（左右移動）の減少に役立っている．

❗ここがポイント

骨盤には以下の2つの回旋があります．

1) **垂直軸・水平面上**での骨盤の回旋

運動は股関節で起こります．足底接地で股関節内旋が最大となり，足趾離地に股関節外旋が最大となります．片側4°，合計8°の回旋がみられます．また，脛骨の長軸回旋が最大となる時期は，股関節の内旋・外旋と一致しています．

2) **水平前額軸・矢状面**での骨盤の回旋

踵接地のときに後方回旋（恥骨結合が上方・後方へ向かう回旋；後傾）が最大となり，立脚中期に前方回旋（恥骨結合が下方・前方へ向かう回旋；前傾）が最大となります．

解答…2，4

CHECK LIST

☐ 股関節屈曲・伸展は1歩行周期に何回ある？
　A. 1回
☐ 膝関節屈曲・伸展は1歩行周期に何回ある？
　A. 2回
☐ 足関節背屈・底屈は1歩行周期に何回ある？
　A. 2回
☐ 股関節屈曲はいつ始まり，いつ最大になる？
　A. 踵離地以降に始まり，踵接地の直前に最大となる．
☐ 股関節伸展はいつ最大となる？
　A. 踵離地

☐ 立脚中期では股関節の屈曲・伸展はどうなっている？
　A. 屈曲・伸展のほぼ中間位
☐ 股関節内旋はいつ最大となる？
　A. 立脚相初期
☐ 股関節外旋はいつ最大となる？
　A. 遊脚相初期
☐ 膝関節伸展はいつ最大となる？
　A. 踵接地と立脚相後半
☐ 膝関節屈曲はいつ最大となる？
　A. 遊脚中期

- ☐ 遊脚相の膝関節屈曲はおよそどのくらい？
  A. 約60〜70°
- ☐ 膝関節の屈曲-伸展-屈曲-伸展の変化を何という？
  A. 二重膝作用
- ☐ 足関節背屈はいつ最大となる？
  A. 踵離地
- ☐ 足関節底屈はいつ最大となる？
  A. 足趾離地直後
- ☐ 骨盤前傾はいつ最大となる？
  A. 遊脚初期〜中期
- ☐ 骨盤後傾はいつ最大となる？
  A. 足趾離地
- ☐ 肩関節伸展はいつ最大となる？
  A. 同側の踵接地
- ☐ 肩関節屈曲はいつ最大となる？
  A. 対側の踵接地

Summaries …要点を覚えよう！

3-87 歩行周期における股関節の運動

〈屈曲・伸展〉

股関節は1歩行周期に1回の股関節の伸展→屈曲が起こります。
① 踵接地時，股関節は約30°屈曲している．
② 伸展していく．
③ 立脚中期で0°となる．
④ 踵離地(足趾離地の直前)で最も伸展する(約10°)．
⑤ 屈曲していく．
⑥ 足趾離地(歩行周期の60％)で0°となる．
⑦ さらに屈曲する．
⑧ 踵接地の直前で最も屈曲する(30°を超える)．
⑨ 伸展していく．

〈内旋・外旋〉

1歩行周期に1回，股関節の内旋→外旋→内旋が起こります．
① 右踵接地時，右股関節は軽度外旋位にある(左ASISが右ASISよりも後方に位置する)．
② 右立脚相で右股関節が内旋する(左ASISが前方に移動する)．
③ 歩行周期の50％(踵離地)で最大内旋位となる．
④ 外旋する．
⑤ 遊脚中期(75〜85％)に最大外旋位となる．
⑥ 次の踵接地にかけて内旋する．
注) 歩行中の股関節の内旋・外旋運動は，大腿骨と骨盤(寛骨臼)との間の相対的な動きである．

3-88 歩行周期における膝関節の運動

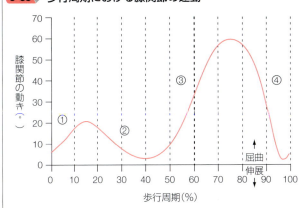

膝関節は1歩行周期に2回，屈曲・伸展します（1歩行周期に屈曲→伸展→屈曲→伸展）．
① 約5°屈曲位で踵接地を迎えたあと，歩行周期の15%まで屈曲を続ける．
　→この間（0～15%）にみられる膝関節屈曲は，大腿四頭筋の遠心性収縮により制御され，体重が一側下肢へ移動するときの衝撃吸収と体重支持として機能する．
② 15%以降，伸展し，踵離地（歩行周期の40%）でほぼ完全に伸展する．
③ その後，再び屈曲し，遊脚中期のはじめ（75%）で最大屈曲位（約60°）となる．
④ その後，再び伸展する．

3-89 歩行周期における足関節の運動

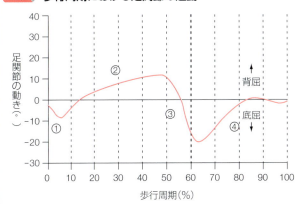

足関節は1歩行周期に2回，底・背屈します（底屈→背屈→底屈→背屈）．
① 踵接地から歩行周期の8%まで足関節背屈筋の遠心性収縮による底屈運動によって足底接地に至る．
② 歩行周期の8～45%（踵離地）で，足関節が10°まで背屈する（この間，脛骨が足部上を前進する）．
③ 歩行周期の45%（踵離地）後，足関節は底屈し，足趾離地直後，最大の15～20°に達する．
④ 遊脚相の初期から中期にかけて足趾クリアランスのために足関節は再び0°まで背屈する．

3-90 歩行時の膝関節と足関節の相互運動

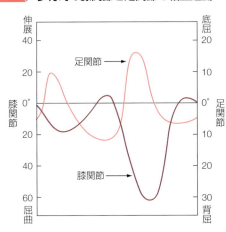

歩行時の足関節と膝関節の動きは密接に関係しています．膝関節が伸展しているとき足関節は背屈し，膝関節が屈曲しているとき足関節は底屈します．
このような膝関節と足関節の相互運動により，重心の上下移動が減少します．

〔中村隆一・ほか：基礎運動学 第6版．p.371, 医歯薬出版, 2003より引用〕

Summaries …要点を覚えよう！

3-91 歩行周期における骨盤の運動――矢状面での運動（骨盤の前傾・後傾）

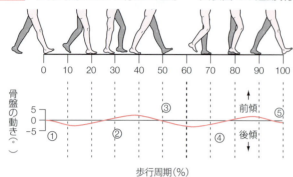

踵接地では，骨盤はほぼ中間位（骨盤前傾・後傾0°）です．
① 踵接地〜歩行周期の 10% まで**後傾**する．
② 10% から**前傾**し始め，立脚中期（歩行周期の30%）以降，前傾位となり，さらに前傾していく．
③ 40% から**後傾**し始め，50% で 0°となり，足趾離地（60%）で最大後傾位となる．
④ 再び前傾し始め，遊脚初期〜中期で最大**前傾**位となる．
⑤ 遊脚終期には再び**後傾**し始める．

3-92 前額面における骨盤と股関節の運動（骨盤の左右傾斜・股関節の外転-内転）

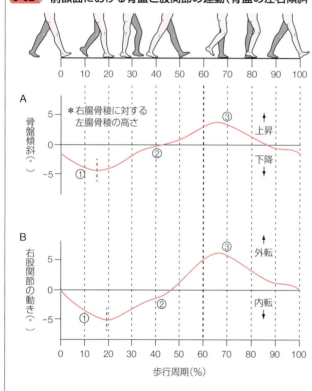

A：前額面での骨盤運動
　前額面での骨盤運動（左右腸骨稜の上下運動；左右傾斜）は，右立脚相では右股関節の動きを，右遊脚相では左股関節の動きを反映したものであり，約 10〜15°の動きがみられます．
① 右立脚相の初期（0〜20%）では，右大腿骨上で骨盤が下降（股関節が内転）するため，左腸骨稜が下降します．歩行周期の 20〜60% では，右大腿骨上で骨盤が上昇（股関節が外転）するため，左腸骨稜が上昇します．
② 右遊脚相では，立脚側の左大腿骨上で骨盤が下降（股関節が内転）するため，右腸骨稜が下降します（左腸骨稜が相対的に高い位置となります）．

B：前額面での股関節運動
① 前額面の股関節運動は，右立脚相では右大腿骨上での骨盤運動によるものであり，
② 遊脚相では，浮上している遊脚側の大腿骨の動き（股関節内転）と立脚側の左大腿骨上での骨盤の下降（股関節内転）を反映したものになります．
③ 右立脚相の初期（0〜20%）では，右大腿骨上で骨盤が下降するため，右股関節は内転します．歩行周期の 20〜60% の間，右大腿骨上で骨盤が上昇するため右股関節は外転します．右遊脚相では，浮上している遊脚側の右大腿骨の動きと左大腿骨上での骨盤の下降（股関節内転）がみられ，股関節は内転します．

3-93 ▶ 歩行周期における骨盤・大腿骨・脛骨の運動（水平面における運動）

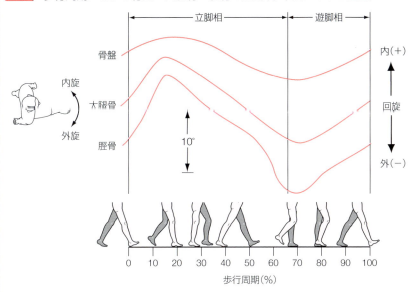

歩行時の水平面における骨盤・大腿骨・脛骨の回旋運動には，類似したパターンがみられます．遠位の骨ほど振幅が大きくなります．

3-94 ▶ 歩行時の肩関節の動き

肩関節の動き					
	最大伸展		最大屈曲		最大伸展
歩行	右踵接地	左足趾離地	左踵接地	右足趾離地	右踵接地

- 歩行時の腕の振りは体幹の回旋運動に対抗するのに役立つ．
- 骨盤と胸郭は逆方向に回旋する．
- 腕の振りは単なる他動運動ではなく，中枢神経系に組み込まれた機能であると考えられている．

E 歩行

120 高齢者の歩行

問題-1 高齢者の歩行の特徴で正しいのはどれか．
1. 自然歩行速度が速くなる．
2. 重複歩長が長くなる．
3. 歩隔が広がる．
4. 足関節の動きが大きくなる．
5. 二重支持期が短縮する．

高齢者の歩行の特徴①

1. 65歳以降では**自然歩行**の速さが急速に低下する．その傾向は女性で著しい．
2. 高齢者の歩行では**重複歩長**が短くなる．
3. 高齢者の歩行では**歩隔**が広がる．
4. 高齢者の歩行では**股関節，膝関節，足関節**の動きが少なくなる．
5. 高齢者の歩行では**二重支持期**が延長する．

ここがポイント
高齢者の歩行の特徴は，筋力低下やバランス低下により**歩行速度が遅くなる**ことと関連しています〔 3-95 ▶参照〕．

解答…3

問題-2 高齢者の歩行の特徴で正しいのはどれか．
1. 速い速度で歩く場合は重複歩長が長くなる．
2. 若年者に比べて遊脚相/立脚相比が減少する．
3. 若年者に比べて骨盤の水平回旋は大きくなる．
4. 若年者に比べて重心の上下移動が大きくなる．
5. 若年者に比べて床反力の垂直成分の変化は大きい．

高齢者の歩行の特徴②

1. 速く歩こうとするとき，若年者では重複歩長を長くするのに対して，高齢者では**歩行率**を高くする．
2. 高齢者の歩行では**遊脚相**が短縮し，**立脚相**が延長するため，**遊脚相/立脚相比**が減少する．
3. 高齢者の歩行では腕振りが減少し，**骨盤の水平回旋**が小さくなる．
4. 高齢者の歩行では**重心の上下移動**が減少する．
5. 高齢者の歩行では**足趾離地時の蹴り出し力**が低下するため，床反力の垂直成分の変化は小さくなる．

ここがポイント
高齢者の歩行では**歩隔，立脚期，二重支持期**が増加しますが，ほかの多くの**歩行周期変数**は減少します〔 3-95 ▶参照〕．

解答…2

E 歩行

問題-3 歩行時に若年者よりも高齢者のほうが大きいのはどれか．〔44PM047〕

1. 歩隔
2. 歩幅
3. 骨盤回旋
4. 遊脚相/立脚相比
5. 頭部の上下動の振幅

解法ポイント

高齢者と若年者の歩行

 ここがポイント

問題1と問題2の知識を総合して解いて下さい．

解答…1

 CHECK LIST

- □ 高齢者の歩行で増加するのは？
  - A. 歩隔，立脚期，二重支持期
- □ 高齢者の歩行で減少するのは？
  - A. 歩行速度，歩幅，歩行率，重複歩長，遊脚期，重心の上下移動，腕振り，股・膝・足関節の可動域，股・膝関節の協調性，立脚相の動的安定性，踵接地，足趾離地時の蹴り出し力，踵接地時の衝撃吸収力
- □ 速い歩行での若年者と高齢者の違いは？
  - A. 若年者は重複歩長を長くするのに対して，高齢者は歩行率を高くする
- □ 高齢者の歩行では接地のしかたにどんな変化がある？
  - A. 踵接地が減少し，足底接地となる

Summaries …要点を覚えよう！

3-95 高齢者の歩行の特徴

高齢者の歩行の特徴で，減少するものと増加するものを表にまとめました．

減少するもの	歩行速度，歩幅，歩行率，重複歩長，遊脚期，重心の上下移動，腕振り，股・膝・足関節の可動域，股・膝関節の協調性，立脚相の動的安定性，踵接地(足底接地となる)，足趾離地時の蹴り出し力，踵接地時の衝撃吸収力，遊脚相/立脚相比
増加するもの	歩隔，立脚期，二重支持期，速く歩こうとする場合の歩行率

E 歩行

小児の歩行

問題-1 小児歩行の特徴について誤っているのはどれか．
1. 足底全体で接地する．
2. 遊脚期に股関節が外転している．
3. 歩隔が広い．
4. 左右に転倒しやすい．
5. 上肢の振りがみられない．

小児の歩行の特徴①

1. 成人にみられるような踵からの接地ではなく，**足底全体で接地**する．
2. 遊脚期に股関節を**外転**して下肢を斜め前方に運び，そのまま接地する．
3. **歩隔（前額面での両踵間距離）**が広く，両側支持期に広く安定した支持基底を形成する．小児は身体の重心位置が相対的に高く，バランスが不安定であるため，歩幅を広げることによる支持基底の拡大は安定性向上に役立つ．
4. 支持基底は横に広く，**前額面（左右方向）**で比較的安定しているが，**矢状面（前後方向）**では不安定であり，**前後**に転倒しやすい．
5. 上肢は肘関節屈曲位で外転したままであり，**上肢の交互振り運動**はみられない．

! ここがポイント
上記は支えなしの独り歩きができるようになる時期（1歳～1歳半）の小児歩行の特徴です．**2歳**ころになると，**踵接地**がみられるようになり，股関節の外転が減少して歩隔が狭くなり，支持基底が小さくなります．また，立脚中期以降および足趾離地直前の膝関節屈曲が出現して，歩行における膝関節の機能が完成します．**3歳**ころにはほぼ成人の歩行パターンに近づき，その後，**7歳**ころまでに少しずつ歩行パターンが改善します．

解答…4

問題-2 小児歩行の特徴について誤っているのはどれか．
1. 単脚支持期が短い．
2. 歩行率が高い．
3. 成人に比べると歩行時の筋活動量が相対的に少ない．
4. 2歳ころに踵接地がみられるようになる．
5. 3歳ころに成人に近い歩行パターンとなる．

小児の歩行の特徴②

1. 小児歩行では**単脚支持期**が短く，チョコチョコ歩く．
2. 歩幅は**下肢長**に比例し，短い下肢長で速さを増すために**歩行率**が高くなる．
3. 成人に比べると相対的に歩行時の**筋活動量**が多い．特に立脚相では安定性保持のために多くの筋が活動する．
4. **2歳**ころになると踵接地がみられるようになる．

5. 3歳ころに成人にみられるような踵接地，各関節の動き，**上肢の交互振り運動**などがみられるようになる．

> **! ここがポイント**
> 小児歩行では，バランスをとるために歩行に不必要な筋まで活動するため，成人よりも**筋活動量**が相対的に増えてしまいます．発達に伴って歩行に必要な筋群だけが選択的に活動するようになります．

解答…3

CHECK LIST

- □ 小児の歩行での接地の特徴は？
  A. 足底全体で接地する
- □ 小児の歩行では遊脚期に股関節がどうなっている？
  A. 外転している
- □ 小児の歩隔は広い？狭い？
  A. 広い
- □ 小児はどの方向に転倒しやすい？
  A. 前後方向
- □ 小児歩行で特徴的に短いのは？
  A. 単脚支持期
- □ 踵接地がみられるようになるのは何歳ころ？
  A. 2歳ころ
- □ 成人の歩行パターンに近づくのは何歳ころ？
  A. 3歳ころ

Summaries …要点を覚えよう！

3-96 歩行開始直後の上肢の肢位変化

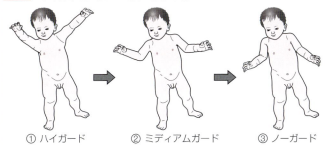

① ハイガード　② ミディアムガード　③ ノーガード

歩き始めの小児の上肢は挙上していますが，次第に下がり，① **ハイガード**→② **ミディアムガード**→③ **ノーガード**となります．このような上肢の肢位変化は比較的短期間にみられます．

F 運動制御と運動学習

運動制御と運動学習

問題-1 学習の特徴について誤っているのはどれか．
1. 学習は結果として行動に変化を起こす．
2. 学習は経験や練習の結果として生じる．
3. 学習は比較的永続する変化である．
4. 学習は直接的に観察することができる．
5. 学習は記憶を伴う．

学習の特徴

❗ここがポイント

学習とは，「過去に経験した事柄が，その後の類似した場面での行動や行動の可能性に変化をもたらすもの」と定義されます．学習には先行経験が必要であり，これを保持するのが記憶です．学習は個体内に生じる変化であるため，学習そのものを外から直接的に観察することはできませんが，行動を通して間接的にみることができます．

解答…4

問題-2 運動学習について誤っているのはどれか．
1. 運動学習とは練習を通じて獲得された運動行動の変化である．
2. 運動学習は運動技能の獲得の過程である．
3. 獲得された技能を維持するためには強化が必要である．
4. 運動課題を遂行するときの観察可能な行動をパフォーマンスという．
5. 運動技能の練習では，まず正確性に注意を向ける．

運動学習

1. 運動学習とは練習を通して獲得された運動行動の変化であり，状況に適した感覚系と運動系の協調性が向上していく過程である．
2. 運動学習は運動技能の獲得の過程であり，ある運動課題を速さ，正確さ，円滑さなどの面から効率よく遂行しようとする過程である．
3. 運動学習によって獲得された技能を一定レベルに維持するには，反復練習による強化が必要である．
4. パフォーマンスは，ある試行における所要時間，距離，出来具合の点数（スコア）などにより定量的に表すことができ，その数値により運動学習の程度を知ることができる．
5. 運動技能の練習では，はじめによいフォーム（運動パターン）を習得し，次に正確性に注意を向け，速さと適応性はその後に獲得するのが効率的である．

❗ここがポイント

ある運動課題を遂行するときの身体各部位の一連のまとまりをもった運動系列を運動技能といいます．運動技能の向上はパフォーマンスの変化としてとらえることができます．

解答…5

問題-3 運動技能の向上に伴うパフォーマンスの変化の特徴について誤っているのはどれか．

1. 運動パターンの恒常性
2. 遂行時間の短縮
3. 正確さの向上と誤り数の減少
4. 自由度の減少
5. 複雑な課題への適応性の向上

運動技能の向上とパフォーマンスの変化

 ここがポイント

運動技能が向上すると**自由度**（状況変化に対応できる能力）は**増加します**．選択肢にあげられている特徴のほか，課題遂行時の**注意**と**努力量**が減少します．

解答…4

問題-4 運動技能に含まれないのはどれか．

1. フォーム　　2. 正確さ　　3. 速さ　　4. 適応性　　5. 柔軟性

運動技能

 ここがポイント

運動技能は以下の4つの要素からなります．

フォーム	フォームがよくなると運動課題の遂行に必要な**エネルギー消費**や**筋活動**が減少する．
正確性	発揮される**力の強さ**，**運動速度**，**運動距離**などの再現性が高まる．
速さ	遂行時間が短縮する．一般に正確さと速さは**逆相関**の関係にある．
適応性	環境や状況の変化に影響されずに課題遂行ができるようになる．

解答…5

問題-5 運動能力について誤っているのはどれか．

1. 運動能力の多くは発達過程で学習によって獲得される．
2. 運動能力は課題遂行に必要な個人に内在する特性である．
3. 運動能力の多くは生まれつき備わった先天的要素に依存している．
4. 運動能力は成人になってもあまり変化しない．
5. 運動能力が高い者は少ない学習で運動技能の向上を果たすことができる．

運動能力

 ここがポイント

運動技能が経験や練習によって変化するのに対して，運動能力は課題遂行に必要な個人に内在する特性であり，発達過程で学習によって獲得される要素もありますが，その多くは生まれつき備わった**先天的要素**に依存しています．したがって，運動能力は成人になってもあまり変化しません．運動能力が高い者は少ない学習で運動技能の向上を果たすことができます．

解答…1

第3章 運動学

問題-6 運動技能の学習過程について誤っているのはどれか．
1. 運動技能の学習過程は3相に明確に区分することができる．
2. 初期相は言語・運動段階ともいわれる．
3. 中間相では結果についての知識が重要である．
4. 中間相は運動段階ともいわれる．
5. 最終相では手続きが自動化される．

解法ポイント

運動技能の学習過程

 ここがポイント

運動技能学習の過程を ① 初期相（認知相），② 中間相（連合相），③ 最終相（自動相）の3相に区分することができます．3相間の境界は明確ではなく，運動技能は連続して徐々に向上します．
以下にそれぞれの特徴を示します．

初期相 （認知相）	運動を理解する段階．言葉による説明が主となり，言語的に考え，効率的に行うための方法を検討する．言語・運動段階ともいう．
中間相 （連合相）	初期相での理解の誤りが訂正されて，個々の運動が滑らかな協調運動へと融合していく時期．運動の結果についての知識（knowledge of results；KR）の情報が重要となる．KRを参考にして運動の誤りが修正され，言語的要素から手続き的要素に変化していく．この時期を運動段階ともいう．
最終相 （自動相）	手続きが自動化され，運動に対する注意が減少して，運動遂行のための言語的要素がなくなる．運動を想起するよりも実際に運動を遂行するほうが容易となる．自動化した技能は他の運動と干渉しなくなる．

解答…1

問題-7 誤っているのはどれか．
1. 運動学習の結果，パフォーマンスが改善される．
2. 学習曲線上でパフォーマンスに変化が生じない水平線に近い状態をプラトーという．
3. 動機づけはパフォーマンスを変化させる要因の1つである．
4. 内的動機づけのほうが外的動機づけよりも効果が持続する．
5. 外的動機づけのほうが教育的に好ましい．

解法ポイント

パフォーマンスと動機づけ

 ここがポイント

運動学習の結果，運動技能が向上し，パフォーマンスが改善されます．パフォーマンスの経時的変化をグラフに示したものを学習曲線といい，学習曲線上でパフォーマンスに変化が生じない水平線に近い状態をプラトー（plateau）といいます．運動技能の学習には真のプラトーはなく，わずかずつでも向上がみられます．

行動を起こさせ，その方向に向かって進めさせる過程または機能のことを動機づけといいます．動機づけには内的動機づけと外的動機づけがあり，パフォーマンスを変化させる要因の1つとなります．動機づけが確かな場合はパフォーマンスの向上が期待されます．内的動機づけのほうが外的動機づけより効果が持続し，教育的にも好ましいとされています．

内的動機づけ	個人的な喜びや満足を見出す場合で，自己実現や自己関与にかかわる．
外的動機づけ	物的報酬や賞賛，個人的ニーズなど．

解答…5

問題-8 学習の転移について誤っているのはどれか．

1. 前学習が後学習に影響を及ぼすことを学習の転移という．
2. 前学習が後学習を促進する場合を負の転移という．
3. 類似性がない場合には転移は起こらない．
4. 身体の一側での運動学習が対側に転移する現象を両側性転移という．
5. 手から足への転移もみられる．

学習の転移

ここがポイント

以前に行った学習（前学習）がのちに行う学習（後学習）に影響を及ぼすことを**学習の転移**といいます．前学習が後学習を促進する場合を**正の転移**といい，前学習が後学習を妨害する場合を**負の転移**といいます．

転移は前後の運動課題間に**類似性**があるほど大きく，類似性がない場合には転移は起こりません．身体の一側での運動学習が対側に転移する現象を**両側性転移**あるいは**交差教育**といい，手から手への転移に加え，手から足への転移もみられます．

解答…2

問題-9 記憶について誤っているのはどれか．

1. 運動技能の記憶と事柄の記憶は必ずしも同一ではない．
2. 記憶は保持時間の長さによって分類される．
3. 短期記憶と長期記憶では神経メカニズムが異なる．
4. 記憶では新たな神経回路網が形成される．
5. 運動学習の過程には小脳が関与する．

運動と記憶

1. 運動技能は反復する試行学習により**自動化**され，**想起の過程**を要することなく運動の遂行が可能となるが，事柄の記憶は**記銘**，**保持**，**想起**の過程からなる．
2. 記憶は**保持時間の長さ**によって3つに分類される（下表参照）．
3. **短期記憶**では関連する神経回路が一時的に形成されるのみであるが，**長期記憶**では神経細胞やシナプスの構造機能が変化する．
4. 記憶では新たな神経回路網が形成されるのではなく，既存のシナプスの機能特性に変化をもたらすような神経細胞・シナプスの**構造変化**，あるいは**膜変化**が起こる．
5. 運動学習の過程には**小脳**による運動制御が密接に関与する．

ここがポイント

記憶は左の3つの過程からなります．また，記憶は保持期間の長さによって右のように分類されます．

① 記銘	新しく体験した事柄を貯蔵する過程		① 即時記憶	数秒間保持されるもの
② 保持	記銘された事柄を維持する過程		② 短期記憶	数分間保持されるもの
③ 想起	保持された事柄を呼び出して意識にのぼらせる過程		③ 長期記憶	数日～数年にわたって保持されるもの

解答…4

CHECK LIST

〔学習〕

□ 学習の定義は？
A. 過去に経験した事柄が，その後の類似した場面での行動や行動の可能性に変化をもたらすもの

□ 学習はどのように観察する？
A. 行動を通して変化の程度を間接的に観察する

□ 学習に必要な先行経験を保持するのは？
A. 記憶

〔運動学習〕

□ 練習を通して獲得された運動行動の変化を何という？
A. 運動学習

□ 運動学習は何を獲得するための過程？
A. 運動技能

□ 獲得された技能を維持するためには何が必要？
A. 強化

□ 運動課題を遂行するときの観察可能な行動を何という？
A. パフォーマンス

□ 運動技能はどのような順番で獲得される？
A. フォーム→正確性→速さ・適応性

□ 運動技能の向上でパフォーマンスはどう変化する？
A. 運動パターンの恒常化，時間短縮，正確化，自由度の増加，適応性の向上，注意と努力量の減少

□ パフォーマンスの経時的変化をグラフに示したものは？
A. 学習曲線

□ 学習曲線上でパフォーマンスに変化が生じない水平線に近い状態を何という？
A. プラトー

〔運動能力〕

□ 運動能力の多くはどのような要素に依存する？
A. 生まれつき備わった先天的要素

□ 運動技能の学習過程を3相に区分すると？
A. 初期相，中間相，最終相

□ 初期相はその特性から，別名何と呼ばれる？
A. 言語・運動段階

□ 中間相(運動段階)で重要な情報は？
A. 結果についての知識(KR)

□ 最終相で運動の手続きはどのように変化する？
A. 自動化される

〔動機づけ〕

□ 行動を起こさせ，その方向に向かって進めさせる過程，機能のことを何という？
A. 動機づけ

□ 効果が持続的で教育的に好ましいとされるのは？
A. 内的動機づけ

〔学習の転移〕

□ 前学習が後学習に影響を及ぼすことを何という？
A. 学習の転移

□ 前学習が後学習を促進する場合を何という？
A. 正の転移

□ 前学習が後学習を妨害する場合を何という？
A. 負の転移

□ 転移が起こる要件は？
A. 運動課題間に類似性があること

□ 身体の一側での運動学習が対側に転移する現象は？
A. 両側性転移(交差教育)

〔記憶〕

□ 記憶はどのような過程からなる？
A. 記銘，保持，想起

□ 記憶は保持時間の長さによってどのように分類される？
A. 即時記憶，短期記憶，長期記憶

□ 運動学習の過程にはどこの運動制御が密接に関与する？
A. 小脳

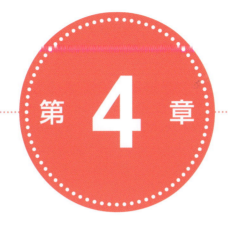

第4章

人間発達学

123〜127

123 デンバー式発達スクリーニング検査

問題-1 デンバー式発達スクリーニング検査の項目でないのはどれか.〔42AM074〕

1. 粗大運動
2. 微細運動-適応
3. 言語
4. 個人-社会
5. 知能

デンバー式発達スクリーニング検査

ここがポイント

デンバー式発達スクリーニング検査(Denver Developmental Screening Test; DDST)は,米国コロラド大学のフランケンバーグとドッズが,乳幼児期における発達の遅延やゆがみをスクリーニングする目的で考案した検査です.0〜6歳までの就学前の年齢範囲を対象として,① 個人-社会,② 微細運動-適応,③ 言語,④ 粗大運動の4つの面から全体的にとらえ,評価する検査です.この検査は簡単な道具を用いて,マニュアルに従って検査しますが,知能検査ではありません.日本では日本版デンバー式発達スクリーニング検査として用いられています.

解答…5

問題-2 デンバー式発達スクリーニング検査で最も遅く獲得されるのはどれか.〔類似問題 40AM047〕

1. 2つの積み木で塔をつくる.
2. 上手投げでボールを投げる.
3. 階段を昇る.
4. 三輪車をこぐ.
5. 片足跳びをする.

課題の通過時期

1. 「2つの積み木で塔をつくる」は,18か月(1歳6か月)までに獲得される.
2. 「上手投げでボールを投げる」は,33か月(2歳9か月)までに獲得される.
3. 「階段を昇る」は,24か月(2歳)までに獲得される.
4. 「三輪車をこぐ」は,40か月(3歳4か月)までに獲得される.
5. 「片足跳びをする」は,52か月(4歳4か月)までに獲得される.

ここがポイント

デンバー式発達スクリーニング検査では,それぞれの課題の通過時期が示されています.日本版の90%通過時期をもとに並び替えた表を 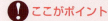 に示します.

90%通過時期とは,90%の子どもがその課題を獲得できる時期を示しています.この表を参考にして,おおよその課題の獲得順位,獲得時期を覚えてください(ちょっと大変ですが,繰り返すことにより次第に発達のイメージがわいてきます).

解答…5

問題-3 小児の機能発達で最も年長のレベルはどれか.
1. 衣服のボタンをかける.
2. コップで水を飲む.
3. 「いないいないばあ」を喜ぶ.
4. こぼさないでスプーンを使える.
5. 人を見て笑いかける.

小児の機能発達

ここがポイント

前問と同じように,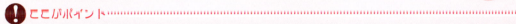の表から正解を導くことができます. それぞれの項目の90％通過時期は以下のようになっています. 衣服のボタンをかける課題は手指の細かいコントロールを必要としますので, 4歳前後での獲得となります.

課題	90％通過時期（か月）
1. 衣服のボタンをかける	45.3
2. コップで水を飲む	15.3
3. 「いないいないばあ」を喜ぶ	7.5
4. こぼさないでスプーンを使える	22.7
5. 人を見て笑いかける	3.2

ここで,「反応微笑」(90％通過時期2.4か月)と「人を見て笑いかける(社会的微笑)」(90％通過時期3.2か月)を区別しておきましょう. 前者は「子どもにほほえんだり話しかけたりしたときに, ほほえみ返す」場合であり, 後者は「子どもに触れたり話しかけたりしなくても, 検査者や親にほほえみかける」場合をいいます.

解答…1

問題-4 生後6か月の健常児の運動発達について誤っているのはどれか.
1. 首がすわる.
2. 声を出して笑う.
3. ガラガラを握る.
4. 玩具を取ろうとする.
5. 腹臥位で頭を90°上げる.

生後6か月の通過課題

ここがポイント

各選択肢の90％通過時期は以下のようになります. 選択肢のうち,「玩具を取ろうとする」時期のみ6か月を過ぎています. 25％, 50％, 75％通過時期は, それぞれ4.9か月, 5.4か月, 6.0か月であり, 生後6か月の時点で健常児のすべてが獲得できる課題ではありません.

課題	90％通過時期（か月）
1. 首がすわる	3.9
2. 声を出して笑う	3.0
3. ガラガラを握る	3.7
4. 玩具を取ろうとする	6.5
5. 腹臥位で頭を90°上げる	4.3

解答…4

問題-5 つたい歩きを行っている時期にできないのはどれか． 〔42PM087〕

1. バイバイをする．
2. 玩具を引っ張ると抵抗する．
3. 2語文を言う．
4. 親指を使用してつかむ．
5. 両手の積み木を打ち合わせる．

解法ポイント

つたい歩きの時期の通過課題

⚠️ **ここがポイント**

4-1 の表をみると，つたい歩きの90％通過時期は11.0か月となっています．したがって，11.0か月以降に獲得される課題が「この時期にできない課題」になります．選択肢の90％通過時期は以下のようになります．

課題	90％通過時期（か月）
1. バイバイをする	11.6
2. 玩具を引っ張ると抵抗する	8.8
3. 2語文を言う	27.9
4. 親指を使用してつかむ	10.4
5. 両手の積み木を打ち合わせる	11.9

選択肢のなかで，「2語文を言う」は「つたい歩きを行っている時期」よりもかなりあとで獲得されることがわかります．

なお，「2語文を言う」の課題では，2つ以上の単語をつなげて意味のある句をつくるかどうかをチェックします（例：「ボールで遊ぶ」「ジュースほしい」「下へ降りる」など）．

解答…3

問題-6 1歳の健常児ができないのはどれか．2つ選べ．

1. つかまって立ち上がれる．
2. 模倣して3個の積み木で橋をつくる．
3. 言われた身体部分がわかる．
4. 自分で手に持ってビスケットを食べる．
5. 意味なくパパ，ママなどと言う．

解法ポイント

1歳児の通過課題

⚠️ **ここがポイント**

各選択肢の90％通過時期は以下のようになります．1歳児（12か月）の時点でできないのは2と3の課題です．なお，同じ「パパ，ママ」であっても，意味のある言葉として言っている場合の90％通過時期は **14.5か月** となりますので，注意してください．

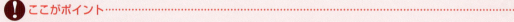

課題	90％通過時期（か月）
1. つかまって立ち上がれる	10.1
2. 模倣して3個の積み木で橋をつくる	39.6
3. 言われた身体部分がわかる	21.1
4. 自分で手に持ってビスケットを食べる	7.3
5. 意味なくパパ，ママなどと言う	10.4

解答…2，3

問題-7 2歳の健常児ができないのはどれか．2つ選べ．

1. 4つの積み木で塔をつくる．
2. 手を洗って拭く．
3. 5秒間片足で立つ．
4. ボールを前に蹴る．
5. 上着，靴，パンツを脱ぐ．

2歳児の通過課題

ここがポイント

それぞれの90%通過時期は以下のようになります．

課題	90%通過時期（か月）
1. 4つの積み木で塔をつくる	22.4
2. 手を洗って拭く	40.9
3. 5秒間片足で立つ	56.7
4. ボールを前に蹴る	23.7
5. 上着，靴，パンツを脱ぐ	27.4

2歳児ができないのは，24か月を大きく超える選択肢2.と3.になります．厳密には，選択肢5.の「上着，靴，パンツを脱ぐ」の90%通過時期は24か月をわずかに超えていますが，運動発達には個人差がありますので，このような問題では微妙な差にとらわれず，アバウトに考えてください．
ちなみに選択肢5の課題の25%，50%，75%通過時期は，それぞれ17.5か月，20.9か月，24.3か月であり，2歳0か月の時点ではできる子とできない子が半々ぐらいいることになります．

解答…2，3

問題-8 小児の発達指標と月齢の組み合わせで誤っているのはどれか．〔42AM073〕

1. 人の顔をじっと見る ── 1か月
2. 物を持ち替える ── 7か月
3. 服や靴を脱ぐ ── 15か月
4. 家事をまねる ── 14か月
5. 円を模写する ── 48か月

発達指標と月齢

ここがポイント

問題文には特に記載はありませんが，デンバー式発達スクリーニング検査にすべての項目があります．一方，あとで説明する遠城寺式乳幼児分析的発達検査表には「家事をまねる」という項目がありません．両者の時期は必ずしも一致しませんが，「服や靴を脱ぐ」の項目のみが選択肢の月齢と比べるとかけ離れています．

	デンバー式 25〜90%通過時期	遠城寺式
1. 人の顔をじっと見る	0.3〜1.1	1〜2
2. 物を持ち替える	5.5〜8.0	6〜7
3. 服や靴を脱ぐ	17.5〜27.4	24〜27
4. 家事をまねる	11.6〜15.2	
5. 円を模写する	36.0〜54.0	30〜33

（単位：か月）

解答…3

CHECK LIST

- □ デンバー式発達スクリーニングテストで検査ができる項目は？
  A. ① 個人-社会，② 微細運動-適応，③ 言語，④ 粗大運動
- □ 片足跳びは月齢何か月で獲得される？
  A. 52か月（4歳4か月）
- □ 衣服のボタンをかける課題は何歳ころに獲得される？
  A. 4歳前後
- □ 首がすわるのは月齢何か月ころ？
  A. 4か月ころ
- □ つたい歩きは月齢何か月ころに獲得される？
  A. 11か月ころ
- □ 「2語文を言う」が獲得されるのはいつごろ？
  A. 2歳6か月ころ
- □ 「手を洗って拭く」が獲得されるのはいつごろ？
  A. 3歳8か月ころ
- □ 「5秒間片足で立つ」が獲得されるのは何歳ころ？
  A. 5歳ころ
- □ 物の持ち替えができるのは月齢何か月ころ？
  A. 7か月ころ
- □ 服や靴を脱ぐことができるのはいつごろ？
  A. 2歳6か月
- □ 家事をまねるのはいつごろ？
  A. 1歳4か月
- □ 円を模写できるのはいつごろ？
  A. 4歳8か月

Summaries …要点を覚えよう！

4-1 日本版デンバー式発達スクリーニング検査における課題獲得時期

日本版デンバー式発達スクリーニング検査を参考に，90％通過時期順に並び替えています．

獲得時期	課題	90％通過時期（か月）
1か月	腕や足を左右対称に動かす	100％が1か月以内に通過する．
	泣き声以外の発声がある	
	ベルに反応する	
2か月	顔を見つめる	1.1
3か月	反応微笑	2.4
	正中線まで追視する	2.4
	腹臥位で頭を上げる	2.5
	声を出して笑う	3.0
4か月	正中線を越えて追視する	3.1
	人を見て笑いかける	3.2
	ガラガラを握る	3.7
	腹臥位で45°頭を上げる	3.8
	首のすわり	3.9
5か月	かん高い声を出す	4.1
	180°追視	4.2
	腹臥位で90°頭を上げる	4.3
	両手を合わせる	4.5
6か月	胸を上げる．腕で支える	5.3
	声のほうにふり向く	5.5
	干しぶどうを見つめる	5.8
	起き上がらせるとき頭が遅れない	6.0

獲得時期	課題	90％通過時期（か月）
7か月	物に手を伸ばす	6.1
	玩具を取ろうとする	6.5
	寝返り	6.9
8か月	両足に体重をかける	7.1
	ビスケットやクッキーを自分で食べる	7.3
	座って，毛糸を探す	7.3
	支えなしに座る	7.3
	「いないいないばあ」を喜ぶ	7.5
	積み木を持ち替える	8.0
9か月	クマ手型で干しぶどうをつかむ	8.1
	座って，2つの積み木を取る	8.1
	玩具を引っ張ると抵抗する	8.8
10か月	つかまって立っていられる	9.5
11か月	つかまって立ち上がれる	10.1
	親指を使用してつかむ	10.4
	意味なくパパ，ママなどと言う	10.4
	自分で起き上がれる	10.5
12か月（1歳）	つたい歩き	11.0
	バイバイをする	11.6
	両手の積み木を打ち合わせる	11.9

（次ページにつづく）

(前ページよりつづく)

獲得時期	課題	90% 通過時期(か月)
14か月(1歳2か月)	知らない人をはじめ意識する	12.4
	親指と示指の指先でつまむ	12.4
	発音をまねる	12.5
	一瞬立っていられる	12.7
	1人で上手に立っていられる	13.4
16か月(1歳4か月)	自発的になぐり書きをする	14.1
	立位で身をかがめて物を拾い上げる	14.1
	上手に歩く	14.2
	泣かずに欲しいものを示す	14.4
	ママ，パパなど意味のある言葉を1語言う	14.5
	家事をまねる	15.2
	茶碗やコップを自分で持ち，あまりこぼさずに飲む	15.3
	検査者とボールで遊ぶ	15.4
18か月(1歳6か月)	ママ，パパ以外に意味のある言葉を3語言う	16.0
	2つの積み木で塔をつくる	17.7
21か月(1歳9か月)	例示されて瓶から干しぶどうを出す	18.7
	簡単なお手伝いをする	19.0
	後ずさり歩き	19.1
	身体部分の1つを指示する	21.1
24か月(2歳)	4つの積み木で塔をつくる	22.4
	あまりこぼさずにスプーン・フォークを使う	22.7
	階段を歩いて昇る	23.7
	ボールを前方に蹴る	23.7
27か月(2歳3か月)	自発的に瓶から干しぶどうを出す	26.8
	絵の名称を1つ言える(1/5)	26.8
30か月(2歳6か月)	上着，靴，パンツを脱ぐ	27.4
	2語文を言う	27.9
	その場でジャンプ	29.9
33か月(2歳9か月)	靴，パンツ，ソックスをはく	30.9
	上手投げでボールを投げる	32.0

獲得時期	課題	90% 通過時期(か月)
36か月(3歳)	垂直線の模倣(30°以内)	35.7
40か月(3歳4か月)	指示に従う(2/3)	36.8
	1秒間片足で立つ	36.8
	8つの積み木で塔をつくる	37.9
	容易に母親から離れる	38.0
	幅跳び	38.6
	三輪車をこげる	39.1
	3つの積み木で橋をつくる(橋の模倣)	39.6
44か月(3歳8か月)	姓名を言う	40.6
	手を洗って拭く	40.9
48か月(4歳)	衣服のボタンをかける	45.3
	指示されて衣服を着る	46.1
52か月(4歳4か月)	相互交渉のあるゲームをする	48.2
	反対類推	50.1
	片足跳び	50.1
	色を区別する(3/4)	50.2
	十字形を模写する	50.4
56か月(4歳8か月)	指示されなくも衣服を着る	53.6
	円の模写	54.0
	前後上下の理解(3/4)	54.0
	3部分からなる人物画を描く	55.2
60か月(5歳)	長いほうの線を指す(3/3)	56.6
	5秒間片足で立つ	56.7
	空腹，疲労，寒いを理解する(2/3)	58.3
72か月(6歳)	やり方を示されて四角形を模倣する	65.8
	つな渡り歩き	65.8
	10秒間片足で立つ	67.0
	3単語を定義する	69.0
	6部分からなる人物画を描く	69.3
84か月(7歳)	跳ね返ったボールをつかむ	70.9
	つな渡り歩きで後ずさり	74.6
	物の素材の理解(1/3)	75.5
	四角形を模写する	76.8

4-2 ▶ デンバー式発達スクリーニング検査

デンバー式発達スクリーニング検査は，① 粗大運動(体幹下肢移動機能)，② 微細運動(上肢機能)，③ 言語，④ 個人-社会(自身と人との関係の成熟)の4評価項目について，発達段階に従った多数の項目があり，各項目の一般的な通過率が示された評価表となっています．

デンバー式発達スケール(日本版)を章末に示します〔p.535 参照〕．

124 遠城寺式乳幼児分析的発達検査表

問題-1 遠城寺式乳幼児分析的発達検査表で最も年長のレベルはどれか．
1. まねて直線を引く．
2. はずむボールをつかむ．
3. 鉄棒などに両手でぶら下がる．
4. 積み木を横に2つ以上並べる．
5. はさみを使って紙を切る．

遠城寺式乳幼児分析的発達検査表

1. まねて直線を引く：**2歳3か月～2歳6か月**
2. はずむボールをつかむ：**4歳～4歳4か月**
3. 鉄棒などに両手でぶら下がる：**2歳～2歳3か月**
4. 積み木を横に2つ以上並べる：**1歳9か月～2歳**
5. はさみを使って紙を切る：**2歳9か月～3歳**

!ここがポイント
遠城寺式乳幼児分析的発達検査表は，①運動（移動運動，手の運動），②社会性（基本的習慣，対人関係），③言語（発語，言語理解）を分析しようとするもので，検査の対象年齢は**0か月～4歳8か月**までとなっています．このような問題を解くためには 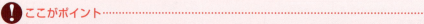 の表をある程度覚える必要があります．

解答…2

問題-2 遠城寺式乳幼児分析的発達検査表で生後2年の時点で獲得されているものはどれか． 〔43AM075〕
1. 自分の姓名を言う．
2. 顔を1人で洗う．
3. 排尿を予告する．
4. 片足で2～3秒立つ．
5. まねて直線を引く．

生後2年の発達段階

1. 自分の姓名を言う（発語）は，**2歳6か月**までに獲得される．
2. 顔を1人で洗う（基本的習慣）は，**3歳4か月**までに獲得される．
3. 排尿を予告する（基本的習慣）は，**2歳**までに獲得される．
4. 片足で2～3秒立つ（移動運動）は，**3歳**までに獲得される．
5. まねて直線を引く（手の運動）は，**2歳6か月**までに獲得される．

解答…3

遠城寺式乳幼児分析的発達検査表

問題-3 遠城寺式乳幼児分析的発達検査表において「積み木を2つ重ねる」ことができる発達段階にある子どもでも難しいのはどれか．
1. コップを自分で持って飲む．
2. さじで食べようとする．
3. お菓子の包み紙を取って食べる．
4. 自分の口元を1人で拭こうとする．
5. ストローで飲む．

解法ポイント

「積み木を2つ重ねる」ことができる発達段階

選択肢マル覚え
1. コップを自分で持って飲む：10か月〜11か月
2. さじで食べようとする：11か月〜1歳
3. お菓子の包み紙を取って食べる：1歳〜1歳2か月
4. 自分の口元を1人で拭こうする：1歳2か月〜1歳4か月
5. ストローで飲む：1歳6か月〜1歳9か月

❗ここがポイント
遠城寺式乳幼児分析的発達検査表において「積み木を2つ重ねる」ことは1歳4か月までに可能となっていますので，1歳4か月よりもあとに可能となるものを選ぶことになります．なお，「積み木を横に2つ以上並べる」は，1歳9か月〜2歳ですので混同しないようにしてください．

解答…5

問題-4 正常運動発達で最も年少のレベルはどれか．
1. こぼさないで1人で食べる．　　2. 靴を1人ではく．
3. 顔を1人で洗う．　　4. 上着を自分で脱ぐ．
5. 鼻をかむ．

解法ポイント

正常運動発達

選択肢マル覚え
1. こぼさないで1人で食べる：2歳3か月〜2歳6か月
2. 靴を1人ではく：2歳6か月〜2歳9か月
3. 顔を1人で洗う：3歳〜3歳4か月
4. 上着を自分で脱ぐ：2歳9か月〜3歳
5. 鼻をかむ：3歳4か月〜3歳8か月

❗ここがポイント
遠城寺式乳幼児分析的発達検査表において，食事動作の発達のみをまとめると以下のようになります．

動作	獲得される時期	動作	獲得される時期
さじから飲むことができる	4か月	さじで食べようとする	1歳
1人でビスケットなどを食べる	6か月	お菓子の包み紙を取って食べる	1歳2か月
コップから飲む	7か月	1人で口元を拭こうとする	1歳4か月
コップなどを両手で口に持っていく	9か月	ストローで飲む	1歳9か月
コップを自分で持って飲む	11か月	1人でこぼさないように食べる	2歳6か月

解答…1

問題-5 24か月児の精神運動発達で正しいのはどれか．

1. シャツのボタンをかけることができる．
2. 2語文を話す．
3. 色の区別ができる．
4. 左右の理解ができる．
5. 自分の姓名を言うことができる．

24か月児の精神運動発達

❗ここがポイント

問題文に特別な記載はありませんが，選択肢の項目はすべて遠城寺式乳幼児分析的発達検査表にあります．デンバー式発達スクリーニング検査では「左右の理解」の項目がありません．両者には獲得時期に若干の違いがあります．

	遠城寺式	デンバー式
1. シャツのボタンをかけることができる	3歳4か月	3歳半前後
2. 2語文を話す	2歳	2歳過ぎ
3. 色の区別ができる	3歳	4歳前後
4. 左右の理解ができる	4歳8か月	
5. 自分の姓名を言うことができる	2歳6か月	3歳過ぎ

解答…2

CHECK LIST

- □ 遠城寺式乳幼児分析的発達検査の対象年齢は？
  A. 0か月～4歳8か月
- □ コップを自分で持って飲むことができる時期は？
  A. 10か月～11か月
- □ さじで食べようとする時期は？
  A. 11か月～1歳
- □ お菓子の包み紙を取って食べられる時期は？
  A. 1歳～1歳2か月
- □ 自分の口元を1人で拭こうする時期は？
  A. 1歳2か月～1歳4か月
- □ ストローで飲むことができる時期は？
  A. 1歳6か月～1歳9か月
- □ 排尿を予告することができる時期は？
  A. 1歳9か月～2歳
- □ 積み木を横に2つ以上並べられる時期は？
  A. 1歳9か月～2歳
- □ 鉄棒などに両手でぶらさがれる時期は？
  A. 2歳～2歳3か月
- □ こぼさないで1人で食べられる時期は？
  A. 2歳3か月～2歳6か月
- □ 自分の姓名を言うことができる時期は？
  A. 2歳3か月～2歳6か月
- □ まねて直線を引くことができる時期は？
  A. 2歳3か月～2歳6か月
- □ 靴を1人ではくことができる時期は？
  A. 2歳6か月～2歳9か月
- □ 上着を自分で脱ぐことができる時期は？
  A. 2歳9か月～3歳
- □ はさみを使って紙を切ることができる時期は？
  A. 2歳9か月～3歳
- □ 片足で2～3秒立てる時期は？
  A. 2歳9か月～3歳
- □ 顔を1人で洗うことができる時期は？
  A. 3歳～3歳4か月
- □ 鼻をかめる時期は？
  A. 3歳4か月～3歳8か月
- □ はずむボールをつかめる時期は？
  A. 4歳～4歳4か月

Summaries …要点を覚えよう！

4-3 遠城寺式乳幼児分析的発達検査表（一部修正）

年齢	運動		社会性		言語	
	移動運動	手の運動	基本的習慣	対人関係	発語	言語理解
0か月〜1か月	背臥位でときどき左右に首の向きを変える	手に触れた物をつかむ	空腹時に抱くと顔を乳のほうに向けて欲しがる	抱き上げると泣きやむ	元気な声で泣く	大きな音に反応する
1か月〜2か月	腹臥位で頭をわずかに上げる	手を口に持っていってしゃぶる	満腹になると乳首を舌で押し出したり顔をそむけたりする	人の顔をじっと見つめる	いろいろな泣き声を出す	
2か月〜3か月	背臥位から体を起こしたときに頭を保つ	頬に触れた物を取ろうとして手を動かす	顔に布をかけられると不快を示す	人の声がするほうに向く	泣かずに声を出す（アー，ヴァなど）	人の声で静かになる
3か月〜4か月	首がすわる	玩具をつかんでいる	さじから飲むことができる	あやされると声を出して笑う	声を出して笑う	
4か月〜5か月	側臥位にすると寝返りをする	ガラガラを握る	玩具を見ると動きが活発になる	人を見ると笑いかける	キャーキャー言う	母親の声と他人の声を聞き分ける
5か月〜6か月	寝返りをする	手を出して物をつかむ	1人でビスケットなどを食べる	鏡に映った自分の顔に反応する	人に向かって声を出す	
6か月〜7か月	腹這いで体を回す	玩具を一方の手から他方の手に持ち替える	コップから飲む	親しみと怒った顔がわかる	玩具などに向かって声を出す	親の話し方で感情を聞き分ける（禁止など）
7か月〜8か月	1人で座って遊ぶ	親指と人差し指でつかもうとする	顔を拭こうとすると嫌がる	鏡を見て笑いかけたり話しかけたりする	マ，パ，バなどの音声が出る	
8か月〜9か月	物につかまって立っている（つかまり立ち）	玩具の太鼓を叩く	コップなどを両手で口に持っていく	玩具を取られると不快を示す	タ，ダ，チャなどの音声が出る	
9か月〜10か月	つかまって立ち上がる	瓶のふたを開けたり閉めたりする	泣かずに欲求を示す	身振りをまねる（オツムテンテンなど）	盛んにおしゃべりをする（喃語）	「いけない」と言うと手を引っ込める
10か月〜11か月	つたい歩きをする	玩具の車を手で走らせる	コップを自分で持って飲む	人見知りをする	発音をまねようとする	「バイバイ」や「さよなら」の言葉に反応する
11か月〜1歳	座った位置から立ち上がる	なぐり書きをする	さじで食べようとする	父や母の後追いをする	言葉を1〜2語，正しくまねる	要求を理解する(1/2)（おいで，ちょうだい，ねんね）
1歳〜1歳2か月	2〜3歩，歩く	コップの中の小粒を取り出そうとする	お菓子の包み紙を取って食べる	ほめられると同じ動作を繰り返す	2語言える	要求を理解する(3/3)
1歳2か月〜1歳4か月	靴をはいて歩く	積木を2つ重ねる	1人で口元を拭こうとする	簡単な手伝いをする	3語言える	簡単な命令を実行する（「新聞を持ってきて」など）
1歳4か月〜1歳6か月	走る	コップからコップへ水を移す	パンツをはかせるときに両足を広げる	困難なことに遭遇すると助けを求める	絵本を見て1つの物の名前を言う	絵本を読んでもらいたがる

（次ページにつづく）

（前ページよりつづく）

	運動		社会性		言語	
	移動運動	手の運動	基本的習慣	対人関係	発語	言語理解
1歳6か月〜1歳9か月	1人で1段ごとに足をそろえながら階段を昇る	鉛筆でぐるぐる円を描く	ストローで飲む	友達と手をつなぐ	絵本を見て3つの物の名前を言う	目，口，耳，手，足，腹を指示する（4/6）
1歳9か月〜2歳	ボールを前に蹴る	積み木を横に2つ以上並べる	排尿を予告する	親から離れて遊ぶ	2語文を話す（例：「わんわんきた」など）	「もうひとつ」「もうすこし」がわかる
2歳〜2歳3か月	両足でぴょんぴょん跳ぶ	鉄棒などに両手でぶら下がる	1人でパンツを脱ぐ	電話ごっこをする	「おいしいね」などの表現ができる	鼻，髪，歯，舌，臍，爪を指示する（4/6）
2歳3か月〜2歳6か月	足を交互に出して階段を昇る	まねて直線を引く	1人でこぼさないように食べる	友達とけんかをすると言いつけにくる	自分の姓名を言う	大小がわかる
2歳6か月〜2歳9か月	立ったままでくるっと回る	まねて円を描く	1人で靴をはく	年下の子どもの世話をやきたがる	2数詞の復唱ができる注1)（2/3）	長短がわかる
2歳9か月〜3歳	片足で2〜3秒立つ	はさみを使って紙を切る	1人で上着を脱ぐ	ままごとで役を演じることができる	2語文の復唱ができる注2)（2/3）	色の区別がわかる（赤，青，黄，緑）（4/4）
3歳〜3歳4か月	でんぐり返しをする	ボタンをはめる	1人で顔を洗う	「こうしていい？」と許可を求める	同年齢の子どもと会話ができる	高低がわかる
3歳4か月〜3歳8か月	幅跳び（両足をそろえて前に跳ぶ）	十字を書く	鼻をかむ	友達と順番に物を使う（ブランコなど）	文章の復唱ができる注3)（2/3）	数の概念がわかる（3まで）
3歳8か月〜4歳	片足で数歩跳ぶ	直線に沿って紙を切る	入浴時，自分の体をある程度洗う	母親に断わって友達の家に遊びに行く	両親の姓名，住所を言う	用途による物の指示（5/5）（本，鉛筆，時計，いす，電灯）
4歳〜4歳4か月	ブランコに立ち乗りしてこぐ	はずむボールをつかむ	信号を見て正しく道路を渡る	ジャンケンで勝負を決める	4数詞の復唱ができる注4)（2/3）	数の概念がわかる（5まで）
4歳4か月〜4歳8か月	スキップができる	紙飛行機を自分で折る	1人で着衣ができる	砂場で2人以上で協力して1つの山をつくる	文章の復唱ができる注5)（2/3）	左右がわかる

注1）5-8，6-2，3-9
注2）「小さな人形」「赤い風船」「おいしいお菓子」など
注3）「きれいな花が咲いています」「飛行機は空を飛びます」「上手に歌を歌います」など
注4）5-2-4-9，6-8-3-5，7-3-2-8
注5）「子どもが2人ブランコに乗っています」「山の上に大きな月が出ました」「昨日，お母さんと買い物に行きました」など

125 運動発達

問題-1 正常運動発達に関する組み合わせで誤っているのはどれか.
1. 自動歩行 —— 5か月
2. つかまり立ち —— 8か月
3. 処女歩行 —— 12か月
4. 転倒しないで走れる —— 2歳
5. 片足立ち —— 3歳

動作の獲得時期

ここがポイント

生後1〜2か月ころ,体幹を支えて床に立たせると,足底からの刺激により支持反応が誘発されて,両下肢を伸展する**初期起立**がみられます.また,その姿勢で身体を前方に傾けると,歩行するように足を交互に踏み出す**自動歩行(自律歩行)**がみられます.いずれも生後1〜2か月に獲得されたのち,**3か月**までに統合されて消失します.

獲得動作	獲得時期
1. 自動歩行	1〜2か月
2. つかまり立ち	8〜9か月
3. 処女歩行(始歩)	12〜13か月
4. 走行	2歳
5. 片足立ち(2〜3秒)	3歳

解答…1

問題-2 正常動作の発達順序について誤っているのはどれか. 〔41AM073〕
1. 腹臥位で頭を上げられる→寝返りができる.
2. 寝返りができる→座位保持ができる.
3. 四つ這いができる→つかまり立ちができる.
4. その場でジャンプができる→手すりにつかまって階段を昇ることができる.
5. 片足立ちができる→スキップができる.

正常動作の発達順序①

ここがポイント

正常動作の発達では「ジャンプ」(獲得時期:2歳6か月)よりも「階段昇り」(獲得時期:1歳6か月)のほうが順序が先になります.なお,「階段を降りること」は「昇ること」よりも難しく,1人で階段を降りることができるようになるのは**4〜5歳**ころになります.主な動作の獲得時期については を参照してください.

解答…4

第4章　人間発達学

問題-3　小児の正常発達順序について正しいのはどれか．〔40AM008〕

1. A → B → C
2. A → C → B
3. B → A → C
4. B → C → A
5. C → A → B

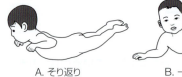

A．そり返り　　B．一側上肢挙上

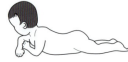

C．腹這い移動

解法ポイント

正常動作の発達順序②

⚠ **ここがポイント**

腹臥位でのそり返り（A）は，生後 **4～5か月** ころにみられます．**7か月** ころから腹臥位で一側上肢を挙上する（B）ようになり，**9～10か月** ころから腹這い移動（C）がみられるようになります．

解答…1

問題-4　把握の発達順序について正しいのはどれか．

1. C → D → A → B → E
2. C → D → B → E → A
3. C → D → E → A → B
4. D → C → A → B → E
5. D → C → B → A → E

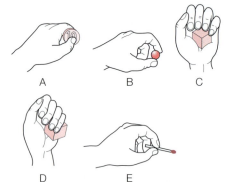

解法ポイント

把握の発達順序

⚠ **ここがポイント**

把握の発達は，手掌での握りから指先を用いた握りへと発達し，粗大な把握から精巧な把握に変化し，より小さな物，細かな物を把握することができるようになります．

生後3～6か月ころになると，手に触れた物を尺側の3本の指と手掌で握る **尺側握り（D）** ができるようになります．6～9か月ころになると手掌全体で握る **手掌握り（C）** ができるようになり，次に母指を用いた **側副つまみ（横つまみ）（A）** ができるようになります．

9～12か月ころには母指と示指を用いた **指腹つまみ（B）** によって小さな物がつまめるようになり，1歳を過ぎるころには **指尖つまみ（E）** によって母指と示指の指尖でさらに小さい物，細い物をつまめるようになります．

上記をまとめると，把握の発達順序は，**尺側握り→手掌握り→側副つまみ（横つまみ）→指腹つまみ→指尖つまみ**，となります．

上肢運動の発達については を参照してください．

解答…4

運動発達

CHECK LIST

- □ 初期起立・自動歩行がみられる時期は？
  A. 生後1〜2か月
- □ 頭位保持ができるようになる時期は？
  A. 2〜3か月
- □ 寝返りができるようになる時期は？
  A. 3〜4か月
- □ 座位保持ができるようになる時期は？
  A. 5〜8か月
- □ 四つ這いができるようになる時期は？
  A. 7〜8か月
- □ つかまり立ちができるようになる時期は？
  A. 8〜9か月
- □ 処女歩行の時期は？
  A. 12〜13か月
- □ 階段昇りができるようになる時期は？
  A. 1歳6か月
- □ 走行ができるようになる時期は？
  A. 2歳
- □ ジャンプができるようになる時期は？
  A. 2歳6か月
- □ 片足立ちができるようになる時期は？
  A. 3歳
- □ 階段降りができるようになる時期は？
  A. 4〜5歳
- □ スキップができるようになる時期は？
  A. 5〜6歳
- □ 把握の発達の順番は？
  A. 尺側握り→手掌握り→側副つまみ（横つまみ）→指腹つまみ→指尖つまみ

Summaries …要点を覚えよう！

4-4 主な動作の獲得時期

1〜2か月	初期起立，自動歩行がみられる
2〜3か月	頭位保持（腹臥位で頭を上げる）
3か月	初期起立，自動歩行が消失し，起立不能，歩行不能となる
3〜4か月	寝返りの一部が可能となる
5か月	体幹を支えると体重を下肢で支えて立位姿勢を保持する
5〜8か月	座位保持，寝返りが完全にできる
6か月	体幹を支えるとその場で足踏みをする
7〜8か月	四つ這い
8〜9か月	つかまり立ち
11か月	物につかまって立ったり座ったりする．つかまり歩きができる
12〜13か月	座位から1人で立ち上がり，処女歩行（始歩）ができるようになる
1歳6か月	転倒せず速く歩き，階段を昇る
2歳	転倒しないで走ることができる
2歳6か月	その場でジャンプをする
3歳	2〜3秒程度の片足立ち．高所への飛び上がり・飛び降り
4〜5歳	階段を降りる
5〜6歳	スキップ
6〜7歳	成人型歩行

Summaries …要点を覚えよう！

4-5 上肢運動の発達

時期	内容
～2か月	母指を手掌内に握りしめている
3か月	両手を顔に持ってきて手指を口で吸う
4か月	握った手を開き，物をつかみ，何でも口に入れる
6か月	目的物に手を伸ばしてつかみ，手から手へ持ち替える
8～9か月	持ち替え動作が円滑になり，2つの物を左右の手に持つことができる
10～12か月	手と指全体での**手掌把持**から，母指と示指・中指による対立運動での**つまみ**動作が可能になり，その後に**母指**と**示指**でのつまみ動作が可能となる
2歳	手指をそれぞれ独立して使う**分離運動**が可能となる
2歳6か月	物を投げる動作ができる．台上の物を払い落とす動作から始まり，次第に物を遠くに投げる動作に移行する
3歳	物を投げる距離，強さ，正確さが向上してくる

126 原始反射

問題-1 正常発達で最も消失時期の遅いのはどれか.
1. 手掌把握反射
2. モロー反射
3. 非対称性緊張性頸反射
4. ガラント反射
5. ランドウ反射

原始反射の消失時期

! ここがポイント

原始反射は新生児期～乳児期に存在し，上位中枢の成熟とともに消失します(**神経成熟説**)．ランドウ反射(ランドウ反応ともいう)は原始反射ではなく，立ち直り反応に含まれ，**生後6か月**で出現し，**12～24か月**までに消失します．主な反射の消失・統合時期を覚えておく必要があります〔 4-6 参照〕．

解答…5

問題-2 正常発達の生後7か月児にみられる反射・反応で正しいのはどれか.
1. 手掌把握反射
2. モロー反射
3. 対称性緊張性頸反射
4. 後方パラシュート反応
5. ホッピング反応

生後7か月児にみられる反射・反応①

1. 手掌把握反射は**生後4～6か月**に消失するので，7か月児にはみられない．
2. モロー反射は**生後5～6か月**に消失するので，7か月児にはみられない．
3. 対称性緊張性頸反射は**生後4～6か月**に出現し，**8～12か月**に消失するため，7か月児にみられる反射である．
4. 後方パラシュート反応は**生後9～10か月**に出現するので，7か月児にはみられない．
5. ホッピング反応は**生後15～18か月**ころに出現するので，7か月児にはみられない．

! ここがポイント

このような問題では反射・反応の出現・消失時期を覚えておく必要があります．**パラシュート反応**(**保護伸展反応**ともいう)，**ホッピング反応**，**傾斜反応**は生後6か月以降に出現し始め，生涯にわたってみられる反応です〔 4-6 参照〕．

解答…3

問題-3 正常発達している乳児の運動発達で生後7か月にみられる反射はどれか．2つ選べ． 〔作成問題〕

1. ガラント反射
2. ステップ反射
3. 緊張性迷路反射
4. 足底把握反射
5. 対称性緊張性頸反射

生後7か月児にみられる反射・反応 ②

1. ガラント反射は**妊娠32週**に出現し，**生後2か月**に消失するため，生後7か月の時点ではみられない．
2. ステップ反射（足踏み反射）は**妊娠37週**に出現し，**生後2か月**に消失するため，生後7か月の時点ではみられない．
3. 緊張性迷路反射は**出生時**に出現し，**生後5〜6か月**に消失するため，生後7か月の時点ではみられない．
4. 足底把握反射は**妊娠28週**に出現し，**生後9か月（または12か月）**に消失するため，生後7か月の時点でみられる．
5. 対称性緊張性頸反射は**生後4〜6か月**に出現し，**8〜12か月**に消失するので，生後7か月の時点でみられる．

! ここがポイント
前問同様，主な反射の出現時期，消失（統合）時期を覚えましょう！〔4-6 参照〕

解答…4，5

問題-4 正常発達の生後8か月児にみられるのはどれか．

1. 口唇反射
2. 手掌把握反射
3. モロー反射
4. ガラント反射
5. バビンスキー反射

生後8か月児にみられる反射

! ここがポイント
選択肢のなかで**バビンスキー反射**以外は原始反射であり，遅くとも8か月の時点では消失してしまいます．ちなみに，他の原始反射のなかで8か月の時点で残存しているものは**対称性緊張性頸反射**と**足底把握反射**です．
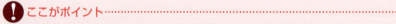
バビンスキー反射は，足底の皮膚を刺激したときに足趾が伸展する反射です（バビンスキー反射；陽性）．この反射は**12か月ころ**までに消失します．成人では同様の刺激により足趾が屈曲します（バビンスキー反射；陰性）．成人で足趾が伸展する場合（バビンスキー反射；陽性）は**錐体路障害**が疑われます．1歳未満の正常児には陽性反応がみられますが，正常として扱われます．

解答…5

問題-5 新生児にみられる反射と中枢レベルの組み合わせで正しいのはどれか．

1. モロー反射 ── 脊髄
2. パラシュート反応 ── 脊髄
3. 自動歩行 ── 中脳
4. 非対称性緊張性頸反射 ── 延髄
5. ランドウ反射 ── 大脳皮質

反射と中枢レベル

! ここがポイント

原始反射，立ち直り反応，平衡反応の中枢レベルはおおよそ右の表のように分類されます．ランドウ反射は立ち直り反応に分類されますので，中脳以上が関与します．パラシュート反応の中枢に関しては，中脳，基底核，脳幹部，大脳皮質など諸説がありますが，少なくとも脊髄ではありません．

中枢	反射
大脳皮質	平衡反応（パラシュート反応，ホッピング反応，傾斜反応）
中脳	立ち直り反応，ランドウ反射
延髄	非対称性緊張性頸反射，対称性緊張性頸反射
橋	モロー反射
脊髄	自動歩行，把握反射

解答…4

問題-6 対称性緊張性頸反射について正しいのはどれか． 〔類似問題 41AM069〕

1. 頸部の伸展で股関節と膝関節が屈曲する．
2. 統合する中枢は大脳にある．
3. 立ち直り反応の1つである．
4. 生後4週で出現する．
5. 生後10週で消失する．

対称性緊張性頸反射

 1. 対称性緊張性頸反射は，頭部の伸展で上肢は**伸展**，下肢は**屈曲**する．
2. 統合中枢は**脳幹（延髄）**である．
3. **原始反射**の1つである．
4. 生後 **4〜6か月** で出現する．
5. 生後 **8〜12か月** で消失する．

! ここがポイント

対称性緊張性頸反射では，頭部を伸展すると上肢では伸筋が優位になり，下肢では屈筋が優位になります．逆に，頭部を屈曲すると上肢では屈筋が優位になり，下肢では伸筋が優位になります．

解答…1

CHECK LIST

- □ ランドウ反射の出現時期と消失時期は？
  - A. 出現：生後 6 か月，消失：12～24 か月
- □ 手掌把握反射の消失時期は？
  - A. 生後 4～6 か月
- □ モロー反射の消失時期は？
  - A. 生後 5～6 か月
- □ 対称性緊張性頸反射の出現時期と消失時期は？
  - A. 出現：生後 4～6 か月，消失：8～12 か月
- □ 後方パラシュート反応の出現時期は？
  - A. 生後 9～10 か月
- □ ホッピング反応の出現時期は？
  - A. 生後 15～18 か月
- □ ガラント反射とステップ反射(足踏み反射)の消失時期は？
  - A. 生後 2 か月
- □ 非対称性緊張性頸反射の消失時期は？
  - A. 生後 4～6 か月
- □ 緊張性迷路反射の消失時期は？
  - A. 生後 5～6 か月
- □ 足底把握反射の消失時期は？
  - A. 生後 9 か月（または 12 か月）
- □ 生後 8 か月の時点で残存している原始反射は？
  - A. 対称性緊張性頸反射，足底把握反射
- □ バビンスキー反射の消失時期は？
  - A. 生後 12 か月ころ
- □ ランドウ反射の中枢は？
  - A. 中脳
- □ 自動歩行の中枢は？
  - A. 脊髄
- □ モロー反射の中枢は？
  - A. 橋
- □ 対称性/非対称性緊張性頸反射の中枢は？
  - A. 延髄
- □ 平衡反応(パラシュート反応，ホッピング反応，傾斜反応)の中枢は？
  - A. 大脳皮質

Summaries …要点を覚えよう！

4-6 主な反射・反応の出現/消失・統合時期

反射・反応	出現	消失・統合
原始反射		
交叉伸展反射	妊娠28週	1〜2か月
屈筋逃避	妊娠28週	1〜2か月
新生児陽性支持反応（下肢）	妊娠35週	1〜2か月
ガラント反射	妊娠32週	2か月
固有受容性台のせ反射（下肢）	妊娠35週	2か月
自動歩行（ステップ反射，足踏み反射）	妊娠37週	2か月
固有受容性台のせ反射（上肢）	出生時	2か月
吸啜・嚥下反射	妊娠28週	2〜5か月
引き起こし反射	妊娠28週	2〜5か月
ルーティング反射（探索反射，口唇反射）	妊娠28週	3か月
手掌把握反射	出生時	4〜6か月
非対称性緊張性頸反射（ATNR）	出生時	4〜6か月
モロー反射	妊娠28週	5〜6か月
緊張性迷路反射（TLR）	出生時	5〜6か月
対称性緊張性頸反射（STNR）	4〜6か月	8〜12か月
足底把握反射	妊娠28週	9か月（または12か月）

反射・反応		出現	消失・統合
立ち直り反応			
迷路性頭の立ち直り反応		出生〜2か月	生涯持続
視覚性立ち直り反応		出生〜2か月	生涯持続
頭に作用する体の立ち直り反応（BOH）		出生〜2か月	5歳
体に作用する頸の立ち直り反応（NOB）		4〜6か月	5歳
体に作用する体の立ち直り反応（BOB）		4〜6か月	5歳
ランドウ反射		6か月	12〜24か月
陽性支持反応	肘	3か月	生涯持続
	手	4〜6か月	生涯持続
	下肢	6〜9か月	生涯持続
平衡反応			
パラシュート反応	下方-下肢	6か月	生涯持続
	前方-上肢	6〜7か月	生涯持続
	側方-上肢	7〜8か月	生涯持続
	後方-上肢	9〜10か月	生涯持続
ホッピング反応-下肢		15〜18か月	生涯持続
傾斜反応	腹臥位	6か月	生涯持続
	背臥位	7〜8か月	生涯持続
	座位	7〜8か月	生涯持続
	四つ這い位	9〜12か月	生涯持続
	立位	12〜21か月	生涯持続

127 ライフステージ各期の発達課題

問題-1 乳児期に急増し，思春期に再び増加するもので誤っているのはどれか．
1. 脳重量　　2. 腎重量　　3. 肝重量　　4. 身長　　5. 体重

人間発達（乳児期，思春期）

 ここがポイント

脳重量は胎生期および乳児期に急増し，小学校低学年で成人の脳重量に達します．成人の脳重量は男性1,450g，女性1,320gで，体重の2.5%を占めます．

解答…1

問題-2 正しいのはどれか．
1. 生後3週を過ぎると誰を見ても微笑むようになる．
2. 10か月ころになると人見知りが激しくなる．
3. 1歳を過ぎると積木を電車に見たてる遊びを始める．
4. 2歳になると3人以上の集団遊びをするようになる．
5. 3歳を過ぎると現実と空想の区別がつくようになる．

人間発達（乳児期，幼児期）

1. 誰を見ても微笑む（社会的微笑）は生後3か月前後にみられる．
2. 知らない人をはじめのうち意識する「人見知り」は10～11か月にみられる．
3. 積み木を横に2つ以上並べることができるのは1歳9か月～2歳ころである（遠城寺式）．
4. 3人以上の集団遊びは5～7歳ころにみられる．
5. 3歳では現実と空想の区別がつかない．

解答…2

問題-3 誤っているのはどれか．
1. 動作性知能は加齢によって衰えやすい．
2. 流動性知能は加齢による影響を受けやすい．
3. 個人のパーソナリティは生物学的気質によって決定される．
4. 個人のパーソナリティ特徴の中核は成人中期までに形成される．
5. 中年期から老年期に向かってユニセックス化が認められる．

人間発達（中年期，老年期）

1. 知能は言語性知能と動作性知能（非言語性知能）に分けられる．加齢によって衰えやすいのは動作性知能である．
2. より生得的な知能である流動性知能は，加齢よる影響を受けやすい．
3. 個人のパーソナリティは生物学的気質などによりある程度規定されるが，大部分は環境と

の相互作用によって発達する．
4. 個人のパーソナリティ特徴の中核は**成人中期**に達するまでに形成され，老年期はその延長線上にある．
5. 中年期から老年期に向かって，男女にはユニセックス化が認められ，男性は**攻撃的，支配的傾向**から**受動的，養育的**へ，女性は**従順，消極的傾向**から**自己主張的，積極的**へと変化する．

❗ここがポイント

知能は流動性知能と結晶性知能に分けられます．流動性知能は書字速度，知覚速度などの生得的な知能であり，結晶性知能は言語理解，一般的知識など，教育や経験によって発達する知能です．加齢によって影響を受けるのは流動性知能であり，結晶性知能は成人期にも上昇し，老年期でも衰えにくいとされています．

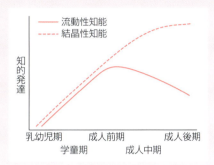

解答…3

問題-4 各期の発達課題について誤っているのはどれか．2つ選べ．
1. 学童期 ── 勤勉感覚の獲得
2. 青年期 ── 同一性感覚の獲得
3. 成人初期 ── 親密と連帯の感覚の獲得
4. 成人期 ── 統合感覚の獲得
5. 老年期 ── 世代性感覚の獲得

各期の発達課題

❗ここがポイント

成人期の発達課題は**世代性感覚の獲得**であり，老年期の発達課題は**統合感覚の獲得**です．各期のパーソナリティの発達および発達課題については 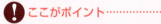 を参照してください．

解答…4, 5

CHECK LIST

- □ 脳重量が急激に増加するのはいつの時期？
  A. 胎生期および乳児期
- □ 脳重量が成人の重さに達するのはいつの時期？
  A. 小学校低学年
- □ 誰を見ても微笑む（社会的微笑）はいつの時期にみられる？
  A. 生後3か月前後
- □ 人見知りがみられる時期は？
  A. 生後10～11か月
- □ 積み木を横に2つ以上並べることができる時期は？
  A. 1歳9か月～2歳ころ
- □ 3人以上の集団遊びをする時期は？
  A. 5～7歳ころ
- □ 書字速度，知覚速度などの生得的な知能を何という？
  A. 流動性知能
- □ 言語理解，一般的知識など，教育や経験によって発達する知能を何という？
  A. 結晶性知能
- □ 個人のパーソナリティ特徴の中核はいつごろまでに形成される？
  A. 成人中期
- □ ユニセックス化はいつごろから認められるようになる？
  A. 中年期から老年期
- □ 成人期の発達課題は？
  A. 世代性感覚の獲得
- □ 老年期の発達課題は？
  A. 統合感覚の獲得

Summaries …要点を覚えよう！

4-7 パーソナリティの発達

時期	発達課題
0～2歳	他者の行動を模倣することによって，親や身近な大人に依存しながら自らの可能性を検索する．
2～4歳	自己概念の芽生えと構成の時期．個人のパーソナリティの原型が形成され，自分の性別に適切であると思われる行動（感じ方，考え方，態度）を身につける（これを性役割同一性という）．現実適応のための防衛機制も発達する．
4～5歳	親や大人の導きで基本的生活習慣（食事，排泄，清潔，着脱，睡眠などの行動）の自立によって家庭を離れ，集団生活を楽しめるようになる．
学齢期	「お使い」などをすることによって大人や親の労働に参加し，現実的対応ができるようになる．この時期の発達課題は勤勉感覚の獲得である．学童は自発的に課題を定めて，その目的達成のために努力することにより喜びを得る．
青年期	この時期の発達課題は同一性感覚の獲得である．身体的成熟とともに，男性や女性としての生き方や価値基準の確立，職業の選択，両親に対する再適応などが解決すべき課題となる．
成人初期	この時期の発達課題は親密と連帯の感覚の獲得である．職業を得る，配偶者を得るなどによって新しい役割を獲得し，新しい個人的スタイルや自己概念を形成する．
成人期	この時期の発達課題は世代性感覚の獲得である．
老年期	この時期の発達課題は統合感覚の獲得である．

資料　デンバー式発達スケール日本版（日本小児保健協会案）

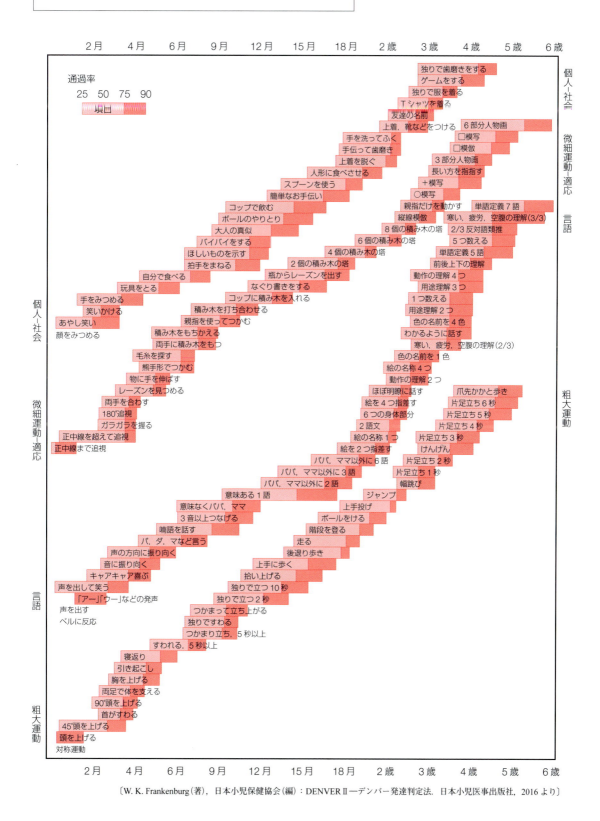

〔W. K. Frankenburg（著），日本小児保健協会（編）：DENVER Ⅱ―デンバー発達判定法．日本小児医事出版社，2016 より〕

索引

■ 数字・ギリシャ文字・欧文

Ⅰa群線維　61, 188
Ⅰb群線維　61
Ⅱ群線維　61, 188
1回換気量　245
1軸性関節　16
2軸性関節　16
2シナプス反射　207
9の法則　2

α-γ連関　186, 189
α-アミラーゼ
　　　　283, 285, 302, 305, 306
α運動神経　205
α運動線維　61
γ運動線維　61, 186

A帯　20, 22, 190, 194, 261
ADH　310, 315
ANP　311, 315
ATNR　531
ATP　166, 170
ATP-CP系　239

B細胞　271, 278, 281
Betzの巨大細胞　179
BMR(basal metabolic rate)　341

CM関節　419

DIP関節　420
DNA　167, 170
double knee action　495

EPSP　200

FG線維　179, 182
FOG線維　179, 182
FSH　355

G蛋白共役受容体　231

H帯　190, 194, 261
hCG　356
hGG　356
hPL　356

I帯　20, 22, 190, 261
IL-6　271
IP関節　420
IPSP　200

Krause小体　211

LBM(lean body mass)　337
LH　355
LHサージ　355

M線　190, 194
Meissner小体　211
Merkel細胞　211
METs　341, 379
MP関節　419

NK細胞　271

Pacini小体　211
Papez回路　35
PIP関節　420
PTH　315

relative metabolic rate　341
respiratory exchange ratio　239
resting metabolic rate　341
RNA　167, 170
RQ(respiratory quotient)
　　　　　　　　　239, 341
Ruffini終末　211
rule of nines　2

S状結腸　106
SO線維　180, 182
STNR　531

T細胞　271, 278, 281
TCA回路　192
TLR　631

Z帯　20, 190, 194

■ あ

アウエルバッハ神経叢　293
アキレス腱反射　210
アクチン　22
アクチンフィラメント　261
足関節　→そくかんせつ
アシドーシス　246
味の5原則　231
足のアーチ　449, 451
足踏み反射　531
アシュネルの反射　255
アストロサイト　56
アセチルコリン　205, 241
圧覚　217
圧受容器，動脈圧の　252
圧脈波　252
アデノシン三リン酸　166, 170
アドレナリン　135, 138, 331
アヒル歩行　487
アブミ骨　145, 149
アブミ骨筋　146
アポクリン腺　347
アミノペプチダーゼ
　　　　　　　297, 303, 306
アルカローシス　246
アルドステロン
　　　135, 138, 311, 313, 315, 331
アルブミン　302
アレルギー反応の種類　282
鞍関節　16
アンジオテンシン　311
安静時代謝量　341
暗帯　20, 22, 194
安定性のてこ　372

い

胃　97
　──の筋層　97
　──の構造　99
胃液　293
胃液分泌の仕組み　295
イオンポンプ　178
異常歩行　485
　──,筋力低下による　487
移植免疫　280
胃相,胃液分泌の　295
イソマルターゼ　306
胃体　99
位置エネルギー　368
位置感覚　217
一次運動野　42
一次体性感覚野　42
一次聴覚野　42
一次脳胞　43
一歩　481
胃底　99
胃内消化　292
胃壁　99
胃抑制ペプチド　295
胃リパーゼ　293
インスリン　136, 138, 331
インターロイキン-6　271
咽頭　91, 96
インヒビン　331
陰部神経　48, 320, 324

う

右胃静脈　84
右胃大網静脈　84
ウィリス動脈輪　78
ウェルニッケ野　42
右冠状動脈　72
右肝静脈　110
右脚　68
右静脈角　90
右心室　68
右総腸骨静脈　84
右総腸骨動脈　72
右肺動脈　68
右房室弁　69

右リンパ本幹　89, 90
ウロクローム　309
運動
　──の第3法則　491
　──の中枢神経機構　376
　──のてこ　372
運動エネルギー　368
運動学習　506
運動感覚　217
運動技能　506, 507
運動時
　──の血流配分　239
　──の呼吸　235
運動制御　506
運動性言語野　42
運動前野　377
運動単位　179, 181
　──の種類　181
運動能力　507
運動発達　523
運動分析　467
運動量　368
運搬角　406

え

衛星細胞　56
栄養素と吸収部位　307
液性調節,血圧の　258
エクリン腺　347
エストラジオール　355
エストロゲン　331, 352, 355, 356
エネルギー消費量　379
エネルギー代謝　379
　──,骨格筋の　239
エネルギー代謝率　341
エピネフリン　135
エフェレンスコピー　376
エマルジョン　297
エリスロポエチン　134, 138, 315
遠位指節間関節　420
遠位尿細管　126, 128, 314
遠近調節　226
嚥下　291
嚥下運動　286
嚥下反射　286, 291
嚥下反射中枢　286

遠城寺式乳幼児分析的発達検査表　518, 521
遠心性収縮　467
遠心性線維　181
延髄　36, 43
エンテロガストロン　292

お

横隔膜　121, 123, 464, 466
横隔膜狭窄部　96
横行結腸　106
横行結腸間膜　99
横行小管　191, 194
黄色靱帯　462
横舌筋　95
黄体期　350
黄体形成ホルモン　355
横突起靱帯　462
黄斑　143, 222
横紋構造　22
オーバーシュート　177
オキシトシン　330
オステオン　4, 8
オッディ(の)括約筋　105, 111
オトガイ舌筋　95
オリゴデンドロサイト　56
オリゴペプチド　297, 306
温覚　217
音声生成器官　233
温痛覚　28
温度受容器　220
温熱性発汗　347

か

外因系凝固　276
外寛骨筋群　435
外肛門括約筋　321
介在板　259, 260
外舌筋　95
回旋筋腱板　401
外側腋窩隙　401
外側広筋　445, 446
外側膝蓋支帯　440
外側膝状体　140
外側脊髄視床路　214, 218

外側足底神経　26
外側側副靭帯　444
外側縦アーチ　451
外側直筋　139, 144
外側半月　444
外側翼突筋　381, 384
回腸　100
外腸骨動脈の枝　155
外的動機づけ　508
外転神経　53
解糖系　192, 239
外套細胞　56, 62
回内筋反射　210
外尿道括約筋　316, 320
海馬　43, 159
外胚葉　173
灰白質　27, 30
外反肘　406
外閉鎖筋　436
海綿骨　3
海綿質　7
回盲弁　100, 101, 106
開ループ制御　378
外肋間筋　464, 466
下横隔静脈　84
下横隔動脈　72
化学受容器　220
下顎神経　55
下顎反射　210
踵打ち歩行　487
踵接地　482, 484
踵離地　482, 484
蝸牛　228
核　170
顎関節　456
核鎖線維　186, 188
学習　506
―― の転移　509
学習曲線　508
核小体　165, 170
角切痕　99
核袋線維　186, 188
獲得時期, 主な動作の　525
角膜　139, 143, 222, 225
角膜反射　210
下行結腸　106
過呼吸症候群　249

下肢(筋)の支配神経　23, 26
下斜筋　139, 144
下縦舌筋　95
顆状関節　16, 409
下垂体　137
―― のホルモン　326, 330
下垂体後葉のホルモン　325
下垂体前葉のホルモン　326
ガストリン　292, 295
下双子筋　436
加速度　368
―― の法則　364
加速歩行　486, 487
下腿屈筋群　446, 454
下大静脈　68, 80, 84, 107, 108, 110
下腿伸筋群　453
肩関節　→けんかんせつ
下腸間膜静脈　84
下腸間膜動脈　72
下直筋　139, 144
滑液　17
滑車神経　53
活性型ビタミンD　134, 138
滑走説　261
活動電位　177
滑面小胞体　166
可動関節　19
下腹神経　316, 320, 324
下部食道括約筋　293
壁つきテスト　398
ガラント反射　531
カリクレイン　285
顆粒球　271, 278
カルシトニン　134, 138, 331, 333
カルボキシペプチダーゼ　297, 302, 306
加齢による影響　359
肝胃間膜　99
感覚性言語野　42
肝鎌状間膜　107, 110
肝管　109
眼球運動　144
眼球外膜　225
眼球中膜　225
眼球の構造　143
眼球壁　143

管腔内消化　296
間欠性跛行　487
冠状静脈洞口　68
杆状体細胞　141
冠状断層解剖, 脳の　159
冠状動脈　64, 69
肝静脈　84, 107, 110
肝小葉　110
眼神経　55
慣性の法則　364
関節　17
―― の機能分類　19
―― の形状　13
―― の分類　16
関節運動, 歩行時の　495
関節液　17
関節円板　17, 409
関節軟骨　17
関節包　18
肝臓　107, 110
―― の機能　299, 302
杆体細胞　222
眼動脈　139
眼内圧　222
間脳　41, 43
眼房　143
眼房水　139, 222
顔面神経　51, 53, 55
顔面の運動　381
顔面の感覚　55
肝門　107, 110
肝門脈　84
眼輪筋　385
関連痛　221

■き

記憶　506
機械的受容器の種類　217
気管　118, 120
気管筋　118, 120
気管支　118, 120
気管支動脈　72, 115
気管軟骨　118, 120
気管分岐角　120
気管分岐部　118
奇静脈　83

索引

基礎代謝量　335, 341
気道上皮　120
希突起膠細胞　56, 62
機能局在　41
機能的合胞体　259, 260
機能的残気量　245
記銘　509
キモトリプシン
　　　302, 303, 305, 306
ギャップ結合　259, 260
キャリングアングル　406
嗅覚　231
球関節　16, 405
球形嚢　149, 228, 230
臼状関節　16
弓状膝窩靱帯　440
嗅神経　53
求心性収縮　467
吸息性ニューロン　250
橋　43
胸管　89, 90, 101
頬筋　385
凝固系　276
凝固反応　277
胸鎖乳突筋　461, 470
　──の作用　463
胸腺　137
　──のホルモン　331
胸大動脈　72
胸部，食道の　96
強膜　139, 143, 225
胸膜　121
胸膜液　121
胸膜腔　121, 123
強膜静脈洞　222
棘間靱帯　462
棘上靱帯　462
棘突起　462
筋
　──，二重神経支配の　23
　──の起始・停止　386, 392
　──の作用・反作用　373
　──の神経支配　23
近位指節間関節　420
近位尿細管　126, 128, 314
筋外膜　20, 22
筋活動，歩行時の　488

筋収縮　190, 194
　──と弛緩のメカニズム　194
　──のエネルギー　192
筋周膜　20, 22
筋鞘　20, 22
筋小胞体　191, 194
筋上膜　20, 22
筋性斜頸　470
筋節　20, 22, 190
筋線維（群）　181
　──の種類　182
緊張性頸反射　210
緊張性迷路反射　210, 531
筋内膜　22
筋皮神経　25
勤勉感覚　534
筋紡錘　186, 189, 209, 217
筋膜　20, 22

く

空間的加重　201, 204
空間的活動参加　180
空腸　100
クエン酸回路　192
クラウゼ小体　211
グリア細胞　61, 62
グリコーゲン　302
グリコーゲン分解　192
グルカゴン　331
グルココルチコイド　331
グロブリン　302

け

脛骨の運動，歩行周期における
　　　　　　　　　　　501
形質細胞　278, 281
鶏状歩行　468, 487
頸体角　430
頸動脈小体　250
頸動脈洞　252
頸動脈洞圧受容器　258
頸動脈洞試験　255
頸動脈洞反射　255
茎突舌筋　95
頸部，食道の　96

頸部伸筋群　473, 476
鶏歩　468, 487
頸膨大　30
頸リンパ本幹　89
血圧測定　257
血圧調節　258
血液
　──の機能　273
　──の成分　270, 273
血液凝固　276
血液凝固因子　277
血液細胞の分化　275
血球　273
月経　350
月経期　351
月経周期　351
血漿　270, 273
楔状束核小脳路　218
血小板　270, 273, 274
血清　273
血栓　277
結腸　106
結腸ヒモ　106
結腸膨起　106
血餅　273, 277
ゲノム　169
蹴り足歩行　487
腱　18
減圧反射　258
肩関節
　──と鎖骨の靱帯　397
　──の動き，歩行時の　501
　──の運動　400, 402
原形質　165, 170
肩甲挙筋　399
肩甲骨
　──に付着する筋　391
　──の運動　396
原始反射　527, 531
減数分裂　171
原尿　126, 128

こ

好塩基球　271, 274, 278, 281
構音器官　233
口蓋垂　95

索引

後外側溝　30
口蓋扁桃　95
後過分極　177
交感神経　240
口峡　95
咬筋　381, 384
口腔　91, 95
口腔前庭　95
広頸筋　385
後脛骨筋　454
後脛骨動脈の触知　156
抗原抗体反応　279
抗原提示　282
抗原の貪食　282
硬口蓋　95
後交通動脈　78
後根　30
虹彩　139, 143, 225
交差教育　509
後索路　215, 218
好酸球　271, 274, 278, 281
後十字靱帯の走行　440
後縦靱帯　462
抗重力筋　476
甲状腺　137
　——のホルモン　331
甲状腺刺激ホルモン　330
甲状腺ホルモン　10, 12
項靱帯　462
後正中溝　30
後脊髄小脳路　214, 218
抗体　278
　——の産生　282
後大脳動脈　78
好中球　270, 271, 274, 278, 281
喉頭　120
　——の構造　234
喉頭部，咽頭の　96
後頭葉　42
口部，咽頭の　96
後腹膜器官　164
興奮-収縮連関　191
興奮性シナプス　203
興奮性シナプス後電位　200
興奮伝達
　——，シナプスでの　203
　——，神経筋接合部の　205

興奮伝導　197
抗利尿ホルモン　310, 315, 330
口輪筋　385
高齢者の歩行　502
股関節
　——と骨盤の運動　500
　——の運動　427, 438, 498
　——の外旋筋　433
　——の靱帯　431
股関節運動，歩行時の　495
小刻み歩行　486, 487
呼吸
　——の調節　249, 250
　——のメカニズム　244
呼吸運動　243, 464
　——に関与する筋　466
呼吸器　112
呼吸気量　245
呼吸係数　341
呼吸交換比　239
呼吸細気管支　113
呼吸商　239, 341
呼吸性アシドーシス　246
呼吸性アルカローシス　246
呼吸性代償　248
呼吸率　341
黒質　42
鼓室　145, 149
呼息性ニューロン　250
骨　→ほね
骨改変　10
骨格筋
　——のエネルギー代謝　239
　——の区分　185
　——の構造　20, 22, 194
骨幹　8
骨幹端　8
骨吸収　9
骨形成　9
骨結合　19
骨髄系幹細胞　274
骨端　8
骨単位　4, 8
骨端成長板　9
骨端軟骨　9
骨端軟骨板　9

骨盤　460
　——，歩行時の　497
　——と股関節の運動　500
　——の運動　460
　——の運動，歩行周期における　501
　——の前傾　460
骨盤神経　316, 320, 321, 324
骨盤部の器官　133
骨迷路　149
ゴナドトロピン　330
コネキシン　260
コネクソン　260
鼓膜　145, 149
固有肝動脈　107, 110
固有口腔　95
固有受容器　220
ゴルジ腱器官　189, 217
ゴルジ装置　165, 170
コルチ器　149, 227
コルチコステロン　331
コルチゾール　135, 138, 331
ころがり運動　439
コロトコフ音　257
混合ミセル　297

さ

左胃静脈　84
臍静脈　86
サイズの原理　179
最大吸気量　245
左胃大網静脈　84
再分極　177
　——，心筋の　268
細胞性免疫　279, 281
細胞体　56
細胞の構造　165, 170
細胞分裂　171
細胞膜　22, 165, 170
　——の物質輸送　178
細胞膜電位　176
サイモシン　134, 138, 331
サイロキシン　134, 138, 331
左冠状動脈　72
左肝静脈　110
左脚　68

鎖骨
　　──と肩関節の靱帯　397
　　──の運動　396
鎖骨下筋　399
鎖骨下動脈の触知　155
鎖骨下リンパ本幹　89
坐骨結節　429
坐骨神経　48
坐骨大腿靱帯　432
左静脈角　89, 90
左心室　68
左心房　68
左総腸骨静脈　84
左総腸骨動脈　72
左肺動脈　68
左房室弁　69
作用・反作用の法則　364
サルコメア　20, 22, 190
酸塩基平衡　246, 247
三角骨　408
残気量　245
三叉神経　53, 55
三叉神経路　218
三尖弁　69
酸素解離曲線，ヘモグロビンの
　　　　　　　　　　　271
三大栄養素　299
散瞳　140, 143, 241
三半規管　228

し

耳介　145, 149
視覚　222
視覚器　139
視覚伝導路　224
視覚路の障害　144
耳管　145, 149
時間的加重　201, 204
時間肺活量　245
子宮　130, 133
四丘体　42
糸球体　125, 128
軸索　56, 61
刺激伝導，心臓の　269
刺激伝導系　68
視紅　213

自己概念　534
仕事，仕事量　368
仕事率　368
示指伸筋　425
視床　159
視床下部　137
耳小骨　145, 146, 149
耳小骨筋　146, 149
視床前核群　43
指伸筋　425
視神経　53
視神経乳頭　143
姿勢　473
耳石　230
指節間関節　420
舌　91
　　──の神経支配　50, 55
膝横靱帯　440
膝蓋腱反射　210
膝蓋骨　442
膝窩筋　445, 446, 454
膝窩動脈の触知　156
膝関節
　　──と足関節の相互運動　499
　　──の運動　439, 445, 499
膝関節運動，歩行時の　495
質量中心　477
質量保存の法則　368
自動歩行　531
シナプス　61
　　──での興奮伝達　203
シナプス伝達　199
支配髄節　29
ジペプチド　297
社会的微笑　513
尺側手根屈筋　410, 413
尺側手根伸筋　410, 413
車軸関節　16, 405
斜膝窩靱帯　440
射精　348
射精管　129, 133
斜走筋層　97
尺骨神経　25
尺骨動脈の触知　156
視野の欠損　144
縦隔　123
集合管　128, 314

終糸　27, 30
舟状骨結節　426
自由神経終末　211, 217
重心線　477
重心点　477
　　──の変化，歩行時の　494
重心動揺　478
縦走筋層　97
収束　204
十二指腸　100
終脳　43
皺眉筋　385
終末強制回旋運動　439
終末消化　296
手関節
　　──の運動　409, 413, 414
　　──の掌屈　410
　　──の背屈　410
縮瞳　140, 143, 241
手根管　415
手根間関節　408
　　──の骨　414
手根溝　415
手根骨　408
手根中央関節　409, 414
手根中手関節　419
主細胞　99, 293
手指の運動　424
手指の関節　419
樹状細胞　56
樹状突起　56, 61
手掌把握反射　531
主膵管　105, 108, 111
受精　351
出産　350
受動輸送　178
手内在筋群　416
シュレム管　222
シュワン細胞　56, 61, 62
循環の調節　251
昇圧反射　258
上衣細胞　56, 62
漿液　68, 121, 123
上横隔動脈　72
上顎神経　55
消化酵素　303, 305
上顆線　403

松果体　137, 159
上眼瞼挙筋　385
小汗腺　347
小胸筋　399
小頬骨筋　385
笑筋　385
上行結腸　106
小膠細胞　56, 62
上行大動脈　72
蒸散性熱放散　343
上肢運動の発達　526
小指外転筋　417
小指球筋　416
上肢筋の神経支配　23
小指伸筋　425
硝子体　143
上肢帯筋の起始・停止　399
上肢帯・上肢の神経支配　25
上肢帯（肩甲骨・鎖骨）の運動　396
小指対立筋　417
硝子軟骨　17, 19
上斜筋　139, 144
上縦舌筋　95
小十二指腸乳頭　105
上小脳動脈　78
脂溶性ビタミン　332
小舌　117
常染色体　171
上前腸骨棘　429
上双子筋　436
掌側骨間筋　418
掌側橈骨手根靱帯　409
上大静脈　68, 80, 83
小腸　100
——の構造　105
上腸間膜静脈　84, 111
上腸間膜動脈　72
上直筋　139, 144
小殿筋　435
上橈尺関節　403, 405
小児の歩行　504
小脳　36, 41, 43, 376
上鼻甲介　231
上皮小体のホルモン　331
小胞体　165, 170
漿膜　121, 123
漿膜性心膜　68

静脈系　80
小網　99
小葉間静脈　107
小腰筋　48, 435
小菱形骨　408
小彎　99
上腕骨に付着する筋　391
上腕三頭筋　162
上腕三頭筋反射　210
上腕動脈の触知　156
上腕二頭筋　162
上腕二頭筋反射　210
食道　91, 93, 96, 99
食道動脈　72
食道裂孔　96, 123
除脂肪体重　337
女性の性周期　355
触覚　217
徐波　360
ショパール関節　447, 452
徐波睡眠　361
初発尿意　317
尻上がり現象　468
自律神経系　240
——の分布　242
腎盂　125, 126, 128
侵害受容器　220
心筋　185
——の特性　259
心筋線維（心筋細胞）の結合　260
神経管　43
神経筋接合部　181
神経膠細胞　61, 62
神経細胞　61
神経支配, 心臓の　269
神経支配比　180, 181
神経終末　205
神経性調節, 血圧の　258
神経線維の構造　195
深指屈筋　425
深指屈筋腱　410
心室中隔　68, 69
腎小体　125, 128
腎静脈　84, 128
腎髄質　128
腎錐体　125
腎性代償　248

心切痕　115, 117
心臓　63
——の血液の流れ　68
——の刺激伝導系　265
——の弁　65, 69
腎臓　124, 310
——による調節, 血圧の　258
——の位置　127
——の構造　128
深層外旋6筋　436
心臓交感神経　269
心臓迷走神経　269
靱帯　17, 18
靱帯結合　18, 19
心電図の波形　269
腎洞　125, 128
浸透圧利尿　312
振動感覚　217
腎動脈　72, 128
腎乳頭　125, 128
腎杯　128
心拍出量　264
心拍出量曲線　264
心拍数を増減させる要因　264
深腓骨神経　26
腎皮質　128
深部反射　210
心房性ナトリウム利尿ペプチド
　　　　　　　311, 315
心房中隔　69
心膜液　68
心膜腔　68
腎門　128
腎葉　125
深リンパ管　89

す

膵アミラーゼ　283
随意運動　376
——の中枢　378
膵管　108, 111
水銀圧力計　257
髄索　90
髄質　90
髄鞘　61
水晶体　143, 222

錐状体細胞　141
膵臓　107, 111
　──の機能　302
膵体　108, 111
錐体細胞　222
錐体路　28
垂直舌筋　95
垂直分力　493
膵頭　108, 111
膵島のホルモン　331
髄脳　43
膵尾　108, 111
水平断層解剖，脳の　159
睡眠　360
水溶性ビタミン　332
膵リパーゼ　297, 302
スカラー量　368
スカルパ三角　429
すくみ足　486
すくみ足歩行　487
スクラーゼ　306
ステップ反射　531
ストレインゲージ　491
すべり運動　439

せ

静止電位　177
星状膠細胞　56, 62
生殖器　129
精神性発汗　347
静水圧　257
性腺刺激ホルモン　330
性腺静脈　84
性染色体　171
性腺動脈　72
性腺のホルモン　331
精巣静脈　84
声帯　234
声帯靱帯　234
生体力学　364
正中神経　25
成長ホルモン　10〜12, 330
静的γ線維　188
正の転移　509
声門　234
声門裂　234

性役割同一性　534
生理的外反　406, 439
生理的老化　358
赤核　42
脊髄　27, 41
　──の伝導路　28
脊髄円錐　30
脊髄神経　31
　──の走行　31
脊髄神経節　31
脊髄反射　209
脊髄分節　31
脊柱起立筋　473, 476
脊柱の靱帯　458, 462
セクレチン　295
世代性感覚　534
舌咽神経　51, 53, 55
絶縁性伝導　197, 198
石灰化　10
舌下神経　51, 53, 55
赤筋　182
舌筋　95
赤血球　270, 273, 274
舌骨舌筋　95
節後ニューロン　242
舌根　95
摂食・嚥下過程　291
舌正中溝　95
舌尖　95
節前ニューロン　242
舌体　95
絶対不応期　176
舌乳頭　95
舌盲孔　95
線維素原　270
線維軟骨　19
線維軟骨結合　19
前角細胞　181
全か無の法則　176, 197
前鋸筋　399
前脛骨筋　161, 453
前交通動脈　78
仙骨神経叢　47, 48
前後分力　493
浅指屈筋　425
前十字靱帯の走行　440
前縦靱帯　462

線条体　41
染色体　171
前正中裂　30
前脊髄視床路　214, 215, 218
前脊髄小脳路　218
尖足歩行　487
前大脳動脈　78
前庭　228
蠕動運動
　──，胃の　293
　──，食道の　286, 291
前頭筋　385
前頭葉　42
前捻角　430
全肺気量　245
仙膨大　30
前補足運動野　377
線毛細胞　120
線溶系　276, 277
線溶現象　276
前立腺　129, 133
浅リンパ管　89

そ

総肝管　109
想起　509
総頸動脈の触知　155
総指伸筋　425
増殖期　351
臓側胸膜　121, 123
臓側心膜　68
相対不応期　176
総胆管　105, 109〜111
総腸骨静脈　84
僧帽筋　399
僧帽細胞　231, 232
相貌失認　37
僧帽弁　69
足関節
　──と膝関節の相互運動　499
　──の運動　499
　──の運動，歩行時の　496
足関節・足部の運動　447
即時型反応　282
即時記憶　509
足趾離地　482, 484

促進拡散　178
促通　204
足底筋　454
足底接地　482, 484
足底把握反射　531
足底反射　210
側頭筋　381, 384
側頭葉　42
側脳室　41, 159
速波　360
足背動脈の触知　156
足部の骨格　452
側方突進　38
側方分力　493
鼠径靱帯　429
咀嚼筋　381, 384
足角　481
足根管　449, 455
足根中足関節　448, 452
ソマトスタチン　331
粗面小胞体　166

■た

第3脳室　41, 159
第3腓骨筋　453
体液性免疫　279, 281, 282
体温調節　342
大汗腺　347
体幹の運動　456, 459
体幹の触知可能な動脈　155
大頬骨筋　385
対向流増幅系　312
体細胞分裂　171
胎児(期)の循環系　85, 86
代謝　335
代謝経路　239
代謝性アシドーシス　246
代謝性アルカローシス　246
代謝当量　341
大十二指腸乳頭　105, 111
帯状回運動野　377
対称性緊張性頸反射　531
大静脈孔　123
大食細胞　278
体性感覚　211, 217
体性反射　210

大腿
　── の屈筋群　446
　── の伸筋群　446
　── の内転筋　437
大腿筋膜張筋　435
大腿骨頭靱帯　432
大腿骨の運動, 歩行周期における
　　　　　　　　　　　　501
大腿神経　48
大腿直筋　445, 446
大腿動脈の触知　156
大腿二頭筋　445, 446
大腿方形筋　436
大腸　100, 106
大殿筋　435
大殿筋歩行　487
大転子　429
大動脈　70
大動脈圧受容器　258
大動脈弓　72, 78, 252
大動脈狭窄部　96
大動脈小体　250
大動脈弁　69
大動脈裂孔　123
大内転筋　437
大脳　32, 41
　── に分布する動脈　79
大脳基底核　33, 41, 215
大脳脚　42
大脳動脈輪　78
大脳半球　32
大脳皮質運動野　376
大脳皮質の局在　41
大脳辺縁系　34, 43
大脳連合野　376
胎盤　85
　── で産生されるホルモン　356
　── の機能　352
体表解剖　150
タイプⅠ線維　182
タイプⅡa線維　182
タイプⅡb線維　182
大網　99
大腰筋　48, 435
大菱形骨　408
大彎　99
ダウン症候群　171

唾液中に含まれる成分　285
唾液分泌速度　285
唾液分泌の機序　283
楕円関節　409
多軸性関節　16
多シナプス反射　206, 209
立ち直り反射　210
立ち直り反応　501
脱分極　177, 198, 205
多列線毛円柱上皮　119, 120
単関節　13
単関節筋　375
短期記憶　509
単球　271, 274, 278
単シナプス反射　206, 209
胆汁　109, 111, 300
胆汁酸　297
単純拡散　178
短掌筋　417
短小指屈筋　417
断層解剖
　──, 筋・骨格・末梢神経系の
　　　　　　　　　　　　160
　──, 第4腰椎レベルの　162
　──, 大腿～足部の　161
　──, 中枢神経系の　157
　──, 内臓諸臓器の　163
　──, 腕部の　162
短橈側手根伸筋　410, 413
短内転筋　437
胆囊　107, 111
胆囊管　109, 111
蛋白質の分解　306
短腓骨筋　453
短母指外転筋　417
短母指屈筋　417
短母指伸筋　422

■ち

力　368
　── のてこ　372
蓄尿　317
　── に関与する筋　320
蓄尿性反射　317
恥骨筋　437
恥骨結合　19

恥骨大腿靱帯　432
腟　130, 133
緻密骨　3
緻密質　7
着床　355
肘角　403, 406
中間広筋　445, 446
中肝静脈　110
肘関節
　──の運動　403
　──の靱帯　407
中間線維　182
中斜角筋　160
中手筋　416
中手指節関節　419
中心窩　139, 143, 222
中心管　30
中心小体　170
中心視力　143
虫垂　106
中枢化学受容野　250
中枢神経系の分類　41
中大脳動脈　78
中殿筋　435
中殿筋歩行　487
中脳　35, 42
中脳蓋　42
中胚葉　173
中副腎動脈　72
虫様筋　418
腸液　303
聴覚　227
聴覚器　145
腸肝循環　300
腸間膜　100, 105
長期記憶　509
腸骨筋　435
腸骨大腿靱帯　476
腸骨大腿靱帯下部　432
腸骨大腿靱帯上部　432
長骨（長管骨）の構造　8
長趾屈筋　161, 454
長趾伸筋　161, 453
腸絨毛　100, 105
長掌筋　410, 413
腸相，胃液分泌の　295
蝶番関節　16, 420

長橈側手根伸筋　410, 413
腸内消化吸収　296
長内転筋　437
長内転筋外縁　429
長腓骨筋　453
重複歩　481
重複歩距離　481
重複歩長　481
重複歩幅　481
長母指外転筋　422
長母指屈筋　422
長母趾屈筋　454
長母指伸筋　422
長母趾伸筋　453
跳躍伝導　56
腸腰筋　435, 476
腸リンパ本幹　89

■つ

椎間孔　30
椎骨動脈　78
痛覚　217
通過時期　512
ツェルマーク反射　254
つたい歩き　514
ツベルクリン反応　282
つま先歩き　485

■て

釘植　19
低振幅速波　360
デオキシリボ核酸　167
手関節　→しゅかんせつ
てこ　369
　──の種類　372
テストステロン　331
テトラソミー　171
手のアーチ　426
手の運動　408
デュシェンヌ歩行　487
デルマトーム　29
殿筋群　435
伝導路　211
デンバー式発達スクリーニング検査　512, 516

■と

同一性感覚　534
動眼神経　53
頭頸部の運動　456
洞結節（洞房結節）　68, 265, 269
瞳孔括約筋　140, 143, 222
統合感覚　534
瞳孔散大筋　140, 143, 222
橈骨手根関節　409, 414
橈骨神経　25
橈骨動脈の触知　156
動作分析　468
糖質代謝　339
糖質の分解　306
等尺性収縮　467
豆状骨　408
動静脈酸素較差　237
頭相，胃液分泌の　295
橈側手根屈筋　410, 413
頭頂葉　42
動的γ線維　188
逃避性歩行　485
動脈，触知可能な　155
動脈管　86
動脈系　70
同名半盲　144
動揺歩行　487
洞様毛細血管　110
トーマステスト　469
突進現象　486
トリソミー　171
トリプシン　302, 303, 305, 306
トリペプチド　297
トリヨードサイロニン　134, 138, 331
努力呼出曲線　245
努力性呼気　465
努力肺活量　245
トルク　367
トレンデレンブルグ現象　468
トレンデレンブルグ徴候　487
トレンデレンブルグ歩行　487
トロポニンC　191, 194, 261
トロポミオシン　194, 261
トロンビン　276, 277
貪食作用　281

な

ナイアシン 333
内因系凝固 276
内寛骨筋群 435
内頸動脈 78
内肛門括約筋 321
内耳 228
内耳神経 53
内舌筋 95
内臓感覚 220
内臓受容器 220
内臓反射 210
内側広筋 445, 446
内側膝蓋支帯 440
内側膝状体 140
内側足底神経 26
内側側副靱帯 444
内側縦アーチ 451
内側直筋 139, 144
内側半月 444
内側翼突筋 381, 384
内的動機づけ 508
内尿道括約筋 316, 320
内尿道口 129, 133
内胚葉 173
内反肘 406
内分泌腺 134, 137
内閉鎖筋 436
内包 159
内肋間筋 464, 466
軟口蓋 95
軟骨結合 19
軟骨性骨化 9, 12

に

二関節筋 374, 375
ニコチン酸 333
二次脳胞 43
二重神経支配の筋 23
二重膝作用 495
二尖弁 69
乳酸性エネルギー 379
乳腺刺激ホルモン 330
乳頭体 43
ニュートンの運動法則 368
ニュートンの万有引力の法則 470
乳び管 101, 105
乳び槽 89, 90
ニューロン 61
尿管 125, 128
尿管口 129, 133
尿細管 125, 128
　――での再吸収 310, 316
尿素 309
尿の性状 309
妊娠 350

ぬ・ね

ヌクレアーゼ 305
熱放散 343
熱放散反応 343
ネフロン 125, 128
粘液腺 120

の

脳 32
　――の動脈 74
　――の発生 43
脳回 33
脳幹部 41
　――の脳神経 53
脳弓 43
脳神経 49
　――の機能 54
　――の分類 53
脳脊髄液 38
脳底動脈 78
能動輸送 178
脳波 360
脳膜 37
ノルアドレナリン（ノルエピネフリン）135, 138, 241, 331

は

パーキンソン病 41
把握の発達順序 524
パーソナリティの発達 534
バイオメカニクス 364
ハイガード 505
肺活量 245
肺胸膜 123
肺気量分画 245
肺根 115, 118
杯細胞 119, 120
肺循環 117
肺静脈 68, 117
背側骨間筋 410
背側橈骨手根靱帯 409
胚中心 90
肺動脈 115, 117
肺動脈弁 69
排尿 316
　――に関与する筋 320
排尿筋 316, 320
排尿反射 317
　――の神経回路 320
肺の部位名 117
排便 321
排便調節の機序 324
肺毛細血管 117
肺門 115, 117, 118
排卵 350, 355
排卵期 350
排卵サージ 355
馬脚歩行 468, 487
白筋 182
薄筋 437, 445
白質 30
破骨細胞 6, 10
はさみ歩行 487
バソプレシン 315, 330
パチニ小体 211, 217
パッカードマイヤー線 4
白血球 270, 273
発散 204
発生 172
発声器官 233
ハバース管 4, 8
ハバース層板 4
馬尾 30
ハムストリングス 473, 476
パラシュート反応 531
パラトルモン 134, 138, 315, 331, 333
バルサルバ比 254
反回神経 250

半関節　16, 19, 409
半規管　228
半奇静脈　83
半月の機能　441
半月ヒダ　106
半腱様筋　445, 446
反射　206
反射弓　206
反張膝　487
ハンチントン病　41
反応微笑　513
半膜様筋　445, 446

ひ

被蓋　42
被殻　159
光受容器　220
鼻筋横部　385
腓骨筋群　453
膝折れ　487
膝関節　→しつかんせつ
膝の半月　444
肘外偏角　406
肘関節　→ちゅうかんせつ
皮質　90
尾状核　159
非蒸散性熱放散　343
脾静脈　84
ヒス束　68, 265, 269
歪み計　491
脾臓　108
非対称性緊張性頸反射　531
ビタミン　332
「左-」→「さ」の項をみよ
必須アミノ酸　307
脾動脈　111
ヒト絨毛性ゴナドトロピン　356
ヒト絨毛性ソマトマンモトロピン
　　　　　　　　356
ヒト胎盤性ラクトゲン　356
非乳酸性エネルギー　379
鼻粘膜　231
鼻部, 咽頭の　96
腓腹筋　161, 445, 446, 454
ヒューター三角　403, 406
ヒューター線　403, 406

表在静脈　82
表在反射　210
表情筋　381, 385
ヒラメ筋　161, 454, 473, 476
披裂軟骨　234

ふ

ファーター乳頭　105
フィードバック誤差学習　378
フィブリノゲン
　　　　270, 273, 276, 277, 302
フィブリン　276, 277
フィラメント滑走説　21, 22, 190
不応期　176, 198
フォルクマン管　4, 8
不感蒸泄(不感蒸散)　343
複関節　13, 403
腹腔動脈　72
副交感神経　240
副甲状腺ホルモン　10
副細胞　99, 293
腹斜筋の走行　465
副腎　137, 138
　──のホルモン　331
副神経　53
副腎静脈　84
副腎皮質　138
副腎皮質刺激ホルモン　330
副腎皮質ホルモン　326
副膵管　105, 108, 111
腹大動脈　72
　──の枝　73
　──の触知　155
副半奇静脈　83
腹部, 食道の　96
腹壁反射　210
腹膜　99
腹膜垂　106
腹膜内器官　164
不減衰伝導　197, 198
プチアリン　303, 305
腹筋群　466
不動関節　19
ぶどう膜　143
負の転移　509
プラスミノゲン　276

プラスミン　276, 277
フランク・スターリングの法則
　　　　　　　　263, 264
ブリュッケ筋　143
プルキンエ線維　68, 265, 269
ブローカ野　42
プロゲステロン
　　　　331, 352, 355, 356
プロスタグランジン　356
プロトロンビン　276
プロラクチン　330
分泌期　351
分娩の機序　356
分回し歩行　487
噴門　99

へ

平滑筋　185
平衡感覚　227
平衡砂　230
平衡斑　227
　──の構造と機能　230
閉鎖神経　48
閉塞　204
平面関節　16, 409
閉ループ制御　376, 378
ペースメーカー　68
ヘーリング・ブロイエル反射　250
壁細胞　99, 293
壁側胸膜　121, 123
壁側心膜　68
ベクトル量　368
ベッツの巨大細胞　179
ペプシノゲン　99, 293
ペプシン　293, 303, 305, 306
ヘモグロビンの酸素解離曲線　271
ヘルパーT細胞　281
ベル・マジャンディの法則　31
辺縁系　41
ペンタソミー　171
扁桃窩　95
扁桃体　43
ヘンレ係蹄　126, 128, 314

ほ

防衛機制　534
縫合　19
膀胱　129
　──の外形　133
縫工筋　445, 446
縫工筋内縁　429
膀胱三角　129, 133
膀胱尖　129, 133
膀胱体　129, 133
膀胱底　129, 133
房室結節　68, 265, 269
房室束　68
房飾細胞　231, 232
紡錘糸　166, 170
膨大部括約筋　111
膨大部稜　228
ボウマン嚢　125, 128
歩隔　481
歩行
　──, 高齢者の　502
　──, 小児の　504
　──の基本用語　480
歩行時
　──の筋活動　490
　──の重心点　494
　──のモーメント　491
　──の床反力　491
歩行周期　480〜482, 484, 498
歩行速度　482
歩行率　480, 482
保持　509
母指球筋　416
母指対立筋　417
母指内転筋　417
母指の運動　421
母指の関節運動　423
補足運動野　377
ボタロー管　86
勃起　348
ホッピング反応　531
骨
　──の機能　8
　──の基本構造　7
　──の形状　8
　──の構造　8
　──の構造と分類　3
歩幅　481
ポリペプチド　293, 306
ホルモン　137, 138, 325
　──, 骨に関与する　12

ま

マイスネル小体　211, 217
膜消化　296
膜性骨化　9, 12
膜性壁　118, 120
膜迷路　149
マクロファージ　278, 281
末梢神経　56
　──の構造　61
末梢神経支配, 皮膚の　62
末梢神経線維　181
マリオットの盲点　139, 222
マルターゼ　303, 305, 306
マルピギー小体　128
マンシェット　257

み

ミオシン　22
ミオシンフィラメント　261
味覚　231
味覚性発汗　347
「右-」→「う」の項をみよ
ミクログリア　56
ミトコンドリア　165, 170
ミネラルコルチコイド　331
耳の構造　149
脈圧　252
脈絡膜　139, 143, 225
ミュラー筋　143
味蕾　95, 231

む

無酸素性エネルギー　379
ムチン　285

め

迷走神経　51, 53

明帯　22
酩酊歩行　487
メッツ値　379
メラトニン　134, 138
メラノサイト刺激ホルモン　325
メルケル細胞　211
メルケル盤　217
免疫応答　281
免疫機能　278
免疫グロブリン　271, 280, 282

も

毛細血管網　101, 105
毛細リンパ管　89
盲腸　106
盲点　222
網膜　143
毛様体　143, 222, 225
網様体　43
毛様体筋　143
モーメント　367
モノソミー　171
モロー反射　531
門脈　81, 84, 107, 110

ゆ

遊脚後期　484
遊脚初期　484
遊脚相　484
遊脚中期　484
有酸素系　239
有酸素性エネルギー　380
ユースターキー管　145
有毛細胞　227, 230
幽門　99
幽門括約筋　293
遊離アミノ酸　297
床反力
　──, 歩行時の　491
　──の3方向の分力　492
輸出細動脈　125
輸出リンパ管　90
油滴　297
輸入細動脈　125
輸入リンパ管　90

よ

腰静脈　84
腰神経叢　47, 48
容積脈波　252
腰動脈　72
腰方形筋　48
腰膨大　30
腰リンパ本幹　89
翼状肩甲　398, 399
抑制性シナプス　203
抑制性シナプス後電位　200
横アーチ　451
予備吸気量　245
予備呼気量　245

ら

ラクターゼ　303, 305, 306
らせん関節　16, 405, 439
ラセン器　149
ランヴィエ絞輪　56, 61
卵円孔　86
卵管　132, 133
卵管采　355
卵形嚢　147, 149, 228, 230
ランゲルハンス島　136, 138
　　──のホルモン　331
卵巣　355
卵巣周期　350, 355
卵巣静脈　84

ランドウ反射　531
卵胞期　350
卵胞刺激ホルモン　355

り

力学的エネルギー保存の法則　366
梨状筋　436
リスフラン関節　448, 452
リソソーム　170
リゾチーム　285
立位姿勢の重心線　479
立脚相　484
立脚中期　482, 484
リバースアクション　373
リパーゼ　303, 305
リボ核酸　167
リボソーム　165, 170
リモデリング　10
菱形筋　399
両側耳側半盲　144
両側性転移　509
両側性伝導　197, 198
緑内障　222
輪状靱帯　118, 120
輪状軟骨狭窄部　96
輪状ヒダ　105
輪走筋層　97
リンパ球　271
リンパ球系幹細胞　274
リンパ系　87, 89

リンパ小節　90
リンパ節の構造　90
リンパ洞　90
リンパ本幹　89

る

ルーティング反射　531
ルフィニ終末　211, 217

れ

冷覚　217
レニン　134, 138, 311, 315
レム睡眠　361
レンズ核　41

ろ

老化　357
ローザー・ネラトン線　429
肋間動脈　72
ロッキングメカニズム　439

わ

腕尺関節　403, 405
腕神経叢　44, 46
腕橈関節　403, 405
腕頭静脈　83
腕頭動脈　72, 78